U0444813

爱尔眼科医院集团科研基金项目（项目编号：AM2001D2）
湖南省科技计划项目（项目编号：2020SK50107）
广东省基础与应用基础研究基金（项目编号：2022A1515010742）

玻璃体视网膜手术战略与战术

Vitreoretinal Surgery
Strategies and Tactics

［美］费伦茨·库恩 著

秦 波 译

中国纺织出版社有限公司

图书在版编目（CIP）数据

玻璃体视网膜手术：战略与战术 /（美）费伦茨·库恩著；秦波译 . -- 北京：中国纺织出版社有限公司，2022.7

书名原文：Vitreoretinal Surgery: Strategies and Tactics

ISBN 978-7-5180-9401-1

Ⅰ.①玻… Ⅱ.①费…②秦… Ⅲ.①玻璃体疾病—视网膜疾病—眼外科手术 Ⅳ.① R779.63

中国版本图书馆 CIP 数据核字（2022）第 039670 号

First published in English under the title
Vitreoretinal Surgery: Strategies and Tactics
by Ferenc Kuhn
Copyright © Springer International Publishing Switzerland, 2016
This edition has been translated and published under licence from Spritinger Nature Switzerland AG.

本书中文简体版经 Springer Nature Switzerland AG. 授权，由中国纺织出版社有限公司独家出版发行。本书内容未经出版者书面许可，不得以任何方式或任何手段复制、转载或刊登。

著作权合同登记号：图字：01-2020-5469

责任编辑：傅保娣　　责任校对：高　涵　　责任印制：王艳丽

中国纺织出版社有限公司出版发行
地址：北京市朝阳区百子湾东里 A407 号楼　邮政编码：100124
销售电话：010—67004422　传真：010—87155801
http://www.c-textilep.com
中国纺织出版社天猫旗舰店
官方微博 http://weibo.com/2119887771
北京华联印刷有限公司印刷　各地新华书店经销
2022 年 7 月第 1 版第 1 次印刷
开本：710×1000　1/16　印张：35
字数：525 千字　定价：258.00 元

凡购本书，如有缺页、倒页、脱页，由本社图书营销中心调换

译者名单

主 译 秦 波

主 审 颜 华　林晓峰

译 者（排名不分先后）

秦　波　李德爽　卢怡洁　刘静雯

刘身文　廖洪霞　李柏军　任　静

安　宁　田渼雯　张雯洁　杨相颖

秦　珊　刘　引　刘　珂　谭　耀

买尔哈巴·木塔力甫　陈　胜　沈林骞

前言[1]

即使在数字化时代，纸质图书仍然受到读者的欢迎[2]。经过编辑的图书可以简洁的格式呈现出丰富的知识，尤其是科技类图书，是唯一一个可提供专家意见的图书，它们通常有丰富的插图，让读者享受手握纸质书籍的魅力。纸质图书可以随身携带，即使没有网络也可以随心所欲地阅读[3]。

现在的科技类图书通常由多名作者撰写，但编辑的人数非常少[4]；除了特殊情况，图书的每一章都以大量的参考文献结束[5]，来支持本章中的主要观点。尽管这些图书有明显的优点，但《玻璃体视网膜手术：战略与战术》与之不同。

本书是由一名作者所著，作者在书中分享了他在这一领域30多年的经验。更重要的是，作者认为他的玻璃体视网膜手术既不是唯一的也不是最好的选择；许多手术医生对本书某些章节的观点持有反对意见，或者针对某个特定问题有不同的（更好的）解决方案[6]。

作者选择在这个特定的时间点为一个特定的病例做出这个特定的选择[7]，这是有原因的。作者的责任不仅要描述他做了什么、如何做以及何时做，还要解释他为什么这样做。读者将有机会思考"为什么"，并有意识地决定例如他是否同意并自己使用它，或者再次基于有意识的思维过程，决定反对它——只要反对的决定不是随心所欲的。

---

1 参见附录2。
2 正如本书证明的那样，它也不一定能与电子版竞争。
3 这是真的：即使线上版（电子版）有自己的优势，如可完全搜索。一种介于纸质图书和在线图书之间的电子书可以在电子阅读器（ipad、kindle）上阅读，携带方便。
4 在一本著作中，多名作者讨论同一个主题很常见，而且这些信息经常相互矛盾。
5 有时，一个章节中用于列出参考文献的页数比文章本身的页数要多。
6 让我用一个例子来说明这一点：硅油眼再次手术以及手术后是否保留硅油。我以前是在有硅油的状态下剥膜，但现在改变了，其中一个原因是，我想看到真正的（"无硅油状态的"）视网膜解剖结构，以便解决所有的异常，而且再次填充的硅油，"乳化时长"被重置。有的手术医生也许有选择在有硅油状态下手术的理由。
7 特定问题的解决方案会随着时间的推移而发展，随着新的方式和技术的不断出现，既往一直认为是正确的可能明天就不正确了。

本书没有参考文献，只有十几篇重要的文章被列为"延伸阅读"。在互联网时代，参考文献在书中的重要性已远不如过去。此外，本书叙述的内容、强调的问题、提供的手术方案是作者经验的总结。本书描述的内容可能是作者自己想到的、作者与同事私下交流中得到的、在一篇论文中获取得到或在某一次会议的演讲中听到的，无论是哪种方式，随着时间的推移最初的想法肯定是会发生演变的。

这是一本非常实用的图书，向读者提出了关于玻璃体视网膜手术（以及术者）的战略与战术问题。本书中的每一件事都像是一个密探，激励读者为每一例患者、每一台手术制订他自己个性化方式。本书的目的不是复制一个与作者一样的手术医生，而是鼓励读者作为一名玻璃体视网膜手术医生，在手术前、手术中和手术后做出明智的决定[8]，开创属于自己的独特手术方式，例如可以在手术前花几分钟时间聆听一首美妙的歌曲。

本书的体例独特，读者很少会看到冗长的段落；大多被要点、表格以及小贴士、问答的文本框取代，这样读者阅读起来更方便，并且可以快速找到重要的信息。此外，为了方便描述，本书采用第一人称书写[9]，用第三人称"他"来指代手术医生和患者[10]。

我尽可能地模拟出最理想的教学情景：一名有经验的手术医生积极地协助他的同伴，当同伴对病例的进展或出现新的问题，可以提供具体的建议，我自己非常了解玻璃体视网膜手术的方法，这有助于我预见我的同伴（或我）的手术中可能出现的问题。我尝试创作本书，就像帮助年轻的同事去解决问题一样。当然，并不是所有的情况都可以预料到并在书中加以描述，但我相信最常见的情况是可以预料到的。

我尝试遵循一个合理的顺序去组织内容，尽量避免重复。但是，我知道这是一项不可能完成的工作[11]。我也尽量不呈现那些受过良好训练、经过实习培训的眼

8　作者最近听到的一个讲座就是一个很好的例子：演讲者讲述了一例糖尿病患者，因患有黄斑水肿，单眼接受了36个月的注射治疗。很明显，治疗成为一个自动化的过程，眼科医生忘记在这3年期间的某一个时刻停下来去回顾一下整个治疗过程，并且提出疑问：如果患者在3年内每个月都必须回来做同样的事情，而病变每次都复发，这难道没有什么问题吗？

9　而不是像常见图书那样，用第三人称来书写。

10　手术室护士，使用"她"，在我的职业生涯中，我曾与17名护士密切合作，每名护士都是女性。

11　最终，必须在"垂直"和"水平"结构之间做出选择。例如，我们不能把所有与镜头有关的东西都放在一个位置上；在关于可见度以及战略和战术的章节中一定会提及镜头。

科医生（希望成为一名手术医生）应该已经知道的内容。

第一部分讨论了一些几乎从未被提及的问题：谁应该或不应该成为玻璃体视网膜手术医生，以及在没有正式奖学金的国家如何培训成为一名玻璃体视网膜手术医生。第二部分和第三部分介绍了手术医生在实际手术前必须牢记的基本规则。第四部分是关于玻璃体视网膜手术的基本原理。第五部分是专门针对每个适应证的战术问题。

我建议读者不要不阅读之前的（所有）章节而直接阅读本书的最后两部分中的某一章，第四部分和第五部分的章节在假定读者已经阅读了前面所有章节的情况下编写的。

本书是基于"标准三通道"玻璃体切割手术方法，使用显微镜和广角镜（黄斑接触镜）观察。其中第十七章简要描述了替代方案。所有讨论的问题都以23G经结膜切口的玻璃体切割术为例，除非另有说明。

本书不是为任何特定国家的医生而写的。虽然在拥有先进医疗系统的国家，玻璃体视网膜手术医生可能发现这里讨论的某些方面是多余的[12]，在许多不太发达的国家，年轻的手术医生可能不得不处理这些问题。此外，即使在发达国家，有意识地应对玻璃体视网膜手术的每一个细节，从手术中正确的姿势到以最佳的方式使用镊子，仍然是有帮助的[13]。

本书的主要目标读者是正在考虑是否成为一名玻璃体视网膜手术医生的眼科医生，或者已经在接受培训的眼科医生，无论他是否有正式的奖学金。我真诚地希望本书也能对经验丰富的同行有用：玻璃体视网膜手术医生的培训永无止境。在这30余年中，我观摩学习了无数的手术，发现了一些技巧，有些技巧非常有趣我会使用在我的手术中，而有一些"技巧"让我忍不住地自言自语："幸好我从来没有尝试过。"不管怎样，观摩学习很有帮助：不管是什么，在手术过程中促使手术医生思考后做出决定而非潜意识都是一件积极的事情，最重要的是，手术医生永远不要处于潜意识的状态；他必须避免做出基于反射或习惯的决定和手术动作。

---

12 描述了"理想的"玻璃体切割术座椅的特点、玻璃体切割机的设置等。
13 对于严重的黄斑水肿，我应该采用什么角度去剥除内界膜？

总结

科技类图书是客观的，而本书不是。科技类图书通常有多名作者，而本书只有一名作者。科技类图书包含了大量的参考文献，而本书没有参考文献，只有一个"延伸阅读"的清单。科技类图书通常仅涉及更大的问题而不是技术细节，而本书试图两者兼顾。

Ferenc Kuhn, MD, PhD
Birmingham, AL, USA
Belgrade, Serbia
Cracow, Poland

致谢

如果没有得到持续的支持，就无法成为一名优秀的玻璃体视网膜手术医生。在这漫长的成长道路中，有无数的人站在我的身后支持我或与我站在一起奋斗。我无法全部列出，只写出几个特别的人。

我非常感谢我的妻子玛丽亚和我的两个女儿索菲亚和朱迪特，她们大度地包容了我经常不在家，并且我的职业在很多方面不利于她们的生活，即便这样她们仍然给了我无尽的鼓励。

我要感谢那些尽最大努力把我培养成一名优秀的玻璃体视网膜手术医生的人：克劳斯·海曼、雷利亚·齐沃伊诺维奇和威特-彼得·加贝尔。我非常感谢与我共事多年的同事：维克多利亚·梅斯特、罗伯特·莫里斯、佐拉·伊格贾托维奇，我们每天都在讨论手术的策略和技巧。我非常感谢阿格涅斯卡·卡戴斯卡和加博尔·松费这两位有才华、有理想的同事，他们阅读了本书的初稿，并给了我宝贵的反馈。还要感谢在这30多年多个国家的不同手术室帮助我并为我提供建议的多位优秀的护士。也感谢我的同行兼好友沃尔夫冈·施雷德对初稿的点评。

最后但同样重要的是，我要感谢我的患者，他们的反馈为我经常耗尽的情感电池充电。

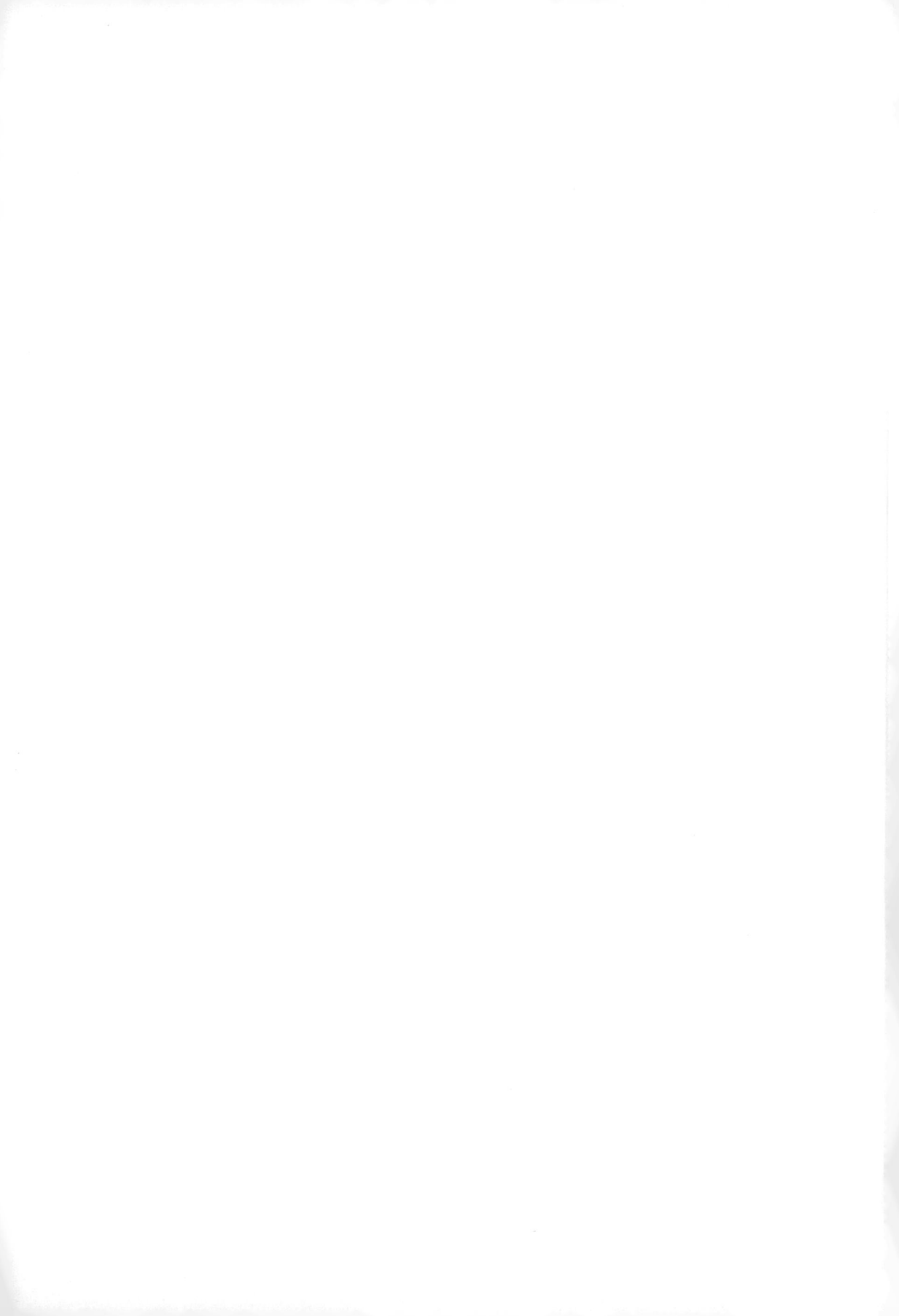

目录

第一部分　成为一名玻璃体视网膜手术医生

第一章　你应该成为一名玻璃体视网膜手术医生吗　　2

第二章　如何在规范化体系之外培养玻璃体视网膜手术医生　　9
　1　"待办事项"清单　　10
　2　警醒之言　　14

第二部分　玻璃体视网膜手术：基本原则

第三章　玻璃体视网膜手术医生的基本原则　　18
　1　计划（而非试错）　　18
　2　控制　　23
　3　不要试图让患眼来适应你的喜好　　23
　4　关于"做什么、何时做、如何做和为什么"的问题　　24
　5　不要做你不能完成的事情　　25
　6　常识对教条　　26
　7　整个手术期间最大限度地集中注意力　　26
　8　让自己的生活尽可能轻松　　27
　9　在同行压力下：屈服还是不屈服　　27
　10　转诊患者　　28
　11　眼球的其余部分　　29

第四章　关于玻璃体视网膜手术基础知识的常见问题　　30
　1　如果手术医生有震颤怎么办　　30
　2　手良好的灵巧性有多重要　　32
　3　单手还是双手手术更可取　　33

4	选用哪种规格的仪器	34
5	联合手术还是单独白内障手术	35
6	可以接受财务决策凌驾于医疗决策之上吗	37
7	玻璃体视网膜手术医生应该对自己有多大的信心	38
8	玻璃体切割术需要多长时间	39
9	手术成功吗	40

第五章　玻璃体视网膜手术医生与其患者的关系：咨询　41

1	咨询的目标	41
2	大部分术者看来十分明显的事项，而患者一无所知	44
3	与患者沟通	45
4	引导应尽量保持客观	45
5	最终的治疗决定："这是谁的眼？"	46
6	优先在哪一只眼上进行手术呢	47
7	如果眼患有两种疾病，怎么办	47
8	如果视力严重减退且通过另一次手术使其改善的机会较低，怎么办	48
9	共情：咨询中最重要的组成部分	49
10	选定手术方案的预后	50
11	如果患者选择进行手术	51
12	适当咨询的益处	51
13	说出来或保持沉默	52
14	教条	52

第六章　玻璃体视网膜手术医生与护士的关系　54

第七章　接受玻璃体视网膜手术患者的检查　58

第八章　关于是否进行玻璃体视网膜手术的指征　62

1	赞成手术的论点	62
2	反对手术的论点	64
3	患者的年龄	65
4	另一只眼的状况	65

第九章　玻璃体视网膜手术适应证（时机选择）　　　　　　　　67

第十章　需进行多台手术时的排序　　　　　　　　71

第十一章　手术医生的自我审视　　　　　　　　73
    1　自信与过度自信　　　　　　　　73
    2　一系列"运气不好的情况"　　　　　　　　73
    3　自我检查　　　　　　　　75
    4　我的方式　　　　　　　　76

第三部分　手术室中的玻璃体视网膜手术医生

第十二章　主要设备、附件及其用途　　　　　　　　78
    1　玻璃体切割机及其组件　　　　　　　　78
    2　显微镜　　　　　　　　89
    3　BIOM 非接触广角手术观察系统　　　　　　　　90
    4　摄像机和手术的视频记录　　　　　　　　91

第十三章　仪器、器械及其使用　　　　　　　　93
    1　接触镜　　　　　　　　93
    2　手持器械　　　　　　　　94
    3　粘弹剂作为一种眼内器械　　　　　　　　110

第十四章　耗材及其应用　　　　　　　　112
    1　空气　　　　　　　　112
    2　玻璃体腔填充气体　　　　　　　　113
    3　硅油　　　　　　　　115
    4　全氟化碳液体　　　　　　　　121
    5　粘弹剂　　　　　　　　123
    6　缝合　　　　　　　　123

第十五章　麻醉　　　　　　　　127
    1　如何决定麻醉的类型　　　　　　　　128

2　如果选择了局部麻醉　　　　　　　　　　　　　　130
　　3　局部麻醉中使用的药物　　　　　　　　　　　　　132

第十六章　手术台上的术者　　　　　　　　　　　　　133
　　1　手术室人员　　　　　　　　　　　　　　　　　　133
　　2　手术台和术者的座椅　　　　　　　　　　　　　　134
　　3　玻璃体切割机，其踏板及所有踏板的布局　　　　　137
　　4　显微镜　　　　　　　　　　　　　　　　　　　　139
　　5　双目间接眼底显微镜（BIOM）　　　　　　　　　 139
　　6　患者　　　　　　　　　　　　　　　　　　　　　145
　　7　术者　　　　　　　　　　　　　　　　　　　　　146
　　8　手术室内的音乐　　　　　　　　　　　　　　　　149
　　9　手术室内的亮度　　　　　　　　　　　　　　　　150
　　10　手术室内的空气质量　　　　　　　　　　　　　 150
　　11　护士的工作台　　　　　　　　　　　　　　　　 151
　　12　手术室的整体安排　　　　　　　　　　　　　　 152
　　13　手术室内的"船长"　　　　　　　　　　　　　　 154
　　14　实施玻璃体内手术的基本技术规则　　　　　　　 155

第四部分　玻璃体视网膜手术：总体战略及战术

第十七章　玻璃体切割术的"标准"方案及替代方案　　160
　　1　"标准"方案：使用显微镜和双目间接眼底显微镜（BIOM）　160
　　2　使用裂隙灯的方案　　　　　　　　　　　　　　　161
　　3　使用内窥镜的方案（内窥镜下玻璃体切割术）　　　162
　　4　便携式系统　　　　　　　　　　　　　　　　　　164
　　5　三维视图　　　　　　　　　　　　　　　　　　　164

第十八章　消毒、铺无菌巾和围手术期用药　　　　　　166
　　1　消毒和铺无菌巾　　　　　　　　　　　　　　　　166
　　2　单眼盲患者　　　　　　　　　　　　　　　　　　168
　　3　手术结束时　　　　　　　　　　　　　　　　　　169

第十九章　开睑器及其放置　170
1　概述　170
2　开睑器的放置　172

第二十章　手持和操作手持器械　174
1　手持眼内器械　174
2　操作眼内器械　175
3　术中进行玻璃体腔注射　177

第二十一章　巩膜切开术及套管　178
1　经结膜玻璃体切割术与开放结膜手术比较　178
2　巩膜穿刺的位置　178
3　插入套管　185
4　插入套管的顺序　187
5　如果睑裂的开口较小　188
6　检查（灌注）套管　189
7　使用中的套管　191
8　拆除套管　193
9　20G 玻璃体切割术　195

第二十二章　照明　198
1　导光管　198
2　吊灯系统　200
3　手持仪器内置的灯光　201

第二十三章　使用探针进行第一次切割前的检查清单　202

第二十四章　使用玻璃体切割探头　204
1　移除玻璃体　204
2　去除增殖膜　207
3　移除视网膜　207
4　移除晶状体　208

第二十五章　保持良好的可视性　　209
　　1　外部因素　　210
　　2　内部因素　　212

第二十六章　玻璃体视网膜手术医生要掌握的解剖学和生理学知识　　223
　　1　眼的内部解剖和生理　　223
　　2　眼的外部解剖　　230
　　3　生理学：什么让视网膜保持附着　　231

第二十七章　玻璃体切除的基础知识　　233
　　1　玻璃体切割术的原理　　233
　　2　确定要切除多少玻璃体　　237
　　3　识别是否存在玻璃体凝胶　　239
　　4　玻璃体切除的顺序　　242
　　5　玻璃体切除的技术　　243

第二十八章　巩膜顶压　　247
　　1　巩膜顶压的优点　　247
　　2　巩膜顶压下的玻璃体切割术的机制　　247
　　3　内部照明与外部照明　　249
　　4　护士进行巩膜顶压与术者进行巩膜顶压　　250
　　5　外部照明与护士进行巩膜顶压　　251
　　6　器械与技巧　　251

第二十九章　冷凝术　　254
　　1　冷凝术应用于视网膜脱离中的指征　　254
　　2　手术技术　　255
　　3　冷凝术作为破坏性的治疗手段　　257

第三十章　眼内激光　　258
　　1　激光治疗的结果　　260
　　2　设备安装　　261

3　眼内激光治疗的技术　　261

　　4　周边视网膜激光光凝和初学者级玻璃体视网膜手术医生　　268

　　5　眼内睫状体光凝　　270

　　6　裂隙灯下的激光环扎术　　271

第三十一章　气下光凝　　272

　　1　F-A-X技术　　272

　　2　在充气眼内进行手术　　276

　　3　对空气泡的利用　　276

第三十二章　对膜的处理　　277

　　1　内界膜　　277

　　2　黄斑前膜　　290

　　3　增殖膜　　297

　　4　视网膜下膜/束　　304

　　5　睫状体上的膜　　309

　　6　使用剪刀剪除视网膜前膜　　309

第三十三章　视网膜切除术、视网膜切开术和脉络膜视网膜切除术　　312

　　1　视网膜切除术　　312

　　2　视网膜切开术　　316

　　3　脉络膜视网膜切除术　　317

第三十四章　染色玻璃体切割术　　321

　　1　玻璃体后皮质　　321

　　2　黄斑前膜　　323

　　3　内界膜　　323

　　4　新形成的（PVR）膜　　326

第三十五章　填充物　　327

　　1　空气　　327

　　2　气体　　327

3　全氟化碳液体　330
4　硅油　332
5　置换　347
6　若是无晶状体眼　347

第三十六章　黄斑下出血　351
1　非手术方法：玻璃体内注射气体和 t-PA　351
2　清除所有的血凝块　351
3　黄斑下冲洗　353
4　简化的手术方法　354

第三十七章　视网膜下活检　355

第三十八章　联合手术　357
1　超声乳化术　358
2　晶状体切割术　358
3　晶状体粉碎术　361
4　人工晶状体植入：是否植入及何时植入　362
5　移除囊膜　363
6　虹膜型人工晶状体的植入　364

第三十九章　前房的基础知识　368
1　前房穿刺术　368
2　虹膜脱出　370
3　虹膜前粘连　372
4　后粘连　372
5　前房中的物质　373

第四十章　术中主要并发症的处理　374
1　出血　374
2　视网膜撕裂　376
3　重新打开的后巩膜伤口　377

  4 晶状体 / 人工晶状体创伤 378

第四十一章 儿童患者 379

第四十二章 高度近视眼 381
  1 如果做白内障手术，有视网膜脱离的风险 381
  2 近视眼玻璃体切割术 381
  3 葡萄肿上方的后部视网膜脱离 382

第四十三章 玻璃体内注射 383

第五部分 玻璃体视网膜手术中的组织策略

第四十四章 坠核和人工晶状体脱位 386
  1 一般疗法 386
  2 手术技术 387

第四十五章 眼内炎 389
  1 概述 389
  2 手术技巧 394
  3 创伤性眼内炎 397

第四十六章 飞蚊症 398
  1 概述 398
  2 手术技巧 399

第四十七章 前房积血 400
  1 概述 400
  2 手术技巧 401

第四十八章 虹膜异常 403
  1 概述 403

2　手术技巧　　　　　　　　　　　　　　　　　　405

第四十九章　黄斑病变：水肿　　　　　　　　　411
　　1　概述　　　　　　　　　　　　　　　　　　411
　　2　手术技巧　　　　　　　　　　　　　　　　　　412

第五十章　与牵拉相关的黄斑疾病：玻璃体黄斑牵拉综合征、玻璃纸样
　　　　　黄斑病变、黄斑前膜、黄斑裂孔　　　　417
　　1　概述　　　　　　　　　　　　　　　　　　417
　　2　手术技术　　　　　　　　　　　　　　　　　　420

第五十一章　视盘小凹　　　　　　　　　　　428
　　1　概述　　　　　　　　　　　　　　　　　　428
　　2　手术技术　　　　　　　　　　　　　　　　　　429

第五十二章　增生性糖尿病视网膜病变　　　　　　　431
　　1　概述　　　　　　　　　　　　　　　　　　431
　　2　手术技术　　　　　　　　　　　　　　　　　　432

第五十三章　增生性玻璃体视网膜病变　　　　　　　436
　　1　概述　　　　　　　　　　　　　　　　　　436
　　2　手术技术　　　　　　　　　　　　　　　　　　438

第五十四章　视网膜脱离　　　　　　　　　　　440
　　1　视网膜脱离的病理生理　　　　　　　　　　　　441
　　2　有关视网膜脱离的其他信息　　　　　　　　　　　447
　　3　治疗原则　　　　　　　　　　　　　　　　　　452
　　4　巩膜扣带术　　　　　　　　　　　　　　　　　　457
　　5　玻璃体切割术　　　　　　　　　　　　　　　　　　467
　　6　充气性视网膜固定术　　　　　　　　　　　　　　474
　　7　再次手术　　　　　　　　　　　　　　　　　　475

第五十五章 牵拉性和混合性视网膜脱离 — 477
- 1 一般注意事项 — 477
- 2 手术技术 — 478

第五十六章 中心型视网膜脱离 — 480
- 1 一般注意事项 — 480
- 2 手术技术 — 481

第五十七章 视网膜劈裂症 — 483
- 1 一般注意事项 — 483
- 2 手术技术 — 484

第五十八章 视网膜静脉阻塞 — 486
- 1 一般注意事项 — 486
- 2 手术技术 — 487

第五十九章 巩膜成形术 — 489
- 1 一般注意事项 — 489
- 2 手术技术 — 489

第六十章 脉络膜上腔出血 — 492
- 1 概述 — 492
- 2 手术技术 — 494

第六十一章 脉络膜炎 — 496

第六十二章 玻璃体积血 — 499
- 1 概述 — 499
- 2 手术技术 — 500
- 3 年轻患者严重出血 — 501
- 4 接受了玻璃体切割的眼内再次发生出血 — 503

第六十三章　眼外伤　　504

    1　手术时机　　504

    2　眼挫伤　　506

    3　伤口处理　　507

    4　缝合角膜　　508

    5　缝合巩膜　　513

    6　晶状体半脱位　　517

    7　眼内异物　　517

    8　眼球穿通伤和眼球破裂　　519

    9　无光感与交感性眼炎　　520

    10　临时人工角膜—玻璃体切割术　　521

    11　出血性视网膜脱离　　523

    12　其他注意事项　　523

第六十四章　术后护理　　525

延伸阅读　　529

附录　　530

    1　对导师说的话　　530

    2　重要的个人经验　　532

第一部分
成为一名玻璃体视网膜手术医生

导言

第一部分主要介绍了一名有抱负的玻璃体视网膜手术医生会面对的两个最基本的问题。

一名眼科住院医生应当在真正了解了玻璃体视网膜手术医生这一职业意味着什么后,再选择是否要成为一名玻璃体视网膜手术医生,否则他作为一名玻璃体视网膜手术医生的职业生涯将会是不愉快的。玻璃体视网膜手术医生需要具备以下的性格:能从容面对每天的挑战和玻璃体视网膜手术医生所面对的多于寻常的失败,而且能够通过每天遇到的奇迹,如不久前本将失明但经过治疗恢复了视力的病患,来重振其经常被耗竭了的个人情感。第一章为有抱负的眼科住院医生提供了作出正确选择的指导方针。

有许多人经过深思熟虑后立志成为一名玻璃体视网膜手术医生,但因为他们所在国家的卫生系统中并没有正式的培养项目供他们参加。第二章为这一类医生提供了一个"自己培养自己"的指导路径。

第一章
你应该成为一名玻璃体视网膜手术医生吗

你是否应该成为一名玻璃体视网膜手术医生呢？这主要取决于你的个性。大多数人更喜欢过一种常规生活，如果他们经常面临挑战，特别是当这些挑战的性质和严重程度变换时，他们会感到不舒服。这样性格的人如果成为一名玻璃体视网膜手术医生，将会过着不快乐的生活[1]。白内障手术医生和玻璃体视网膜手术医生的职业生涯比较见表 1-1。

表 1-1　白内障手术医生与玻璃体视网膜手术医生的职业生涯比较[*]

变量	白内障手术医生	玻璃体视网膜手术医生	评论
学习曲线	中等	非常陡峭	对于玻璃体视网膜手术医生来说，学习过程永远都是高强度的
手术前后的不眠之夜	几乎没有[a]	偶尔	术前是因为医生无法确定哪一种手术方式会是最优的 术后是因为医生知道了他选择的手术方式不是最优的，并且会带来不可逆的不良后果
术前决策的困难	最小	中度至最大	对于白内障手术医生，作出诊断之后几乎就自动确定了治疗方案，超声乳化和人工晶状体植入术，而且时机也很明显：只要可行就行

1　更糟糕的是，他们的患者会不高兴：一名长期不高兴的手术医生不可能把手术做好。

续表

变量	白内障手术医生	玻璃体视网膜手术医生	评论
术前决策的困难			对于玻璃体视网膜手术医生来说，确定治疗方案是极其困难的问题；设想一例患有视网膜色素变性并患上黄斑前膜的单眼盲患者。如果手术过程中出了什么问题，患者已经失去视野的眼会立即丧失（一些）中心视力；此外，还有术后并发症的风险。相反，如果不做手术，中心视力会逐渐不可逆转地下降
术前决策错误的后果	无至最小	无至最大	试想一下，一例眼内炎风险很高的损伤患者，你决定早期做玻璃体切割术，但术中发生了灾难性的暴发性脉络膜上腔出血
术中体力上的挑战	最小；一天内手术的病例数主要由手术医生决定	可能很大	我最长的病例［一名做临时人工角膜—玻璃体切割术（TKP-PPV）的严重外伤的年轻男孩］持续了6小时23分钟
术中心理上的挑战	中等	中等至极强烈	在白内障手术中，需要作出重大决定的情况相对较少出现，但在某些情况下（儿童、假性脱落等）确实存在挑战 在玻璃体视网膜手术中，即使在"容易"的情况下（玻璃体积血，参见第六十二章1），也需要作出许多决定，如果作出错误的决定，会造成不可逆转的负面后果
术中决策困难	最低至中等	轻微至严重	白内障手术在很大程度上已经标准化。病例间的可变性通常是有限的，即使组织的反应与预期的不同，解决方案通常也是现成的 即使在"简单"的情况下，玻璃体视网膜手术医生也必须根据特定的患者/眼球作出个性化的决定。在更困难的情况下，要作出更多特殊的决定

续表

变量	白内障手术医生	玻璃体视网膜手术医生	评论
手术医生行动的组织反应	通常与预期一致	与预期一致或非常不同	晶状体的核可能和预想的一样软，也可能硬得多 在玻璃体视网膜分离过程中，视网膜可能会像想象的那样抵抗牵拉，或者它可能会被很小的牵拉力撕裂
术中作出错误的决策后果	最小至中等[b]	极小至极大	某些错误很容易纠正（过强的玻璃体后脱离导致视网膜赤道部撕裂）；某些错误可能导致不可逆转的视力丧失（在黄斑前膜撕膜过程中撕裂中央凹）
预期成功率/预后	非常高/非常好	低到高/好到差	如果不能恢复全视力[c]或不能迅速恢复视力[d]，白内障手术医生会感到失望 在某些病理情况下（黄斑裂孔、黄斑前膜等），如果手术做得又好又及时，是可以得到好的预后。其他疾病（增生性玻璃体视网膜病变、黄斑下出血等）成功率低和（或）复发或并发症发生率高（参见图 11-1）
显性成功率	非常高	低	一个统计学上的偏差，虽然这对玻璃体视网膜手术医生来说可能不明显：如果手术成功了，患者回来进行长期随访的可能性要小得多；如果失败了，患者会不断回来复查
术中并发症发生率	没有至低	没有至中等	对于白内障手术医生来说，这些并发症是罕见的、轻微的，即使它们发生了，通常解决方案也近在咫尺 玻璃体视网膜手术医生面临着无穷无尽的潜在并发症，其中一些可能非常罕见或严重到没有现成的解决方案
术后并发症发生率	没有至低	没有至无穷	关于玻璃体视网膜手术后潜在并发症，甚至可以单独写一本小册子来介绍（参见第六十四章）

续表

变量	白内障手术医生	玻璃体视网膜手术医生	评论
术后早期并发症的严重程度	没有至低[e]	没有至极高	对于白内障手术医生来说，唯一对视力造成威胁的危险因素是眼内炎 玻璃体视网膜术后的严重并发症包括眼内炎、气体膨胀引起的高眼压、严重的玻璃体积血、视网膜脱离、增生性玻璃体视网膜病变等
再次手术	非常罕见[f]	相当普遍	对于玻璃体视网膜手术医生来说，即使他手术做得很好，再次手术也很普遍
患者满意度	高	低至高	对于玻璃体视网膜手术医生来说，术前谈话如此重要的原因之一是：患者在手术前应该知道什么是合理的预期，以及为什么其与手术医生的合作是如此关键
要对手术医生提起诉讼的威胁	非常低	低至中等	对于玻璃体视网膜手术医生来说，术前谈话如此势在必行的原因之一是：患者在手术前应该知道合理预期会发生什么，为什么他与手术医生的指导合作是如此关键；另外，患者还必须理解手术医生的任务有多么的困难
精神奖励	没有至低	没有至极高	这个问题取决于医生性格：有的医生在意白天看了多少患者，有的医生在意帮助多少患者恢复了视力 对于"常规"的玻璃体视网膜病变，即使是保持视力也带来了极大的满足感。对于玻璃体视网膜手术医生来说，最有价值的是在患者已经放弃希望的情况下，提高患者视力（甚至保持眼球）的机会

续表

变量	白内障手术医生	玻璃体视网膜手术医生	评论
经济回报	刚刚好	低于刚刚好	这取决于该国的卫生保健系统、执业类型、执行的病例数等因素 玻璃体视网膜手术医生可能会比白内障手术医生在每个病例中获得更多的回报，但他的病例数要低得多

注 *本书中没有暗示玻璃体视网膜手术医生拥有任何优于白内障手术医生的优势；白内障摘除与人工晶状体植入术是在人体上开展最成功的手术，而且有很好的理由：优秀的白内障手术医生已经将其完善得超出预期。当我自己接受了由一名优秀的白内障医生为我做的白内障手术时，我对他们本已很高的赞赏得到了进一步增加。但是，我确实对少数被称为"医生"的白内障手术医生心怀不满：对他们来说，患者就是一个个会用两条腿走路的晶状体，等待被摘除后替换成植入的人工晶状体。这些医生不承认"后囊后面有生命"，因此并不尊重视网膜或整个眼（参见附录2）。a，其中一个例外是术中暴发性脉络膜上腔出血和随后的视力丧失。b，为白内障手术医生提供了正确的选择：他不会去寻找丢失到玻璃体中晶状体碎片（参见第四十四章1.1），或者即使脉络膜正在出血也不继续手术（参见第四十章1）。c，这很少是白内障手术导致的结果，而是由于一些玻璃体视网膜病变，如老年性黄斑变性。d，硬核导致超声乳化时间延长所致的角膜水肿。e，例外：眼内炎。f，YAG激光囊膜切除术不归类为再次手术。

有一个经典的笑话，一辆车坏了，车主去拜访修车工，修车工打开引擎盖，看了很长时间，然后拿起锤子，猛击引擎盖下的某个东西——发动机咆哮着启动了。当付钱的时候修车工说："100美元。"车主变得焦躁不安，你怎么能收取100美元的锤击费呢？"不，"修车工说，"那是1美元。但要知道该锤什么，那是99美元。"

玻璃体视网膜手术也很相似。当一名有经验的手术医生进行手术时，在旁观者看来，一切都很简单、直接，但当一名新手在手术台前试图进行处理时，即使是最简单的操作也会显得复杂且困难。对于正在考虑成为一名玻璃体视网膜手术医生的人来说，至关重要的一点就是他们的学习曲线将会是陡峭[2]且漫长的——事实上，学习过程从不会停止。新的适应证、技巧和技术不断出现，即使是经验丰富的手术医生也必须不断学习适应。因此，对于那些考虑成为玻璃体视网膜手术医生的人来说，在培训之前了解这一选择将对他们职业和个人生活造成的所有影响是非常明智的。

---

2 当我完成与我最初的导师，已故的克劳斯·海曼（Klaus Heimann）的困契时，他的寄语是："不要灰心，但你最初的50台手术将会以失败告终。"

第一章 你应该成为一名玻璃体视网膜手术医生吗

我记得有一同事能够非常灵巧地取出白内障并植入人工晶状体,但对眼球的其他部分却漠不关心[3]。他曾让我协助他做一台手术:为一名以前由他治疗过白内障但现在出现黄斑裂孔的患者做玻璃体切割术。他在几个视频中观摩了内界膜撕除的操作,并觉得这与撕囊完全一致:拿一把镊子,撕下一层膜[4]。他不明白的是,玻璃体视网膜手术的成功主要不是由手(灵巧性)而是由大脑决定的,大脑给手提供指令(参见第四章2)。

> **小贴士**
>
> 无论大脑向训练有素的玻璃体视网膜医生的手发出什么指令,双手是很可能执行这一指令,而不会造成重大的医源性机械损伤。但是,即使一个人的手是最灵活的,如果指令是错误的,失败将是无法避免的。一个明显的例子是去除内界膜:手术医生必须能意识到如何抓住膜,通过视觉反馈识别镊子咬合有多深,如何拉膜(矢量),以什么速度操作等(参见第三十二章1)。所有训练有素的玻璃体视网膜手术医生的双手都应该能较松地进行任何一种操作。

有雄心的玻璃体视网膜手术医生必须了解他们未来的生活是什么样子,也必须了解自己将接受的培训会有多复杂(参见第二章),除非他们愿意接受这份艰辛,否则不要踏上这条道路[5]。

玻璃体视网膜手术医生职业的特点之一是相对较大的复诊的患者数量。他们通常会因为并发症而来复诊(大多数眼科患者是经过一次手术就能痊愈,回来复诊的可能性要小得多)。因此,玻璃体视网膜手术医生面临着"选择偏差":在他的门诊(诊所)日所接到的有"问题"的患者比"没有问题"的患者要多得多。

玻璃体视网膜手术医生偶尔会看到一些被别的医生认为无法治疗的患者,但患者不想放弃,一直在寻找愿意尝试的手术医生。能成功处理这种情况的患者有助于手术医生为他们耗尽能量的"情感电池"充电。

---

[3] 典型的超乳手术医生。

[4] 同样,没有经验的玻璃体视网膜手术医生不应该进行黄斑视网膜前膜切除,除非在有经验的导师的帮助下——我见过这样的尝试之后,黄斑视网膜前膜完好无损,但出现了视网膜中央撕裂,因为没有经验的医生抓住的可能是视网膜,而不是视网膜前组织。

[5] 我知道有几名住院医生参加了一个项目,但几个月后就放弃了;对他们来说,他们遭受的损失比他们浪费的时间更大。

1 "待办事项"清单[2]

住院医生应该完成以下所有事情。

- 在住院医生所在的机构选择一名有经验且有意愿的玻璃体视网膜手术医生[3]，请他在自己的整个培训期间担任导师（参见附录1）。
- 阅读关于玻璃体视网膜手术的最重要的书籍和文章，导师应该帮助其选择。
- 参加会议，与同行（最好是国际上的同行）讨论玻璃体视网膜手术领域的最新进展[4]。
- 尽可能多地与导师在一起[5]，看门诊的患者。你将会看到许多病变的病例，你应该学习什么样的患者有手术适应证，这个结论是如何得出的[6]。玻璃体视网膜切割术（PPV）后对患者进行长期随访。这不仅有助于识别并发症及其治疗，也有助于回顾性分析进行手术的决定是否正确。
- 尽可能多地在手术中当助手[7]。再次强调，当助手决不只是被动地盯着显微镜或监视器（表2-1）。一如既往，所获得的经验越多，这种观察/协助就变得越容易、越有用[8]。

---

[2] 在整个培训过程中做笔记至关重要，原因有两个：①人脑不是储存设备，试图记住收到的信息的取代方法是，无论是重大的战略相关问题还是有用的手术技巧，最好是将它们以电子方式保存在一个最符合自己逻辑并可以搜索的有组织的系统中；②主动学习知识和被动获取知识有很大的区别，做笔记使学习过程变得主动，而不是仅仅被动的听或读。

[3] 不要期望你周围的每个人都会善待你（参见附录2）。

[4] 显然，有些讲座会远远超出住院医生的水平。这个艰难的初始阶段不会持续很长时间，住院医生在难以理解其听到（或读到）的知识时不应该气馁。如果信息相互冲突，可能仅仅是因为该领域的复杂性，而不是他不称职。

[5] 追随导师。你应该用问题"轰炸"导师，在保持尊重的同时，毫不犹豫地提出质疑（参见附录2）。

[6] 导师的决定在某种程度上是主观的，在相同的情况下，其他人可能会有不同的选择（参见第十一章4、第八章至第十章）。

[7] 如果在访问期间这是不允许的或不可能的，至少要仔细观察，就像你是在协助的岗位上一样。

[8] 想象一下，两个人被一个足球迷带去看一场比赛：其中一个人看得懂，另一个人从未看过。尽管这两个人将看到完全相同的事件，但其中一个人将能够在比赛结束后与这个球迷分享激动人心的时刻（"你看到X球员在第40分钟如何用脚后跟传球了吗？""是的，太棒了"）。没有经验的人不会知道他们两个人在说什么。传球的图像投射到了他的视网膜上，但他的大脑并没有记录下来。

表 2-1　在玻璃体视网膜手术过程中辅助/观察的规则[a]

条目	评论
手术前与手术医生沟通	向手术医生解释你是来学习的，你对他将要做的事情很感兴趣；请教他你是否可以提一些问题[b]
眼的状况	注意解剖关系；制订战略目标(手术结束时眼的状况应该是什么)，然后是战术目标(实现最终解剖状况所需的操作)。在这两个基本问题中，最初是第二个更为重要；随着经验的增长，战略问题将变得越来越重要[c]
手术医生的下一步操作[d]	试着琢磨到这一步将会是什么(在这种情况下你会怎么操作)。有两种可能性，下面详述
下一步操作是你所期待的	为自己感到自豪
下一步操作不是你想的那样	这是关键时刻：如果你能弄清楚为什么他的操作和你设想的不一样，你就学到了一些东西。如果你不能确定为什么手术医生的操作与你的预期不同，你必须虚心请教为什么要这么做
向手术医生请教"为什么"	大多数主刀在手术期间不愿意回答你的问题。你必须在脑海中记下(如果你在当助手)或快速记下(如果你只是在观察)确切的情况，以及手术医生的行动是如何与你的预期不一样的，并在手术后向他请教 一些手术医生愿意当场回答这个问题。这些是你受益最大的，因为你可以立即学到一些东西 一些手术医生会鼓励你提问，而不是简单地回答你的问题；这绝对是最好的学习机会，因为它会让你获得真切生动的经验。这些医生是你应该经常跟的手术医生 相反，一些手术医生根本不会回答你，或者给你一个明显虚假的答案。不要继续跟他上手术了

注　a，不同之处在于，在观察过程中，住院医生只能在显示屏上观看手术，或者如果他能够通过显微镜观察。如果他被允许参加手术并担任助手，所能得到的经验就会得到提升。b，如果患者在手术过程中是清醒的，一定要非常注意措辞（参见第十五章）。c，这些目标在第四部分和第五部分中讨论。d，参见第三章 4。

- 无论一名手术医生技术有多好，向多名不同的手术医生学习是非常可取的。针对同一问题，不同的手术医生有不同的处理方法。最好的情况是，住院医生有机会接触到各种各样的选择。即使这名住院医生看到一些"可怕的"东西时，也是有帮助的：至少现在他肯定会知道，到自己的实践操作时，自己肯定不会这样做。
- 最好的方案可能是随着时间的推移去拜访无数的手术医生/医院[9]。住院医生

9　参见第三章 4，关于住院医生拜访手术室里的人的行为。

不需要在每名医生/每家医院花费很多时间，通常1~2周就够了。理想情况下，他会带着很多问题来，得到答案，回自己的医院，然后在自己的实操练习中继续学习的过程；随着时间的推移，他会有更多的问题，然后去另一名手术医生那里寻求答案和不同的经验。

> **问答**
>
> 问：住院医生应该如何选择向哪名手术医生来学习呢？
>
> 答：显然这名手术医生应当是知识渊博的，但对他是否愿意提供帮助、回答所有问题和解释事情是同等重要的；简而言之，他不仅是一名有经验的手术医生，而且是一个正派的人。

观察的过程并不局限于眼内部发生的情况。除其他事项外，还必须注意以下事项。

——手术医生的站位和坐位安排（参见第十六章）。

——他是如何用三个手指而不是两个手指握住器械的（参见第二十章1）。

——他如何把仪器递给护士，或从护士手中接过仪器，并在这过程中保持视野从不离开显微镜（参见图35-1）。

——他如何用另一只手辅助持手术器械的那只手进行操作（图2-1）。

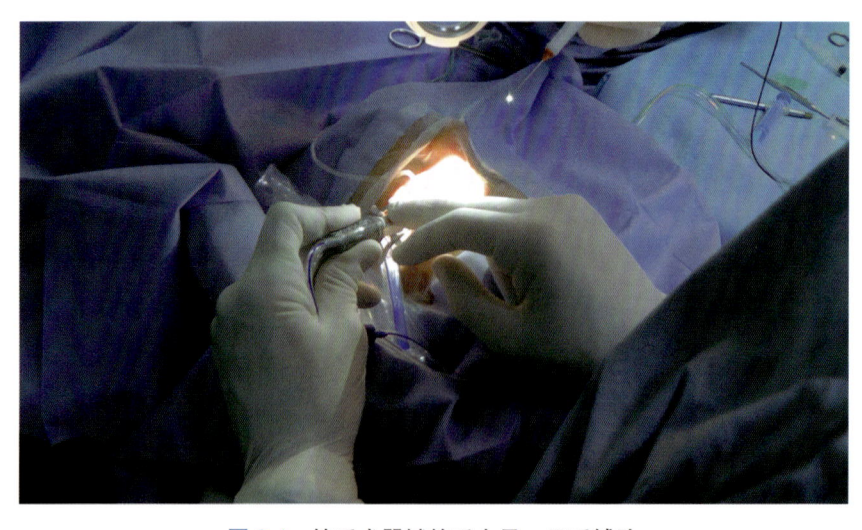

图2-1 持手术器械的手由另一只手辅助

注 手术医生在进行前房（AC）中的操作：探头必须通过颞部穿刺口插入，因为它必须固定在水平面上。在这种特殊情况下，这意味着探头被握在手术医生的非优势手中；他的优势手要为操纵探头提供额外的稳定性和更高的精确度。

• 观看自己的以及其他手术医生未经编辑的手术录像是一种很好的学习方式（参见第十一章3）。

• 一旦你自己已经获得了一些手术经验，找一名愿意指导你（最好是能协助你）的手术医生来作你的导师。没有什么比一名经验丰富的手术医生通过这种方式来与你分享他的实用专业知识更有价值的了。如果他以最佳的方式扮演好了一名导师的角色（参见附录1）。

表2-2提供了一个简短的摘要，以帮助住院医生设计自己的培训计划。

表2-2 自行设计的玻璃体视网膜医生培养计划中的要素[*]

要素	评论
书，文章	这些代表了一个容易获得的资源，应该经常查阅
网络	了解"外面有什么"是很有用的；但是无论如何，不是由专业人员编写的网站永远不应该用作学习的资源
参加玻璃体视网膜学术会议	随着住院医生经验的积累，学术会议的作用也随之增大。然而，即使在培训计划开始时，这些会议也提供了与潜在导师的实际接触和会面的机会。另外，有机会与同行交流，无论是与玻璃体视网膜手术相关的信息/知识，还是与培训过程相关的信息/知识
积极参与本医院的玻璃体视网膜活动	检查患者，协助手术，跟踪接受PPV的患者，研究生课程，临床研究等
观察/协助手术	这永远不应该是一个被动的观察，而应该是一个主动的观察：住院医生应该思考并尝试预测手术医生的下一步行动（参见表2-1）。此外，观察并不局限于眼内操作；必须注意从麻醉到护士如何协助手术医生再到手术医生如何将器械握在手中等的一切
"为什么"	住院医生必须培养一种态度，在没有经过深思熟虑的情况下永远不要接受别人告诉的任何事情，如果有疑问或不同意见，要准备好说出来，即使告诉那件事的是"权威"（详见附录2）
做笔记	这是一个连续的过程；笔记必须保存在一个地方（一个电子文件，一个小册子），按逻辑排列并不断更新。电子版的优点是可以进行检索

续表

要素	评论
先驱	一个常见的问题是,演讲者/导师无法设身处地为听众或同事着想,并试图在远远高于听众/同事能够感知的水平上解释事情。即使住院医生找到了一名知识渊博、乐于助人的手术医生,但这名医生不能以一种"坦诚"的方式进行交流,最好不要在他身上花过多的时间
拜访其他手术医生	选择去跟哪名医生学习不是一件容易的事。手术医生不仅必须是一名受人尊敬的专家,还必须愿意提供帮助;并在住院医生能够真正理解的水平上解释问题;不会仅仅为了回答问题而给出虚假的答案,全然不顾答案本身的对错;并且要愿意与住院医生保持长期的关系:可以通过电子邮件、短信或电话(网络电话)等方式向他咨询
多拜访不同的手术医生	当住院医生开始自己做手术时,他所提出的问题不仅不会减少,反而会成倍增加。最好是在不同的时间点与不同的手术医生进行几次较短的交流,而不是一遍遍地拜访同一名手术医生。发展自己的玻璃体视网膜(VR)手术方式(最终目标)最有效的方法是综合他所看到过和经历过的一切
在一名乐于助人的专家协助下开始自己的手术	没有什么比专家的建议更有价值的了,这些建议涉及到特定的病例、特定的问题和住院医生在手术过程中出现的问题。这个建议可以很容易地解决住院医生觉得无法克服的问题,或者预防其他复杂情况的出现
永远不要接手超出你训练水平的病例	一旦住院医生有了几个成功的病例,特别是没有发生严重并发症的病例,他就会有一种去接诊过于复杂的病例的倾向。这可能会给这例患者和这名住院医生带来可怕的后果。玻璃体视网膜手术决不能由失去信心的手术医生进行(参见第十一章)
回顾手术录像带	如果全神贯注地观看未经剪辑的录像带,可以获得关于手术操作的宝贵经验,以及关于如何操作、哪些操作应该避免或本应该采取不同操作的准确信息。这样的复查不仅对这位住院医生有利,甚至对最有经验的手术医生而言都是非常有价值的(参见第十一章3)

注 *列出的大部分事情是同时发生的,而不是按固定的顺序。

2　警醒之言

那些不在正规培训项目之内的人,没有那么多监督和审查手段来确保其循序渐进地进行到项目的下一阶段（参见第十一章1）。这种监管的缺失可能会带来一系列的危险情况。

- 失败层出不穷，有些会导致失明。为了弥补自身的不足，住院医生可能会选择对更多的此类病例进行手术，往往导致更多的失败，这似乎又强化了做更多此类病例的手术的必要性，形成一个恶性循环。
- 对于这个的推论是，因为机构中没有其他人愿意接手这类病例，所以住院医生被迫接手了远远超出了其专业水平的复杂创伤病例（参见第六十三章12）。在这些情况下，住院医生将（往往是"不得不"）尝试手术，不是因为他想做，而是因为他被告知要这样做。

—伴随着每一次手术成功[10]，住院医生的自信心会得到提升，去做更加复杂的手术的想法也会得到增强[11]。

—成功完成各手术操作，会让住院医生在潜意识里将玻璃体视网膜手术视为不同手术操作的总和。这是正常的现象，但也是非常危险的，人们必须有意识地与之作斗争，尤其是住院医生自己。玻璃体视网膜手术远不止是多个单一的手术操作的总和——第一是手术的"战略"，第二才是针对各组织的"战术"（参见表3-1）。

10　例如，剥离视网膜前膜。
11　这一切也是正常的。

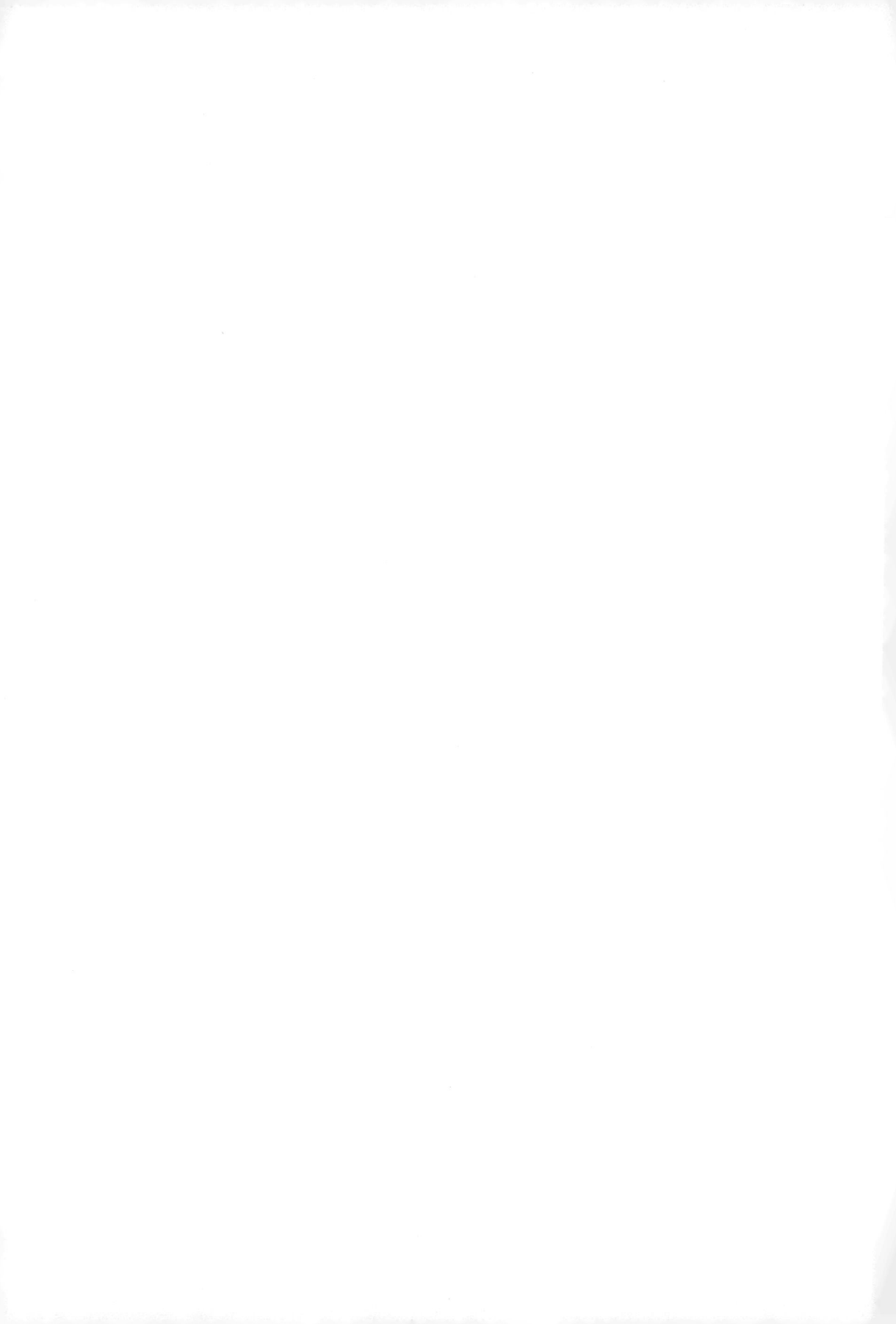

第二部分
玻璃体视网膜手术：基本原则

导言

尽管有许多对玻璃体视网膜手术医生的培训具有重要意义的问题，但这些问题在教科书中鲜有讨论。这些问题包括：为整个治疗过程和每一次手术都准备的个性化设计的理由；一些"有关玻璃体视网膜手术你一直想要的知道但又不敢问"的问题（如震颤的重要性或手术时间）；设计自己的手术所涉及的思维过程；选择组成玻璃体视网膜手术团队的人员的标准；手术医生与护士的关系；为玻璃体视网膜手术选择设备、器械和材料；与患者沟通的重要性和技巧；决定是否手术和何时进行手术，以及如果是双眼发病的话优先选择哪只眼手术；安排一天的玻璃体切除手术顺序；以及手术医生是否需要定期开展自查。

第三章
玻璃体视网膜手术医生的基本原则

1　计划（而非试错）[1]

任何玻璃体视网膜手术医生都不应该在未制订计划的情况下为患者实施手术，该计划要基于患者自身一般状况和患眼的特征[2]。该计划涉及三个层面，前两个层面是战略层面，第三个层面是战术层面(表 3-1)。

表 3-1　玻璃体视网膜手术规划的三个层面

层面	评论
一：从评估结束到最终随访的整个治疗过程的战略。计划中包括针对可能出现的并发症的预防措施	这是该计划最基本的部分：达到最优的终末结果，理想情况下应当做几次手术[a]？可能需要放弃通过一次复杂的手术就治愈患者的想法，而选择分阶段进行多次手术。在后一种情况下（例如，对于严重破裂导致晶状体脱出、玻璃体积血、严重的视网膜损伤和虹膜回缩），手术医生还必须制订关于每次干预时机的计划。如果一次手术就足以处理病变[b]，可以将层面一和层面二的计划合并成同一个策略，包括术前、围手术期和术后的治疗，以及手术本身和手术时机
二：关于即将开展的手术的战略。计划中包括针对可能出现的并发症的预防措施	手术医生应该知道其在那次特定的手术中期望达到什么结果（详见正文）。例如，要闭合黄斑裂孔，主要的手术步骤[c]包括玻璃体切除（术前决定玻璃体切除的数量，见第二十七章 2）、内界膜（internal limiting membrane, ILM）剥离和气体填充

1　如第五章所述。所有的战略性决策都要和患者一起作出。
2　行为经济学提供了一个很好的例子，说明了反射性（犹如自动驾驶一般）的行为与基于有意识考虑的行为之间的差异。尝试回答以下问题：网球与网拍的合计成本 11 美元，而网拍的成本比球多 10 美元，则其成本各是多少？ 反射性思考的人，会快速给出分别为 10 美元和 1 美元答案；而有意识去思考的人会说是 10.5 美元和 0.5 美元。

续表

层面	评论
三：这是战术层面。计划中包括针对可能出现的术中并发症的预防措施	玻璃体视网膜手术医生必须作出数项[d]与实际手术技术（组织战略）相关的术中决定。例如，增殖膜应该是钝性分离还是锐切，如果是后者，是用探针还是剪刀，如果用剪刀要用哪种类型的剪刀？增殖膜到底应该在哪里开始切割？当手柄最终被挤压时，剪刀应该以什么角度握住？
一至三：计划的任何部分都不是板上钉钉的	随着治疗的进展，无论是分期和时机战略，还是组织战略，如ILM剥离技术，手术医生必须仔细观察组织、眼球和患者对医生操作的反应（多层面的反馈）。如果操作的结果与预期不同[e]，他必须在任何一个层面或全部三个层面上对计划进行相应的修改。例如，如果最初计划进行两次手术，但在第一次手术中，手术医生意识到通过这一次手术就可以达到既定目标，那么就可以取消第二次手术了

注 a，手术医生还必须对解剖学上和功能上（预后）的最理想的结果有一个大致想法。b，占大多数情况。c，还有其他不太重要的步骤，在这里没有列出。d，在一个复杂的创伤案例中，该数量可能为十数项到上百项不等。e，这在玻璃体视网膜手术中相当常见，参见表1-1。

任何玻璃体视网膜手术都不应在不了解以下三个基本情况时开展。

- A：眼发病时的状况[3]。
- B：治疗干预结束时眼的预期状况（理想的、期望的结果）。
- C：如何从A到B。

在事先没有计划的情况下，坐在手术台前处理出现在眼前的病变，事先没有任何准备而只有在出现技术挑战时才开始处理它们，会导致手术过程效率较低，其结果也是次优的。令人惊讶的是，做这种"回应型"手术[4]的医生，自己从来不会考虑在没有事先查阅地图或用GPS设备来规划路线的情况下，在一个陌生的城市里从他现在所在的位置（A点）开车到他的目的地（B点）。

小贴士

就像司机遇到路障或交通标志迫使他改变计划的行车路线一样，当主刀医生发现意想不到的病变或组织的时候，他必须根据新的发现改变原有计划。

---

3 这可能是一个非常准确的诊断，例如可见的黄斑裂孔，或者不太常见的是一个模糊的诊断；又如在该眼中有一巨大的玻璃体积血（vitreous hemorrhage，VH）。

4 "让我们一步一步走，看看会发生什么。"

和驾驶一样，如果医生没有对该特定手术的解剖结构有清晰的想法，就不能制订手术计划。医生的战术性决定与战略性决定是相辅相成的，而不是在出现病变时作出临时性的决定[5]。这种长期思维有具多种优势（表 3-2）。

表 3-2　对于玻璃体视网膜手术患者的长期计划与短期计划的比较

一例 48 岁的男性患者有 6 天的失明病史，他患有度数为 3D 的近视。他的视网膜脱离到黄斑区，在赤道下方有一大块撕裂。玻璃体内充满色素细胞，撕裂边缘卷曲

治疗方案选择	A 计划，专注于短期目标	B 计划，专注于短期目标	C 计划，专注于长期目标
选择特定方案的理由	如果不进行手术，就会失明 有 PVR 的风险，但 RD 本身和 PVR 的风险都可以通过传统的 SB 来解决。撕裂处必须打激光。需要用气体填充物暂时压住破损处	如果不进行手术，就会失明 有 PVR 的风险；虽然 RD 可以通过传统的 SB 来治疗，但针对 PVR 的风险需要进行玻璃体切除。破损处是次要的，因此增加 SB 可以增加成功的机会。撕裂处必须打激光。需要用气体填充物暂时压住破损处	如果不进行手术，就会失明 PVR 的风险很高，因此必须进行完整的 PPV 手术，以减轻目前的牵拉力，并解决即将出现的 PVR 问题。最后需要填充硅油。必须环绕撕裂处打激光，但也必须是圆周的（环扎），以提供额外的支撑。晶状体会变浑浊，最好现在摘除
实际治疗计划	视网膜下液外引流后放射状 SB，激光打在裂孔周围来封闭它。一条额外的外加压带以防以后的牵拉和 0.5mL 纯 SF_6 用于填充	玻璃体切除、SB（节段性或周围性）、激光和 30% SF_6 填充物	白内障摘除人工晶状体植入术、晶状体摘除术、全玻璃体切除术、眼内激光环扎术、硅油植入术

注　PVR：proliferative vitreoretinopathy, 增生性玻璃体视网膜病变；RD：retinal detachment, 视网膜脱离；SB：scleral buckling, 巩膜扣带术；PPV：pars plana vitrectomy, 玻璃体切割术。

- 这需要仔细考虑可能发生 PVR 的眼是否需要一期工晶状体植入术。

—高 PVR 风险的眼在初次手术中摘除晶状体前后囊可能会更好，对于年轻患者来说尤甚（参见第三十八章 5）。植入虹膜型人工晶状体是手术操作的最后一步

5　描述这两种方法区别的另一个类比是两名有钱买新球员的足球教练的例子。第一名教练买入著名球员，希望他们的才华会自然地催生团队体系；第二名教练买下他认为符合他现有执教理念的球员。第二名教练可能有更高的机会打造一支能获胜的球队。

（参见第三十八章6）[6]。

- 过早张力性缝合瞳孔会使随后的玻璃体视网膜手术更加困难（参见第四十八章1.2）[7]。
- 手术医生应该提前想到会发生的并发症，如PVR，这可能是由于病情本身或由于医生自己的干预而引起的。手术医生必须设法降低这种风险（预防性脉络膜视网膜切除术，参见第三十三章3）。

> **小贴士**
> 一名好的手术医生就像一名有防御意识的司机，他不仅小心驾驶，而且时刻保持警惕：监视着他周围的其他司机，并试图预测这些司机可能会做什么。手术医生决不能处于自动驾驶状态，也不能出于本能或习惯去操作。他做（或不做）的每件事都必须有理由。

- 人工晶状体眼需要行囊膜切除术。

—使用探头可以进行囊膜切除，并且不考虑囊膜的厚度，也不会有损坏人工晶状体（intraocular lens，IOL）的风险；此外，囊膜切除的大小正是手术所需的。

—执行囊膜切除术可确保患者和眼科医生立即且永久地获得良好的能见度。

—不可否认，YAG激光可以在术后任何时候切开后囊，但在此之前，浑浊的囊膜将干扰视野。激光还会产生一个巨大的、永久性的漂浮物，这可能会给患者带来麻烦，但这一后果通过提前计划就能很容易地避免。

—保持后囊完好无缺有一个优点：在F-A-X期间没有人工晶状体雾化的风险（参见第二十五章2.3.4）。

最后，必须强调的是，随着科技的发展、手术技术的进步、新材料的出现等，手术医生也必须做出相应改变。同样的情况，在几年前可能需要某种计划来治疗，而现在所需要的治疗计划可能是非常不同的[8]。

---

6 植入手术是在硅油取出几个月后进行的。

7 另一个长期思维的例子是一例增生性糖尿病视网膜病变（PDR）患者：视力是好的，但牵拉性脱离正在逐渐接近中央凹。具有短期思维的手术医生只是希望牵拉性视网膜脱离（TRD）永远不会进展到那么远，并推迟手术，直到中央凹确实分离。有长期思维的手术医生会向患者解释可能发生的事情，但也会向患者解释手术的风险，并在征得患者知情同意的情况下，在中央凹分离之前进行手术。

8 一个说明性的例子是：我过去在处理严重外伤眼中，经常保留前囊和植入物，植入一个固定沟槽的人工晶状体作为治疗过程的最后一步。最近几年，我改用摘除囊膜和植入虹膜型人工晶状体（通常是可能的，即使虹膜也受了伤并且需要缝合，参见第三十八章6）。

图 3-1 是一个简单明了的规划的例子。它来自非眼科专业的"平民生活",但它展示了一种思维方式,即玻璃体视网膜手术应该如何发展,用提前计划取代"本能"。

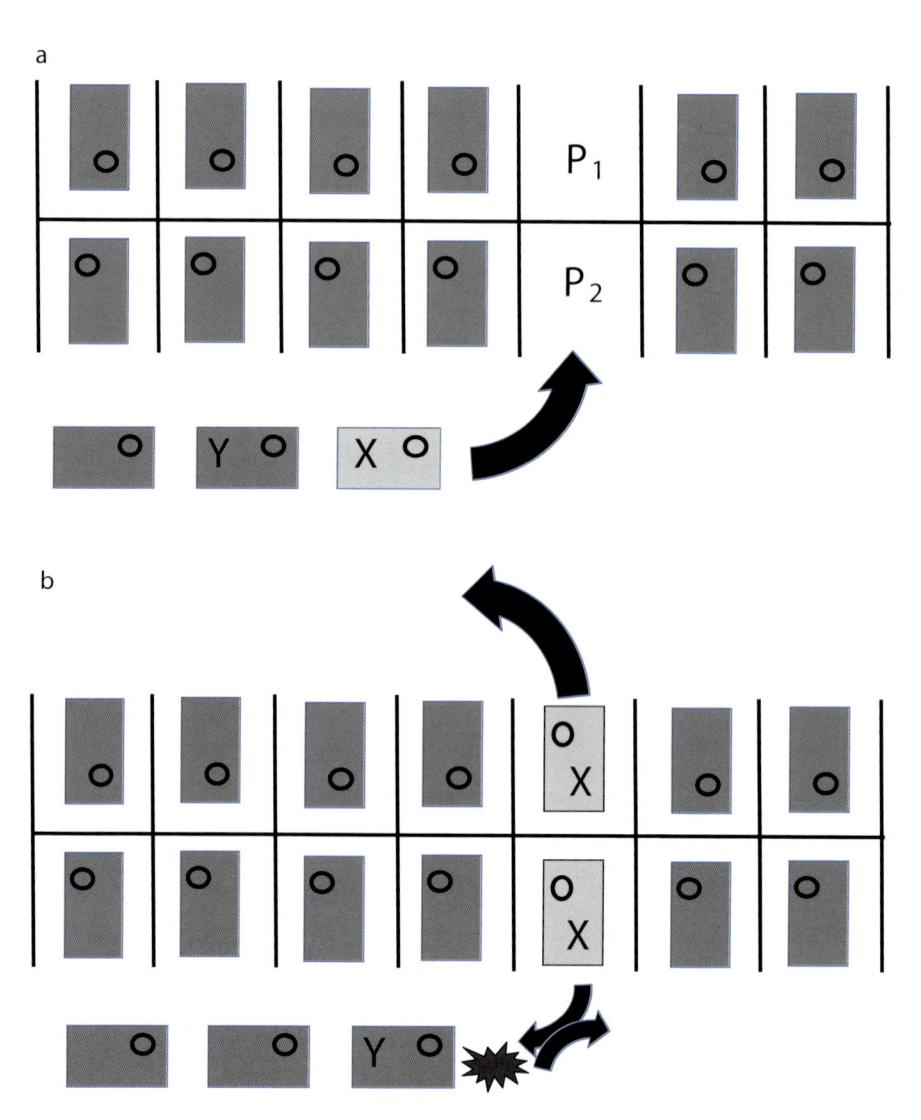

图 3-1 停车的规划

注 图 a,所有车辆的停放方式,都反映车主在停放车辆前缺乏规划(同伴的压力可能亦对迟到者有一定影响)。问题是:刚到的 X 车司机将停在哪个车位?这个停车场提供了一个机会(把车停在 P_1 车位,而不是 P_2 车位)。P_1 车位有很多好处:离开时,不需要先倒车。图 b,倒车不止浪费燃料、提早损坏刹车装置和齿轮机械装置,更令驾驶者无法看到是否有迎面而来的车辆(如 Y 车),至少在开始时是这样。如果司机不注意,很容易发生撞车。此外,司机 X 将被迫等待所有交通畅通后才能继续倒车。简而言之,把车停在 P_2 车位是绝对没有好处的。一名会提前计划的玻璃体视网膜手术医生,应该立即将车停在 P_1 车位。

2　控制[9]

不是偶然机会，而是手术医生通过在第一层面和第二层面仔细制订治疗计划，来控制着治疗的战略。术中控制[10]也非常重要，这意味着手术医生清楚地知道他每一次操作带来的后果，组织将（应该）有何种反应。控制不是"让我们切开视网膜，希望它不会出血"，而是"在切开视网膜之前，我会对它进行去热处理，这样就不会出血了。"

> **小贴士**
>
> 理想情况下，玻璃体视网膜手术期间，眼内部展现的一切都是出于选择，而不是偶然机会。如果抓住中心的黄斑前膜并将其从视网膜中拉出来，这个力就会转化为作用在瘢痕组织和视网膜之间每个黏附部分的牵拉力，而手术医生无法知道这些黏附点在哪里。通过处理其中心的膜，手术医生放弃了对后续事件的控制，转而寄托于希望（离心剥离，参见第三十二章 2.2.5）。

3　不要试图让患眼来适应你的喜好

有时，疾病条件会允许甚至鼓励医生进行完全相同类型的手术，而且是以相同的方式执行，并且是重复相同的手术步骤，而玻璃体视网膜病变永远不属于这一类疾病。在计划和执行计划的三个层面上，每个病例都需要特殊关注和管理。表 3-3 显示了这两种方法之间的差异。

试图将手术医生最喜欢的手术操作强加给患者的眼，而不考虑患眼情况的独特属性，这是错误且危险的。手术医生必须适应患眼的情况，而非反过来。他必须能够看到整片森林，而不仅仅是林中的某一棵树，并在特定情况下尽可能制订最佳治疗方案。如果他不能或不愿意根据患眼的情况来调整手术方式，他就必须放弃这台手术，将患者转给其他医生。

9　这个问题的推论是一名从未有过双目视觉的手术医生。在现实生活中，这不是问题：他可能甚至不知道这一点，而且对即将成为玻璃体视网膜手术医生来说，他并不需要进行双目测试。那些曾经有双目视觉但后来失去了双目视觉的人也不应该气馁：内窥镜下玻璃体切割术（EAV）证明了人脑能够应对，即使对于他们来说学习曲线将是令人望而生畏的（参见第十七章 3）。

10　第三层面，组织战术。

表 3-3　眼去适应手术医生与手术医生去适应眼的对比 *

例子	眼去适应手术医生	评论	手术医生去适应眼	评论
20D 近视的白内障	超声乳化联合囊袋内人工晶状体植入术；人工晶状体屈光度为 0D	因为必须保留后囊，这样才能进行囊袋内人工晶状体植入术	摘除晶状体[a]，不植入人工晶状体；PPV[b] 全切或次全切；预防性腔内激光环扎术	没有玻璃体，没有牵拉力，加上激光治疗，几乎消除了视网膜脱离（RD）的风险。保存囊膜没有任何好处
因眼挫伤导致的外伤性白内障；有轻度的晶状体脱位，晶状体轻微脱位（在一个象限内向后倾斜），玻璃体脱出进入前房	前部玻璃体切除；超声乳化；囊袋张力环；囊袋内人工晶状体植入术	这种情况通常会导致手术完成时有完美的解剖状态。然而，术中剩余晶状体情况尚不清楚；术后有人工晶状体脱位的风险。此外，长期 RD 风险尚未得到解决	平坦部晶状体切除和前部玻璃体切除；晶状体囊摘除；预防性眼内激光环扎术；虹膜型晶状体植入术	虽然这比第二栏中描述的手术更复杂，但长期人工晶状体脱位的风险和 RD 风险已经适当的解决了，即使无法保证后者的风险降低至零
视网膜脱离在 2 点、5 点和 9 点钟位有相当集中的裂孔	三个放射状环扎；冷冻或激光；气体填充	即使解剖关系很好，手术后的发病率也很高	玻璃体切割术；腔内激光环扎术；气体或硅油填充物	PVR 风险不可忽视；没有预防的治疗是不够的

注　*一种简称，对于不顾患者个人情况而采用几乎不变的惯用方法的手术医生，与根据个人情况需要改变治疗方法的手术医生的比较。a，在 ICCE 时代，保持眼的"分区"是一个极其重要的问题，当时进行了联合手术，但没有可用的激光治疗，导致许多眼因新生血管性青光眼而失明。从那以后，划分就失去了意义。b，参见表 27-2。

4　关于"做什么、何时做、如何做和为什么"的问题

玻璃体视网膜手术医生必须知道他正在做什么或计划做什么，他计划什么时候做（时机），以及他打算如何做（组织战术）。同样重要的是，他要始终知道自己为什么要这么做，这对三个层面的计划都是正确的，包括手术中的每一个组织操作。

> **小贴士**
>
> 就像没有诊断就开始治疗一样是不明智的，像反射或本能一样来开展手术或任何手术操作都是错误的。在采取任何行动之前，手术医生必须针对所有战略问题和每一次组织操作前作出有意识的决定。

在我作为实习生走访了许多手术室的时间里，我发现几乎没有手术医生会如实地回答我的"为什么"。有几名手术医生还被惹恼了，根本没有给出任何答案。许多回答的人给出了没有意义的答案[11]，这些答案告诉我：对于我为什么要做我正在做的事情，没有一个合理的解释（参见表2-1）。

我鼓励我手术室里的每一名来访者问我这一最基本的问题："你为什么要这么做？"[12] 我基本都会给出理由解释我的行为[13]。

5　不要做你不能完成的事情

通常情况下，第一次手术成功的机会最大，而后续每一次手术的预后都会变得更差。如果手术医生因为他的专业水平不足或缺乏设备而无法完成干预治疗[14]，眼的情况可能会恶化。

对于完全性玻璃体后脱离（posterior vitreous detachment，PVD）患者，清除玻璃体积血可能是PPV最简单的指征。

然而，如果是不完全的PVD，并且在非PVD的区域有玻璃体视网膜粘连，即使是有经验的手术医生也可能在术中造成视网膜破裂，甚至术中RD（参见第五十八章2）。

> **问答**
>
> 问：对于没有经验的人来说，哪些是容易做手术的病例？
>
> 答：很难说。术前看起来容易的病例，在缺乏适当专业知识的手术医生手中可能很快就会变成一场灾难。这就是为什么在接受指导逐渐成为主刀医生之前，住院医生需要很长时间在玻璃体视网膜手术中担当助手。在职业生涯早期不成功的手术不仅不利于患者，而且不利于医生建立自信心（参见第四章7）。如果患者的风险特别高，当他是单眼盲时，这一点是尤其正确的（参见第八章4）。

11　"因为我总是这样做""因为我就是这么学的""你是什么意思？"

12　为什么要用弯曲的针而不是钳子来掀起那层膜？为什么要切掉视网膜下的线而不是把它取出来？为什么刚刚改变了剥离内界膜的方向？住院医生在手术室里一定表现得像个孩子，不停地用"为什么？"来"纠缠"他的父母。

13　如果我不能回答访问者的"为什么？"，我就不得不重新考虑这个问题，要么找到理由，要么寻找一个更有效的选择。

14　另一个证据，支持提前计划好手术的方方面面这一观点。

6　常识对教条

常识思维是玻璃体视网膜手术医生的必备品质[15]。治疗的方法必须有理性基础，而这种理性不能容忍教条——即使这些教条似乎有坚实的科学基础[16]。第一，并非所有的科学问题都可以通过一级证据的研究来回答。第二，即使存在这样一项研究，其结果似乎对某一特定问题有明确的答案，但它仍然必须通过"嗅觉测试"，即"这样做有意义吗"[17]。第三，虽然某一项研究的结论在统计学上是有效的，但个体对同一疗法的反应会有很大的差异[18]。这是每名手术医生要发展一套"我的方式"的另一个原因（参见第十一章4）。

7　整个手术期间最大限度地集中注意力

- 一旦你坐在手术台前，就必须全神贯注地专注于手术眼，并在整个过程中保持做到这一点[19]。
- 无论是何种原因，如果你注意力不集中，就可能导致悲剧的发生。

—外部因素（例如，无意中听到两名护士对一名同事说三道四）。

—内部因素（例如，操作简单而直接[20]，手术进展顺利，无明显的术中并发症风险）。

意外可能会突然发生，使轻微的问题（例如，在"黄斑前膜移除过程中，手术医生遇到一小块玻璃体视网膜粘连很强的区域）变成灾难（剥离力/方向没有及

15　我最近听了一名著名的视网膜专家关于一例糖尿病性黄斑水肿患者的报告。他接受36次每月1次的眼内注射（每次约2 000美元）；计划是继续治疗。常识告诉你，如果一种疗法很贵而且不起作用，你不应"盲目地"全面遵循研究建议，而是应更换疗法。

16　这一原则扩展到了适用于"以证据为基础"的研究。仅仅因为曾经存在证据证明某种治疗方案有效，并不一定意味着该研究在发表数年后仍然站得住脚。

17　《英国医学杂志》在2003年12月发表了一篇关于"降落伞有效性"的讽刺文章，声称这"没有通过随机对照试验……进行严格的评估。如果最激进的循证医学主角组织并参与降落伞的双盲、随机、安慰剂控制的交叉试验，每个人都可能受益。"

18　换句话说，A接受X疗法会很好，但B接受Y疗法会更好。

19　这名足球教练对他的球员们的陈词滥调是，比赛持续90分钟；无论对方是在第1分钟还是最后1分钟得分获胜都无关紧要，你仍然会输。

20　例如，全视网膜内激光治疗，这需要很少的"脑力工作"。需要打2 000多个位点的手术医生将面临失去注意力和冒险太过靠近中央凹的风险（参见第三十章3.2）。

时改变，导致本应很容易就能避免的视网膜撕裂的发生）。

"最大限度地集中注意力"的一个原则是，只要有器械在手术眼内，手术医生就永远不能把他的视线从手术野移开。如果需要交换器械，手术医生必须把它盲交给护士，并盲取护士递到他手中的器械（参见第六章和附录2）。

8　让自己的生活尽可能轻松

我经常听到手术医生说他们不需要任何额外的帮助（如对他们双手的机械性支撑、内界膜染色、训练有素的助手的支持）。我不质疑这些说法，我也可以在不需要手支撑的情况下取出未染色的内界膜，或者自己做巩膜顶压，不过，我还是更喜欢有手腕支撑（参见第十六章2），对内界膜进行染色（参见第三十四章3），并且经常让我的助手做巩膜顶压（参见第二十八章4），因为它使手术更安全、更容易。

> **小贴士**
>
> 　　手术医生应该尽量通过最简单、最有效、最安全和最迅速的方式达到他的战略目标和战术目标。

9　在同行压力下：屈服还是不屈服

有时，手术医生会感受到来自同行、患者、行业或医疗政府机构的压力，要求其放弃自己的想法（"我的方式"），转而"走主流"。

每名手术医生都必须作出个人决定，是否屈服于这样的外界压力[21]。

21　或者坚持他的"我的方式"。

问答

问：玻璃体视网膜手术医生应该屈服于同行的压力吗？

答：完全忽视外部世界是不可能的。无论是什么原因，其中一些压力绝对是压倒性的："一次性用品"的趋势是不可阻挡的。有些压力是可以抵抗的，但结果仍是徒劳的：20G PPV 迟早会消失，因为公司不会制造相关的工具了。然而，如果手术医生对此有强烈的感受，那就应该抵制这种压力（例如，使用剪刀而不是探针来切断视网膜表面的增殖膜）。在第十三章 2.3.2 中给出了一个抵制同行压力的例子。

10 转诊患者

转诊患者绝不是简单地告诉患者"去 X 机构找某医生"，也不是让助手"把患者送到 Y 医生那里"。开具转诊时必须详细描述患者的病情，还必须及时并非常具体地说明为什么要转诊，此外，必须让患者了解所有这些细节[22]。

小贴士

开展玻璃体视网膜手术一定不是为了手术医生的自我抱负（"如果我的同行能做到，我当然也能做到"），而是为了患者。手术医生必须意识到自己的局限性，绝不能试图将自己的工作范围延伸到未知的领域。无论任何原因，如果不能为患者提供最好的治疗，那就既不应该延迟手术，也不应该做一项不完整的工作，而应把患者转介给可以提供最佳治疗方案的同事/机构。如果在手术过程中真出现了意想不到的情况，而手术医生又无法处理，最好停止而不是强行完成手术，两害相权取其轻，转诊患者。

---

[22] 在写这本书的时候，我接诊了一例在切割木头时受伤的患者。该患者巩膜破裂，外伤性白内障和玻璃体积血。眼科医师在将伤口缝合完毕后，立即让他的助手把患者转诊到一家设备精良的医疗机构。不幸的是，助理打电话时没有提到这次转诊是为了一例新近受伤的患者，而是单纯要求预约；接收机构也没有询问转介的原因。给这例患者预约的就诊日期在 4 个月后。他来的时候已经发展到有视力光感（light perception, LP），视网膜完全脱离，伴有严重的 PVR。

无论何种原因，如果眼科医生不愿意进行患者自己所想要的手术，转诊该患者是唯一可以接受的选择（参见第四十六章 1.1）。

11　眼球的其余部分

随着基础知识的增长[23]，眼科医生正变得高度专业化。如同笑话说，专家们知道得越来越多的同时却也知道得越来越少；高度专业的专家在无穷小的领域内了解了一切。

玻璃体视网膜手术医生绝不能落入这个陷阱。他不必是白内障手术或青光眼手术方面的专家，但他必须在这些领域[24]有渊博的知识，这样他才能完成手术，即使出现了严格意义上与玻璃体视网膜手术无关的问题。

---

[23] 我记得有一本 1 500 多页的"角膜"书——那是在 1978 年。想象一下，今天有一本书，主题是相同的，细节也是一样的：它会有多长？

[24] 以及许多其他的亚专科，如葡萄膜炎或角膜炎。

第四章
关于玻璃体视网膜手术基础知识的常见问题

1　如果手术医生有震颤怎么办

住院医生的经验越少，就越会担心自己的震颤：这会影响手术成功吗？下面是一些关于震颤的想法。

• 手术医生绝对没有明显震颤，震颤是很特殊的情况——即便如此，它也可能很容易被发现。

• 震颤不是一个持续性的现象。在进行特定操作的期间是否会出现震颤，取决于以下几个因素。

—手术医生的精神状态。在某些情况下可能不会出现震颤[1]，但如果手术风险较高，则很容易表现出震颤[2]。

—由于咖啡因摄入量增加、药物或意外消息而引起的急性交感反应[3]。

—锻炼[4]。

—前一天晚上缺乏休息（休息时长、休息质量、摄入酒精）。

—手术台上的装备：手腕或手部支撑（参见第十六章2）。

• 即使存在震颤，也不一定会干扰大脑指挥双手进行操作。同样幅度震颤造成的负面影响的大小取决于手术医生的经验。

---

[1] 例如，在熟悉环境中的常规手术。
[2] 例如，活体手术或者患者是 VIP 或知名医疗事故律师。
[3] 例如，当手术医生在手术前发现他的妻子想要离婚时。
[4] 例如，在手术前几小时内搬运重物。

小贴士

手术医生经验越丰富，震颤对手术成功的影响就越小。

- 手术医生可以通过适当的手部（手腕）支撑和有意识地、持续地注意不要挤压手中的器械来降低震颤的程度。

—挤压不可挤压的器械（参见第十三章2），如导光管，显然没有任何作用，然而没有经验的手术医生却本能地这样做。对抗这种反射应该是住院医生训练的一部分。

- 不是所有的可挤压器械都是一样的[5]。一个很好的例子是，一次性玻璃体视网膜钳与非一次性玻璃体视网膜钳做比较（参见图13-5）。用钳子时，手术医生需要捏紧它的手柄。使用非一次性钳需要最小的力，因为：①手柄从"牙合完全打开"到"牙合完全闭合"的移动距离较短；②其抗挤压能力低。但使用一次性钳时则不是这样的[6]。

问答

问：如果手术医生尽了最大努力，却无法阻止震颤，并且震颤似乎影响了正常操作，他能做些什么呢？

答：手术医生需要作出个人判断，是继续尝试还是放弃手术的风险更大。或者，手术医生可以尝试切换操作顺序，在手术后期再返回进行较精细的操作（如内界膜剥离），先进行对灵活性要求较低的操作（如巩膜顶压和周边玻璃体切割术）。

关于震颤的最后一个问题涉及对手术医生生活方式的影响。他是否可以允许自己因为繁重的体力工作（每天在健身房举重）反复拉伤自己的手/手臂，或者他

---

5 医疗器材生产企业应当根据手术医生的反馈，设计可挤压的器械，使操作器械所需的力量最小。

6 细心的观察者会注意到，在困难的（长时间的）内界膜手术开始时，手术医生剥膜的手是稳定的，随着时间的推移而发生震颤。这是由于挤压一次性钳柄造成的。

必须避免这样的活动[7]？

同样，答案因人而异。有些医生即使在剧烈的体力活动后也能完美地完成精细的玻璃体内操作，而有些医生即使在轻微的体力活动后震颤程度也会大幅增加[8]。然而，要记住，反复、繁重的体力工作确实会降低一个人的手指进行精细操作的能力。玻璃体视网膜手术医生确实不应长期进行负重或举重运动。

2 手良好的灵巧性有多重要

必须强调，大脑是"司令"，手只是执行来自大脑皮质的指令。无论手术医生的手有多灵巧，如果命令是错误的，结果只会很差（参见第一章）。

很少有人拥有两只同样灵巧的手，对玻璃体视网膜手术医生而言也是如此。通常情况下，手术医生惯用右手，除非经过严格而漫长的训练，否则他的左手不能做出最精细的动作[9]。

• 通常情况下，手术医生的非优势手仅用于进行不太精细的操作。

—在单手手术中，非优势手通常只握住导光管。然而，对于有晶状体眼的周边玻璃体切除，在激光环扎术期间也可能需要非优势手参与操作（见下文）。

—在双手手术中，非优势手用来抓住膜，然后手术医生用优势手操作的器械切割膜。

• 有时，即使这是手术医生的优势手，也不能从鼻侧接近眼内靶区。有几个可能的备选项。

—这项操作必须并且可以用非优势手来完成[10]。

—这项操作应该但不能用非优势的手来完成。在这种情况下，必须寻求某种类型的妥协。例如，患者有广泛的视网膜下增殖条索，包括在黄斑下区域，这需要移除，因为它们阻止了视网膜附着（对空气眼测试清楚地证明了这一点，参见第三十一章1.2）。手术医生可能会留下一些视网膜下膜，交替使用优势手和非优

---

7 我的第一名主任医师对此持极端观点："在做手术的那天，手术医生不能用手做任何用力的事情。"他是一个身材魁梧的男人，妻子身材娇小，在他做手术的早上，妻子陪他去上班，并为他提着公文包。这是在白内障囊内摘除时代的事，距离内界膜剥离时代只有几光年。

8 咖啡因的摄入量也是如此。

9 主要是内界膜剥离。

10 一个例子是晶状体切除／晶状体粉碎术；这不能从鼻侧完成，因为鼻挡住了路（参见第三十八章2.1）。

势手，使用多次视网膜切除术来进入，或者切换到 20G 系统。

> **小贴士**
> 　　手术医生可能会惊讶地意识到他能用非优势手完成如此多的任务。他应该训练非优势手，从而提高它的能力。

3　单手还是双手手术更可取

对于这类问题，没有明确的答案可以回答"这种方式比另一种更好"。

- 大多数（有经验的）手术医生只用一只手就能完成大部分操作。
- 大多数手术操作只用一只手就可以完成，偶尔需要非优势手的辅助：拿一些辅助工具，如导光管[11]。

使用固定光源[12]并在眼内放置两个操作器械具有明显的优点，但也有一些缺点。

—固定照明永远不能与医生手持导光管通过改变位置（换手）、角度（阴影）和距离（照明功率）所能提供的各种照明选择相比。

—助手可以通过握住和改变固定光的位置来改变照明角度，从而提供帮助。但是，这会使旋转眼球变得更加麻烦。

—自发光仪器可以消除或减少这些影响，但它们引起了新的困难：光反射和来自仪器本身的额外阴影。

- 在术眼中有两个手术器械需要双手非常密切协调[13]。这种协调性与优势手的灵巧性一样重要。

—手术医生可以在手术室之外通过多种方式练习双手之间的协调性，如设计需要精细的双手操作的任务。

——一项伟大的"活体"测试，只有很小的概率会造成重大的医源性损害，这就是对人工晶状体污染了的前表面进行"擦窗"（参见第二十五章 2.3.2）。

11　例如，将玻璃体与视网膜赤道前部分离（参见第二十七章 5.2）。
12　灯光，如枝形吊灯、双人吊灯、子弹灯等。
13　当然还有两脚之间的协调。

> **小贴士**
>
> 选择单手还是双手操作是由手术医生个人来决定的，而不应该受到同行压力的影响（参见第三章9）。如果手术医生双手没有良好的协调性，则应继续使用单手操作。

4　选用哪种规格的仪器[14]

没有患者会向手术医生询问他在手术中使用的仪器的规格，患者唯一关心的是手术是否成功。仪器规格（20G；或经结膜玻璃体切割术：23G，25G，27G）都是手术医生个人的选择，只要是手术医生使用最舒服的仪器及其规格就可以达到预期效果。最关键的区别不在于规格的大小，而在于是否完成了经结膜或结膜剥离（传统的20G）的手术（参见表21-1）。

- 在某些情况下混用不同规格的仪器可能是可行的(参见第三十二章4.1)。
— 每个尺寸都超过套管内径的眼内异物（参见第六十三章7.1）。
— 需要带长韧的玻璃体内器械（增生性糖尿病视网膜病变、视网膜下膜）。
- 规格越小，抽吸组织所需的流量（真空）就越高。
— 抽吸组织意味着组织朝向端口移动[15]。相反，在一定的流速和视网膜与端口之间的距离，较大规格的探头咬住视网膜的风险更高。一般来说，规格越小，玻璃体取出的速度就越慢[16]。
— 规格越小的探头，被吸入的物质（如晶状体、液化的玻璃体、硬的膜）堵塞的可能性也越高。如发生堵塞，需要护士冲洗探头，甚至更换探头。
- 使用较小口径的器械，伤口的无缝合、自然闭合（从而防止术后低眼压）和愈合（从而预防伤口再张开）更快。
- 原则上，厚度越小，在巩膜切开部位引起视网膜破裂的风险就越小，这种风险可导致发生术后视网膜脱离。

我几乎只使用23G规格的器械，因为它拥有20G器械的大部分优点，而在功

14　20G仪器的外径为0.89mm；23G仪器的外径为0.72mm；25G仪器的外径为0.55mm；27G仪器的外径为0.40mm。巩膜切口需要略长于插入其中的器械的直径(直径与工具表面积之比)。
15　移动的速度也取决于工作循环时间（参见第十二章1.2.5）。
16　它还取决于机器特性（泵、流量/吸气量、工作循环时间等）和设置（参见第十二章1）。

能和移除玻璃体、膜或晶状体速度方面没有明显的影响[17]。除非另作说明，本书中使用的都是23G经结膜套管和器械。

5　联合手术还是单独白内障手术

从技术上讲，无晶状体眼对玻璃体视网膜医生困难度最小：在前部玻璃体腔操作时，没有晶状体干扰视觉，也不需要保护晶体。然而，无晶状体眼在现在是非常罕见的，这使得玻璃体视网膜手术医生不得不面对有晶状体眼或人工晶状体眼的患者。这两种情况有各自的挑战（表4-1）。

表4-1　有晶状体眼和人工晶状体眼对玻璃体视网膜手术医生的挑战

可变的	有晶状体眼	人工晶体眼
能见度	完全透明的晶体：对手术医生没有影响 目前有轻度白内障：给手术医生带来轻微到中度的挑战。对于大多数操作来说，这很容易通过使用BIOM克服（参见第十二章3）；在黄斑区进行操作时，组织染色可以带来一些帮助（参见第三十四章） 实质性白内障眼[a]：可能会使玻璃体视网膜手术变得不可能。手术医生应该取出晶状体，然后完成玻璃体视网膜手术	囊袋和人工晶状体都是清楚的：对手术医生没有挑战 囊袋里有人工晶体或囊是浑浊的：能给手术医生带来最小的或重大的挑战。通过囊膜切开术[b]，可以清理囊袋；浑浊的囊膜通常需要先用玻璃体切割剪刀切割，然后才能用探针修剪
手术医生造成的医源性损害	后囊破裂，因其他原因发展为严重的术中白内障[c]：手术医生应取出晶状体，然后再完成玻璃体视网膜手术	后囊丢失或有足够的带状支持：非常罕见[d]，但可能需要摘除囊膜—人工晶状体复合体。这可能是相当具有挑战性的，而且通常需要相当长的切口（参见第四十四章2.2）
其他问题	玻璃体前表面的切除：对手术医生来说可能是一个重大的挑战（参见第二十七章5.3）	极少数情况下[e]必须取出囊袋–人工晶状体复合体

注　a，或是真的晶体损坏（不是晶体接触，参见第二十五章2.3.1）是由手术医生无意中造成的。b，使用探头可以比使用YAG激光器以更可控的方式执行那些操作（参见第三章1）。c，晶状体羽化、气性白内障等。d，晶状体小区域破裂、人工晶状体不稳定等。e，人工晶状体在YAG囊膜切除过程中受损，慢性眼内炎等。

17　例外情况包括某些复杂的创伤病例或首选刀刃较长的器械。

在一台机器上进行白内障和玻璃体视网膜手术具有多种优点，但也有一些缺点和挑战（表4-2）。

表 4-2　白内障/PPV 联合手术与分期手术的比较

白内障/PPV 手术	联合手术	分期手术[a]
优点	联合手术对手术医生而言，节省时间	可以好好地计划白内障手术（包括人工晶状体计算）
	联合手术对患者而言，减轻焦虑	如果不存在晶状体，可以在理想的可视化条件下进行 PPV 手术
	联合手术对公共医疗服务机构而言，减少花费	对于在 PPV 手术时仍有调节能力的患者来说，首选将晶状体摘除推迟到玻璃体切割术后
	白内障手术更复杂，玻璃体切除眼在术中出现并发症的风险更高	
	如果必须要先行白内障手术，那么 PPV 手术就不得不推迟	
	畅通无阻，即时进入视网膜周边、睫状体等	
缺点[b]	在白内障手术过程中，角膜可能会变得模糊，不能安全地完成精细的操作，如去除内界膜	患者的手术时间会更长
	并不是所有的保险都为手术的两个部分提供全额补偿	PPV 术后晶状体核可能非常坚硬，特别是在使用了硅油的情况下
	如果没有提前计划白内障手术，而在术中手术医生决定这样做，那么就没有办法正确地计算人工晶状体[c]	如果是硅油眼，在摘除晶状体的过程中，硅油可能会漏到前房中，干扰视觉；可能会损失大量的硅油

注　a，除非另有说明，否则白内障手术先于玻璃体视网膜手术。b，我尽量避免重复在其他表中提到的对应的内容（例如，联合手术节省了资金，但相反的说法并没有列在分期手术的缺点中）。c，通过在玻璃体切割术（PPV）之前进行计算来避免此问题。

下面将讨论几个战略和战术问题，其他内容参见第三十八章。
- 即使手术医生的计划要求保留晶状体[18]，术前做人工晶状体计算也是有意义的。

18　需要强调的是，接受 PPV 的患者最终都会发展为白内障。

—PPV过程中可能会损坏晶状体，需要取出晶状体，属于计划之外的情况[19]。

—手术过程可能需要填充硅油，其存在可能会使人工晶体状体计算不准确，特别是在晶状体密度非常高的情况下[20]。当存在硅油时，白内障进展通常会更快，因此，应考虑提前取出晶状体。

• 如果进行联合手术，建议先放置输液套管。

—在白内障手术完成之前，很少需要开始输液。

• 在没有红光反射的情况下（存在明显的玻璃体积血），摘除晶状体可能非常困难。

• 我尽量避免角膜切口水化，这需要设计切口，使其能够自我封闭（参见第三十九章1）。

—如果隧道切口渗漏，则使用10-0尼龙缝线将其缝合（参见第六十三章4）。缝合线要几周后再拆。

• 最好使用大的人工晶状体。

• 一旦植入人工晶状体且切口无渗漏，就开始输液，准备两个有效的巩膜切口，并进行标准的PPV。

—我总是在人工晶状体眼进行囊膜切除术（参见第二十五章2.3.4）。

6　可以接受财务决策[21] 凌驾于医疗决策之上吗

这是一个可悲的现实，但所有手术医生都必须接受：可用于玻璃体视网膜手术的资金有限。如何选择进行手术的患者，以便让更多需要玻璃体视网膜手术的患者从中受益，这并不容易。下面是一些想法（不是绝对规则！），来帮助进行分类决策[22]。

• 紧急情况应该优先，在这个术语的定义中，视网膜脱离是一种紧急情况。

• 单眼盲患者应该享有优先权。

• 预后非常差的患者应该放在名单的末尾。

19　术中晶状体浑浊（参见第二十五章2.3.1），无论是由于手术持续时间较长，还是由于长时间/重复充气，在需要摘除晶状体的情况下，很少会影响视觉效果。

20　LenStar（Haag-Streit AG, Koenitz, 瑞士）能够提供相当准确的读数。

21　这些不是由眼科医生制订的，而是由保险公司、管理人员、政府工作人员、律师、商人等制订的。

22　这是一个不完整的列表，那些进行分诊的人将会有很多东西可以补充。

- 预后良好的患者应该放在名单的前面[23]。
- 病情进展缓慢[24]或不会造成永久性早期损害[25]的患者应该放在名单的中间位置。显然，这些患者必须定期检查，以便及早发现视力下降，在这种情况下，他们会被排在名单的前列。
- 那些也需要白内障手术的患者应该接受单独的手术。这是因为如果分期手术，两项手术的报销可能都是全额的——白内障手术和玻璃体视网膜手术的预算是分开的。

—如果玻璃体视网膜手术医生进行了许多台联合手术，但白内障/人工晶状体部分不报销，该医院可能会破产[26]。

- 如果两只眼的功能和解剖条件相同，则年轻人应该享有优先权。
- 在功能和解剖条件相似的情况下，愿意接受治疗的患者应该被放在名单上比那些尽管接受广泛咨询但仍犹豫不决的患者更靠前的位置。

> **小贴士**
>
> 在一定程度上，一次手术的费用取决于手术医生。某些手术可能会以非常高的成本进行，但也可能以较低的费用进行，而且不会影响成功。一个很好的例子是，在视网膜脱离手术中常规使用重油，它确实使通过视网膜前裂孔的引流更容易，但重油非常昂贵。而在绝大多数情况下，即使需要额外的努力，也可以在不使用重油的情况下完成引流（参见第五十四章5.2.3）。

7　玻璃体视网膜手术医生应该对自己有多大的信心

你可能会过度自信或失去信心，这两者都是相当危险的。

- 过度自信：在一系列成功的病例或几个特殊的"胜利"之后，手术医生可能会认为他现在已经知道了一切。

—谦虚地看待自己的局限性并且尊重他正在处理的组织是玻璃体视网膜手术

23　这违背了分类的原理。然而，推迟玻璃体视网膜手术总是导致越来越差的结果，而且进展可能相当快。
24　例如，黄斑前膜。
25　例如，黄斑水肿。
26　当然，手术医生会先听取财务部门的意见。

医生的重要品质，而且必须一直保持这样的状态。

• 失去信心：如果手术医生开始相信他现在没有能力解决他过去能够解决（或应该能够处理）的问题，可能会导致恶性循环。失败累积越多，就会促使手术医生犯下越多的错误，这就加剧了情况的恶化（参见第二章 2）。

—最好一开始就不要失去信心；信心一旦失去，就很难挽回了。无论如何，关键是要逐步提高正在处理的病例问题的难度（参见第三章 5），并不断重新评估结果。

8　玻璃体切割术需要多长时间

住院医生（以及缺乏经验的护士和麻醉师）经常会询问的另一个问题是手术的时长。

> **问答**
>
> 问：玻璃体视网膜手术平均持续多长时间？
>
> 答：对于这个问题我们没有答案。持续时间取决于许多因素：具体的适应证，使用设备的类型，仪器的质量，手术医生的经验，护士的经验和态度，手术中预期和意想不到的并发症，可能需要的额外操作等。如果我没有遇到意外，简单的玻璃体积血合并玻璃体后脱离通常只需要不到 10min 的时间，对于一只有黄斑裂孔的眼来说，时间不超过 15min，但许多复杂的临时人工角膜－玻璃体切割术（TKP-PPV），时间可能会持续 5h 以上。

在最短的时间内完成手术不应该是任何一名手术医生的目标。尽管如此，尝试这样做的原因也不是为了让手术医生有额外的"自由"时间[27]，而是为了减少患者（及其家人）担心手术室正在发生什么事情的时间。

> **小贴士**
>
> 在破纪录的时间内完成玻璃体视网膜手术并不会有奖励。奖励应该授予那些持之以恒将工作做得尽善尽美的人。

27　这并不是说这个概念有什么问题。

9 手术成功吗

显然，这是一个至关重要且最有相关性的问题，患者及其朋友、家属以及玻璃体视网膜手术医生本人都应该问这个问题，而且永远都应该问。然而，答案并不像最开始看起来那样简单、直接。

对于白内障手术医生来说，如果术中没有发生并发症，答案几乎都是"成功了"：解剖学上的成功是有目共睹的，术后并发症的风险很小；功能上的成功从来不是由晶状体手术[28]决定的，而是由视网膜后部的状况决定的[29]。

然而，对于玻璃体视网膜手术医生来说，由于手术的复杂性和（或）身体对手术的反应，问题要复杂得多，最初的情况也可能是渐进性的。

• 玻璃体切割术在解剖学上是成功的吗？通常，手术结束时，一切看起来都很完美，但到了第二天早上，前房或玻璃体中却可能会有血液，或者视网膜可能会发生分离。

—即使在解剖学上取得了完全的成功，过后形成瘢痕或其他并发症可能会破坏术中取得的成果。

• 玻璃体切割术成功吗？成功地恢复解剖结构并不一定会带来功能改善。有以下几种可能。

—最初视力可能不会得到改善，但随后会有所改善。

—最初视力有所改善，但随着眼解剖状况恶化（即视网膜脱落），视力会恶化甚至长期丧失。

• 视力并没有实质上的改变，但阻止了令人绝望的情况的发生（随着时间发展，视力逐渐丧失）。

---

28 除非植入了一种不合适的人工晶状体。
29 为了避免"视力没有改善这一意想不到的结果"，应该在白内障手术前检查眼底：是否有陈旧性视网膜脱离或终末期老年性黄斑变性？

第五章
玻璃体视网膜手术医生与其患者的关系：咨询

咨询应该是所有医患关系的基础。患者的病情越复杂[1]，医患关系就会越复杂，也更需要适当的咨询。咨询是双向交流[2]，在此期间，玻璃体视网膜（vitreoretinal，VR）手术医生向患者提供信息，然后询问问题，以澄清他听到了什么，最后，在手术医生的帮助下，就治疗方式作出最后的决定。咨询技能不容易掌握，因为医学院通常没有开设这门课程，而且有一个陡峭的学习曲线。对于玻璃体视网膜手术医生来说，在掌握咨询方面取得的进步只能带来少量的反馈[3]，而且学习和实践这一技能是非常耗时的。

1 咨询的目标

玻璃体视网膜手术医生的生活相当繁忙，在日常生活中，他们很容易忽视森林而看到的是树（树枝），见表5-1，专注于组织或眼球而不是患者本身。

如何确定黄斑裂孔手术的时间是一个非常普遍的例子，反映了一些手术医生是如何将注意力集中在组织病理上，而非患者身上。宣称"我一般不会进行黄斑裂孔手术，除非患者视力下降到20/40"的手术医生，就没有考虑到个别患者的情况。

---

1 如玻璃体视网膜（VR）手术和眼外伤学。
2 与可悲的、过于常见的独白相反：应该是医生告诉患者，将会对他做什么操作来治愈他的疾病（参见附录2）。
3 可以供VR手术医生衡量自己在掌握沟通艺术方面进展的一个标准是，当患者被告知要根据VR手术医生所提供的关于他的病情的信息进行治疗选择后反问道："好吧，如果你有同样的病情，会怎么选？"的百分比。如果咨询过程操作正确，那么就只有很少的患者会问这个问题。但VR手术医生可能需要数年时间才能达到这一专业阶段。

表 5-1　为什么手术指征应该由患者而不是术者作出

病例	所选定项目的结果[a]	评论
患者，女，妊娠期即将结束，一只眼有 7D 近视但视觉完好。视力正常，但有一个慢性下方视网膜脱离（RD），几乎累及黄斑中央凹。无法确定最近是否有新的进展（视网膜有高水位线），并且没有任何文献可供参考	如果你建议进行手术[b]： 患者可能一切顺利：保持良好的视力，而且没有早产 患者可能出现术中并发症，视力较术前差，而且可能会在手术中发生早产 患者可能出现术后并发症，视力严重受损，婴儿早产，而且不健康 如果你不建议进行手术： 患者可能一切顺利：保持良好的视力，而且没有早产 在婴儿出生之前，患者的中央凹就分离了，在这种情况下： 进行 VR 手术，但还是失去了部分视力 因为到预产期了，在视网膜上做手术已经太晚了，等到可以进行 VR 手术时，患者已经失去了些许或大部分的视力 患者失去了部分视力，但在能进行 VR 手术之前，婴儿早产了	楷体的选项为对于患者和 VR 手术医生而言是某种类型的灾难的情况。如果因为做了 VR 手术，婴儿因早产而可能存在任何缺陷，或者因为没有进行 VR 手术，孕妇失去了部分视力，那么就会有律师十分乐意尝试让术者承担法律和经济责任 如果确实是术者说服患者做手术（而不是双方根据患者的决定而达成了共识），那么倘若因手术并发症而导致任何视力丧失，术者将很难逃避道德上和法律上的责任。如果因为术者预计视网膜脱离不会进一步发展而独自决定不进行手术，但中央凹仍然发生了脱离，那么他也会面临同样的问题
患者，男，中年人，呈现典型的、渐进的黄斑症状，可能会随着时间的推移而破坏中央视力。然而，目前视力几乎未受损，而且未被任何症状所困扰。VR 手术能够预防对其视力的风险，但其前提是要尽早完成手术	如果你建议进行手术： 患者可能一切顺利：得以保持良好的视力，并且接受白内障的早期发展这一不可避免的不良反应 患者可能出现术中并发症，视力仍比术前差 患者可能出现术后并发症，尽管进行再次手术，但视力已经严重受损 如果你不建议进行手术： 患者可能一切顺利：永远保持着良好的视力，或者至少在更长的一段时间内保持良好的视力 这种疾病进展得相当快，当患者接受手术时，已经不能完全恢复视力了 患者的视力开始下降，进行了手术，但出现了术中或术后并发症，视力永远不可能恢复到原来的水平	风险 – 收益比率，必须始终是决定术者是否同意进行手术的主要的、决定性的因素（参见第八章 1）。如果症状已经造成了功能上的损失，这通常是一个相当简单直接的决定。然而，大部分人很难理解预防性手术的好处。如果发生并发症，并且术后的视力甚至稍差于术前的视力，患者不会因为手术阻止了"自然情况"下会出现的更糟糕的结果而放心，反而会认为被那些说服他们进行手术的手术医生背叛了

注　a，未囊括其他许多可能的场景，所有这些场景，都将囊括在这两个病例的"并发症 / 失败"类别中。b，在这一病例中，将进行玻璃体切割术（PPV），也可能进行硅油填充。

关于这一点，立即想到了下面几个问题。

- 为什么视力是 20/40，而不是其他水平（如 20/50）？

—事实上，对视力值范围没有达成共识这一事实表明，这种人为的区分没有任何价值。

- 患者是否被告知，如延迟手术会导致永久性视力丧失？

—初始视力值越低，恢复全视力的机会就越小。

- 可以将同一个人工选定的视力值范围适用在每个患者身上吗？

—有些患者会被轻微的视觉干扰困扰，而有些患者则能容忍更大的视觉干扰[4]。

> **小贴士**
>
> 何时/是否进行手术这一决定，是不应该依靠随机的视力值来决定的，而应该由患者的意愿决定——基于他从医生那里得到的关于他自己病情的信息。

另一个显示"组织 vs 人"思想的例子是接受白内障手术并且核脱落的患者（参见表 9-1）。无论是立即进行还是延迟几天甚至几周再进行玻璃体切割术（PPV），文献中的视力结果都是非常相似的。

- 根据时间是否方便来安排手术的白内障或玻璃体视网膜手术医生[5]，是从"组织层面"上来看待问题的：因为手术结果是相似的，所以 PPV 何时完成并不重要。
- 希望立即完成 PPV 的白内障或玻璃体视网膜手术医生[6]，是从期望进行一台无并发症的白内障手术并且患者能快速恢复视觉的人这一角度来看待问题：现在并发症已经发生，一切情形都改变了，患者不应该在对最终结果的担忧中度过几天甚至几周的时间。

---

4 如果这还不足以说服读者，为什么在指示进行或推迟手术时，人工设定的视力分界值永远不能作为决定因素，那么就想想你自己，一名 VR 手术医生，患有一个在手术过程中会给自己带来很大困扰的视觉问题，你去找你的同事，他发现你有 20/25 的视力和几乎看不见的黄斑前膜，他告诉你，没有进行手术的理由，因为你的视力还不够"差"，你会接受这个结果吗？

5 手术医生，手术时间的可及性等。

6 在同一次手术中。

2　大部分术者看来十分明显的事项，而患者一无所知

术者一旦作出诊断，必须告知患者（最好包括他的家人）以下事项[7]。

•眼的正常解剖和生理。如果没有这一点，就不可能向外行人解释清楚眼球出了什么问题。

•目前的病情，对需要决定是否进行治疗的病理做出描述[8]。

•可以选择的选项。除了无法治疗的症状外，一般会有至少两种选择：什么都不做（较优雅地称为观察或"密切随诊"）或做一些事情；通常，"做一些事情"并不是单一的选项，而是可以被细分为数个选项的。

—简要地并适当地描述每一个手术操作程序。

—提供选项时，术者应尝试提供每个选项的相关数字（百分比）[9]：预后，术中并发症，术后早期和晚期的并发症[10]。

—咨询不仅仅局限于某一个特定的组织损伤。例如，若一例黄斑裂孔的患者，被发现也患有人工晶状体（IOL）半脱位，需要询问他，该IOL的位置对他的视觉功能有多大的干扰。如果患者认为这是一个其视觉的主要障碍，那么玻璃体视网膜（VR）手术医生应该向患者提供在PPV期间对IOL进行重新定位或更换的选项（参见第三十八章5.1）。

—咨询不仅仅局限于术前讨论，如果患者在手术过程中保持清醒（参见表15-1），那么将可能会在手术过程中继续进行，当然也必须在术后继续进行，从手术后的"当天"直到最后一次随访为止。

7　信息必须尽可能短，但尽可能详细，以便患者在决策过程中有最终发言权。仅仅让患者阅读和签署一张"知情同意书"是不够的，即使配有一段向患者解释病情的手术视频也是不够的。人际互动和解释是不可替代的。

8　例如，我通常把视网膜比喻为壁纸，而如今在房间里发现了从墙壁上脱落的壁纸。为了使它再次成为壁纸——为了让组织膜，即视网膜，继续工作而非永久性地失去它的功能——这张壁纸就必须被放回到墙上。如果使用了巩膜扣带术（SB），就类似通过推动墙壁使墙壁和壁纸再次连接；而在PPV中，手术则是在房间内进行的，从内部将壁纸推回墙上。然而，后者是一个技术问题，我只有当患者询问手术技术时才进行解释。

9　在视网膜脱离（RD）的情况下，有80%～90%的初始成功率。如果进行PPV，则可能有罕见的并发症，如暴发性脉络膜上腔出血（ECH）或眼内炎，在1 000次手术中发生的次数小于1次；主要的长期问题是有晶状体眼中的白内障和约15%的病例的再次RD。RD可能由于裂孔而发生在早期，或由于PVR而在数周后发生。

10　一旦患者作出了选择，那么就必须告知患者发现并发症的相关信息。

3　与患者沟通

咨询不是独白，而是对话，即使术者是"主要发言人"。应鼓励患者提问，发表意见和关注。在交谈时，术者必须仔细观察患者的面孔，并根据患者的面部表情来调整其要传递的信息。

> **问答**
>
> 问：你是如何为某患者调整你要表达的信息或选择你的措辞的？
>
> 答：了解患者的教育水平和智力，以及患者看起来是否具备常识，是非常有帮助的。术者还必须学会破译直接的（口头：患者表达问题的方式）和间接的（元信息传递）反馈，基于患者的信息是如何传递的。除此之外，后者的这些信号包括：患者的面部表情反映的是理解还是迷茫，以及患者的元信息传递是否与他的口头信息表达相一致。

术者应该能够阅读患者的元信息传递，但也必须知道，大多数患者会阅读术者自己的元信息传递。关键在于术者的口头信息不要表现出与其面部表情、肢体语言和手势之间的矛盾。即使时间紧迫，也不应该在患者发言时被发现正在查看自己的手表。

4　引导应尽量保持客观

通过诊断疾病，术者会知道什么是自己较青睐的治疗方案。图 5-1 能够为术者提供指导，以避免进入引导的陷阱，进而明确地影响患者去选择术者青睐的方案[11]。

> **小贴士**
>
> 引导患者的负面后果可能永远不会浮现，然而，如果某些事情上出了差错，在当今诉讼环境中，可能会导致接踵而至的诉讼。患者的律师会争辩说，如果当初没有告知患者，术者所青睐的治疗方案是什么，患者本会选择其他的方案，而这一方案肯定会更加成功。

11　引导可以是这样的，术者所说的一切都是正确的，而且向患者提供了一个明显的选择，在现实中，语言的选择可以使某一个选项非常具有可选性。

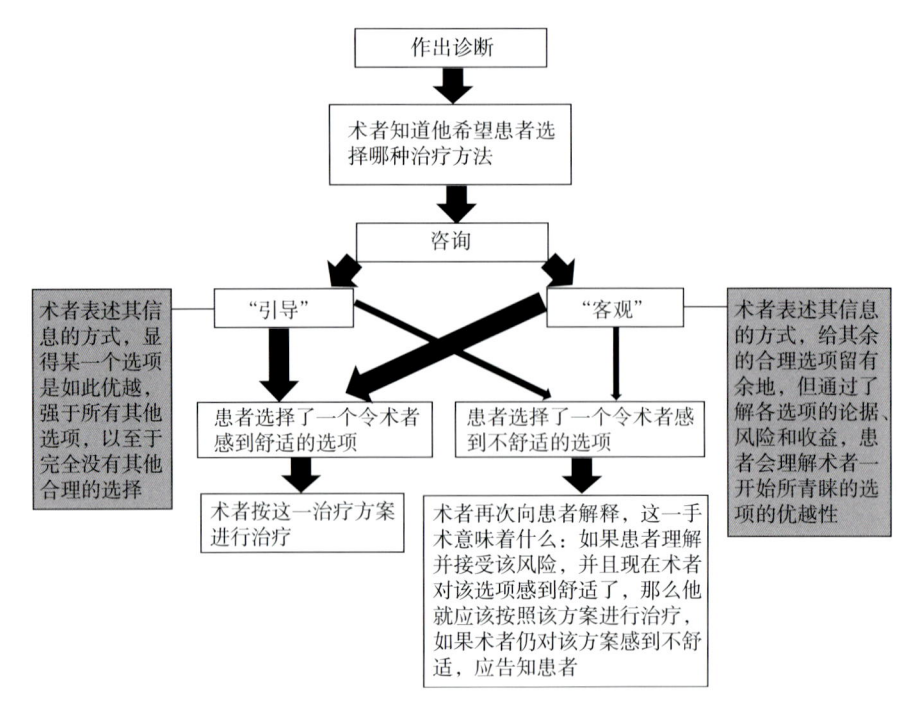

图 5-1 影响患者对治疗方案的选择

注 通过"引导"这一选项，术者会直接或间接地告诉患者，他应该选择哪一个选项。如果某一种治疗方案明显优于其他方案（如玻璃体切割术，而不是对于创伤性眼内炎，单独使用玻璃体内抗生素治疗，参见第四十五章3），这当然很好。然而，在许多情况下，有多种选项，对于每一种，术者都可以合理地主张赞成或反对。在这种情况下，术者应尽量保持客观，并描述各选项，以便患者作出选择。如果患者选择了一个确实令术者感到不舒适的选项，术者应该重新解释这些选项，并清楚地说明该选项的缺点。如果患者没有改变主意，且术者对选择仍然感到不舒适，那么术者应该转诊该患者，而不是做一些违背其信念的事情。粗箭头代表较可能发生的，细箭头代表较不可能发生的一系列事件。

当术者以客观的方式告知患者并展现了各选项，同时不会让患者觉得术者更青睐某一种选择胜于另一（数）种选择时，该咨询过程就是正确的。如果正确地呈现了每个选项的后果，理性的患者会作出正确的选择。

5 最终的治疗决定："这是谁的眼？"

我认为，眼球是属于患者的，因此，患者有权就治疗作出最终的选择。而术者的工作是提供信息，使该选择建立在一个合理的基础上，并且术者和患者双方都对此感到合适（参见表5-1）。

一旦作出了选择，就应当向患者提供更多、更详细、更书面的关于该手术的信息（知情同意）。该文件应当讨论以下问题。
- 手术操作本身：在手术过程中实际发生的事情。如果手术是在局部麻醉下进行，那么这一点是特别重要的（参见第十五章2）。
- 术后并发症的清单及其识别方式，以及一旦发生了，患者应该做什么。
- 患者的术后责任，包括药物治疗和身体活动。

——如果在手术后才告知黄斑裂孔患者，他需要面部向下数天，那么这将是患者不可接受的。

> **小贴士**
> 我试图不在整本书中一再重复，但针对每一个病例，对症描述治疗方案时，都是基于玻璃体视网膜（VR）手术医生论证的。然而，最终是否执行这一选项，是患者的决定。

6　优先在哪一只眼上进行手术呢

通常，患有相同的慢性疾病（如黄斑水肿或黄斑前膜）患者，其病情会涉及双眼，即使其中一只眼的病情更严重。问题是，一旦确定双眼都需要进行手术，那么应该优先在哪一只眼上进行手术呢？
- 大多数手术医生会建议在视力较差的眼上先进行手术[12]。
- 我对患者的建议是优先选择视力较好的眼，并且会向患者解释其中的理由。这样做有两个原因。

——如果先在视力较差的眼上进行手术，而视力没有按照患者期望的那样得到改善，那么随后在视力较好的眼（预后更好）上进行手术的动机可能会遭到破坏（"如果我的右眼没有得到改善，为什么我的左眼会得到改善呢？"）。

——如果手术延迟，那么视力较好的眼的预后可能会恶化。

7　如果眼患有两种疾病，怎么办

假如，一例视力恶化的患者，其中一只眼同时患有干性老年性黄斑变性（AMD）

12　而且患者在直觉上会更青睐。

和黄斑前膜（EMP），那么就无法确定是这两种疾病中的哪一种（其中一种是明显的手术指征，另一种则不是[13]）承担了多少导致视觉损失的责任。我曾听说有术者建议患者在这种情况下不要接受手术。

VR手术医生的答案，应该是正确的咨询，而不是彻底的拒绝。患者必须被告知，手术有风险，而且不能保证可以对病情带来改善——但如果能够进行手术的病症就是导致视觉恶化的原因[14]，那么就还有一线机会。再次强调，是否进行手术应该由患者来决定。

8 如果视力严重减退且通过另一次手术使其改善的机会较低，怎么办

例如，一只眼接受了多次增生性玻璃体视网膜病变（PVR）手术，并且有一个较靠近下方的RD，尽管先前进行了视网膜切除和环向巩膜扣带术。对患者进行另一次手术时，提出了严重的问题。
- 新的手术可能不会带来改善。
- 即使解剖结构上取得了成功，视力也可能无法得到改善。
- 患者可能不得不忍受长时间的手术和疼痛、刺激带来的不便，需要局部用药，很可能也需要全身性的用药，以及一个非常小的、患上交感性眼炎的风险（参见第六十三章9）。

相反的是，能够给予眼，继而向患者提供机会的唯一方法就是进行另一次手术。

> **问答**
>
> 问：如果患者拒绝哪怕是考虑一下另一次手术，因为根据他先前的经验，已经没有希望了，但是术者却对手术更加乐观？
>
> 答：我会告诉患者："在我放弃之前，不要放弃；只要我看到有理由得到改进的希望，我就愿意提供这样一个机会，除非你断然拒绝。"

---

13 即使有一些早期的数据显示，PPV可能有助于某些干燥AMD的病例。我的经验是，如果在OCT上发现存在牵拉力，手术可以改善干燥AMD病例的视力。
14 在决策时，这在很大程度上是未知的。我会告诉患者，接受手术可能有得到改善的机会，但如果不接受手术就完全没有机会。

9 共情：咨询中最重要的组成部分

共情的含义之一是"理解和分享他人感受的能力"。这意味着 VR 手术医生在自己面前看到的是一个人，而不是一种疾病，但这也有着更多的意义。他必须理解在接受检查时和进行决策的过程中，患者脑中所经历的一切（表5-2）。患者可能会为以下事情担心。

- 对是否会失明感到焦虑、担心和紧张[15]。
- 对是否在治疗上作出正确的选择存有疑问。
- 害怕"失明"会影响他和他家庭的生活[16]。

在医患关系的整个过程中，VR 手术医生都必须帮助患者处理这些棘手的问题，任何缺乏共情并且表现出缺乏共情能力的人，都不应该成为医生。感受共情要么是人格的一部分，要么不是，而正确地将其展示出来则是一种习得的技能。

VR 手术医生通常会遇到一个处于严重状况的患者：一只眼的视力已经丧失，同时另一只眼的预后很差。这样的情景对手术医生的行为提出了一个独特的挑战。

表 5-2 作为咨询的对象，人与条件的对比 *

病例	评论
患者，男，19 岁，职业拳击手，患有一种与创伤相关的 RD。接受了 PPV、激光环扎和气体填充。一旦气体被吸收了，患者就可以被认为是治愈了[a]，患者想知道他是否能继续其拳击生涯。在另一只眼中也进行了激光环扎	我曾经对 300 多名眼科医生进行了调查，了解他们会对这例患者说什么。除了其中两人自称不知道自己会说什么以外，讲堂里的其他人都说他们会"禁止"这一点。该问题有两个方面：第一，我们不知道如果再次暴露于拳击的直接和间接创伤，这只现在接受了玻璃体切除和预防性激光治疗的眼（参见第三十章 3.3）患 RD 的风险对比术前，或对比未经治疗的另一只眼，是增加、相同或是更低 第二，拳击手靠拳击谋生，这不是他的爱好。VR 手术医生很容易明确地宣布"不可继续拳击"，而且术者自己肯定会在当天晚上睡得更好，但他简短的一句话，将永远改变这名年轻人的生命、梦想和生计

---

15 患者很少问："眼睛会失明吗？"他们通常会问："我会失明吗？"，仿佛这一症状是双边的，即使另一只眼是健康的。也许，这种用词的选择反映了患者的焦虑程度。

16 工作、经济支持、日常活动等。

续表

病例	评论
患者，女，70岁，农民，来我的一名同事处就诊，患有一种急性的黄斑病。我的同事告诉患者，需要立即接受手术，这名女士说，她不能留下来，因为没有人会照顾她养的鸡。我的同事尖叫着告诉患者，视网膜比"笨鸡"重要得多	对患者来说，鸡是至关重要的，不仅因为鸡是食物来源和谋生的一种方式，而且患者对它们有感情上的依恋。此外，患者不知道视网膜是什么及治疗的含义，或延迟会带来什么影响 VR 手术医生理解患者的理由，并用一种对其而言简洁明了的语言，向其解释病情的本质、早期治疗的风险和好处，以及延迟的后果。如果患者明白这些，那么她就可以回家，找人在她在医院的时候帮忙照顾她的鸡，然后尽快回来接受治疗

注 *这两个病例都来自我的经验，用来说明为什么是人，而不是组织、眼球或解剖异常，应该成为 VR 手术医生的主要关注焦点。a, 减少由于未发现的牵拉而产生 RD 的极小可能性（参见第五十四章）或较明显的 PVR 风险（参见第五十三章）。

> **小贴士**
> 如果术者不能在对患者的共情与对患者悲惨命运的情感之间找到正确的平衡点，共情将很容易变成一种令人瘫痪的力量。不应该允许共情阻碍术者做他的本职工作。

身体接触（如紧握患者的手或拥抱他）可以传递温暖、理解和团结，它显示医生了解患者必须经历的事情。这样的手势可以让患者放心，术者将"全程陪着他"，但在某些文化中，这可能是冒犯性的[17]。

10　选定手术方案的预后

对患者而言，无论他是否表达出来，最重要的问题是预期的最终结果。即使从文献或术者自己的临床实践中，可以得到实际的数字，而且预后良好，VR 手术医生也最好谨慎行事，并且永远不要承诺成功。

17　在伊斯兰世界里，如果术者是男性，患者是女性，则禁止进行手术。

小贴士

当告知患者预期结果（成功率，最终视力）时，最好稍微保留一点。因为在心理上，更青睐一个比预期好的结果，而非相反；并且只能稍微保留，因为过度的保留可能会阻止患者接受手术的意愿，而实际上有相当的机会取得成功。

当预后良好或手术可以阻止病情恶化时，决定手术是相对容易的。

问答

问：如果病情预后差，怎么办？

答：这个问题主要基于自然史或接受手术后的结果之间的差异决定。如果接受手术也"没有什么可失去的"，但至少有一些希望，且可以接受并发症的风险，就不应拒绝愿意手术的患者。然而，患者必须明白，如果是自然的过程，视力的丧失可能是缓慢的，但接受手术（由于并发症）则可能很快，甚至是瞬间丧失。

11 如果患者选择进行手术

如果患者选择进行手术，术者应该就手术本身给患者一个简短又恰当的解释。如果手术将在局部麻醉条件下进行，这一点是特别重要的：患者必须理解为什么在手术中，任何运动都可能会产生有害的后果。例如，外行人不可能理解"内界膜的厚度为 $2\mu m$"，但如果将其与合适的事物相比，如将内界膜厚度与人的头发相比，患者会立即感知到其含义（参见第十五章2）。

12 适当咨询的益处

如上所述，适当的咨询很难学习，而且进行实践是非常耗时的。然而，它确实能为术者提供了几个优点，使其成为一个有益的经验。

- 患者成为合作伙伴，并在整个治疗过程中保持合作。

——他明白术者在从事自己的职业时所面临的困难，以及留给个人生活的空间有多小。

——他更有可能遵循指示，合作地固定体位和服用药物，并返回接受随访。

——更有可能的是，他将返回接受随访，不仅仅是因为术后出现问题，也有可能因为手术非常成功。

• 如果对待一例患者能像对待一个伙伴、一个人一样，而不是一个组织病理，那么万一发生什么问题时，该患者将不太可能起诉他的医生。

必须一再地强调，我主张让患者，而不是术者"选择"手术，并不是因为想要逃避作出决定的责任。作出决定确实很难，但术者每天都要作出数百个决定。然而，要真正使患者成为伙伴，最好让他来作出最困难的决定：是否手术。

13 说出来[18] 或保持沉默[19]

一例70岁的有严重糖尿病的患者来就诊，患者的父母也患有这种疾病。患者是和他40岁的肥胖儿子一起来的。患者的儿子在严格意义上不是你的患者，你是否要告诉此人，他也有可能患上这种疾病，而且他必须减肥和锻炼，以尽自己的一份力量以减少患者的儿子面临的风险呢？我的回答是："是的，我会的。"

14 教条

有许多教条绝对没有科学基础，甚至没有经验主义的基础，但它们已经存在很长时间了，并且似乎没有消失的迹象。这可能是因为在日常生活中，我们不会停下来（重新）思考它们，或者因为我们认为自己会更加心安，假如我们不挑战它们，不违背"主流"，也不需承担额外的责任，谁知道呢，这甚至可能具有法律意义。其中一些教条是愚蠢的，另一些则是彻底具有毁灭性的，但所有这些都可能对一个人的生活产生一些负面影响（表5-3）。

---

18 因为你是一名医生，你理应看到的是森林，而不仅仅是某一棵树。
19 因为你不应该干涉别人是如何生活的（参见附录2）。

表 5-3　VR 领域内不完整的教条清单 *

教条	评论
如果接受了 VR 手术，不要提起重量超过 5kg 的物体	会发生巩膜伤口破裂或玻璃体积血吗？为什么限制为 5kg？需要与患者讨论的应该是与瓦氏动作相关的风险
如果患有高度近视，就必须进行剖宫产	阴道分娩时的紧张会导致视网膜撕裂，进而导致视网膜脱离吗
如果患有角膜糜烂，不要局部使用类固醇	手术的第 1 周后确实如此，但在术后第 1 天，类固醇所带来的益处远远超过了其潜在的风险
另一只眼状态尚可，因此对受病情影响而预后不良的眼进行一场困难的手术是不明智的	如果有人能保证这只眼的状况永远不会恶化，那么这有可能会是一个有效的论点。如果将来[a]这只眼出现什么问题，再来挽救受病情影响的眼，可能为时已晚
由于存在患上交感性眼内炎的风险，应该立即将你的伤眼摘除	针对交感性眼内炎的风险，所需要的是广泛的咨询，而不是摘除眼球[b]
眼越来越小了，最好的办法就是现在就将它摘除	这是美观的问题，应该由患者决定
等到患者的视力（远比现在）更差时再进行手术	如此一来，预后也可能恶化
让我们开始移除眼内异物（IOFB），然后可以根据眼内的状况，来决定是否需要对 IOFB 造成的伤害进行第二次手术	移除 IOFB 不是手术的主要目的，而是综合治疗 IOFB 造成的机械损伤这一复杂过程中的一个组成部分
除非你发生了视网膜脱离，而且在超声检查时发现了，否则就等待 3 个月，直到我们作出决定，是否对玻璃体中的血液进行清除	在去除玻璃体积血就有可能阻止视网膜脱离的发展，立即恢复视力，并且操作的风险非常低的情况下，为什么还要冒着发生视网膜脱离的风险选择等待？而且如果选择等待，为什么要等待 3 个月
当在超声检查中看到组织开始增殖时，就会从玻璃体中将血液清除	换句话说，我们将一直等待，直到增生性玻璃体视网膜病变开始发展

注　*此表仅包括了源于医生的教条；源于患者的教条未包括在内。a，谨记墨菲定律。b，医生在讨论摘除眼球时，要记住这是一种残疾，会对患者带来很大的心理影响。

第六章
玻璃体视网膜手术医生与护士的关系

玻璃体视网膜（vitreoretinal，VR）手术医生从不单独在手术台上进行操作，至少会有一名护士协助。虽然两者之间的关系是至关重要的，但在各大出版物中并没有讨论到这一问题。

> **小贴士**
>
> VR 手术医生的优秀程度与其护士的优秀程度是相关的。如果没有一名真正如同助手一般的护士协助，术者就不能全心全意地关注患者。

不珍惜护士，这样做不仅对术者自己造成了危险，还对患者造成了危险[1]。即使是最微小的问题——一个器械无法立即使用，玻璃体切割机的设置是不同于术者所期望的等——将迫使术者不必要地将其思路从眼内的任务转移到"眼外"的问题上。当这种情况发生时，尤其是经常出现时，将会是令人沮丧的，而一名沮丧的 VR 手术医生更有可能犯错误（参见附录 2）。

一名好的护士，除其他事项之外，还应当注意以下几方面。
- 总是能够将正确的器械交给术者（参见第三章 7）。

—这并不像听起来那么简单：许多公司不会对他们的钳子或剪刀进行"彩色编码"，手术室也可能太暗，导致护士无法看见器械的尖端。在将器械插入眼之前，术者是不会检查递给他的器械的；如果只有在那时才意识到交给他的是错误的镊子，或者是剪刀而不是镊子，将会是非常令人沮丧的。
- 将器械正确地放置在术者伸出的手中（参见图 54-7）。

—我曾在各个手术室内见到护士忽视了这一规则，迫使术者在使用该器械之前需要先将它反转过来。我也听到沮丧的手术医生在这种情况发生时对护士咆哮，

---

[1] 幸运的是，在整个职业生涯中，我一直与十分优秀的护士一同工作。我对她们万分感激。

但这只会让情况更加恶化[2]。

- 学习如何做好巩膜顶压（参见第二十八章）。

—如果护士在压迫巩膜时不看显微镜[3]，她可能就无法意识到压痕高度的变化，大大增加了导致视网膜损伤的风险。

- 密切关注手术医生正在做什么，并熟悉他的个人习惯。

问答

问：一名好的护士，应该预见术者的下一步操作吗？

答：是的。一名好的护士所做的远多于仅仅是满足术者的口头要求。她观察术者的一举一动，熟悉特定术者的习惯，并尝试提前为下一次手术做好准备。如果她认为某些事情不对或者可以改进，她也会发表自己的意见（见下文）。

为了密切地跟进手术，护士必须能够不断地观看术者在眼内进行的操作。最好她可以通过显微镜观察，或至少通过一台与摄像机相连接的、摆放位置适当的高分辨率显示器进行观察（参见第十二章[4]）。

- 保持整个手术过程中都在术者身旁。

—我曾在多个手术室中见到，许多名护士在同一台相对较短的手术中，协助一名术者。他们甚至没有宣布什么时候会进行替换。替换的原因不是某种紧急情况[4]，而只是一种习惯。护士们有着不同的性格，他们的协助风格是不同的，但对于术者而言，手术中他是否始终与同一个人合作是很重要的。不断适应不同个性的护士，是导致术者沮丧的另一个潜在源头。

小贴士

玻璃体视网膜手术是一项团队合作工作。在团队中有许多角色，但没有哪一个角色比护士更重要。因此，强烈建议术者与同一名护士一起工作。

---

[2] 如果术者完全避免冲突，根本不指出问题所在，这也并不是一个解决办法。但也不应该在公共场合对护士咆哮和羞辱，而应该私下约谈护士，找到问题所在，并寻求解决的办法。

[3] 或者至少在显示器上进行跟进，见下文。

[4] 例如，需要去卫生间或接到紧急电话。

- 如果术者远视，并有困难找到套管上进入眼的入口，护士需要帮助、指引术者的手。

  —为套管入口重复开关显微镜灯是一个次优的选择，保持房间内的灯光打开也并不能真正起到帮助，即使灯光是红色的[5]。能够温柔地握住术者的手，并协助其将器械插入套管的护士，才是真正提供了极大的帮助。

- 尽可能完备地按照预期情况为特定病例做好准备，但也要准备好迅速地获取和供应任何计划之外的工具或材料。

  —在为视网膜脱离（RD）患者进行的玻璃体切割术（PPV）中，总是需要长笛针、内透热、内激光和气体，但也可能会需要硅油、全氟化碳液体、冷冻、靛青绿等。每名术者的需求是不同的[6]，这就是为什么术者－护士团队能够长期合作并贯穿整个病例这件事是如此重要的原因之一（见上文）。

- 把所有必要的器械和材料都放在她的桌子上，但也仅限于这些（参见第十六章11）。

  —当在室灯下工作时，某些术者更喜欢自己从护士的桌子上拿器械[7]。

- 不仅要非常密切地关注"病例"，也要非常密切地关注术者。如果护士有解决问题的想法或改进术者正在进行的操作的建议，她不应该羞于（或不敢）说出她的建议（参见图36-2）[8]。

  —当然，这需要该术者是一个愿意倾听的人。往往不是术者想出独特的解决方案，而是"局外人"能从另一个角度来看待这个问题[9]。

  —我很感激，护士作为手术团队中积极、关键的其他组成部分，而不是一个被动的手术器械传递者[10]。

- 手头备有一个最常用药物的稀释规则说明。

  —例如，当术者需要将抗生素注射到输液瓶中时，却没有人记得正确的浓度，导致术者必须停止手术以计算剂量，该情形是非常严重的。在时间压力下，以这

---

5 这有助于术者保持他对黑暗状态的适应。
6 不仅仅是随着每个病例而作出改变。
7 有一些护士并不喜欢术者"触碰她们的桌子"，术者应该尊重这一点。
8 根据护士的建议，我在自己的实践中，永久地改变了某些操作的手法。
9 请记住，人工晶状体的概念不是哈罗德·里德利（Harold Ridley）老师提出的，而是医学生彼得·乔伊斯（Peter Choyce）提出的，他在手术中观察里德利博士时提出了这一建议。
10 就像现代足球中官方标志的角色一样，不再将他称为"前锋"，而是称为"裁判的助手"，这是有原因的。

种临时的方式计算浓度，也是一个潜在的错误来源，而玻璃体内药物的浓度不正确，是有致盲后果的。

- 在清洁和处理精细的眼内仪器时非常小心。

——例如，当膜的碎片卡在镊齿间时，将立即需要在黑暗中进行清洁，这样术者才能完成手术（参见第十三章 2）。

如果术者能够找到一名符合上述条件的护士，他就拥有最好的机会在手术室中取得成功。然而，如果该护士不是一名主动的伙伴，无论是由于个人或专业原因，术者都应该要求手术室主任不要再为他的病例指派该护士。

问答

问：如果没有经验的主治医师和一名有经验且强势的护士合作呢？

答：偶尔，护士的性格会使她想指挥这名主治医师。术者是绝不能允许这种情况发生的，他必须坚定地保持自己的立场（保持作为"手术室中的船长"，参见第十六章 13）。相反，他也必须避免因为护士过于咄咄逼人而完全疏远她。进行一次私下交谈以找到问题，并寻求双方都能接受的妥协，是化解紧张气氛和防止未来发生冲突的最佳方式。

第七章
接受玻璃体视网膜手术患者的检查

本章既不会详细地描述接受玻璃体视网膜（VR）手术患者所须接受的检查，也不会详细地说明在各种症状下对应的发现[1]，而是表 7-1 中列出的关于每一个诊断程序中的几个较重要，但可能较少得到强调的要点。

> **小贴士**
> VR 手术医生必须检查整个眼球，而不仅仅是玻璃体和视网膜。

当检查完成、术者口述检查结果时，制作一个示意图（视网膜）是非常有帮助的[2]。我不推荐绘制一幅看起来像艺术品的画作，一幅素描就已经能够说明问题了：能够轻松地反映视网膜脱离（RD）的位置和范围，前房积脓的高度，并且能向其他同事提供足够的信息。该绘图也可以作为基线图像，供后期进行比较。

> **问答**
> 问：检查结果是否决定了治疗方案？
> 答：有时患有 RD，必须要进行手术，除非患者断然拒绝（参见第五章）。然而，在大多数情况下，诊断是与患者进行协商的基础：是否进行手术，以及何时是最佳的手术时机。

---

1 这些信息可以在许多优秀的出版物中被找到，因此鼓励读者对其进行查阅。
2 在 iPad 上安装适当的软件，如德国克劳斯·卢克（Klaus Lucke）博士正在开发的软件，可能是这一领域的一个巨大进步。

表 7-1　将要接受 VR 手术的患者的检查

变量	评论
病史	VR 手术医生不应该依赖开具转诊的医生或一名护士的笔记，而应该亲自询问患者目前的主诉、过去的眼部病史和全身疾病史、目前的基本情况等 某些情况，如玻璃体漂浮物（飞蚊症），可能难以被 VR 手术医生看见，因此向患者提出适当的问题是非常关键的
外部检查	这在眼部受伤的情况下是至关重要的，但可以显示其他异常症状，如前房积脓或白内障 [a]
视觉功能（视力，阅读能力，阿姆斯勒方格表）	必须同时测量两只眼的视力，而不仅仅是患眼 在许多黄斑疾病中（参见第五十章 1），比视力水平更重要 [b] 的是，患者用患眼进行阅读时的困难，或在阿姆斯勒方格表测试中发现的异常，特别是在与功能正常的另一只眼进行对比时
裂隙灯 /60 ～ 90D 镜片 [c]	虽然这种镜片提供的是一个较小的视野，但它们具有高倍率和高分辨率，允许术者在三维视野下检测出微小的异常。如此，能够也应当可以检查到眼的外表面、前房和周围 / 构成它的组织、玻璃体 / 腔、后视网膜、视盘和在一定程度上的脉络膜 这种方法通常用于确定是否存在玻璃体后脱离（PVD）。不幸的是，被诊断为 PVD 的东西通常会被证明为玻璃体劈裂（见下方评语，位于超声检查部分） 视网膜裂孔在患有 RD 眼中的确切位置对于确定是否计划玻璃体切割术（PPV）而不是巩膜扣带术（SB），远没有那么重要（参见下文和第五十四章 5.1）
裂隙灯 / 三面镜和（或）170° 镜片 [d]	前一种镜片有很小的视野，但允许术者对房角和周围视网膜进行观察。而扩大镜的视野会同时降低它的分辨率
双眼间接检眼镜检查（IBO）[e]	这是一种出色的诊断工具，应当得到更高的利用率。它的强光甚至可以穿透重度浑浊的介质，提供出色的三维视图，并可以进行动态检查。通过巩膜顶压 [f]，术者还可以检查视网膜的周围部分 在使用眼底镜检查期间，当患者坐位时，许多术者选择站立，这样不能完全观察到周围，尤其是上方，而且这对于术者的腰部而言是非常吃力的。在理想情况下，患者在检查过程中处于仰卧姿势，而术者后背笔直地站立，位于患者上方 视网膜裂孔在患有 RD 眼中的确切位置对于确定是否计划PPV 而不是 SB，远没有那么重要 [g]

续表

变量	评论
眼压（IOP）	经常需要被测量和记录
光学相干断层成像（OCT）	这是一个相对较新的领域，同时也是一个越来越重要的诊断工具。其主要焦点是黄斑区，但也提供有关视网膜的其余部位、脉络膜、视盘等的重要信息。它能让术者真正地看到以前仅能靠猜测的部分[h]。作为一种非侵入性的工具，在反复的随访中可以很容易地进行使用，为术者提供有关病情的纵向观察 OCT 的检查结果并不总是能够反映现实情况。例如，当作出 PVD 的诊断时，它实际上可能是一个玻璃体劈裂，特定仪器的分辨率限制了有多少结果是可以信任的（见下方评论，位于超声检查部分）
超声检查	这种检查在应用于有不透明介质的眼中时非常有用，主要用于检测 RD 的存在。然而，需要明白的一个重点是，有可能无法确定视网膜是否发生脱离，特别是在受到严重创伤和浓稠 VH[i] 的眼中。通过超声检查结果而确信视网膜仍然附着的术者，很容易会在手术中造成严重的医源性视网膜损伤[j]，虽然它也经常被用来确定是否发生了玻璃体后脱离（PVD），超声检查的结果可能是有误导性的，因为它无法检测到后视网膜上的玻璃体薄层。错误地将玻璃体视网膜病诊断为 PVD，可能导致错误的治疗决策（参见第二十六章 1.2）
电生理	在很罕见的情况下，VR 手术医生才需要这个测试的结果
荧光素血管造影	与过去相比，VR 手术医生对这项测试结果的需求要小得多。尽管如此，这是显示视网膜缺血的唯一方法
文档说明[k]	所有检查结果的绘图、眼底摄影和书面及电子记录，可以是、也应该是检查的一部分

注　a，核性白内障可以是高度透明的，因此，用笔灯比用裂隙灯检测会更加容易。b，导致阅读困难或视物变形症的病理，指向中央凹受累，即使潜在的疾病位于黄斑以外。深部的眼内异物冲击，即使距离相当遥远，也会导致视网膜折叠，影像直达中心。c，这些镜片是非接触性的。d，这些是接触镜，因此不应在手术前立即使用。e，谨记：术者所看到的图像是颠倒的。f，记住：这对患者而言是相当不适的。g，在识别视网膜断裂和牵拉力时，90D 透镜相比 IBO 所具有的优点，是更高的分辨率；缺点是，它与 IBO 不同，无法进行适当的动态检查。h，这是一个部分厚的黄斑裂孔、假性裂孔，还是一个真性裂孔？i，在多达 20% 的病例中，RD 的存在会被错误地诊断为玻璃体积血（VH）（参见第六十二章 1）。j，这部分归结于一种心理现象。如果术者的印象（信念）中，探头不会与脱离视网膜遭遇，他就会下意识地倾向于不那么谨慎地进行玻璃体切割术。k，从任何意义上讲，这都不是检查，但应该是针对患者的工作中的一部分。

关于检查患者的最后一条警告是，如果某一检查不符合下列标准中的至少一条，则不要进行该检查。

- 将影响治疗决策。
- 将作为监测治疗进展的基线。
- 有助于确定治疗的技术或成功。
- 其记录将为法医保存记录。
- 其为科学研究的必要条件。

第八章
关于是否进行玻璃体视网膜手术的指征

有关适合进行玻璃体视网膜（VR）手术的症状的清单很长且还在持续增加。每种症状都有各自的论点，赞成或反对进行手术，而这些是需要与患者进行讨论的，以便患者和术者一起作出决定（参见第五章）。本章只讨论一些严格地从医学角度出发的[1]，关于手术指征的基本思想。

1 赞成手术的论点

为什么要进行手术，其理由是相当明显的：手术提供了视觉改善的机会，防止病情的恶化，或者至少能够保留眼球。

> **问答**
>
> 问：术者能够保证达到功能上的成功吗？
>
> 答：从不。对于某些指征，如飞蚊症，得到改善的机会是极高的，但仍然不是100%。术者所能保证的是，尽最大的努力去提供帮助。术者无法让患者恢复失去的功能；他们恢复解剖结构，怀着合理的希望，期待功能将一并得到恢复，同时，也不可能预测将能够得到多少改善。从统计学上讲，人们可以给出一个大致的预后数据，但术者必须始终强调，统计的平均值或范围不一定适用于特定的人或手术。

• 每当考虑进行医疗干预时，无论手术与否，关键问题之一就是风险－收益比。如果前者大于后者（参见表5-1），那么即使患者如此要求，也不应进行干预。

---

[1] 换言之，就是在如果最后的决定不取决于患者的情况下，术者可能更青睐的选项。遗憾的是，这是在现实生活中经常发生的事情，就好像这些眼是医生拥有的一样。

—通常情况下，确定功能得到改善（保留）的机会是否确实高于由于并发症（或自然史）而发生恶化的风险，是相对容易的。

—这项规则也有例外。想象一例患有视网膜色素变性的患者，其中一只眼已经失去了视力，并且在仅剩的一只眼内发展成了黄斑前膜（EMP）（参见表 1-1）[2]。

• 成功的手术带来的好处是相当明显的[3]：视网膜附着后，功能应得到改善，玻璃体不再浑浊，黄斑变得光滑等。

—通常情况下，患者在第二天就能"看到差异"；在其他情况下，他将得到警告，他的视力可能会比术前差，但这是暂时的（例如，气体填充，参见第三十五章 2.2）。

—更难被理解的是，进行无法改善功能、而"仅仅"保留当前状态的手术。这样的指征与平常的其他情况相比，需要进行更多的咨询。

> **小贴士**
>
> 一个相似的问题是，进行某种外科手术操作（例如，围绕后部视网膜的激光手术，参见第三十章 3.1）与否，进行这一操作的原因不是因为该操作被证明是必要的，而是因为术者"这样操做后就会更加安心"。这一论点并不是完全错误的：只要这一操作有理由（至少有一些科学价值）而且风险较低，术者就可以声称，即使疾病恶化，他已经尽力了（而不是说："如果我一开始就进行了这一操作的话……"）。

• 一般而言，"美观"不应成为 VR 手术[4]或者进行眼内操作的理由。其目的不是恢复完美的解剖结构，而是通过恢复（足够的）解剖结构进而改善功能。增生性糖尿病视网膜病变（PDR）中的膜不需要完全被移除，以使眼底显得完美；在视网膜上留下无害的膜[5]，往往比通过为了强行"美化"而增加造成医源性视网膜破裂的风险要更有意义（参见第三十二章 3.2）。

---

2 这也是一个很好的例子，说明为什么应该是患者而不是术者，拥有最后的发言权决定手术。想象一下，如果是术者说服患者接受手术，结果出了问题，如此不仅术者本人会内疚，而且患者可能会起诉他。

3 而且每一次手术都以这样一个前提开始：至少它有成功的机会。

4 确实存在例外的情况。如果患者被症状困扰，那么从一个盲眼中取出一个钙化的白色晶体是绝对合理的。

5 即除去任何潜在的牵拉。

一个特殊的病例是，一只视力完全的眼，但有明显的解剖和功能异常，这将在第四十六章讨论。

2 反对手术的论点[6]

请记住，患者在术前已经有了可理解范围内的焦虑，并且一直在为此做好心理准备；而推迟手术会对患者造成明显的心理影响，因此请不要轻率地推迟手术。

> **问答**
>
> 问：如果患者想要一个对于手术成功的"担保"呢？
>
> 答：不能提供任何保证。如果患者向我要求担保，我会反问他们："你是否能够担保，当你在接受检查后离开医院大楼时，不会有一块砖掉下来砸到你的头？"大多数人起初听到这一点时很震惊，但接下来就会意识到，是没有可能做出类似的担保的。他们被砖头砸到的可能性很小，但这也不是完全不可能的。

如今，发生严重的术中并发症并导致永久性视力丧失的情况非常罕见[7]。大多数严重的并发症出现在术后的早期或晚期，术者在进行手术前，就应当已经想到了这些并发症。

> **小贴士**
>
> 术者应该进行手术的原因，在手术之前是非常明显的；而他不应该进行手术的原因，只有在手术之后才变得明了。然而，对于术者而言，选择"观察"一种适合手术的病症比选择进行干预要更加困难。

在许多情况下，观察是一个完全可以被接受的选项，除非术者是为了方便而

---

6 正如希波克拉底警告的那样："首先，不要伤害。"
7 "非常罕见"的意思是其机会大于零。

选择了手术[8]，而不是因为这是对患者来说是最合理的选择。

3　患者的年龄

如果患者比较"年老"[9]，一些术者会更倾向放弃手术。

> **小贴士**
> 一般不应以患者年龄较大为借口而取消手术。可接受的论点应当包括患者的全身状况和预期寿命。

另外是非常年轻的患者[10]。如果儿童所患疾病在未接受治疗的情况下会导致弱视[11]，那么就应当尽早手术，并且必须告知家庭／监护人是否需要进行抗弱视治疗。

4　另一只眼的状况

对许多术者而言，这可能是一个重要的甚至是决定性的因素。如果某患者的一只眼的视力良好，而另一只眼患有牵拉性的糖尿病视网膜脱离并且已经累及黄斑，在这种情况下，术者更不愿意对患者进行手术。

对于这种态度，我的不同意见主要针对其固有假设，即有这样一种对另一只眼有效的保障：该眼永远不会发展成某种能够威胁视力的疾病[12]。

- 不要仅仅因为另一只眼是健康的或具有良好的功能而拒绝进行玻璃体切割术

8　美国一名著名的幽默作家曾经被人问到，为什么不再撰写周报专栏了？他回答："我意识到不写专栏，要比写专栏容易得多。"

9　当然，对于"年老"的定义是非常主观的。一名30多岁的手术医生可能认为这一概念代表60岁的患者；对于一名50多岁的手术医生来说，70岁的患者仍然是"相对年轻"的。

10　如第四十一章所述，对儿童患者进行手术，通常比对成年人进行手术更加困难，因此，如果主治医师尚没有足够的经验，则不应该贸然地在儿童的眼上进行手术。

11　持续性增生原发性玻璃体、与弓蛔虫相关的绒毛视网膜瘢痕形成、晚期早产儿视网膜病变等。

12　在现实生活中，墨菲定律是适用的：如果发展出一个严重的症状，它会发生在"好眼"中，而且在此节点去尝试修复第一只眼已经为时已晚了。对于术者和患者来说，如此面对他们的负罪感是非常悲伤的，先前被他们如此随意地放弃了的机会，是现在无法通过悔恨而逆转的。

（PPV）。

- 相反，如果仅仅是因为另一只眼的视力较差或者没有视力，那么实际上就不应该推荐玻璃体切割术（PPV）。

—无论患者是否单眼，接受 PPV 治疗的眼的预后都是一样的。然而，如果患者是单眼盲，对于个人的预后是非常不同的：此时的赌注远远高于正常情况。

小贴士

对单眼盲患者进行手术，对患者和术者都有一定的影响（参见第三章 5 和第十八章 2），因此，当作出决定是否进行手术时，必须对此进行谨慎的考虑。

第九章
玻璃体视网膜手术适应证（时机选择）

在影响手术医生决策的所有因素中，手术时机位于第一位。在大多数情况下，延迟手术意味着视力逐渐变差，而手术时的视力越差，术后视力完全恢复的可能性就越低[1]。

> **小贴士**
> 一般情况下（存在例外情况），手术越早，就越容易操作，预后也越好。

然而，我们不可能对玻璃体视网膜（VR）手术的迫切性给出统一的建议[2]，每个决定都应根据患者的具体情况进行个性化调整。表9-1列出了在各种情况下的决策过程，图9-1列出了确定手术时机的战略思考流程。

在选择手术的情况下，需要考虑的一个问题是，在患者接受手术前是否需要暂停或调整某些全身性药物，第四十章1对此作了简要讨论。

表 9-1 指征与手术时机相关的特殊考虑

指征[a]	评论
视网膜静脉分枝阻塞（BRVO）	主要是黄斑水肿的指征，即使该病例应该行鞘膜切开
白内障	如果晶状体肿胀导致高眼压，就会出现真正的紧急情况，甚至是急症[b]；儿童患者中破囊的情况很常见，但在老年患者中少见
	如果存在可疑/确定需紧急行玻璃体切割术（PPV）的视网膜情况，应尽早摘除浑浊的晶状体

---

1 手术医生可以把这种情况比作攀爬梯子（用阶梯代表视力水平），从而向患者描述这种情况。如果你的力量只够供你攀爬有限的阶梯（代表个人希望达到的在视觉功能上的提高），且从一个相当高的梯子的底部开始攀爬，那你将永远无法再爬到顶端。然而，如果你开始攀爬时距离顶部只有几层阶梯，那你就可以合理地希望视力能够完全恢复。

2 正如第五章和第八章提到的，最终的决定应该取决于患者。

续表

指征[a]	评论
玻璃纸样黄斑病变	非紧急指征，手术的时机主要取决于患者主诉的严重程度
视网膜中央静脉阻塞（CRVO）	早期手术的基本原理是去除玻璃体积血，使视网膜可以被观察到，否则，它基本上是黄斑水肿的一个指征
掉核	与其说这是医学上的问题，不如说是心理学上、关于同理心的问题。延迟玻璃体切割术会增加患者的焦虑，对术后功能上的结果没有任何好处。当白内障手术中发生并发症时，如果有 VR 手术医生在场，最好立即进行 PPV
黄斑前膜（EMP）	非紧急指征；手术时机主要取决于患者主诉的严重程度。膜层厚度的增加及其牵拉后果可使手术变得更加紧迫
眼内炎	对我来说，这是一个紧急指征：一旦确诊，我更喜欢执行早期、彻底的 PPV (CEVE)[c]
青光眼	如果高眼压是由血影细胞[d]引起的，建议执行早期 PPV
前房积血	血凝块最好由有经验的 VR 手术医生用探头取出。一般来说，清除出血并不紧急，因为大部分情况下出血可自行吸收。但也有例外：当眼压升高，特别是当血凝块较大时[e] 存在可疑/确定的视网膜情况时需紧急执行 PPV
黄斑水肿[f]	无论病因如何，都不是紧急指征，因为黄斑可耐受数周甚至数月"湿润"，而不会造成严重且永久性的损害。然而，随着时间的推移，这类损害将会发生，而且如果不进行 PPV，将成为不可逆转的损害
黄斑裂孔	裂孔发生的时间越短，PPV 越紧迫
增生性玻璃体视网膜病变（PVR）	"越早越好"规则的罕见例外 对于硅油眼来说，PVR 处于活跃期时进行手术通常是不明智的 如果黄斑受累，即使 PVR 不完全也建议手术治疗 对于非硅油眼或既往无眼内手术史却存在 PVR 的情况，建议早期/紧急行 PPV[g] 膜越厚/越多/越成熟，越应尽早进行 PPV 所有其他条件相同的情况下，手术可适当推迟，以防止视网膜下增殖的发生
视网膜脱离（RD）	这是个非常复杂的问题，这里只介绍几种情况： 累及黄斑：如果黄斑受累，需紧急行 PPV[h]；上方和颞侧的 RD 比下方的 RD 风险大 未累及黄斑：需及时手术，但并不紧急

续表

指征[a]	评论
视网膜脱离（RD）	有后巩膜葡萄肿的高度近视眼 RD：这是个特例，如无黄斑裂孔，我倾向于尽早手术以防止其进展。然而，手术可以推迟数周，因为这种情况可能持续相当长的时间 大泡：无论出现在哪一部位，都比平滑的更紧急 玻璃体切割术后眼：比未行 PPV 的眼更紧急 牵拉性 RD：只有当黄斑受到严重的脱离威胁时才需紧急手术，无论增生性膜/条索是在视网膜前还是在视网膜下 渗出性 RD：除黄斑区严重脱离外，不属于手术指征[i] 出血性 RD：出血越急、越多，PPV 越紧急[j]
视网膜劈裂	如果手术不可避免，如视网膜裂孔正迅速接近黄斑，应立即行 PPV 手术
脉络膜上腔出血[k]	发生下列情况之一需紧急进行 PPV 手术： 合并脉络膜脱离 高眼压 直接的视网膜损伤 黄斑下的脉络膜上腔出血
外伤	立即（几乎）不是手术指征，详见第六十三章
葡萄炎	很少作为紧急的手术指征：PPV 通常针对并发症，如玻璃体浑浊和黄斑水肿。但也可能发生 RD，在这种情况下，推荐的手术时机会进行适当更改（参见关于 RD 的内容）
玻璃体积血（VH）	视网膜撕裂导致的出血需紧急进行 PPV；眼外伤是另一种需要立即或早期进行手术的指征。其他情况下，外科医生可以先观察，但需记住玻璃体中的血液不是惰性的，可能会导致并发症[l]
玻璃体黄斑牵拉综合征（VMTS）	关键是不能依赖于单一的 OCT 影像，还需参考： 既往史 (进展) 视觉共能（VA，视物变形） 连续 OCT 影像 (进展) 玻璃体的条件（少形成/多协同作用：手术会变得更加紧急，因为玻璃体运动增多带来更大的风险） 人工晶状体（更紧急，因为玻璃体有更多的活动空间，并因此可对黄斑产生更大的牵拉力）

注　a, 除另有说明外，更多信息载于第五部分的相关章节。这些症状是按英文首字母顺序排列的。b, 如果发生瞳孔阻滞，眼压会迅速升高，造成不可逆的视神经损伤。c, 与眼内炎玻璃体切割术研究中手术仅仅起到非常有限的作用的情况相反。d, 变性、肿胀、僵硬的红细胞由于其大小很难通过小梁网排出。它们显示为卡其色，在裂隙灯高倍率放大下可在患眼的前房中看到。由于血影细胞的聚集在玻璃体凝胶中，前房冲洗只能带来暂时的缓解。e, 角膜"血染"的风险。f, 在这里不讨论非手术

治疗方案。g，无论黄斑区有无累及，尽管黄斑受累时手术更加紧急。h，例如，如果患者在星期五下午就诊，则可以延迟到星期一早晨，但建议患者卧床休息。i，即便如此，视网膜下液体的组成也不同于其他 RD（两个例子，包括视神经凹和浆液性脉络膜视网膜病变），且黄斑可耐受长时间的脱离。j，或替代疗法，如 tPA 和注气。k，这里不讨论血液的排出。l，更不用说这意味着患者视力的丧失。

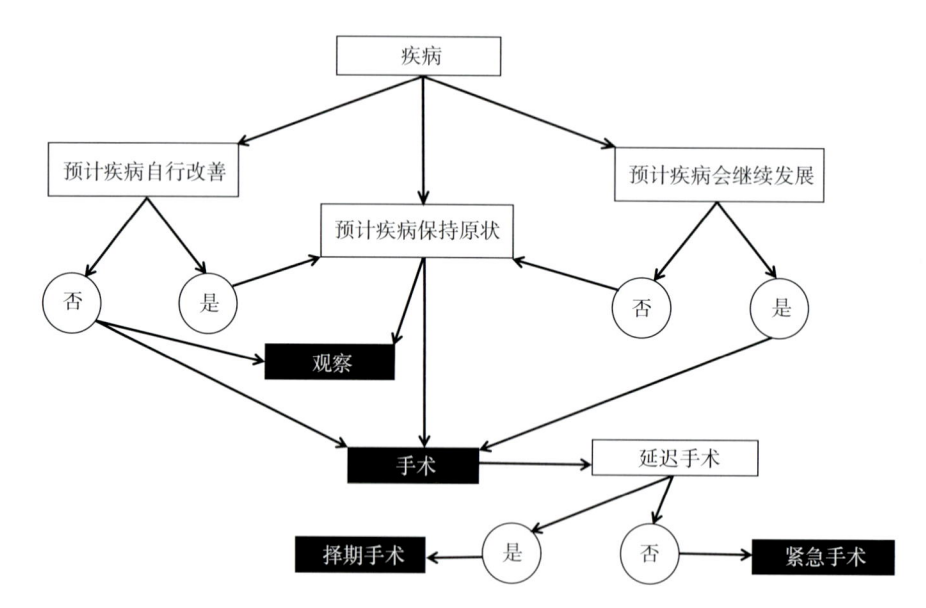

图 9-1　关于 VR 疾病手术时机的战略思考

注　如果预计疾病不会自行改善，则应考虑手术治疗。有快速进展风险的疾病需紧急手术；其他情况下适当延迟手术时间是合理的，但是延迟多长时间应综合多种因素考虑（此处未列出）。我通常告诉患者以理性的方式看待这个问题：如果知道最终将必须进行手术，那么延迟手术是会带来益处还是存在着潜在的危害？在后一种情况下，延迟干预有害无益。

第十章
需进行多台手术时的排序

许多玻璃体视网膜手术医生每天要进行多台手术，手术怎么排序才是最优的？如果没有强有力的理由，要遵守以下规则。
- 感染性全身性疾病[1]的患者应排在当天的最后一例进行手术。
- 感染性眼病（眼内炎）患者应排在当天的最后一例进行手术[2]。

—如果是眼内炎需要立即行外科手术，则在恢复正常的日常计划前，必须彻底消毒手术室[3]。
- 开放性眼外伤[4]的新发患者可能需尽早进行手术（如果暴发性脉络膜上腔出血的风险很高），或等到一天的结束。决定手术时机的因素包括发生眼内炎的风险、伤口的类型、长度和位置，以及患者的年龄、全身状况、合作意愿。
- 糖尿病患者，尤其是患有不稳定或严重全身性疾病的患者应优先考虑。
- 一般来说，即使应用局部麻醉，儿童和年轻人也应优先考虑。
- 高度焦虑的患者应优先考虑。

除了这些说明外，手术医生还应根据自己的喜好来安排手术的顺序。选项包括以下几方面。
- 从最简单的到最复杂的[5]。
- 从最复杂的到最简单的。
- 随机列出一个清单（或将决定权交给助手）。
- 麻醉师和护士可能更愿意最后留下的是一两个"简单"病例，以便他们预测

---

1 败血症、艾滋病、肝炎等。
2 须立即给予适当的抗生素治疗，包括玻璃体内应用抗生素，不能拖延至手术开始之前。
3 最多可能需要8h。
4 更多信息参见表63-1。
5 当然，生活会带来很多惊喜，如本应能简单快速完成处理的病例，结果恰恰相反；与之相反的情况也可能发生，但并不常见。有一句谚语准确地描述了这一点："谋事在人，成事在天"。

工作结束的时间。除非手术医生对此有着非常强烈的反对意见，否则他应当遵从这一意愿[6]。

> **小贴士**
> 列手术清单不应是随便的行为，除非手术医生在清醒的情况下认定这是他的个人偏好（"给我惊喜"）。

我更喜欢从最简单的开始到最复杂的结束。原因是一旦完成复杂的任务，人脑就喜欢"放松"。如果我刚完成非常复杂的手术，我可能会在简单的手术中难以集中精力，但是在完成简单手术后，不会出现在更复杂的手术中难以集中精力的问题，即使这台手术过于复杂以至需要一直做到深夜。当然，这完全是个人喜好。

---

6 请记住，患者在术前已经有了可理解范围内的焦虑，并且一直在为此做好心理准备，而推迟手术会对患者造成明显的心理影响，因此请不要轻率地推迟手术。

第十一章
手术医生的自我审视

机器人从不会怀疑自己，也没有自我问题。但是，这两种情况都可能发生在玻璃体视网膜手术医生身上。他必须在潜意识中牢记某些事情，而其他事情则需要定期有意识地重新进行评估。在出现求助于精神科医生的需求前，最好讨论一下为什么手术医生应该定期进行自我审视。

1　自信与过度自信

如果对自己的能力没有足够的自信，玻璃体视网膜手术医生可能会被面前的任务难住，甚至失去勇气。相反，完全缺乏自我怀疑则会导致他轻易接手自己尚无资格执行的工作，然后在出现问题时责怪他人（或环境[1]）。

要从这两个相对的极端之间找到正确的平衡并不容易，但这是成为玻璃体视网膜手术医生的关键要素之一，他可以合理地、如同他的患者一样，对自己感到满意。那些在培训期间没有忽略"循序渐进"规则（参见第二章2）的人更有可能找到正确的平衡。

2　一系列"运气不好的情况"

没有哪名手术医生（当然也没有哪名玻璃体视网膜手术医生）的手术成功率能达到100%。即使他的手术一直是精湛、无误的，自然规律还是会进行干扰：人体不会完全适应外科手术中的部分操作，而且肯定不会一直完全适应。如果患眼

---

[1] 护士给了他错误的仪器，玻璃体切割机的设置不正确，视网膜出乎意料的"脆弱"等。

术后预后不良[2]，虽然不一定是医生的错，但是他最终会感到内疚并开始怀疑自己：也许他确实犯了错误。例如，图 11-1 显示了黄斑前膜（EMP）患者的几种可能的结果。极少数情况下，患者甚至可能在手术中死亡（参见附录 2），与这种情况相比，黄斑上的原始瘢痕微不足道，以至于手术医生因为提议/建议将玻璃体切割术做为第一方案而自责。

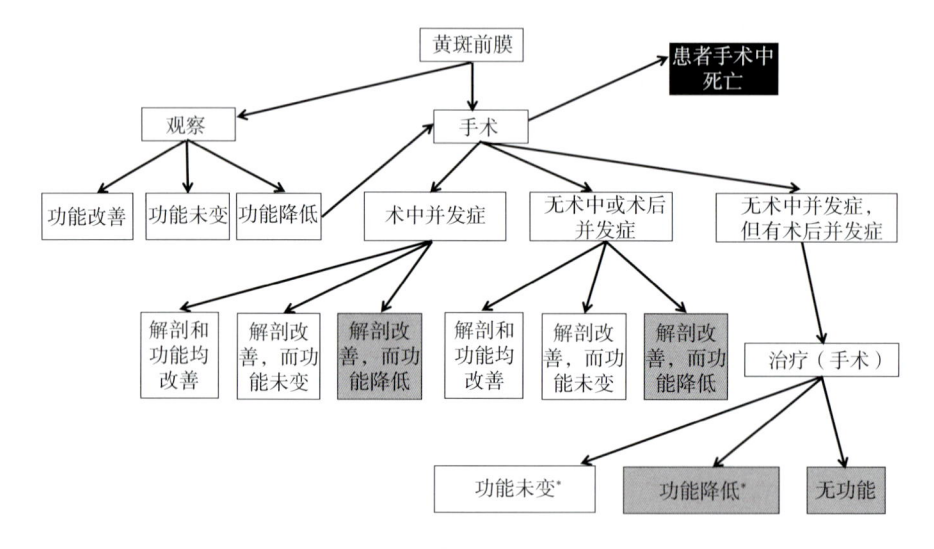

图 11-1 黄斑前膜 PPV 术后可能的结果

注 此处未显示所有潜在选项，详情请参阅正文。*与初次手术前相比。

有时会发生术中或术后并发症，并使患者术后的最终视力不如术前（或至少未得到改善）。如果短时间多次发生类似事件，即使与医生无关，这名医生也会存在一种这是他的过错的暗示。

必须要理解，这样的一系列意外的的确确是会发生的。医生必须彻底检查每一起此类事件（参见第十一章 3），并客观地判定他自身是否有错[3]。如果他确实没有过错，那么，也只有这样，他才应该继续前进（不丧失信心，参见第十一章 1）。

---

2 抛掷硬币的结果要么是正面（H），要么是反面（T）。如果抛掷 10 次，结果不总会是 5H 和 5T。顺序也不是规律的 H-T-H-T，而是随机的 T-T-T-H-H。同样，您可能有 30 例手术没有发生并发症，然后在接下来的两例手术中突然发生了完全相同的并发症。责怪自己是很自然的事情：这当然不是偶然事件。

3 做原本不应该做的事情或没有做原本应该做的事情。

> **问答**
>
> 问：出现明显的手术并发症时，手术医生应该如何处理自己的负罪感？
>
> 答：手术医生可以通过几种方式对自己引起的重大并发症作出反应。不要内疚，也不要抱怨发生了什么和为什么会是最糟糕的情况。某种程度上，因为这件事感到内疚而失去了勇气，甚至考虑完全放弃继续开展手术（缺乏自信），这是一种误导性的反应，除非这种情况是经常发生的。起初感到内疚，进而认真考虑并发症发生的原因以及下次如何避免，则是最好的反应。

3 自我检查

手术医生定期分析他的手术结果，这将是非常有用的[4]。这种统计分析可提供战略层面上的反馈（参见表 3-1）。

对于手术医生来说，给自己的每一场手术录像，并在术后真正地花时间去观看录像（参见表 2-2 和第十二章 4）是一个回顾术中活动（组织战术）的好机会，特别是在距离手术日较远时（当记忆已经没那么鲜明了）接连不断地观看多个录像[5]。即使对于经验丰富的手术医生来说，复习未经剪辑的视频也是不可或缺的学习方式。

- 每名手术医生在脑海中都有他是如何进行某些操作的印象[6]。
- 当观看自己的手术录像时，手术医生可能会感到震惊，因为这表明了记忆是有选择性的，而且是可以被扭曲的[7]。

—手术医生认为他做的事情和他实际做的事情，无论是关于手术技术还是为

---

[4] 如果他有一名住院医生或同事为他做这件事，那就更好了，这样就绝对不会存在偏倚了。

[5] 相反，看你自己编辑过的录像（或在学科会议上放映的录像）是非常有误导性的。这些几乎被处理到了无用的地步：它们从来不会展示出并发症或失败的部分；每一次操作都立即成功，所有的尝试都毫不费力地起到效果；完全脱离现实。

[6] 除了初学者，这是可以理解的，他们太过专注于某根"树枝"，而不是整颗树，更不用说整片森林了。

[7] 手术医生对自己的形象进行艺术加工是一个无意识的过程，这与目击者试图记住同一事件时的情况是一样的。尽管他们都看到了相同的东西，但他们的大脑让他们回忆起的事情却非常不同。

了实现某个目标而进行的尝试的次数，都可能会存在很大的不同。观看录像，从而认识到自己头脑中设想的图像和现实之间的差异[8]，有助于协调这些矛盾，进而改进有问题的操作[9]。

4 我的方式

如前言中所述，手术医生应发展自己的、个性化的方式进行玻璃体视网膜手术，无论这是关于战略问题还是战术问题。但是，"以自己的方式做事"的哲学绝不意味着墨守成规：基于技术进步和医生自我检查，在实际执行"我的方式"时，应该伴随着不断的变化和持之以恒的努力。

---

8 手术医生深信，当他说"我总是这样做，并且总是有效"的时候，这就是事实。但是，录像可能表明他并不总会是那样操作，也不总是有效的。
9 有一个经典的笑话，手术医生有三个愿望。第一个愿望，拥有的财产与他的同事认为他所拥有的一样多。第二个愿望，女朋友的数量与他的妻子认为他所拥有的一样多。第三个愿望，作为一名手术医生的出色程度与他自己声称的一样高。

第三部分

手术室中的玻璃体视网膜手术医生

导言

　　本部分对玻璃体视网膜手术中日常使用的设备、仪器和材料的最相关特征进行了系统的综述,并分析了手术医生对上述物品的使用情况;还讨论了针对特定患者和手术的麻醉选择标准及应用,以及手术医生在实际坐下来开始手术前应在手术室中考虑的问题。这些问题包括:手术过程中手术医生姿势不正确的影响,设置和调整所有设备以保持最大的效率、安全性和舒适性,手术室中播放的音乐和空气质量的可接受性,主要设备和器具的布置,以及应该由谁来担任手术室内的"船长"。

第十二章
主要设备、附件及其用途

在第六章阐明了玻璃体视网膜（VR）手术医生与护士的关系。对于手术医生使用的设备来说，情况几乎[1]也是等同的。

要介绍当今玻璃体视网膜手术医生[2]使用的设备，其内容之多几乎可以撰写一本书。这里仅讨论选定的几项设备，甚至对这几项设备的讨论也仅局限在一定范围内。

1 玻璃体切割机及其组件[3]

决定机器质量的关键因素是手术医生操作该机器时能够多精确地控制眼内发生的情况，即在玻璃体切割过程中探针对视网膜施加的牵拉力能有多小。

1.1 泵

1.1.1 蠕动泵：流量控制

这是早期机器中使用的泵，它在现今又派上新用场了，因为不管探针的端口是否浸没在液体或凝胶中，它都可以精确可控地从玻璃体腔中移除物质［参见文

---

1 "几乎"是关键词。一名敬业且有经验的手术医生，即使是在无法得到他认为必要的一些工具或工具质量欠佳的情况下也能成功完成手术。
2 当我刚刚开始做 VR 手术时，探头曾经是"多功能的"：一只手持件就可以进行切割/吸入，进行注射，以及提供照明。它的切除率很低，会不可避免地对视网膜产生牵拉力——特别是因为它的切割机是旋转的，而不是直接剪切的。导光管在切刀上滑动，玻璃体经常夹在切刀之间，造成灾难性后果。最后，它的光线是非常微弱的。手术是单手操作的（通过近 3mm 长的单个巩膜切口）。没有剪刀、镊子、眼内气体、硅油、透热疗法、腔内激光、气泵（A-F-X！）和全氟化碳液体（我通过躺在地板上向手术台上面部朝下的患者的眼内注入空气来治疗巨大的裂口），而且这只是一个不完整的清单。
3 这里单独分析了这些特征，但手术医生必须明白，这些特征中的许多项都是相互关联的。

丘里泵（Ventuli pump）]。

机器切除的量有一个上限，这个上限由手术医生设定[4]。除非在控制台上更改设置，否则切除的量不能超过此上限。这增加了手术医生对机器行为的控制，降低了探头在视网膜附近工作时无意中切入视网膜的风险[5]。

1.1.2 文丘里泵[6]：真空控制

与玻璃体凝胶态相比，液体（平衡盐溶液或脱水腔隙里的水；参见第二十六章1.2）对液体的抵抗力要低得多，因此在去除液体的操作前必须对机器的设置进行校准[7]。这不仅减慢了手术速度，而且使视网膜（尤其是脱离的视网膜）附近的玻璃体切割风险更高。

1.1.3 组合泵（如 VacuFlow[8]）

结合了蠕动泵和文丘里泵的优点，这种设计实际上消除了流量脉动，因此可将视网膜损伤的风险降至最低，同时可快速去除凝胶。

1.2 探针

探针的重要特征如下。

1.2.1 尺寸/规格[9]

原则上，探针的尺寸越小，对患者越好；但是，这对于手术医生而言是不同的。确实，"尺寸很重要"。

> 较小规格的仪器的缺点是当手术医生旋转眼球或将操纵仪器到眼内某些位置时，仪器会弯曲。直径越小，仪器越可能弯曲，这可能会令人沮丧并且将注意力从手术任务本身转移到其他地方（参见第三章7）。有了经验，手术医生就能克服这一缺点（或采用最后备选项，改用更大的规格）。

---

4 决定性的变量是在给定的时间段内要清除的材料总量（流量，mL/min）；真空用于实现该流量。如果真空达到最大，但流量尚未达到最大值，则直到手术医生重置真空值之前，流量都无法增加。

5 特别是如果它是分离的且有高度的移动性。

6 其唯一的优势是被手术医生激活后可以立即做出反应。

7 如果设置为去除凝胶，则一旦将探头浸入液体中，眼会立即塌陷：输注液无法立即调节和补充刚刚去除的平衡盐溶液的量。

8 由 DORC（Zuidland，荷兰）提供的 EVA。

9 参见第四章4。

尽管某些专业人士提出相反的说法，但较小的器械确实意味着手术速度较慢，而采用当今的技术，某些任务要么根本无法完成，要么完成难度更大（例如，超声乳化术，5 000例的植入/去除硅油）。

1.2.2 端口定位

探针的端口[10]越远越好（图12-1）：这使得紧邻视网膜的工作更安全、有效（例如，分离的视网膜上玻璃体）。通过在远端放置更多的端口，手术医生可更少地依靠剪刀切割视网膜前膜。

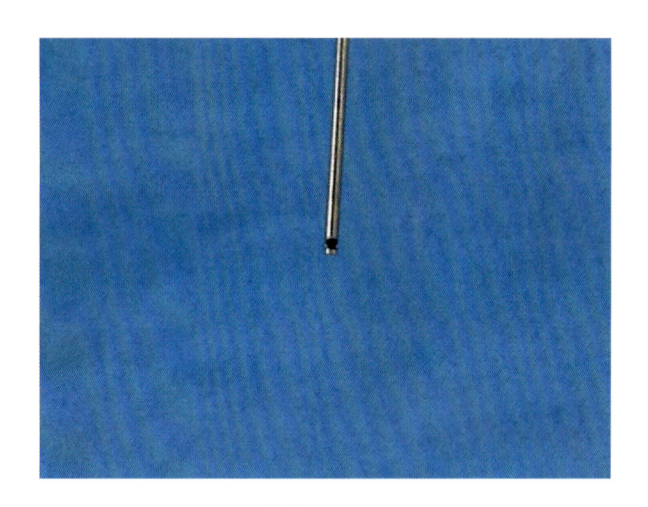

图12-1 23G玻璃体切割术探针的远端大端口

1.2.3 端口配置和大小

带有狭缝形开口的探针，特别是具有双狭缝的探针，能够以更快的速度和更高的安全性去除玻璃体：流体流动较高，但降低了可能将视网膜拖入端口的流体/凝胶加速度。

孔的大小明显受到探针直径（规格）的限制，而直径又是玻璃体切割速度的一个因素[11]。

1.2.4 切割速率

探针（玻璃体切割机）应提供以下功能。

---

10 也就是说，探头的端口更靠近尖端。现在提供的探头的端口距尖端仅0.43mm（20G）和0.23mm（23G）。

11 目前手术医生可以找到带有0.45mm×0.66mm端口的20G探头和带有0.33mm×0.47mm端口的23G探头。

- 单次切割：在下一次（单次）切割之前，需要激活踏板。
- 高切割速率[12]：某些机器[13]通过在近端和远端方向进行切割，使切割速率翻倍。
- 即使切割速率很高，流率的下降也很小或不下降。

> **问答**
>
> 问：探针的切割速率在玻璃体视网膜手术中真的那么重要吗？
>
> 答：是的。原则上，切割速率越高，探头无意中切入视网膜的可能性就越小，无论视网膜是分离的还是附着的（占空比在抽吸口的流体"喘振"中也起着重要作用）。相反，更高的切割速率也意味着从真正意义上讲，发生的"玻璃体切割术"少于"玻璃体剔除"：在实际切割之前将组织释放。试想一下在玻璃体腔内进行晶状体切割术：切割速率必须低，以免流体涌动，将材料推离端口（参见第三十八章2.2）。

1.2.5 占空比[14]

探头的占空比越高越好，这可减少将视网膜吸引到端口的风险。具有始终打开端口（连续流量）的探针更容易取得了，而且这种探针能大幅降低医源性视网膜损伤的风险。

1.2.6 探针长度

在高度近视的眼中，大多数探针无法到达视网膜后部。外科医生通常通过使眼壁凹陷来补偿这一点，遗憾的是，这会使图像失真。如果使用的是用于高分辨率观看的隐形眼镜，这将是一个特别重要的问题。

理想情况下的探针应足够长，可以很容易地到达高度近视眼的后极（参见表42-1），就好像它是正视眼一样[15]。

1.3 光源/导光管

玻璃体切割机提供的光必须足够明亮，以确保手术能安全地进行。它的颜色

---

12 仅在几年前，切割速率为600/min被认为是正常的，而认为1 500/min的切割速率很高。截止值未指定，但是现在通常将"高"理解为 > 5 000/min。

13 DORC（荷兰，祖德兰），Geuder（德国，海德堡）。

14 端口打开时间与关闭时间之间的比例。

15 显然，对所有手持工具而言也是如此。

应该是可调的，并且没有有害的 UV/IR 射线。控制台中至少应装有两个灯泡，这样，如果一个灯泡烧坏了，另一个灯泡可以立即打开。

大多数手术是在手术医生用非优势手握住导光管的情况下进行的。该工具必须符合以下条件。

- 有屏蔽（在一侧遮挡光线，以防止手术医生被直射光干扰视线）[16]。
- 角度广（同时照明大部分的视网膜）。

如果手术医生可以双手手术（参见第四章3），则一定会带来好处，这种方式下需要不同的照明方式，但是"吊灯"类型的照明有其自身的缺点（表 12-1）。某些制造商提供的 20G 导光管配有突起部，这允许医生用"一只半"手进行手术。

有关内照明的更多信息，参见第二十二章。

表 12-1 VR 手术医生的照明选项

照明选项	优点	缺点
传统灯管	可以从不同方向照射光线 可以任用一只手握住导光管 可以将其用作钝性解剖工具[a]	手术医生无法双手工作
"吊灯"[b]	手术医生可以用双手工作	很难，虽然不是不可能[c]，调节照明角度 可能需要使用一盏以上的灯来提供足够的照明或避免阴影
照明仪器	无须为光单独设置巩膜入口：它可以内置在输液套管和（或）操作器械中	阴影和照明不足的问题仍然没有完全解决

注 a，如果配有钩（突起），甚至可用于锋利的解剖。b，这一类别包括所有外部固定的灯，无论设备名称为何：子弹、双胞胎等。c，需要训练有素、细心的护士。

1.4 输液器

重力供料系统[17]不再是可接受的。自动补给（输注补偿）是最佳解决方案，其中玻璃体切割机可立即重建并连续保持预设的眼压（IOP）值，而与从眼中去除多少材料和材料去除的速度无关。

---

16 如有从仪器或白色眼内表面反射的光，则需要调整照明角度。
17 如果由于玻璃体切割机的特性使得这成为手术医生的唯一选择，则至少他应该将输液瓶的滴注腔放置在患者眼的高度，并将输液瓶与玻璃体切割机的气泵相连。然后，在玻璃体腔中产生的输注压力等于手术医生在玻璃体切割术控制台上设定的气压。这种设置消除了由"瓶高"确定眼压的不可靠猜测。

小贴士

瓶子的高度是眼压的一个指标，就像转速表是汽车的速度一样。但这只是一个粗略的估计。

1.5 套管针

- 应有较低的穿刺力，以避免在插入过程中出现较大的眼压升高。
- 形状应该是狭缝状的，以便在手术结束时能够自发关闭巩膜切口。
- 一步制比两步制更可取。

问答

问：两步制的缺点是什么？

答：在从刀片到套管针的转换过程中，结膜口和巩膜口都可能丢失。这是令人沮丧的，并且如果盲目戳正在流血或由于从玻璃体腔漏出的液体导致肿胀的结膜，而无法发现巩膜开口时，则可能必须切开结膜。

1.6 套管

- 当没有仪器插入套管时，应对套管进行阀控，以防止流体损失。插入套管塞比不插入效果好，但能使用阀门是理想的选择。

—有时[18]，手术医生确实想要流体通过套管自由流出。令人满意的情况下阀门可以暂时移除（必要时更换）[19]；否则，要么阀门被探头堵上，要么必须插入没有阀门的套管（参见图 35-9a）。

- 即使在手术室的黑暗环境中，手术医生也应该很容易找到套管的入口（这样即使是老花眼的手术医生也不需要护士的帮助，参见第六章）。
- 套管应根据其尺寸（规格）进行颜色编码。

18　例如，被动硅油取出。

19　DORC（荷兰，祖德兰，参见图 21-2b）。

1.7 用于注入 / 去除黏性流体的系统

• 去除硅油的连接应该是内部的，而不应是外部的：钝针通过套管插入玻璃体腔，而不是固定在套管头上的硅胶套。

—如果设备不防水，则很容易吸入外部空气，而不能吸入硅油。

• 即使针头与套管的内部端口相距一定距离，针头也应足够长，能够接触到任何残留的硅油气泡。通常随机器提供的针头都太短。

• 理想情况下，用于抽油的注射器的柱塞头不会卡住（玻璃体切割机无法产生真空并开始除油）。

1.8 踏板

• 开关（按钮）应该是可调节的，以便可以根据手术医生的个人喜好进行设置。

• 应该允许单线、双线和"3D"模式（参见第十六章3）。

• 无线踏板可以避免手术医生脚下的电线/电缆堆积。

• 踏板最重要的功能之一是"回流"选项，类似于使用流线针的方法(参见第十三章2.2.1)：如果视网膜不慎卡在探头的端口，手术医生必须能够通过一个随时可用的按钮，立即逆转流程，将视网膜吹走。

1.9 集成激光器[20]

激光探头可以弯曲是非常重要的。在眼中没有弯曲的探头不能到达的位置；相反，在某些区域用直探头是危险的或直探头是无法到达的；直探头使得有晶状体眼无法进行适当的内激光环扎[21]。

1.10 耐热探头

• 理想的探头尖端有一个不粘的表面。

• 应该有两种尖端设计可供选择：一种尖端锋利，另一种尖端钝化，表面很大。

—后者是脉络膜视网膜切除术的理想选择（参见第三十三章3）。

• 烧灼器的功率应该是可高度调控的[22]。

---

20 通常是氩气。激光器也可以是独立设备。

21 参见第三十章3.3。

22 在高倍率下（这也适用于脉络膜视网膜切除术），当探头在血池上方被激活时，原本隐藏出血确切位置的血液将会蒸发。因此，出血点被发现之后，可以以较低功率进行治疗。在增生性糖尿病视网膜病变（PDR）中经常需要这种动作。

第十二章　主要设备、附件及其用途

1.11　玻璃体切割控制台的用户界面

作为用户对机器进行指令/编程的工具，LCD 界面的用户友好性至关重要，即简单而直观。软件的设计者必须控制不要使用太多或太少的颜色，避免菜单显示太少或太多选项[23]。

理想情况下，接口应满足以下条件。

• 每条重要信息都会显示出来。

—选择一个功能后，应显示该功能的选项，而其他选项将变灰（图 12-2）。

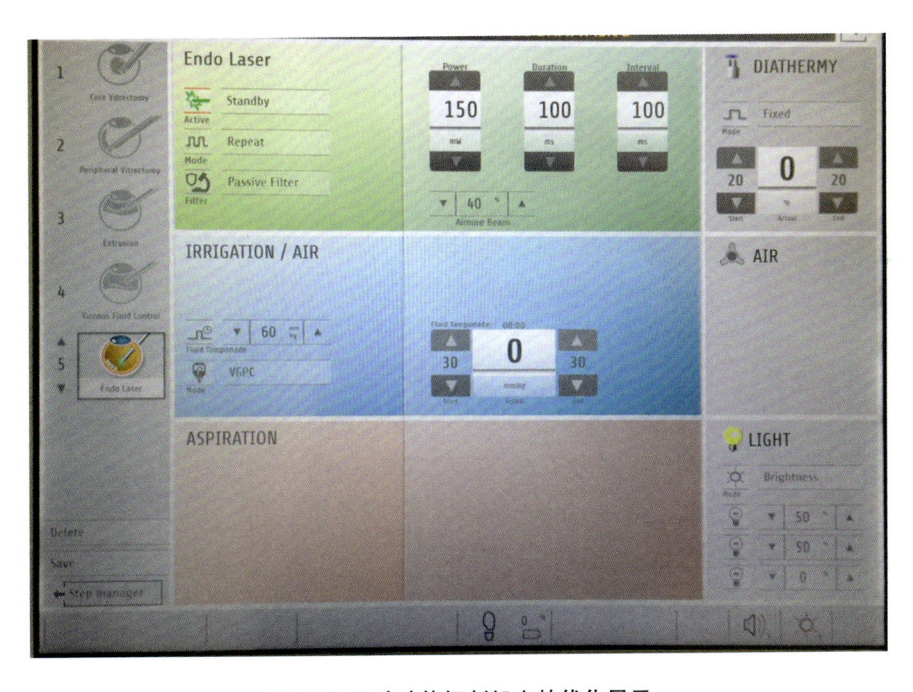

图 12-2　玻璃体切割机上的优化显示

注　所有重要信息都很容易看到，但只突出显示当前使用的应用程序(眼内激光)。任何关键的内容都不会丢失，需要的一切都是可见的；颜色要既方便区分选项，又不会让人眼花缭乱。

• 这些信息应易于查找和阅读。

23　我曾经看过一则广告，广告中公司为其一款有 65 个按钮的电视机遥控器而骄傲。但又有哪个人会记住所有这些按钮的所有功能呢？

- 该布置应该是合理的，并且程序严谨，使得用户不需要研究说明书来理解如何操作触摸屏显示器[24]。

> **小贴士**
> 玻璃体切割机应该根据若干功能特性向手术医生提供不同类型的音频反馈，如探头是在玻璃体还是在液体中，以及实际的液流/抽吸水平，并确认术中机器参数的任何改变。反馈应该是适度且明显的，其音频也应该是可调节的。如果手术医生觉得音频烦人，他也可以将其关闭。

表 12-2 描述了我对玻璃体切割机的个人设置。软件应允许将这些设置编程到存储器中并可被每个用户调用。

表 12-2　23G 玻璃体切割术（PPV）中玻璃体切割机的设置[*]

变量	探针 - 视网膜距离	设置
抽吸[a]	远离（外围和/或分离）视网膜的探针	600mmHg
	靠近（外围和/或分离）视网膜的探针	< 600mmHg[b]
流量[c]	远离（外围和/或分离）视网膜的探针	20～25mL/s
	靠近（外围和/或分离）视网膜的探针	1～5mL/s
切割速率[d]	远离（外围和/或分离）视网膜的探针	1 200～3 000/min
	靠近（外围和/或分离）视网膜的探针	5 000～8 000/min
灌注压	不考虑探针与视网膜的距离	30～35mmHg[e]
灯（照明光源）	不考虑探针与视网膜的距离[f]	能保证玻璃体内操作安全性所需的量
踏板设置	N/A	切割速率：设置（但需要根据探头位置手动更改，见上文） 吸引/流量，单线性（因此不需要强迫脚做双重运动：压下踏板切割，然后侧转踏板吸引，参见第十六章 3）

24　我曾经有一台相机，它有四个修改按钮，操作时，用户可以访问多种功能。问题是，小册子中的相机功能是按按钮列出的（例如，"如果你按一次按钮 A、按两次按钮 B，你就可以用微距拍摄照片模式"），而不是按功能（"如果要在微距模式下拍照，请按一次按钮 A、按两次按钮 B"）。那么用户是在寻找功能还是在寻找按钮呢？

续表

变量	探针-视网膜距离	设置
硅油 g 植入	N/A	30～40mmHg
硅油取出	N/A	500～600mmHg

注 *这些项目与某些特定的机器相关，不同的机器需要稍有不同的设置。玻璃体后脱离（PVD）需要不同的设置，参见第二十七章 5.1。a，文丘里泵。b，踏板设置：单线性（实际使用的值应根据组织反应，如视网膜运动等进行调整）。c，蠕动泵。机器上设置的吸引值只是确定机器不会增加真空度，以实现所需流量的值。d，两个泵中的任何一个。e，有研究者主张将眼压设定在 50mmHg。但对于长时间的病例或血液循环不良的眼（如糖尿病缺血）来说，这可能是高风险因素。f，光线应该尽量远离视网膜，同时保证足量、恒定的照明。g，≤1 300cst。

1.12 故障排除

玻璃体切割机及其附件可能会出现很多问题，表 12-3 总结了玻璃体切割机的常见故障及其解决方案。

表 12-3 玻璃体切割机常见故障及其解决方案*

常见故障	原因及可能的解决方案
机器运作，不显示任何信息	电源连接松动 没有电（保险丝烧断是最常见的原因） 软件故障（需要重新启动）
没有抽吸	玻璃体切割机的压缩机未打开/运作 a 在之前的手术或测试中，机器进水了，探头被抽吸的物质（晶状体、硬的囊膜等）堵塞
没有切割	玻璃体切割机的压缩机未打开/工作 探头内部的探针卡住了 b
玻璃体取出太慢	切割速率设置过高（低流量） 抽吸/流量设置太低 玻璃体成分 c：偶尔见于糖尿病患者和相对较高比例的玻璃体黄斑牵拉综合征眼。去除这种玻璃体凝胶需要更多的时间
在抽吸过程中眼球塌陷	灌注仍处于关闭状态（有多种可能性，包括开关、瓶高、管道等）；吸力过高 d
硅油植入：眼内无流动（"油未到达"或流动停止）	机器设置错误，如未针对 5 000cst 硅油进行校准 硅油在管子与注射器的连接处丢失 硅油在在管子与插管的连接处丢失

续表

常见故障	原因及可能的解决方案
硅油植入术：无流动	机器设置错误，如未针对 5 000cst 硅油进行校准 注射器已满 活塞卡住 系统未关闭（吸入空气）
套管针需要额外的压力才能穿透巩膜	套管针处理不当：尖端弯曲 巩膜下有瘢痕组织（前次手术、增生性玻璃体视网膜病变等） 眼太软了
在更换器械期间，套管反复松动/移除	该器械（较少见的是套管内侧）表面粘有微小物质，当眼内器械被取出时，它会将套管带走 巩膜薄（高度近视、自身免疫性疾病等） 再次手术时，将套管放在与先前手术相同的区域 手术医生收回器械时，与插管轴线呈一定角度 手术中反复改变套管的位置，松开巩膜内的粘连 取出器械前，手术医生未重新调整器械（钳子处于打开位置，记忆材料弯曲的激光探头未拉回）
灌注液通过套管流出	阀门损坏 包装中的（无阀）插管类型错误
踏板不起作用	速度（如 X/Y）设置为慢速 电池没电/电缆损坏/触点松动
眼内激光探头不工作[e]	电缆断线 激光过滤器未打开[f] 与机器的连接松动
眼内电凝探头不工作	电缆断裂/触点松动 功率过低 在使用过程中粘在尖端的材料会急剧减少，然后该功能停止

注 *与机器本身及其主要附件相关；该列表不是一个全面的列表。造成问题的原因也可能因机器不同而不同。a，过去使用老式机器时会遇到的问题。b，它可能导致严重的医源性并发症。这就是为什么手术医生（不仅仅是机器）应该在眼外面测试探头，通过显微镜观察端口，了解切割的动作是否可见。切割频率越高，实际看到运动的难度就越大，所以刀片的运动可能需要用手来感觉（触觉反馈）。c，我还未发现一个被普遍接受的专业术语。玻璃体结构更复杂，这增加了对流动的抵抗力。d，如果使用蠕动泵，应该不会发生这种情况；实际上，使用较老式的机器仍然可能发生这种情况。e，常见的、与附件无关的原因包括粘在尖端的物质（视网膜被粘住了，血液等）或是附着在上面的气泡。f，要非常小心，在一些较陈旧的机器上，即使在过滤器没有被激活的情况下，激光器也会起作用；对于手术医生和手术室人员来说，这会是一次非常不愉快和危险的经历。

2　显微镜

为了寻找理想的显微镜，需要考虑以下几点。

• 落地式显微镜的优点是可以移动，如果需要维修，也更容易操作，且比天花板安装式的显微镜便宜。

—天花板安装式的显微镜减少了手术室的杂乱程度。

• 无论安装的显微镜类型如何，当轮子锁定时，显微镜必须能保持稳固（防震）。

• 显微镜应提供优质的 3D 视图，并具有内置的 UV 和 IR 滤光片。

• 视图必须可以在同轴和非同轴之间轻松切换[25]。

—如果狭缝照明也是可能做到的，那将是非常有利的（参见第十七章 2）。

• 显微镜应有高放大率和低放大率。后者也很重要，因为手术医生在眼外工作时可能想要看到一个较大的视野[26]。

• 所有功能，包括 X/Y 移动的速度，都必须是可调的。

—如果踏板功能不是可编程的，则至少应该有逻辑地排列按钮（图 12-3）。

• 踏板必须满足与玻璃体切割机相同的标准（参见第十二章 1.8）。

• 目镜必须高度倾斜，以适应手术医生的使用舒适感（参见第十六章 7.1）。

• 应易于安装 / 术中添加 / 更换各种附件：两个助手的目镜 + 一个额外的观察镜、BIOM+SDI、激光滤光器和数码摄像机。所有这些都必须安排合理，避免不适当地增加眼和手术医生的目镜之间的工作距离。

• 用户操作界面必须满足与玻璃体切割机相同的标准（参见第十二章 1.11）。

• 应该附带一台数码摄像机。它必须是高质量的，才能以尽可能大的视野进行高清晰度记录（参见第十二章 4）。

无论是哪种类型的显微镜，手术医生都应始终牢记手术显微镜的两个传统特性。

• 通过增大变焦（放大倍数[27]），分辨率[28]将不会增加[29]。

• 缩放（放大）和视野成反比。

25　有时，反射的光线最好是以一定角度到达手术医生的眼。
26　只要想一想用双管丙纶线缝合虹膜（STC-6，苏格兰利文斯顿的美国爱惜康公司）。缝合线很长，（其他的）针很容易从视野中丢失，如果显微镜视野小，就很难找到。
27　图像大小。
28　区分两个物体的能力。
29　请参见计算机显示器上的"像素化"。

- 在手术过程中，手术医生必须不断地通过使用踏板上的按钮调整缩放，在这两个相反的特征之间寻找最佳的折衷方案[30]。

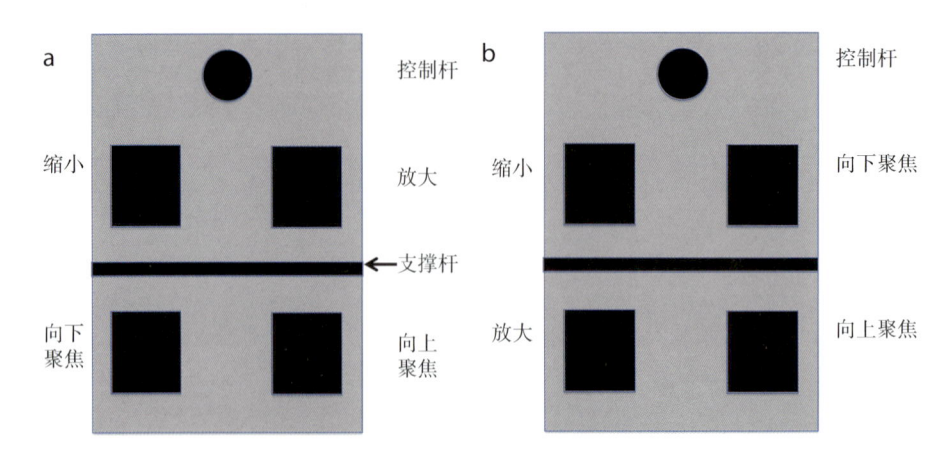

图 12-3　显微镜踏板上功能按钮的排列

注　图 a，对大多数手术医生来说，如果他们的脚必须水平移动才能实现相同功能的相反动作，这是不合逻辑的：每次都必须重新定位脚，才能在"向下聚焦"和"向上聚焦"之间切换。图 b，当启动聚焦功能时，手术医生脚的位置使其脚掌放在"向下聚焦"按钮上，脚跟放在"向上聚焦"按钮上；他可以在这两种功能之间切换，而不必对脚的位置进行大的移动。

3　BIOM 非接触广角手术观察系统[31]

在所有的广角系统中，我发现 BIOM 非接触广角手术观察系统给手术医生带来的好处最多。

- 它是非接触式的，避免了角膜损伤，不需要助手 / 缝线将其固定到位[32]；它还可以畅通无阻地进入所有套管 / 巩膜切开术。
- 即使处于明显的角膜或晶状体浑浊的情况下，其视野也足够进行安全的 VR 手术。
- 即使透过直径 3mm 的瞳孔也能看到大部分眼底。
- 视野可达 125°，具有极好的深度感。

30　理论上，如果在设置开始将焦距（图像清晰度）设置为高变焦（参见第十六章），显微镜将在整个操作过程中保持这一焦距。
31　该装置的更详细说明参见第十六章 5。
32　与"接触"系统相反，"接触"系统需要与角膜持续接触，且需要辅助才能保持其位置，对上皮造成损害的风险也更高。

- 通过对焦距的微小调整[33]，可以在气体眼中提供同样清晰的视觉效果。

> **小贴士**
> 医生在使用BIOM做了多台手术后，被迫换回接触式镜开展手术时，BIOM极容易上手，且许多其他的优点将会被衬托得十分明显（参见第十三章）。如果医生看不到玻璃体腔中的"全景"，他会感到十分的迷茫（参见第十七章）。

4 摄像机[34]和手术的视频记录

相机应该是质量级别最高的数码相机。它的初始投资可能相当可观，但随着技术的进步，低于最高分辨率的相机很快就会过时。

> **问答**
> 问：是否应该记录每一次操作？
> 答：是的。如果在案例过程中没有值得记录的情况发生，数据记录可以很容易地被清除。这比人们经常听到"我真是个白痴，竟然没有录下这个！"的感叹要好得多。手术过程中出现的那个特殊时刻可能会被证明是"无法重复的"。

即使是记录"常规的"手术也有一个额外的好处：手术医生可以定期预留时间并对其进行检查（参见第十一章3）。

在手术室有一个大的、高质量的显示器也是至关重要的，这样手术医生就可以检查他认为正在记录的内容是否确实是可见的[35]。护士也必须能够看到监视器，特别是在她不能通过显微镜来观察手术的情况下。

对于手术医生来说，如果打算将视频文件用于自己观看，则视频质量应该是较高的，而如果用于教学或科研的话，应具有极好的质量。以下列出一些建议。

- 确保正确设置显微镜和BIOM（参见第十二章2和3及第十六章4和5）。

---

33 上调。
34 参见第十二章2。
35 他可能失焦了，或者在相机的视野之外，或者有太多的光线折射。

- 一旦导光管进入玻璃体腔，请使用显微镜的最高放大倍数，并使用上/下踏板，以便在监视器上看到绝对清晰的图像。

—如果显微镜中的图像不清晰，请不要调整显微镜高度，而应调整目镜以适应你的折射。

- 在控制相机功能的控制台上，调整白平衡和自动光圈。
- 测试白色表面（增殖膜、视盘）对眼的反射。如果反射过多且图像对比度较高（例如，中心为白色折射，周围为黑色），则说明自动光圈未能正常工作。

—如果不能调整，请将玻璃体切割机上的光量减少到仍然能兼容安全手术的最低水平。

- 照相机固定于显微镜上的方式是相对永久性的[36]。图像可能稍微偏离中心，并且在监视器/记录上可能根本看不到某些区域[37]。
- 要知道，即使是最好的相机，其能覆盖的范围也比在显微镜里看到的视野小：在显微镜里可以舒适地看到的部分在监视器上可能是看不见的。
- 请或指定手术室的某个人（"看守人"）不断监视显示器，当有不完美的地方出现时，应该立即告诉你。向这个人保证，你生他的气，不是因为他上百次重复说同一件事，而是因为他没有警告你而导致你没有录下应该录的部分。他无须保证言语上的礼貌，简短的语言就足够了，如"中心""焦点""折射"（光线太强）。

> 这是一个简单直接的要求，要某人做一些很容易完成的任务。然而，遗憾的是，没有人像手术医生那样想要一份完美的录像。要预估到"看守人"最初的热情会随该案例的进展而下降。你需要不断地鼓励他，感谢他所做的努力。

---

36 也就是说，进一步的调整是不可能的。
37 尤其是视网膜上缘。该公司的当地代表偶尔可能会帮助调整/重设相机的位置。

第十三章
仪器、器械及其使用

1 接触镜[1]

相较于广角系统中高分辨率黄斑镜[2]，平凹式（"扁平"）接触镜在后极部精细操作中能提供更高分辨率（图 13-1）。接触镜的视野范围是 36°，且不具备放大功能[3]。

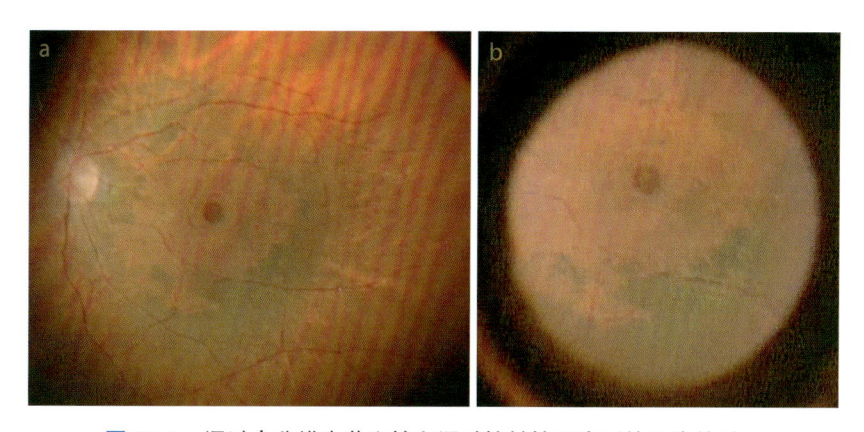

图 13-1 通过高分辨率黄斑镜和通过接触镜观察到的图像的对比

注 图 a，利用 BIOM 广角系统中具有大视野和良好清晰度的高分辨率黄斑镜，观察黄斑裂孔患者剥除内界膜之前的靛氰绿染色。黄斑前膜导致的"未着色"主要出现在裂孔周围。图 b，在相同放大倍数的显微镜下通过平凹式接触镜观察同一患者的黄斑，视野明显变小，但可以看到更多细节。

然而在后极部以外的操作并不建议使用接触镜。因为即使使用"广角"接触镜，

---

[1] 关于接触镜使用的补充资料参见第三十二章 1.1。
[2] 它是理想的观察工具（BIOM，参见第十二章和第十六章），适用于眼内所有区域和操作，而不是仅针对后极部视网膜。然而，BIOM 的非接触式、高分辨率黄斑镜也允许内界膜剥除或增殖膜分离等精细操作，所以到底是使用它还是接触镜，这是手术医生的个人选择。
[3] 还有放大 1.5 倍的接触镜，视野更小（30°）。

其提供的视野范围一般也不会大于48°[4]，并且由于其前表凹面，实际上缩小了图像大小（0.45倍）。棱镜（30°）可用于周边部操作，旋转下甚至可360°成像，但单个视野范围仅有33°。

2　手持器械[5]

使用玻璃体腔手持器械的优势之一在于它们有固定的外径：这与操作端到器械入口处之间的距离无关。当术者用传统剪刀在前房内进行膜剪除时，这一优势就更为明显：传统器械的支点离穿刺口越远，所需的切口也就越大（图13-2）。

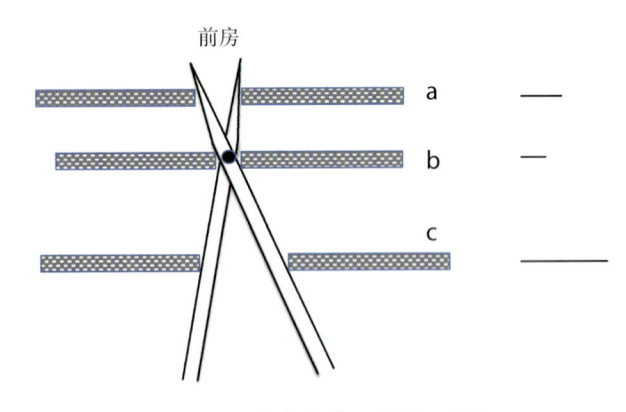

图 13-2　支点式剪刀使用示意图

注　支点位置（暗点）与切口（图案线）间的距离决定了使用该器械所需的切口长度（被切割物体与切口间距离也很重要）。当支点正好位于切口处时，切口最小（b）；当支点位于眼外时，切口要相对更长（a）；当支点位于前房内时，所需的切口是最长的（c）。这是临床上最常见的情况（由于大多数物体与入口距离大于刀身长度），证实了玻璃体视网膜显微器械的优势在于，在眼内不管器械（即距离被切割物）要伸多远，切口长度都是一样的（图13-3显示了唯一的例外情况）。图片右侧黑线显示所需切口长度。

玻璃体切割术手持器械可分为以下类别。
- 可挤压器械：通过对手柄的挤压达到使用目的。镊子和剪刀[6]属于此类别。
- 不可挤压器械：术者的手操控这些固定的工具，并不需要手指来分别激活它

4　即将术野限制于后极部。

5　关于使用这些仪器的更多信息在第四部分和第五部分有详细介绍。这里不对全部器械进行讨论。

6　某些玻璃体切割机允许刀片由脚踏操作，而不需要手术医生挤压手柄。

们的某一部分。手术刀、缝针、刮刀和涂片属于此类别。

•混合器械：仅需很少的手指活动（如笛针）或仅需一次性操作（如推出磁铁、激光探针、刮刀等可回缩器械）。

这一分类方法对安全性的评估比器械是尖头的还是钝头的更为重要（见下文）：因为可挤压器械的操作更复杂，所以需要更强的灵活性。这类器械的使用强调稳定的手腕支撑的必要性（参见第十六章2.1），以避免器械尖端的意外移动带来视网膜损伤的风险[7]。

关于使用尖头的还是钝头的器械存在着矛盾[8]。

> **问答**
>
> 问：为什么钝头的器械（如刮刀）在处理视网膜前膜时比尖头的器械（如剪刀）安全性更低？
>
> 答：答案在第三章2中：术者的控制。组织间分离的难易程度取决于两种力量的强度：一是附着力（一个组织附着到另一组织上），二是内聚力（组织本身的张力——容易被撕裂的程度）。如果黏附力更强而使用钝器分离的话，那么组织将在内聚力最弱的位置被撕裂。此时术者对术中发生的情况的掌控十分有限。而使用锐器，术者可以自行选择在何处分离（剪断）两个组织，也许技术操作上更难，但可操控性更强（参见第三十九章3）。

2.1 可挤压器械[9]

2.1.1 概述

由于设计不一，各器械对术者挤压动作的反应有所不同，术者必须对此有所认识才能更好地使用器械。根据挤压手柄后产生的动作，主要有两大类设计[10]。

---

7 记住一点：你是在眼外通过操纵仪器以进行眼内操作。后者是直接可视的，但对于前者，你仅有触觉反馈。因此，越少需要操纵眼外部分就越好。
8 细心的厨师在用锋利的刀切肉时，切手指的机会比用钝刀要小：钝刀需要更多的力量才能有效，从而降低了厨师对过程的控制。
9 手柄的设计（"可挤压性"）在用户友好性方面有很大的不同。
10 器械的默认位置是"打开"，是手术医生的动作迫使器械"关闭"。还有一些器械使用"反向"动作：默认选项是"关闭"位置。

- 外轴将两个金属杆挤压到一起，两个（有时是三个）末端的运动是相同的[11]（如镊子和大部分剪刀，图 13-3a）。
- 只有一端可动，另一端是固定的（如垂直剪，图 13-3b）。

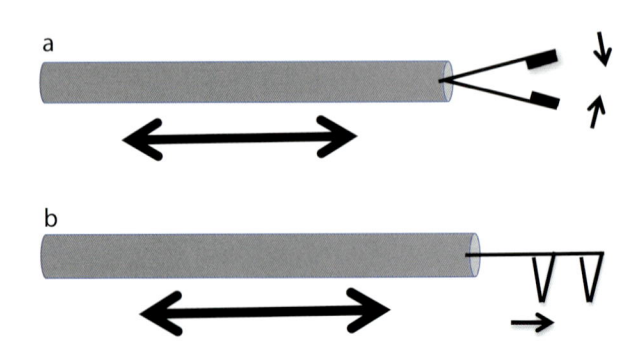

图 13-3　可挤压器械的工作原理

注　图 a，外轴向前滑动（双箭头处），将尾端杆部挤压并拢（单箭头处）。在"完全打开"状态，两杆（或刀片，由设计决定）之间距离大于外轴的直径。当物体离小切口较近时，可能会因器械无法完全打开而导致使用困难（这就是图 13-2 提及的例外情况）。跨角膜的虹膜缝合术（McCannel 法）就是一个经典的临床案例，术中需将缝线从前房内经穿刺口"引出"：术者常需将缝线勾出而非使用镊子夹出，抑或被迫扩大切口。图 b，外管向前滑动（双箭头处），但仅有近端刀片移动（单箭头处）。这种设计使得不管切口长度或目标距切口距离如何，所有操作都变得可行（与图片显示有所不同，实际上刀尖并不能超过轴的虚拟延长线，否则器械无法在同一大小的套管内通过）。

2.1.2　手柄

- 选择一个移动路线更短的手柄：图 13-4 中，"X"不应大于 2mm。该距离越大，安全性越低。

—术者用手指将镊子喙尖从"全开"转换到"全闭"状态所需移动的实际操作距离越大，喙尖做无意移动的风险就越大。这可能导致抓膜太深（视网膜损伤）或太浅（未成功抓取）[12]。

11　它们同时移动，沿着镜像路径和平等距离，即使一个刀片比另一个更长。
12　为了弥补这一点，手术医生应该在接近膜之前挤压手柄。孔径（刀片/爪之间的距离）必须稍大于要夹持的组织。然而，这仍然不是一个理想的方案，因为手指现在必须同时履行两个功能：挤压手柄，并将镊子尖端定位在目标组织上。如果内界膜镊的默认开口为 1mm，应在在抓取动作之前，将其挤压 80%。

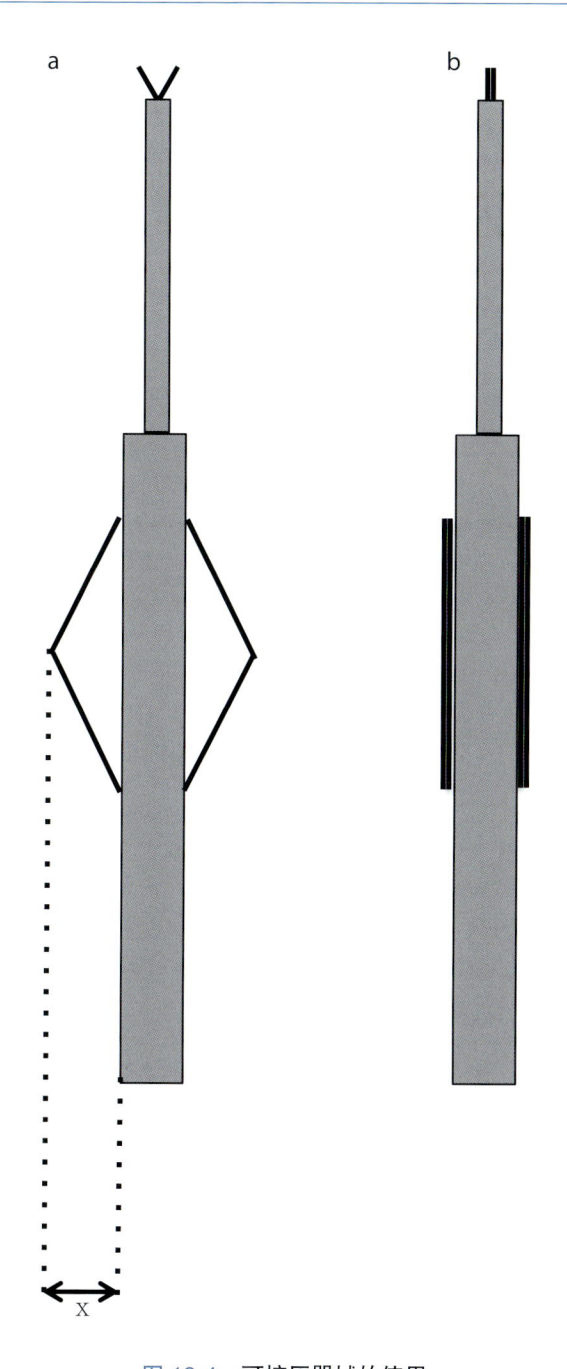

图 13-4　可挤压器械的使用

注　图 a，"打开"状态的镊子。图 b，完全闭合镊子尾端。以"X"表示要完全闭合镊子尾端（b）时术者手指需要移动的距离。"X"越大，越有可能出现刀刃的无意移动，从而增加医源性组织损伤的风险。若术者想降低风险，可以在抓取组织前先部分挤压手柄，这样能减少移动距离，从而降低器械末端无意移动的风险。

- 挤压的阻力（如操作器械所需力量，参见第四章 1）同样重要。拥有最小阻力是最理想的状态[13]，同时也应当是流畅的、均衡的。
- 拥有圆形外观的手柄（图 13-5）意味着术者可旋转器械并能轻易地在最佳位置上操作镊子喙尖或刀刃[14]。

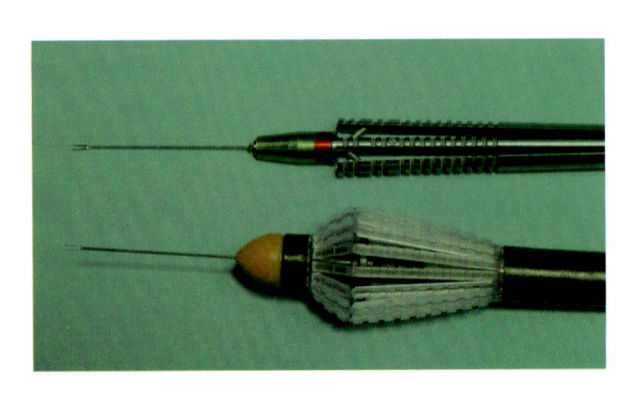

图 13-5　永久性和一次性内界膜镊的不同手柄

　　注　永久性的内界膜镊（上方）操作是通过对手柄上两个半圆形进行挤压，有着更小阻力和更短操作距离。唯一劣势在于，偶尔会出现手柄上的半圆形和喙尖的抓取平面不在一条直线上的情况，这将迫使术者用一种奇怪的姿势持镊。一次性的内界膜镊（下方）并不存在这一问题，因为不管镊子喙尖位置如何，都可以轻易挤压环形手柄。然而其手柄所需操作距离相对更大，而且更重要的是，挤压所需的力度更大。如果需要长时间使用镊子进行操作（如出现易撕裂的内界膜而需要反复抓取），这一弊端带来的影响就更为明显：最开始手部很稳定的术者在剥膜的后期可能会出现手部震颤情况。

2.1.3　镊子

　　镊子的设计极大地影响了其使用功能，因此，应当有各种各样的镊子供术者选择，以完成不同的操作任务[15]。

13　想一想司机和车内油门踏板的阻力。在长途旅行中，有一个高阻力的踏板是很好的，因为司机可以单纯将脚放在上面。然而，做一个精细的动作时，如开始启动一辆停下来的汽车，这种情况就是在类比镊子，司机想要最小的阻力，使汽车平稳地从"停止"过渡到"前进"，发动机既不会熄火，也不会加速。

14　替代方案是一个可重复使用的手柄，它允许在手柄启动之前将镊子 / 刀片旋转到理想的位置（参见第四十四章 2.2）。

15　遗憾的是，"鳄鱼"（锯齿）钳的锯齿垂直于其轴，这在大多数情况下限制了接触表面，使接触表面较小，并可能导致直接在视网膜下或接近视网膜的视网膜下膜从钳口滑动（图 13-6）。

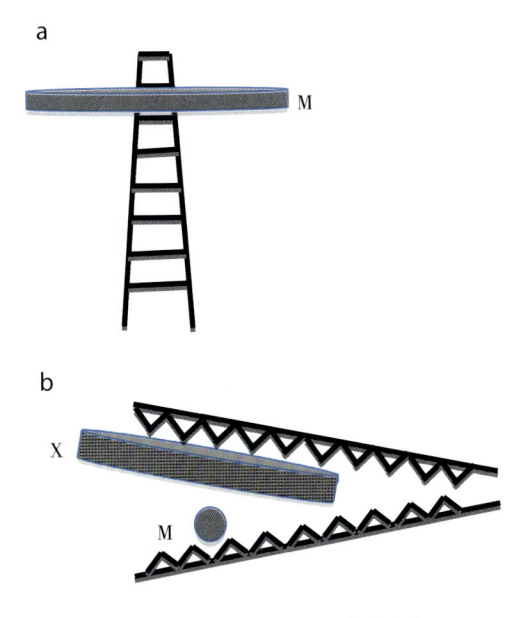

图 13-6　镊子喙尖的锯齿状突起

注　图 a，现有的镊子有着垂直于长轴的锯齿状突起（图中上部为靠近尖端的齿）。它与膜（M）的接触面积较小。图 b，从侧面看，能更明显地看出只有单一齿部抓膜（M）。若能沿长轴（X）抓膜，接触面积将显著增加。由于这在现实中很难实现，这要求锯齿状突起成 90° 旋转。若想做到不管膜在哪个位置都有良好抓取力，锯齿状突起最理想的角度为 45°。

- 尖头镊子能夹住更精细的膜但增加了组织损伤风险，因为它们的接触面积小，在抓取后更容易进行撕膜。
- 带锯齿状突起的镊子具有更强的抓力。
- 尖端夹持式[16] 镊子（图 13-7）有多种样式（参见第三十二章 1.1）。

——通常来说，尖端越细，越便于术者观察镊子实际夹持的部位。

——尖端越粗，越容易抓取且不易将膜撕裂，但不便于观察镊子实际夹持的是什么组织。

16　尾端夹持意味着镊子仅尖端闭合。

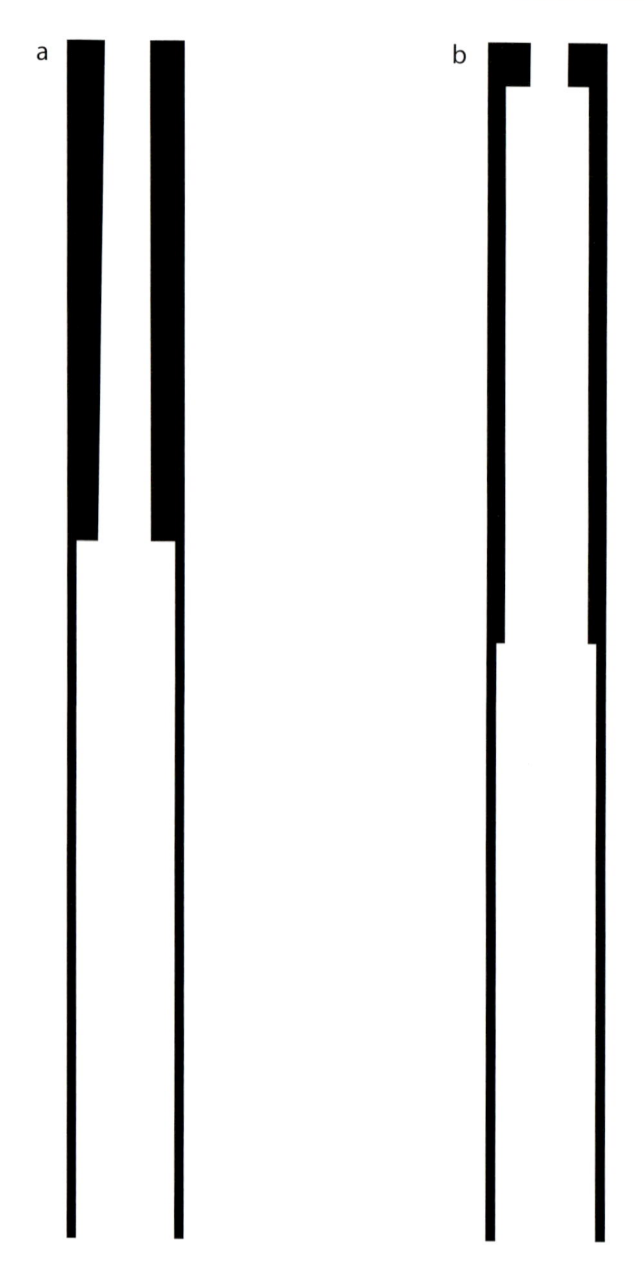

图 13-7　标准式与尖端夹持式镊子在打开状态的截面图

注　图 a，标准式镊子在关闭时，钳口的全表面相接触，接触面积相对较大。图 b，尖端夹持式镊子在关闭时，只有尖端相接触；尖端后留有空隙，便于观察夹持时情况。

问答

问：为什么镊子会失去抓取精细组织的功能？

答：除了一些显而易见的因素（如在消毒过程中的损耗），护士在术中清洁器械时可能对镊子尖端造成损伤（要记住，护士是在相对较暗、没有显微镜辅助的环境下进行清洁的，参见第六章），也可能是开合联动处卡顿（硅油对此有帮助）或有一片膜组织仍然黏附在钳口处（参见第三十二章1.3）。这也可能与术者自身有关：连续地抓取较厚的膜组织将损坏镊子的夹持功能，导致其抓取精细组织的功能丧失。

2.1.4 剪刀

- 使用长刃剪刀时，术者能观察到刃尖在膜下由远端向近端合拢。这增强了安全性。否则，术者无法完全确定其正在剪切的是不是膜组织下的视网膜。

—长刃剪刀（指垂直剪刀）的另一个优点在于，当术者将器械并拢置于关闭状态时，剪刀刀刃可当钝性的刮刀使用[17]。

—短刃剪刀的另一个缺点在于，当器械打开时，膜会被推开（到远端）；而应用长刃剪刀时膜组织滑走的风险更小。

- 剪刀根据刀刃角度不同分为垂直剪、直剪和弯剪3种[18]。每种都有各自的优点，但垂直剪是目前应用最广泛的。同时它又是造成医源性视网膜损伤风险最小的，因为它的尖端并不直接指向视网膜[19]。

—在打开状态，垂直剪可作弯针使用（参见第十三章2.3.1）。在大多数情况下，只要操作谨慎，即使是有着锋利上缘的下刀刃也可以像刮刀一样应用于已经被提起的膜上[20]。

17　缺点是手术医生必须注意保持手柄的挤压，这也在一定程度上干扰了手术医生手指动作的精细度。

18　叶片垂直于轴，是它的线性延续，或在两者中间。前两者有直的刀刃。垂直剪也可能是不对称的，下刃比近端的长。

19　虽然有时会将垂直剪的尖端朝向视网膜，用于将膜夹持并拖拽。但要记住，这是一个危险的操作。

20　换句话说，刀片在操纵膜时不会切割膜。

> **小贴士**
>
> 对于有经验的术者，尖锐但不可挤压操作的器械比钝头且需挤压操作的器械更加精确、可控，因此风险也更小。

- 需要剪切的膜组织距离视网膜较远时，使用直剪或弯剪都可以。
- 垂直剪的刀刃应尽可能长[21]。
- 实际操作中有两个截然不同的动作[22]，术者不应将它们合二为一。

—放置刀刃：谨慎选择要剪切的位置并将剪刀刀刃置于该处[23]，同时确保手腕有稳固支撑（参见第十六章2.1）。

—当剪切时，牢记你的手指必须同时执行两个动作：手指挤压剪刀手柄的同时，要维持剪刀的刀刃保持在同一位置[24]。

—使用垂直剪[25]时，将下（固定）刀刃放置在想剪切的膜下，而上（活动）刀刃放置在膜上。当挤压手柄时，上刀刃向下滑动，此时要注意不能移动下刀刃。

> **小贴士**
>
> 固定垂直剪的下刀刃并不是凭直觉做到的。缺乏经验的术者在操作剪刀时更倾向于移动自己的手，进而移动镊子。要做到剪切时下刀刃位置固定，需要经过一个有意识的学习过程。

- 尽量不要做反复多次的短的剪切，最好使每一次剪切都尽可能长。这样能够避免反复放置刀刃带来的风险。

---

21 微创玻璃体切割手术中的套管限制了刀片的长度，除非使用可伸缩的记忆材料刀片。
22 对于钳子的使用也是如此。
23 记住木匠的基本原则：切割（一次）前要测量两次；切割是一条单行道。
24 除非膜在切割过程中移动，这增加了操作的复杂性。
25 这是我最喜欢的类型。

2.2 混合器械

2.2.1 笛针[26]

术者经常使用这一简易但十分有用的器械，例如，被动地移除视网膜下或玻璃体腔的气体、液体[27]。某些类型的笛针甚至可以做到主动吸除（参见图36-2）。

与探针的开口位于侧面不同，笛针的开口位于前端。这意味着产生的水流或气流主要位于器械的前端。

- 默认的操作方式是术者将示指置于硅胶腔上的小孔，从而阻挡气流或水流。
—由于眼压高于大气压，当抬起手指时，气体或液体将流出。
- 只有确认笛针头放置在正确位置上后，方可抬起手指。
- 如果脱离的视网膜活动度较大且嵌顿于笛针头的小孔，可用力挤压硅胶腔，利用腔内的液体将视网膜从孔中推出。
—由于笛针是钝头的，这样的嵌顿和推出的过程虽然并不理想，但一般不引起明显的视网膜损伤，除非视网膜本身非常脆弱[28]。
—如果通过黄斑裂孔（如果在操作前已经存在）排液，永远要用"软头"的笛针以避免损伤视网膜色素上皮（RPE）层。否则，不要用"软头"笛针，因为它的内径更小、阻力更大[29]。不然可能无法进行排液，尤其是在视网膜下液比较黏稠的情况下[30]。
- 如果要在气体或全氟化碳液体（PFCL）下行"视网膜按摩"而刮刀不可用，"软头"的笛针也是一个可接受的选择。

问答

问："视网膜按摩"的安全性如何？

答：在术中刚复位的脱离视网膜，由于暂时缺少光感受器间质的作用（参见第二十六章3.2），假如在全氟化碳液体下使用软器械，是相对容易移动的。

---

26 关于笛针的使用在第二十五章2.7和第三十一章1.2中详细介绍。一定要使用后冲式笛针，因为它可以吹开组织并且在用尖端抓住视网膜时提供退路。笛针在许多国家按照其发明者命名为查尔斯针。这个名称有误导性：它不是一个针，而是一个完整的装置。德国名称（Staubsauger，吸尘器）更准确，也更具描述性。

27 例如，血液、平衡盐溶液，全氟化碳液体。

28 高度近视、糖尿病等。

29 即排水较慢。

30 作为一个历史记录，在"前－曲安奈德"时代，软口套管被用来确定后皮质是否仍在视网膜表面（"鱼击"现象）。

> 术者应当谨记，在视网膜上进行操作的同时，也会对RPE层和脉络膜造成不可避免的压迫和撕扯（参见第十三章2.3.2）。

2.2.2 可回缩器械

位于外轴上的器械作用部分，有的是由记忆材料制作的（例如，弯曲的激光探头），有的是在非使用时隐藏起来的（永磁体）。无论是哪一种，使用时都是由术者将器械经套管伸入眼内，然后用示指推动外部开关。随着这一动作，器械的操作端出现在玻璃体腔内。

使用记忆材料制成的器械时，其中一个关键要点在于术者要在取出前将操作端收缩回器械轴内（参见第二十一章7）。

2.3 不可挤压的器械

有些器械并不需要复杂的眼外操作，术者的手指仅需完成一项动作：移动整个器械。

2.3.1 弯（钩状的、带刺的）针

视网膜前膜可以用镊子、膜刮刀、（垂直）剪或针尖有小钩的针（图13-8及表13-1）[31]夹取（参见第三十二章）。以下情况，带刺的针与其他工具相比，是一种非常通用的工具。

- 术中通过小心地刮视网膜表面以形成玻璃体后脱离（参见第二十七章5.1）。
- 切开，甚至抬起一片有弹性的视网膜前膜（图13-9）。
- 从视网膜上分离瘢痕组织，无论是在黄斑还是其他地方，不管膜有多厚（薄）。当在脱离的视网膜上进行该操作时将会遇到困难（参见第五十三章2）。
- 识别并取出视网膜表面上不可见的膜。
- 切开内界膜，减少直接用镊子抓取的潜在风险（参见第三十二章1.2.2）[32]。

---

31 代替尖端弯曲的微创刀片，这是我最喜欢用来提起精细、通常是厚的视网膜前膜的工具，并用于识别增生性疾病中不可见的膜，如增生性玻璃体视网膜病变、增生性糖尿病视网膜病变。

32 玻璃体腔外的其他潜在用途（参见图13-3）不在此列出。

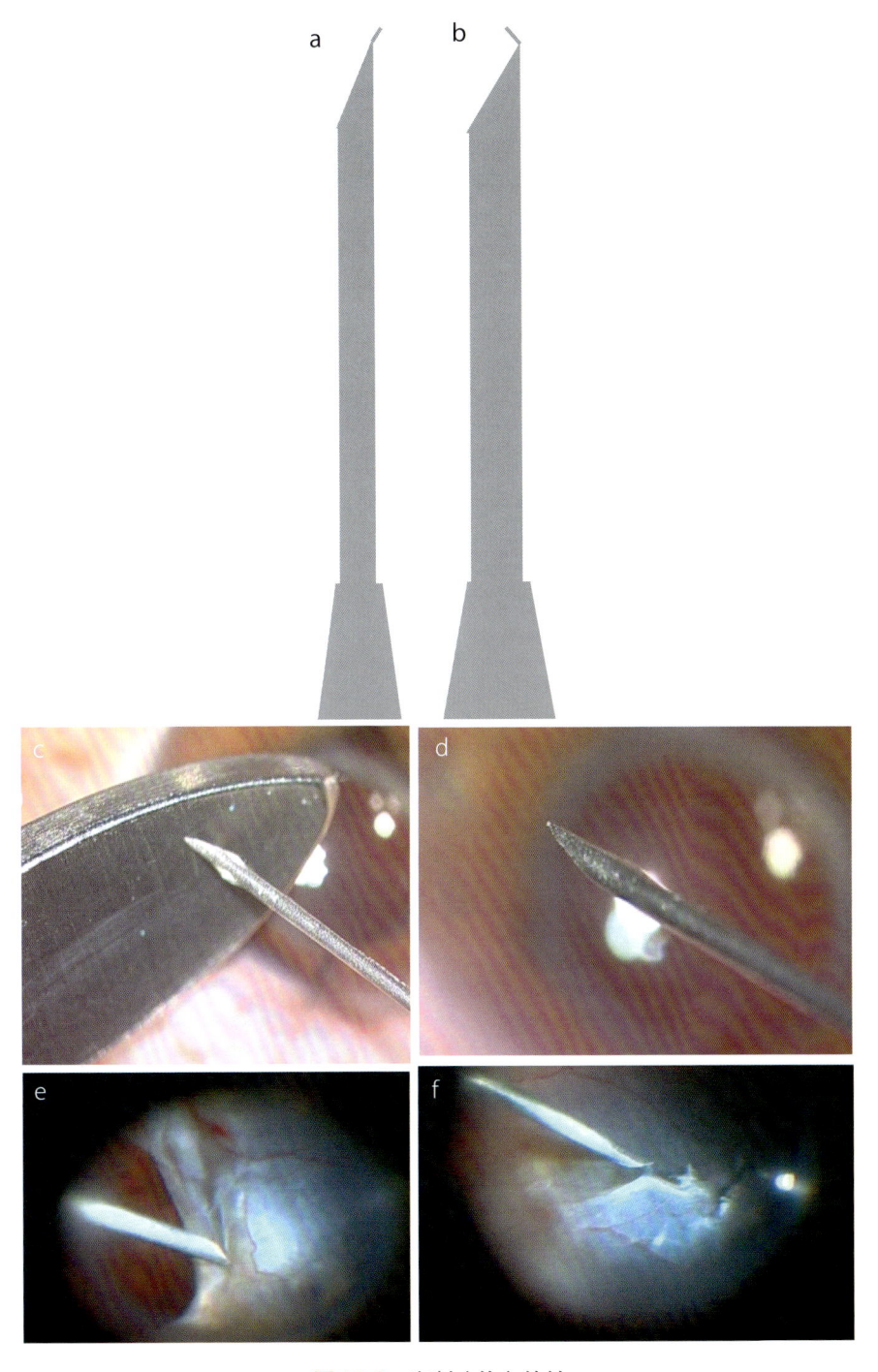

第十三章　仪器、器械及其使用　　105

图 13-8　有刺（钩）的针

注　图 a，如果进行 23G 手术，而针头为 25G，钩最好是朝外的：这样可以在精细操作期间增加尖端的可见性，在不损坏下面组织的情况下夹取组织。图 b，如果进行 23G 手术，针头为 23G，则钩必须是朝内的，否则钩将不能通过套管，或者即使可以强行进入，也可能在取出时将套管同时带出眼外（参见第二十一章 7）。图 c，钩的准备：将针轻轻地压在光滑平坦的金属表面上，只需短暂的一瞬间。这很容易"过度操作"，而创建一个太大的或者角度太大的钩。图 d，钩的理想外观。即使在这个高倍放大的情况下，它也是可见的，主要是因为不同的光反射（这是由于角度）。图 e，导致巨大牵拉性视网膜破裂的增殖膜，在利用针头将其与视网膜分离时，钩子应朝向视网膜。图 f，在这种情况下，钩面应朝向远离视网膜的方向，即膜能被辨别并且有一部分离开了视网膜（即两者之间有空隙）。之后针头可以充当刮刀使用，但为防抓不住膜或看似已到达了膜的末端，倒钩可以再次转向视网膜，继续寻找其他可做分离的部位。如果针钩被组织覆盖，术者无须取出工具，可在玻璃体腔内"弹拨"它（参见第三十二章 1.3）然后继续进行操作。

表 13-1 弯（钩）针在视网膜前膜切除中的应用 *

变量	评论
弯针的优势	无须挤压，术者拥有最大的控制度 钩子很小，即使伸入深、多也不易造成明显视网膜损伤 可以先向下转动挂钩，找到并提起膜组织，继续提起并侧向延伸分离（作为刮刀使用） 针头有相当锋利的边缘，在粘连不紧密的情况下，可以切割膜与视网膜的粘连
对比镊子的优势	视网膜前膜黏附着的内界膜是没有边界的，轻轻地刮其表面并不会破坏内界膜；因此，用针比用镊子能更好地评估正确的深度（如判断黄斑前膜的厚度），从而能在不造成"膜破裂"的情况下分离黄斑前膜与内界膜
对比剪刀的优势	由于剪刀刀刃的角度，开始对膜的分离可能有困难甚至有危险。用针上的钩子能更容易和更安全地找到正确的分离界面
对比刮刀的优势	使用中的刮刀矢量部分向下，不可避免地对视网膜施加压力，反过来又被压在坚硬的下方巩膜上。向下的压力降低了术者对操作的控制度。这不是刮刀使用的禁忌证，但刮刀对视网膜（和脉络膜）的压力是术者必须意识到的潜在风险，即使这个工具的拥护者很少提及。再次强调：针头确实是锋利的工具，但在操作方面给了术者更多的掌控

注 * 视网膜前膜常常是多层的（参见第三十二章 2.2.3）。

尖端必须小[33]，而且它的角度应约为 30°。这带钩的针可以推向或远离视网膜，见图 13-8。

---

33 几乎看不见，这就是为什么倒钩从来不能碰撞（撞击）金属表面。

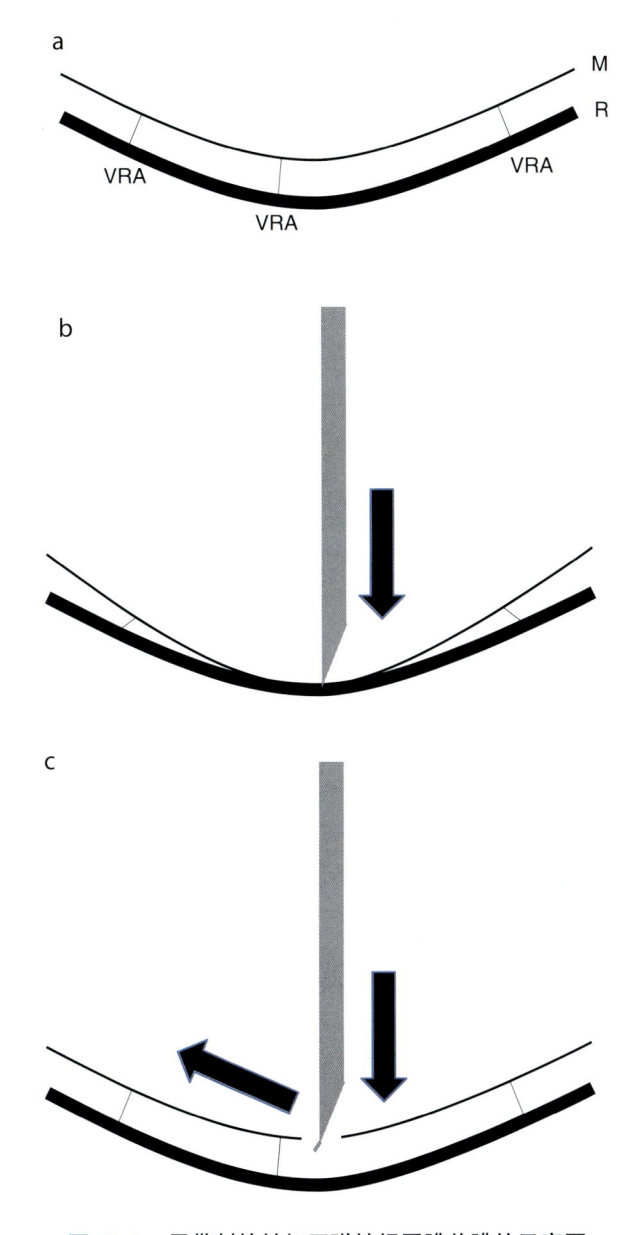

图 13-9　用带刺的针打开弹性视网膜前膜的示意图

注　图 a，膜（M）可能是一种异常的或糖尿病新形成的玻璃体后脱离，它与视网膜（R）可能有也可能没有粘连（VRA）；它和视网膜之间的空间可能非常紧密（如图所示）或几乎不存在。手术的目的是在不损伤视网膜的情况下将膜移除。图 b，如果术者试图用锋利的（没有刺的）针或刀片切开膜，必须把工具插入到膜间；换言之，要把锋利的尖端接近垂直方向地推向视网膜（箭头处）。然而膜是有弹性的，它不是被打开的，而是被推向视网膜的。直接视网膜损伤的风险是相当大的，因为术者不能完全确定工具插入的深度（他须向视网膜推进多少，而不是侧向移动针头）。图 c，如果使用带刺工具，尖端的运动矢量是垂直于视网膜和平行于视网膜的组合（箭头）；最终膜打开，不会对视网膜造成不适当的危险，可以用带刺的针头或镊子安全地提起。

2.3.2 膜刮刀

无论是否可伸缩[34]，这些工具的小活瓣（工作部分）都有两面。

• 它们很容易向一个方向弯曲（垂直于它们的平面）。这一面应该用在附着的视网膜上，尤其是靠近中央凹的地方。术者必须确保把（不可避免的）向下的压力控制在最低。

—当平面与视网膜平行并切向移动时，硅胶活瓣的薄边可以用来打开玻璃体视网膜的粘连。

• 垂直于刮刀的薄边，有更大的阻力。当视网膜不会被轻易压在巩膜面上时，这一面就可以应用在脱离的视网膜上。

• 对于刚进行了一个大的视网膜切除眼，刮刀是一种用于移动视网膜的理想工具（尤其是在全氟化碳液体下进行时）。然而，用这种方式按摩视网膜确实有一些注意事项。

—了解使用刮板的目的是将膜从静止的（并且保持静止的）表面移除：从视网膜（内界膜）上移除黄斑前膜，黄斑前膜和视网膜都相对较软。无须担心损伤要移除的黄斑前膜，但需要担心损伤其下的视网膜。

—然而，当刮刀用于按摩时，"膜"（视网膜）将在坚硬且不动的表面（巩膜、脉络膜相对不相关）上被拖动。需要预防对移动的组织（视网膜）和静止的组织（在这里指脉络膜）造成损伤。

—永远不要把薄的边缘朝向视网膜。

—只能在入口的一侧使用刮刀（例如，使用颞上套管进行颞侧视网膜操作）。对于对侧视网膜的操作，必须换手。否则刮板的运动将与视网膜垂直，而不是平行。试图跨越和按摩入口对侧的视网膜，存在撕裂视网膜或损伤脉络膜的风险。

> **小贴士**
> 手术医生还必须记住刮刀上布满了钻石晶体；在视网膜上剥除内界膜将不可避免地对神经纤维造成撕扯。不建议使用它来剥离内界膜，即使从技术上讲这是可行的（参见第三十二章1.2.2）。

2.3.3 抹刀/抹片

这些钝器可以用来抓取和分离视网膜前膜。这个工具必须有一个弯曲的侧面：

---

34 这是首选，以避免工具难以通过套管阀。

这允许术者把它固定在相对于视网膜的两个不同角度。这类工具要发挥功效，膜组织需要相对成熟。

- 如果视网膜是附着的，抹刀的初始运动应小心、缓慢地向前推进（朝远离自己的方向，主要沿着它的主轴进行）。保持工具与视网膜表面相对平行。尽可能在膜的中部操作。

—初始的分离动作只作用于一小部分区域，避免太"深入"和不经意地将工具尖端推入视网膜。

—在将膜与视网膜分离的过程中，必须全程保持膜"挂"在抹刀上。保持抹刀与视网膜表面平行的同时，向膜的两个端点（外围）交替移动。如果"全程"朝一个方向推进，就会失去控制，当无法再用抹刀进行膜分离[35]时，必须用镊子完成剩余步骤（图 13-10）。

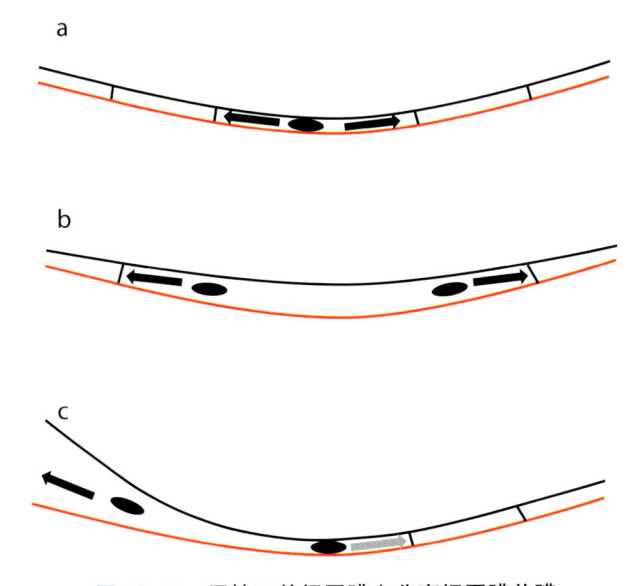

图 13-10 用抹刀从视网膜上分离视网膜前膜

注 图 a，抹刀（黑椭圆形）必须放置在膜（黑线）和视网膜（红线）之间，然后从膜的中心区域开始向双侧移动（黑色箭头）。移动距离必须覆盖膜两端大致相等的间距，并且只能逐渐接近膜的外围。膜与视网膜间连接（短黑线）的分离在某种程度上是呈对称或镜像状。图 b，如术者遵从本条规则，膜在各个方向上逐渐与视网膜分离。图 c，如果术者全程朝一个方向进行分离，就不可能从反方向完成分离（黑色箭头），因为膜的对侧没有附着点提供支撑。

---

35 如第三十二章 2.2.5 所述，黄斑前膜的"离心"剥落看起来相似，但由于所用工具的不同特性（镊子与抹刀），其效果也不同。如果用镊子抓住膜的中央部分，会造成大面积的牵拉；而刮刀的作用范围更为局限。通过向两侧移动，手术医生以可控的方式将薄膜与视网膜分离。

如果视网膜是脱离的，向前运动通常是无效的：器械最初应当像耙子那样向后拉[36]。器械与视网膜表面成一定角度。

—器械的作用力分布在更大的区域，因此伸入过多的风险（即穿透视网膜）较小。

• 一旦膜被钩住，器械沿着两个方向移动：（垂直于表面地）抬起膜并通过横向移动将其与视网膜分离（与表面平行，垂直于器械主轴）。

2.3.4 眼内磁铁

应用眼内磁铁，可消除眼内异物在眼内意外/失控运动的风险。在使用眼外电磁铁时，眼内异物朝着磁极的方向（飞速）运动，术者几乎无法控制它的轨迹，与此不同的是，在使用眼内磁铁时术者是将器械主动向异物移动，对其行进轨迹有着绝对的控制[37]。

3 粘弹剂作为一种眼内器械[38]

粘弹剂在玻璃体腔内有多种用途。

3.1 膜分离（"粘性手术"）：粘弹剂作为刮刀使用

如果注射前套管被推得足够远，粘弹剂可能用于分离膜和视网膜，但是有几个注意事项手术医生必须记住。

• 应当使用较黏稠的粘弹剂：使用后较易去除。

• 一旦粘弹剂开始流动，"推效应"在套管尖端前方的三维形状中具有同等强度。

• 避免用力过猛，以避免高压下产生的粘弹剂流。

—即使在低压下推动活塞，一旦粘弹剂离开套管，术者就失去了对其效果的控制（参见第三章2），直到停止推动活塞[39]。

—任何推注速度（推注力）下的效应由视网膜与膜之间的黏附力和膜的黏性决定。如果膜和视网膜之间的粘连很弱，膜之间就会如所设想的那样逐渐分离。如果粘着力强，粘弹剂可能最初在它周围流动，并将膜与视网膜从外周开始分离，但最终会撕裂粘连部位的视网膜。

---

36 类似于前面描述的垂直剪刀（参见第十三章2.1.4）。
37 手术医生必须确保在用眼内磁铁接近眼内异物前，异物完全与玻璃体视网膜分离。
38 要记住，与液体不同的是，粘弹剂具有很高的内在阻力。手术医生的推注力量越强，材料对推动的抵抗力就越强。
39 事实上，由于材料不仅是粘性的，而且是弹性的，所以它的推注不会立即停止。

—若视网膜黏性弱，视网膜将被撕裂。

—若膜的黏性弱，粘弹剂将穿过它。

- 用探针能很容易地除去粘弹剂，但用笛针被动吸除并不会起作用。

3.2 打开闭合漏斗

与习惯的观点相反，全氟化碳液体并不是帮助术者打开前"入口"闭合、完全脱离的视网膜的好工具。关于如何用粘弹剂打开闭合漏斗参见第三十二章3.1.5。

第十四章
耗材及其应用

1　空气[1]

基于以下原因,空气是玻璃体视网膜(VR)手术中一种很好的填充物。
- 可驱赶出位于最低位点的玻璃体/视网膜下液,有利于排空。
- 为视网膜破裂提供即时的填充[2]。
- 能在光感受器间质破裂的情况下保持视网膜在位。

——旦探头浸入其中,空气能做到在可视[3]且安全的情况下移除(周边)玻璃体。空气将视网膜推向视网膜色素上皮,因此即使在非常强的玻璃体视网膜粘连区域也能进行玻璃体切割(气动玻璃体切割术,参见第二十七章3.2)。

- 就像一个镜头,为术者提供比液体下更广阔的视野。
- 当在前房时,空气还有以下优势。
  — 即时加深前房。
  — 预防前房粘连。
  — 突出显示玻璃体脱出[4]。
- 空气有助于后囊后的玻璃体显像(参见第二十七章3.5)。

并发症[5]:在有视网膜脱离的情况下进行气液交换,存在有小气泡("鱼卵")进入视网膜下或空气将受到严重牵拉或已经缩短了的视网膜撕裂的危险(与气体

1　关于大多数材料的其他信息参见第三十五章。
2　在视网膜脱离(RD)手术中,气体材料的填充作用不如其占位功能重要(参见第五十四章5.2.6)。空气(气体)的好处是它可以防止玻璃体内液体对裂口周围视网膜边缘的剪切作用。
3　因此,空气作为诊断工具,方便手术医生检测残留玻璃体的存在。周边玻璃体的"裙边"在平衡盐溶液中通常是看不见的,即使在空气中也是如此。然而,一旦仪器,如探针,在气体中进入周边玻璃体内,光反射立即改变,并变得更加明显(图14-1,参见第二十七章2)。
4　当玻璃体"切割"到气体时,对称/均匀的气泡往往会变形。
5　本章只提到选定的并发症。

应用相似，参见第五十四章 4.2.9）。

空气致高眼压或白内障的风险低于压缩气体，因为空气是不可膨胀的，而且几天后就会被吸收。

> **小贴士**
>
> 在玻璃体腔内填充空气和其他气体有一个很少被提及的不良反应，即大多数患者的视力会受到影响。如果没有事先告知患者，对于他们来说可能是一个非常可怕的经历，这正体现了良好的医患沟通的重要性（参见第五章）。

2 玻璃体腔填充气体

气体可提供持续数天或数周的填充。

- 根据其浓度，气体可分为非膨胀性和膨胀性的。气体可能是通过填充效应（"覆盖视网膜破裂"）而在视网膜脱离或黄斑裂孔眼中起作用。

—SF_6：在使用纯气体的情况下，它的体积可加倍。典型浓度约为 30%，持续时间约为 2 周。

—C_3F_8：如果使用纯气体，它的体积会增加 4 倍。典型浓度约为 15%，持续时间长达 2 个月左右[6]。

—当患者处于低气压环境时[7]，即使是非膨胀性的气体，也会与外界气压成比例地膨胀，从而导致眼压升高。

—全身麻醉时 O，N_2O 进入玻璃体腔中，这种眼压升高也会发生。玻璃体切割机可通过自动调节来防止眼压升高，但如果麻醉气体没有在手术完成前从玻璃体中排出[8]，术后将发生漏气而导致填充时间缩短。

- 气体也可用于填充严重低眼压的前房。如果是非膨胀性气体，升眼压作用可持续数天，如果是膨胀性的气体，可持续几周。

---

6 我根本不使用这种气体。如果需要长期填充，我更喜欢硅油。

7 例如，在飞行或在山上。

8 这通常在 10min 左右。

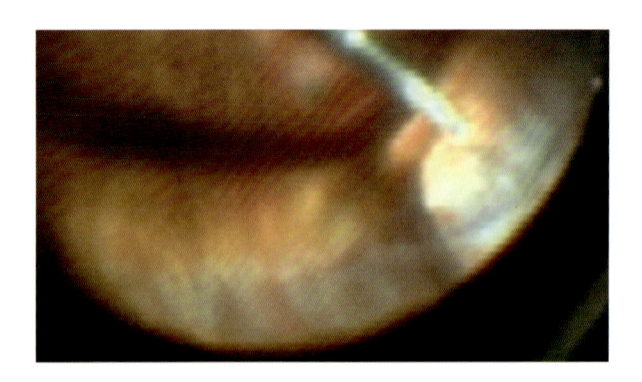

图 14-1　填充气体后切除周边玻璃体

注　仍有玻璃体存在的图像与空气填充的图像会略有不同。在左侧，玻璃体切割术已经做过，剩下的周边玻璃体也进行很大的修整；在右侧可见针头周边玻璃体还是较厚。这些在空气中都很容易看到，但如果使用平衡盐溶液，残余玻璃体的大部分将会不明显。

并发症[9]：高眼压和白内障；后者（"气体性白内障"）可能是暂时的（图 14-2）。极少数情况下，可能出现视野缺损[10]。气体也可能进入视网膜下间隙，但这种情况比空气少见，因为气体的表面张力较高。

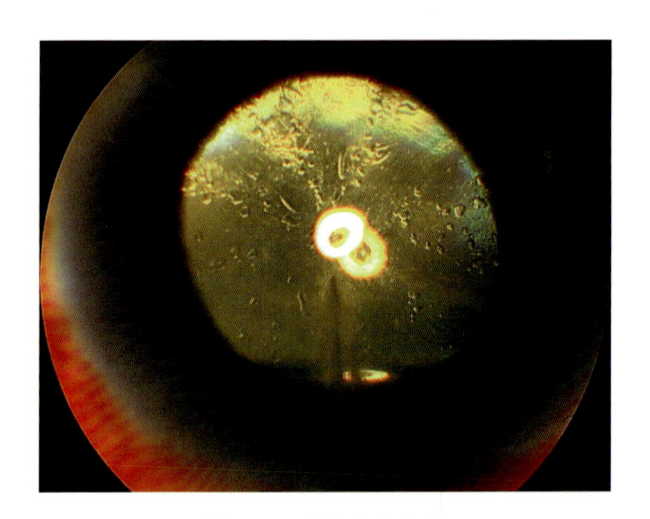

图 14-2　气体性白内障

注　在长时间玻璃体切割术或气体填充后形成的典型的晶体羽毛状改变。除了极少数情况外，症状能自行缓解。

9　使用错误浓度的气体（参见第六章），这不是一种气体本身导致的并发症，而是护士引起的（记住，最终还是手术医生负责）。
10　可能是由于视网膜表面干燥。

3 硅油

硅油可作为预防性或治疗性使用的工具,提供长效[11]填充,硅油填充时间的选择见表 14-1。

表 14-1 硅油填充时间的选择

持续时长	一般情况[a]	评论
数周	黄斑裂孔	这段时间应该足够长,以达到孔的闭合[b];如果裂孔在 1 个月后仍未闭合,即使硅油保留的时间更长,也不太可能关闭
数月[c]	视网膜脱离(RD)	大(巨大)或多处裂孔,对侧眼视网膜脱离复位失败 典型的填充持续时间:至少 3 个月
	增生性玻璃体视网膜病变(PVR)	填充硅油是维持视网膜在位的最有效方法。玻璃体中的明显色素往往提示将发展为更严重的玻璃体视网膜增殖(参见图 53-1) 典型的填充持续时间:3~6 个月
	可能发生增生性玻璃体视网膜病变(预防)	硅油起到占据玻璃体腔空间的作用 典型的填充持续时间:小于 3 个月
	增生性糖尿病视网膜病变	填充硅油是维持视网膜在位的最有效方法,硅油同时可预防玻璃体积血 典型的填充持续时间:3~6 个月
	眼内炎	若有视网膜脱离或损伤(裂孔或坏死),或有大量再积累的碎片,术后视网膜的可视性往往较差 典型的填充持续时间:小于 3 个月
永久(永远)[d]	复发/难治性视网膜脱离	填充硅油是唯一可预防眼底情况进一步恶化的手段(视网膜脱离、复发玻璃体积血)。硅油必须定期置换
	严重低眼压,眼球萎缩	填充硅油是唯一可预防眼部病情进一步恶化的手段。硅油必须定期置换 最好是摘除晶状体,"100% 填充"指的是填充整个眼球,而不仅仅是玻璃体腔[e]

注 a,在此仅列举了一部分情况。b,100% 完全填充的状态下对体位无严格要求。c,由于病情反复,延长或加倍硅油填充时间并不少见,但"硅油置换"是必需的。d,我的体会:这是唯一一种会应用 5 000cst(厘斯)硅油的情况。e,参见第十三章 3.1。

---

11 数周、数月或永久,视适应证和眼的状况而定。

3.1 硅油的种类

- 黏稠度：硅油两种常见的黏稠度分别为 1 000 ~ 1 300cst 和 ≥ 5 000cst。
—理论上，黏稠度越高，硅油延长乳化时间越长[12]。
—黏稠度越高，硅油的注入和取出尤其是取出的难度越高。
- 分子量：传统硅油和"重"硅油。
—传统硅油[13]的密度为 0.97，它会浮于水面（平衡盐溶液、房水）。
—"重"硅油的密度为 1.02 ~ 1.06，它会沉在水底（平衡盐溶液、房水）。

3.2 硅油达到 100% 填充[14]

硅油应与视网膜[15]、睫状体、晶体后囊（或无晶状体眼中的虹膜）的全表面接触。为了达到此目的，术者要做到以下几点。

- 用硅油小心置换玻璃体腔内容物（通常是空气）。
—实际上是要做到眼压[16]轻微升高，以达到轻微的过度填充，从而可代偿术后玻璃体腔容积的增加[17]。

> **问答**
>
> 问：硅油达到 100% 填充的好处是什么？
>
> 答：理论上，完全填充时细胞无法堆积，增殖膜无法形成，从而降低了增生性玻璃体视网膜病变的风险。

- 预防移除套管时硅油溢出（图 14-3）。
—这么做的另一个原因是要避免硅油在结膜下堆积[18]。

---

12 这里是"假设"。乳化也取决于许多其他因素，即使使用较高黏度的油，早期乳化也并不少见。
13 硅油的分子量为 37kDa，而重油的分子量为 74kDa。
14 技术细节参见第三十五章 4。
15 巩膜环扎意味着眼球壁的弧度变化太大，硅油无法跟随；在充满油的眼中，压痕中心斜坡底部总是有一个小的水环。
16 我的目标通常为 30mmHg。
17 术中玻璃体腔容积的暂时减小是由于血流量增加而引起的脉络膜厚度增加所致。其他因素可能包括视网膜前出血、虹膜/晶状体隔膜后移（如由于前房中的空气或粘弹剂）等。
18 这会给患者带来异物感，年轻女性也经常抱怨眼"看起来很丑"（参见第三十五章 4.4）。

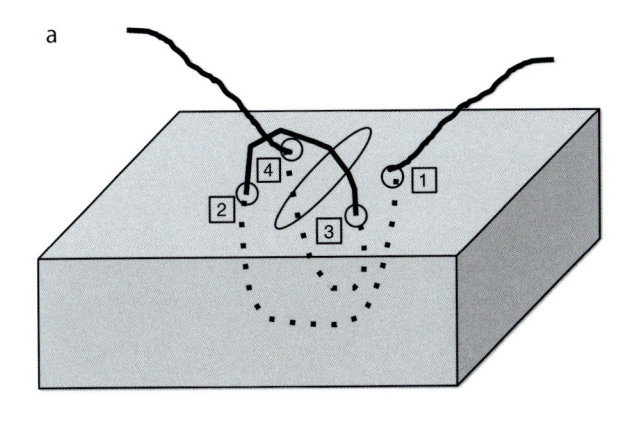

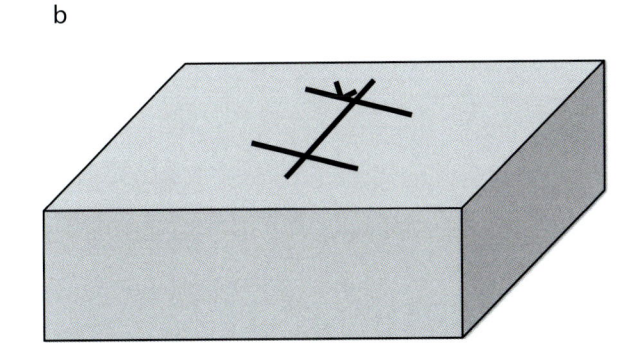

图 14-3 用双环缝合法关闭巩膜切口以避免硅油溢出

注 图a，进针口（1，3）和出针口（2，4），数字代表操作顺序。图b，剪线后呈关闭状态的切口。

如果填充不完全，当患者直立时，眼下部将出现一新月形液体堆积[19]。炎性碎片聚集在此液体池中，增加了增生性玻璃体视网膜病变的风险。

> **小贴士**
>
> 应用"重"硅油时，液体池出现的方位会被完全改变。在传统硅油中，增生性玻璃体视网膜病变起始于下方；而应用"重"硅油时，病变则起始于上方（表14-2）。

---

19 根据欠填充的程度和瞳孔的大小，硅油的半月形界面实际上可以在裂隙灯下观察。

表 14-2　不同重量硅油欠充带来的影响

变量	传统硅油	"重"硅油
结果：常见	液体在下方堆积	液体在上方堆积
结果：有可能发生	下方细胞增殖、膜形成 下方增生性玻璃体视网膜病变或视网膜脱离，造成上方对应视野缺损	上方细胞增殖、膜形成 上方增生性玻璃体视网膜病变或视网膜脱离，造成下方对应视野缺损
增生性玻璃体视网膜病变/视网膜脱离的二次手术[a]	视网膜切除（+硅油再填充）	视网膜切除（+硅油再填充）
再手术对患者的影响	上方部分视野缺损（对日常生活的影响不一定很大，但由于视网膜切除可能缺损范围较广）	下方部分视野缺损（对日常生活的影响较大，若此前视网膜切除是在下方，缺损范围可能更小）
再手术对术者的影响	从技术上来说，对下方视网膜的操作较容易	从技术上来说，对上方视网膜的操作较难
硅油取出	从技术上来说容易	从技术上来说较难

注　a，巩膜扣带术不在此范围内。

应用硅油时，有几个关于晶状体的重要问题[20]（表 14-3）。

表 14-3　应用硅油时，关于晶状体的几个重要问题

问题	答案	原因
如果是（要保留）有晶状体眼，是否应在玻璃体切割术前常规做生物学测量？	是	有可能在术中而非术前，才能判断是否需要使用硅油 在硅油眼中生物学测量的准确性会降低[a]
是否在所有玻璃体切割术中都应为已知将进行硅油填充的患者摘除晶状体？	是/否	是：若眼无有效调节[b]，很可能出现硅油依赖；若在硅油填充期间该眼可能会发展为白内障 否：如果是年轻且调节力好的患者
是否植入人工晶状体？	是/否	是：若术后很可能出现增生性玻璃体视网膜病变或是高度近视眼[c]，应在 6 点位行虹膜周切（参见第三十五章 6） 否：其余病例

20　手术医生必须记住，意外的并发症总是会迫使其填充硅油，即使在最初从来没有过这一计划。

续表

问题	答案	原因
若植入人工晶状体，是否应行后囊切开？	是	囊袋可能在硅油取出前浑浊，随着后发性白内障发展，将妨碍观察眼底
若植入人工晶状体，是按保留硅油计算还是按硅油取出计算？	按无硅油填充眼	除非在术前就能确定将永远无法将硅油取出。但是，关于这种可能性必须在术前与患者充分沟通（参见第五章）。

注 a，参见第四章 5。b，正视眼且患者年龄大于 45 岁；对于远视眼或近视眼，以及年龄较年轻的患者，会有不同的答案；应由患者决定。c，不需要屈光矫正。这可能是一个有争议的建议，但我并没有发现植入 OD 人工晶状体带来的好处（参见第四十二章 1）。

3.3 硅油带来的并发症

- 高眼压。
- 白内障（参见表 14-3）。

—糖尿病患者中，白内障的发展可能会延迟。

- 硅油移位到前房。这可能发生在以下情况。

—术中，由于晶体悬韧带松弛或离断，常见于高度近视眼。

—术中，由于过度填充。

—术后，硅油被脱离的视网膜[21]推至前部（参见图 35-4），或较少见情况下，严重出血。

> **小贴士**
>
> 若医生在随访中发现前房有上次随访未出现的硅油，则应首先判断是否有新发的视网膜脱离。

- 若视网膜脱离而牵拉力将其撕裂，硅油可能移位至视网膜下方。

—这种撕裂常呈典型的椭圆形（图 14-4），并且较大、靠近中央。

- 在有晶状体或人工晶状体眼中的远视性漂移，约 +5D[22]。
- 若硅油在较长时间内经常或反复接触角膜内皮，将可能出现角膜带状变性。

---

21 如果视网膜撕裂而硅油进入视网膜下间隙，可能根本没有硅油进入前房或进入到前房的过程暂停了。

22 在无晶状体眼中，由于油隆起的形状，屈光度会出现相应下降；在近视眼中，近视将减轻。

——这是由角膜表层钙羟基磷灰石沉积导致。奇怪的是，若前房充满硅油（与角膜内皮完全且持续接触，而非间断接触），这种角膜带状变性反而会明显滞后。这就是眼球萎缩趋势患者需达到100%填充的原因[23]，并且最好使用5 000cst的硅油（延迟乳化）。

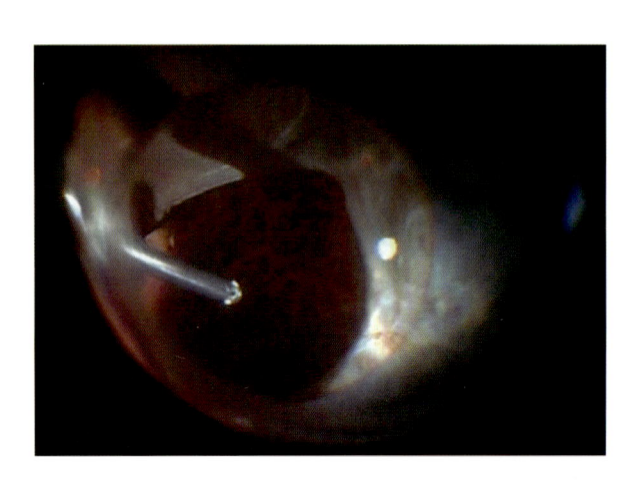

图14-4　硅油下二次牵拉性视网膜撕裂

注　撕裂部位的形状很典型，几乎是特异性的：呈卵圆形，且常沿着该区域的神经纤维走行。

3.4　与硅油取出相关的并发症

• 若前次手术直接用"重"硅油置换全氟化碳液体，硅油可能黏附在视网膜上：这是一个能轻易避免的问题[24]。

• 视网膜脱离，大约有1/5的发生率（参见第三十五章4.6）[25]。

• 取出硅油后视力下降：所幸的是很少发生。为什么硅油取出后视力会下降且无法恢复，尚无确切答案。

23　油与内皮永久接触，使少量残留的水不可能进入角膜基质。即使如此，角膜并发症也是不可避免的。

24　一种高黏性溶液，使随后的硅油去除非常困难。最好通过先行气液交换再填充硅油，而不是直接用重硅油置换重水。

25　这一数字取决于许多因素，如原发病、原始手术和随后手术的类型和质量以及上次手术以来的眼内变化。

4　全氟化碳液体

跟真正的眼内填充物不同，重水是一种术中工具，玻璃体切割术后并不留在眼内。它在很多情况下是术中的"好帮手"，但不可过度使用（表 14-4）。

表 14-4　全氟化碳液体在不同情况下的常规使用 *

情况	是否常规使用全氟化碳液体	原因
巨大裂孔的视网膜脱离，尤其是脱离的视网膜发生了翻转	是	不使用全氟化碳液体的情况下，将很难把视网膜翻转归位
稳固一个浮动的或全脱离的视网膜	是	如果不使用全氟化碳液体，玻璃体切割头很可能会咬切到视网膜，尤其是朝向/在视网膜的外周甚至中央
控制急性眼内出血	是	能压迫出血点且不会与血混合
排出脉络膜上腔出血	是	有助于将出血向前、向巩膜切口（即向外）排出
完全打开闭合漏斗/360°视网膜切除	否/是	否：如果是靠全氟化碳液体来打开/展开沿周边环形切割而塌陷视网膜的 是：若全氟化碳液体的注射是在漏斗已被粘弹剂部分分离且牵拉力已解除之后进行
需要额外的视网膜下操作且视网膜不易避开	是 [a]	便于到达视网膜下空间/网膜背面，操作完毕，需小心移除所有的全氟化碳液体
松弛性视网膜切开术/<360°视网膜切除	是/否	是：仅用于视网膜无法在气体下复位的情况
计划进行内界膜剥除的中央视网膜脱离 [b]	是/否（主观判断）	是：使用全氟化碳液体虽然无法避免视网膜移动（参见第三十二章 1.6.1），但是可使网膜复位 否：若使用特殊的内界膜剥除技巧，则无须使用全氟化碳液体（参见第三十二章 1.6.2）
将掉下的核移至表面	是/否	是：若核太硬，且超声粉碎可能损伤角膜或视网膜 否：其他情况下 [c]
非金属眼内异物	是/否	是：眼内异物较大或其形状/表面无法安全地使用镊子抓取 否：其他情况下，昂贵且不必要
金属眼内异物	否	应当使用磁吸棒。此外，全氟化碳液体有可能将异物淹没而非令其漂浮起来

续表

情况	是否常规使用全氟化碳液体	原因
将掉下的人工晶状体移至表面	否	通过其触感，能用镊子轻易抓取人工晶状体（参见第四十四章2.2）
排出凝固的脉络膜上腔出血	否	不起作用
"普通"（"一般"）视网膜脱离	否	昂贵且不必要。同时有残留全氟化碳液滴的风险[d]。只有当裂孔太靠近周边，导致无法完全排空视网膜下液时才考虑使用
牵拉性视网膜脱离/玻璃体后部脱离	否	解除牵拉力是手术成功的关键，这并不需要常规使用全氟化碳液体。只有当牵拉力全部解除而视网膜在气下仍无法复位，或裂孔太靠近周边导致无法排液时才应用全氟化碳液体
牵拉性视网膜脱离/增生性玻璃体视网膜病变	否	

注 *定义的全氟化碳液体使用与否，不是因为眼部病情需要，更多是因为同行压力或是因为术者没有有意地权衡不同情况下全氟化碳液体的好处/坏处。a, 全氟化碳液体注入视网膜下腔（即视网膜后）。b, 参见第五十六章。c, 全氟化碳液体泡越小，就越像一个真实的球体；部分填充时，晶状体颗粒倾向于向气泡赤道方向滑动，即接近视网膜。为了保持颗粒的中心位置，要么粘弹性物质需要以环状的形式注入，要么将整个玻璃体腔注满全氟化碳液体。d, 当二次手术时，前次手术中缺乏经验的术者将大的全氟化碳液滴留在玻璃体腔或小的全氟化碳液滴留在前房或网膜下的情况并不少见。

使用全氟化碳液体的并发症如下。

• 全氟化碳液体易挥发。

—护士不应将其置于敞口的容器内，否则全氟化碳液体将很快挥发于空气中。

—正是因为这种挥发性，在注入眼内时，即使护士十分小心地排空了套管中所有的空气，也无法避免将小气泡注入玻璃体腔[26]。气泡通常位于正在扩大的全氟化碳液滴的前（即上方）表面并保持在中央位置（参见图33-1）。

—在充满气体的眼内，全氟化碳液体仍然会挥发：小气泡将聚集在后囊或人工晶体后表面。这将影响视线（气泡能被轻易抽吸，但若气体没有被液体置换，将很快再堆积），并且导致后部重水减少，影响作用。

• 无意间残留于视网膜下的全氟化碳液滴是具有潜在毒性的。除非全氟化碳液滴是在中央凹下，否则没有必要为抽吸全氟化碳液滴再次进行手术。

26　由全氟化碳液从注射用套管内部蒸发引起。

> **问答**
>
> 问：全氟化碳液体注入是否必须使用双向套管？
>
> 答：否。即使是带瓣套管的渗漏也足以让灌注液或气体排出。术者在注入全氟化碳液体时应观察视盘，一旦视盘颜色变浅，应停止注入，排空灌注液或气体后再继续。这种置换的主要缺点是重复植入无处不在的气泡。

5 粘弹剂[27]

粘弹剂有以下几个作用。

- 创造空间：分离两组织（参见第十三章 3.1）或增加两组织间空间的大小（参见第三十二章 3.1.5）。
- 维持空间：维持视网膜漏斗开放或前房深度。
- 止住或分离新鲜的出血。
- 直接/间接控制液体流：通过减少房水流出，增加眼压或将硅油赶出前房（图 14-5）。
- 阻断/预防液体流：阻止硅油进入前房或阻止眼内液从切口流出。
- 阻断/预防组织移动：阻止虹膜从伤口或穿刺口脱出。
- 预防水在表面凝结（参见第二十五章 2.3.4）[28]。
- 机械性保护：起到栓子的作用，防止染色剂进入黄斑裂孔；用镊子抓取尖锐的网膜前异物时。

6 缝合

下面将针对缝线、缝针和术者操作的几条最基本原则进行阐述。

- 不能夹持针的尖端。
  —其中一个常见错误是缝针的针距太宽，导致出针时不可避免地需要夹持针尖。

---

[27] 请允许我避免使用"眼科粘弹手术装置"一词，我更喜欢用四个轮子的自动装置（一辆车）来称呼。关于粘弹剂使用的详细介绍参见第十三章 3。

[28] 为此，使用的是材料的"粘性"，而不是"弹性"。

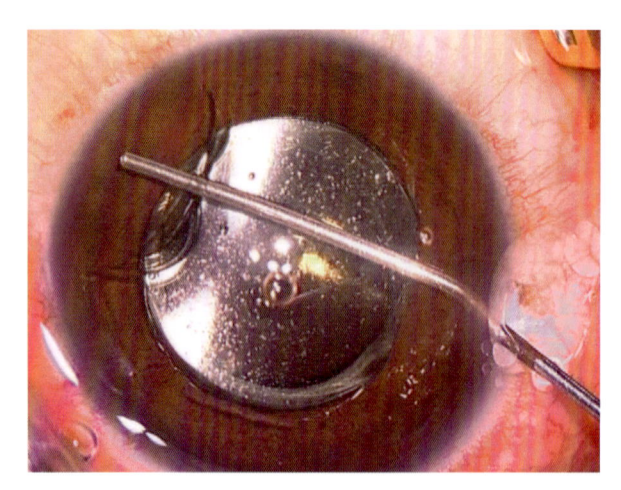

图 14-5　用粘弹剂将硅油赶出前房

注　套管针头通过颞侧穿刺口进入前房,并伸向前房的最远端。缓慢注入粘弹剂并压迫切口下唇。针头与穿刺切口垂直,这样粘弹剂对两边有一致的作用力(实际上是 360°)。若针头倾斜,角度更大的一侧将残留更多硅油,最终硅油滴将破裂,此时排出硅油操作更复杂。粘弹剂将硅油向它流向的对侧驱赶,硅油将轻易地从切口处溢出(参见图 35-3)。

- 缝合通道(轨迹)总是大于通过其中的缝合材料。

—术中沿全层角膜缝合口的渗漏是不可避免的(参见图 63-2b),但伴随组织水肿的压迫,这一现象会减轻。

- 缝合时不要夹住角膜(参见表 63-3)。

—缝合时夹住角膜十分不必要,因为缝针足够锋利,能顺利进入、穿过角膜并出针,它不会推动组织产生位移[29]。

- 所有的缝合都是通过压迫组织来完成的。在大多数组织中,过度压迫不会带来不良后果。

—在角膜中,过多的压迫会导致组织变形,从而妨碍患者和医生的视线。

- 角膜上的所有线结都要埋线。

—线结太大将影响埋线。

—线头要剪短。

29　在其他组织中,进针时的阻力很高,因此,组织倾向于与针向同一方向移动。镊子就是用来抵消这种运动的:手术医生把组织向针行进的相反方向移动。

小贴士

刀片比剪刀更适用于剪线（图14-6）。因为能给术者更好的可视性（剪刀可能遮挡视线）和准确性（让缝线靠近刀刃，而不是反过来），从而为术者提供更好的操控性。

即使玻璃体视网膜手术的主刀医生可能一辈子都不用进行角膜缝合[30]，但在微创玻璃体手术和外伤手术中还是需要关闭巩膜切口的（参见第二十一章8.3和第六十三章5）。

问答

问：在微创玻璃体手术中什么时候需要缝合巩膜切口？

答：默认的选择是不缝合——这就是为什么微创玻璃体切割比传统的20G能给患者带来较好的舒适感。但是，如果伤口渗漏或使用了硅油，建议还是进行缝合以避免术后出现低眼压或结膜下硅油渗漏。

缝合巩膜切口时，常使用7/0薇乔线或丝线。前者可吸收[31]，而后者不可吸收，这就是强烈建议使用前者的原因。

缝合的难点在于实际上很多时候结膜或巩膜切口并不可见。

- 如果填充了硅油：

—术者用非优势手操作有齿镊将巩膜抓住，然后轻轻提起[32]。

—术者用另一只手移除套管。

—护士将持针器置于术者伸出的手掌中，需要确保针的方向正确（参见图54-7）[33]。同时，术者要保持非优势手夹持巩膜切口使其闭合。

—用双环缝合法以保证提起缝线时的瞬间将巩膜切口关闭（参见图14-3）。

若因结膜出血或水肿导致巩膜切口不可见，则可能需要打开结膜。

---

30 很难想象。
31 无论是结膜还是巩膜，薇乔线都不需要拆除。
32 带小齿的Colibri型镊子是最理想的选择。
33 另一例子证明了一名好的护士很重要。

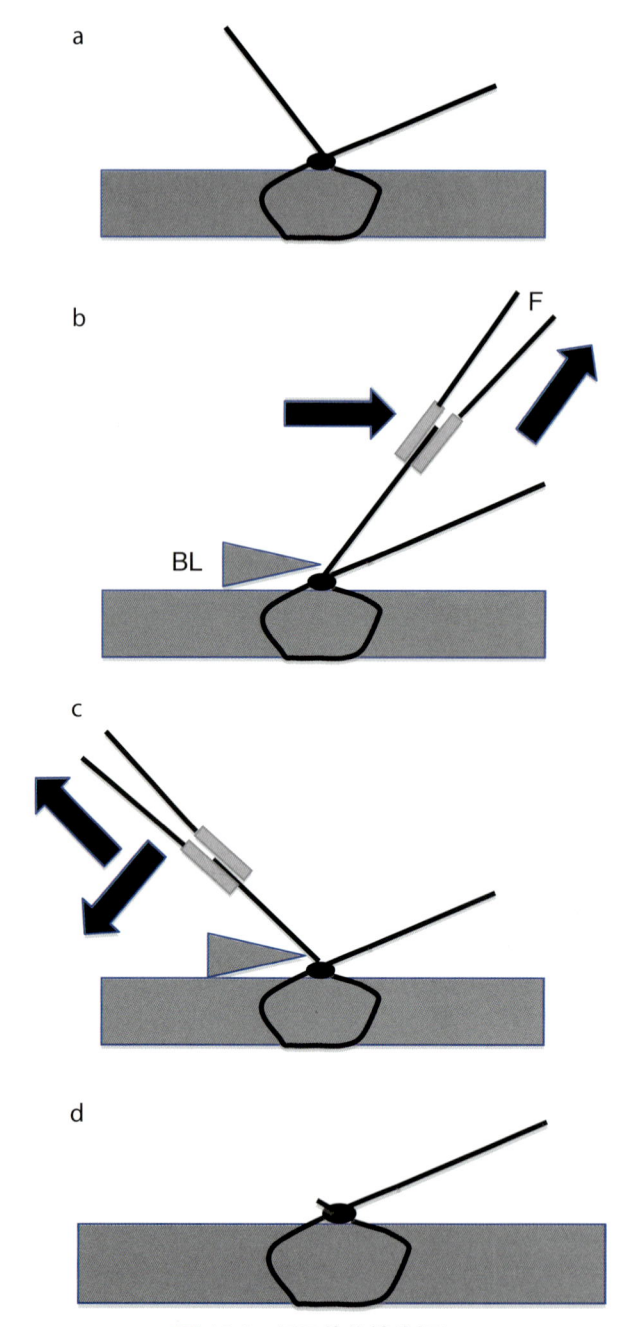

图 14-6 用刀片将缝线切短

注 图 a，缝线在位，完成打结。图 b，镊子（F）夹住其中一根线尾，刀片（BL）置于理想的位置上（需要断线的地方）。将线向上方、远离刀片的方向提起（箭头）。图 c，继续将线上提，并向刀片的方向移动。将刀片稍微向缝线的方向移动，此时要提紧缝线，使刀片在滑动时缝线并不会推开（为了简单起见，没有显示这些移动的动作）。图 d，最后结果是线结足够短，以便于埋线，但又不会因太短而导致滑脱。此时尚未切断第二根线。

第十五章
麻醉

为了让玻璃体视网膜手术医生在手术中能"静心"[1]，患者必须感觉不到疼痛而且眼球不能移动（失运动能，"阻塞"）。还能感到疼痛或能进行明显眼球运动的麻醉是不能进行玻璃体视网膜手术的。

> **小贴士**
> 微小的眼球运动是可以容忍的，因为手术医生能利用眼内的两个仪器相当稳定地控制住眼球。然而，当进行精细操作时，手术医生不应被迫在手术任务和保持眼不动之间分散注意力。

麻醉包括局部麻醉（简称局麻）和全身麻醉（简称全麻）两种类型，两者各有优缺点（表15-1）。无论哪种方式，手术医生都必须对麻醉师抱有绝对的信任（参见附录2），并将其视为团队中的一员（参见第十六章1）。

局部麻醉的优点之一是手术医生可以在手术过程中与清醒的患者进行沟通。例如，我经常在严重损伤的延迟手术中这样做。对于这样的眼而言，有一些病变或其影响只能在术中发现[2]，每一种可能的治疗方案对患者都有不同的影响，最好是与患者共同作出决定。

表 15-1　玻璃体视网膜手术中的麻醉类型及优缺点

麻醉方式[a]	优点	缺点
局部麻醉	费用低 术中可与患者交流[b]	眼球可能并非绝对不动 患者可能会移动[c]或因静脉麻醉而入睡。当患者入睡后突然醒来并不经意地移动时，可能会带来问题

1　让他专注于手术，而不是专注于因为疼痛而移动或抱怨的患者。
2　因此，最初的计划可能必须彻底改变（参见第三章1）。

续表

麻醉方式[a]	优点	缺点
局部麻醉	可以让患者自己移动，从而轻松改变头位	患者可以听见手术室里所有对话[d]
	接台时间短[e]	球周出血或严重结膜下水肿
	患者能自行躺在手术台上并自己步行或坐轮椅进出手术室，最多只需一名医务人员协助	眼球穿通伤的风险
	玻璃体视网膜手术的奇妙之处：有些患者能看到眼内操作过程，并将其描述为美妙的体验[f]	如果手术时间长，可能需要再次给药
		要有麻醉师在场以防万一
全身麻醉	完全无痛	需要昂贵仪器
	手术过程中身体和眼球绝对不动[g]	需要（支付给）一名麻醉师和一名额外的护士
	患者全身情况密切监护	N_2O 有可能弥散到玻璃体腔气体（参见第十四章）
	血压情况相对容易控制[h]	气管插管拔出后的咳嗽有可能导致暴发性脉络膜出血
	如果机器故障或手术时间比预期长，不会对术者施加额外压力	接台时间经常超过 30min
		术后恢复时间更长

注 a，患者的全身状况是另一个因素，这可能是选择哪种麻醉方式的决定性因素。在有很好的医疗保障的国家，很少遇到如血糖或血压控制很差的患者，这几乎不是一个需要做选择的问题，但在大多数国家中这是相当普遍的。b，详见正文。c，常常是因为背部或颈部疼痛。如果正在进行精细操作，如内界膜剥离，即使患者的腿部运动也可能牵连导致头部的运动。d，不一定是咒骂（虽然这也会发生），但是，如机器出现故障，或者外科医生提到了昨晚的足球比赛（"医生没有完全专注于我！"）。e，在我工作的一个手术室中，从完成前一台手术到能够开始下一台手术的平均时间是 7min。如果设备配备得当，这在使用全身麻醉时也是可以实现的，但它需要大量昂贵的额外设备。f，显然，这并不代表选择局部麻醉的指征或理由，但它确实能够给予这些患者一段不可磨灭的记忆。g，麻醉师不应在听到眼底外科医生的口头确认之前唤醒患者。h，大多降至正常范围；脉络膜黑色素瘤的玻璃体切割术中低血压。

1 如何决定麻醉的类型

应该由患者和手术医生来决定麻醉的类型[3]。然而，在下列情况下，需要或应

---

3 有时手术室的设施决定了使用何种麻醉方式。

该考虑是否选择全身麻醉[4]（图 15-1）。

- 年轻患者[5]。
- 不成熟、不可靠、有精神障碍、怀有恶意或有幽闭恐惧症的患者。
- 接受重复玻璃体切割的患者，特别是需要多次或近期接受的手术[6]。
- 由于全身情况，如驼背或腰痛而不能长时间仰卧的患者。
- 需要进行某种特殊类型的操作要求（如人工系统性低血压）的患者，这种情况需要严格的控制，而且对于清醒患者来说，可能过程会不愉快。
- 手术可能需要长时间或重复性的操作，这可能很难靠局部麻醉完成（360°巩膜外垫压，冷冻，分离 / 勾取眼外肌等）。
- 患者要求使用。

如果使用眼内气体填充，则需要一定的谨慎，以避免术后填充的百分比下降（参见第十四章 2）。

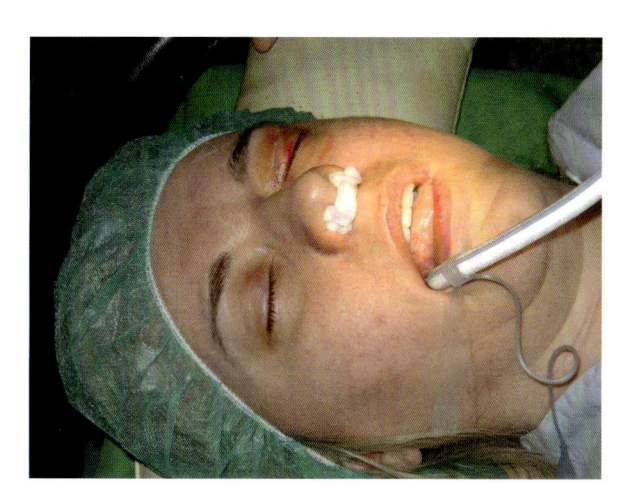

图 15-1 为患者准备全身麻醉

注 特别是当患者的头部固定在正确的位置时（参见第十六章 6），从鼻腔内排出的物质可能会流向结膜，从而进入眼内。鼻孔处应贴卫生棉，以消除这个可能导致眼内炎的风险来源。

---

4 这也意味着由负责铺手术巾的人做特殊准备。
5 这不是严格意义上的生理年龄的问题。一名 17 岁的患者可能已经足够成熟，可以在局部麻醉的情况下进行手术，而一名 30 岁的患者可能仍然"太年轻"而无法进行同样的操作。
6 在发生炎症、水肿的组织中，麻醉药的效果会降低。

2 如果选择了局部麻醉

大多数病例首选局部麻醉[7]。手术医生可以从多个潜在的选项中进行选择，这些选项在表 15-2 中进行了讨论。

表 15-2 玻璃体视网膜手术中局部麻醉的类型

麻醉类型	评论
局部（表面）麻醉	即使眼表面完全麻醉，某些眼内操作也会引起疼痛。此外，眼还能移动，这是手术医生必须面对的问题，即使在整个手术过程中保持着完全的麻醉 总结：不推荐在玻璃体视网膜手术中使用这种麻醉[a]
Tenon 囊下（球前）麻醉	后球表面的冲洗（通过结膜和 Tenon 囊的开口）导致立即麻醉和在延迟几分钟后的失运动能。药物可以通过钝的金属套管或灵活的硅胶管运送 总结：这是一种安全有效的操作，但经常作为备选而非首选
球周麻醉[b]	这一麻醉方法是非常有效的，同时将视神经或主要眼眶血管受损的风险保持在最低限度。针头长度不应超过 18mm 总结：在局部麻醉中这是较好的选择
球后麻醉	深入眼眶的针头总是会带来损伤视神经的风险（特别是如果患者被指示将视线离开注射部位）或损伤主要的眼眶血管。针头长度不应超过 31mm 总结：如果可能的话，避免使用这种操作，但如果必须使用时，让患者将视线朝向针头或保持在初始的位置

如果手术过程中需要增加球周麻醉，请记住眼眶的体积是有限的，并且会对眼球产生（额外）压力。如果眼球是开放的，眼压升高可能带来危险：要确保套管的阀门不会漏，所有的切口都已关闭，逐渐注射，并在重新打开眼时小心
如果玻璃体切割术是在表面麻醉下进行的白内障手术（掉核）后进行，在球周注射前应缝合切口。注射不超过 2mL，然后用 Tenon 囊下麻醉作为补充

注　a, 一些手术医生坚持认为，在"短病例"中使用局部麻醉是可接受的。然而，如果出现并发症，"短病例"可以迅速变成"长病例"。我已经看到了相当多的手术，当在"短病例"期间，手术医生被迫在术中切换、改用一种更强效的麻醉。b, 球周和球后注射都是在颞下进行的，且这类麻醉伴随着静脉镇静。

---

[7] 除了罕见的例外（参见上文），我所有的手术都是在局部麻醉下进行的。

> **问答**
>
> 问：球周注射应该由谁执行：手术医生，他的助手，还是麻醉师？
>
> 答：只要受过良好的训练即可，并没有硬性规定。手术医生亲自进行注射的唯一优点是，如果出现并发症，他不会去责怪其他人。但缺点是，这会占用手术医生在两台手术之间休息的时间。

对于手术医生来说，在手术前和手术中反复告诫患者不要移动是非常重要的。我会告知我的患者以下几点。

• "不要移动"就是不要移动。不要移动您的头，不要移动您的手，也不要移动您的脚。

• 如果您确实需要移动（因为您的背部疼痛或您需要打喷嚏、咳嗽等），提前告诉我，然后我会将仪器从您的眼球里取出，并一直等到您告诉我可以继续为止。

• 闭上另一只眼。不要挤眉弄眼，不要试图左顾右盼。这只眼将被手术单覆盖，所以您无论怎样也是看不到任何东西的。

• 手术单下会提供额外的氧气，这样您就不会有窒息的危险。如果您觉得您需要更多的氧气，告诉我，我们会增加氧气的流量。

• 在手术中我可能要做一个特别精细的动作[8]，这时您一定要更加静止，就好像您被冻住了一样。从您视网膜表面的薄膜上，我必须移除一层膜，它非常薄，如果您像堆叠墙上的砖块一样把40个这样的膜堆叠在彼此的顶部，它也只有人类的一根头发那么厚[9]。

• 欢迎您在手术过程中向我提出任何问题，但当您提出问题时，请确保只移动您的嘴唇和舌头。我会回答您的问题，即使不是马上回答。

在这种情况下，我做了一万多次手术，只有2例因为患者的活动而不能完成操作，无一例因为患者的活动而导致严重并发症。对于给清醒状态下的患者做手术的医生来说，一个重要的警告是：如果出了问题，你大声表达出你的沮丧情绪，即使问题很小[10]，患者也会听到你的声音……

8　如内界膜剥离。

9　大多数患者无法想象"2μm 厚"真正意味着什么。

10　"哎呀！"或那些不可描述的脏话。

3　局部麻醉中使用的药物

玻璃体视网膜手术中局部麻醉可选的不同药物组合见表 15-3。

表 15-3　玻璃体视网膜手术局部麻醉的药物选择

药物	选项 A	选项 B
球周用药	以下混合物 6mL： 0.5% 丁哌卡因 4.8mL 2% 盐酸利多卡因 1.2mL 1% 肾上腺素 0.024mL 透明质酸酶 9U	以下药物 1∶1 混合 4～8mL： 0.5% 布比卡因 2% 盐酸利多卡因
静脉用药	咪达唑仑 1～2mg 芬太尼 0.05～0.1mg	咪达唑仑 0.5～1mg/kg
镇静用药	芬太尼 0.05mg	异丙酚每小时 0.3～0.6mg/kg
局部用药	丁氧普鲁卡因 + 散瞳药：盐酸环喷托酯、环戊醇胺酯、托吡卡胺、新福林	

第十六章
手术台上的术者

起初，玻璃体视网膜（VR）手术的准备工作是相当耗时的，但后期就会变得相当便捷：某些操作仅需进行一次；而其他的操作则变得越来越常规化。然而，为了能够减少在进行一些复杂的、高风险的手术中所遇到的、无法避免的紧张局面的发生，最初的准备工作必不可少。

> **小贴士**
> 如果玻璃体视网膜手术的准备工作不充分，将增加术者的压力、并发症的发生率，并且从长远来看，也会威胁到术者的身体健康。

1 手术室人员

- 术者应该与一名训练有素、专心、细心的护士配合进行手术（参见第六章）。
- 巡回护士[1]必须全程在场。该护士必须知道在哪里可以找到：

—所有的设备、器械、工具、材料、耗材、备用物品等，以及在术中可能需要使用的任何物品，甚至包括一些不常用的物品[2]。

—任何一名可能需要到场的其他人员[3]。

- 麻醉师：如果手术在局部麻醉的条件下进行，麻醉师不必全程在手术室内，但必须要随叫随到，以防患者出现需要麻醉师进行干预的全身情况。

---

1 一名知识渊博且尚未洗手上台的护士。
2 备用灯泡、其余部件、延长线、电池充电器、手电筒等。
3 其他玻璃体视网膜手术医生、清洁人员、电工、现有设备维修技师。

手术室护士和巡回护士都需要熟悉汇编了以下信息的表格[4]的位置和细节。
- 如何混合眼内（注射或灌注）和局部（强化的局部、眼周、结膜下）药物，如抗生素和类固醇。
- 如何混合眼内气体以达到所需浓度[5]。
- 所使用主要设备（玻璃体切割机、激光等）制造厂家的至少两名代表的联系信息（姓名和手机号码）[6]。

> **小贴士**
>
> 准备一台备用玻璃体切割机是非常明智的做法，哪怕是一台较旧、较落后的机器。该设备仅用于应急，在常用机器出现故障、不能立即恢复正常使用的状况下使用。

2 手术台和术者的座椅

2.1 手术台

术者可以调整手术台的以下几方面。
- 高度。
- 在任一方向上的倾斜角度。
- 头部的倾斜角度（参见第十六章6）。

理想情况下，应该有一个"U"形的腕部支架[7]固定在手术台上，并且其高度

---

[4] 此列表必须以一种易于获取的电子文档形式保存，并打印出来贴在手术室内的墙壁上。其电子文档应该储存在一台未设密码保护的计算机上。

[5] 我曾经遇到一系列的病例，其眼内气体被迅速地吸收了。在一段时间内，我们都无法确定其原因，结果是制造商改变了瓶中气体的浓度。

[6] 如果只有一台机器可用是相当致命的，这是一个非常危险的情况。

[7] 一名玻璃体视网膜外科医生在手术时，使用的是他的手和手指，而不是像普通外科医生那样，使用他的手臂来进行手术。

也应该是可调节的（图16-1）[8]。手术台的支撑部分必须足够远，使术者的脚部能够不受阻碍地踩到三个脚踏板[9]。

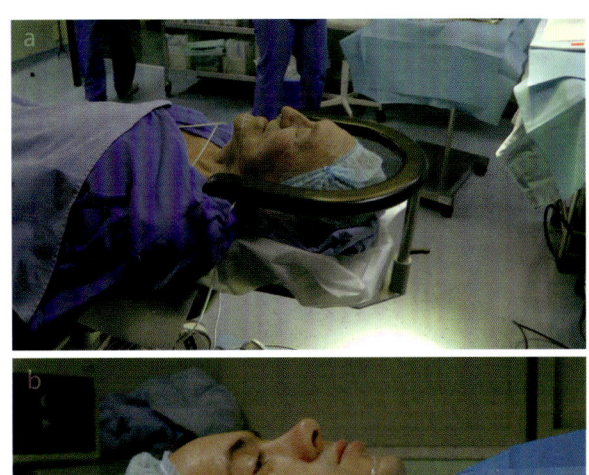

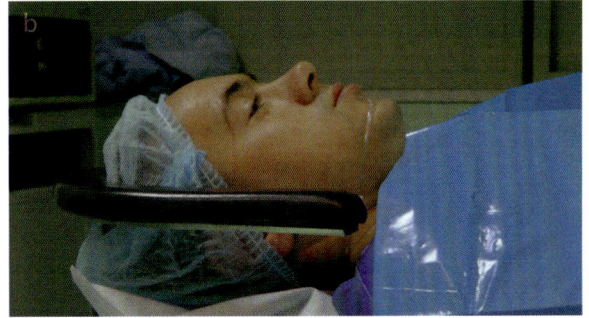

图 16-1　手术台上的"U"形腕部支架

注　图 a，"U"形支架应该足够靠近患者的头部，这样术者在玻璃体腔内进行操作时，其手腕能得到支撑，同时要留下足够空间放置集液袋（这需要优化"U"形支架的形状和尺寸以达到这些目标）。"U"形支架不宜过硬，以避免对术者手腕产生反作用力。图 b，"U"形支架也必须处于与眼球相适宜的高度。最适宜的高度是"U"形支架的顶部刚好位于比外眦略低的水平面上；图中所示的位置明显过低。"U"形支架放置过低，则无法提供有效支撑；如果太高，则影响对眼的操作。后者在进行前段手术时尤其明显，如前房积血冲洗术或晶状体摘除术。

2.2　术者的座椅

一把设计良好的术椅应满足以下标准（图 16-2）。

- 有轮子，能够较容易地将其移动。
- "足迹"较小：椅子的腿不能伸得太远，这样将阻碍术者靠近手术台。

8　一些医生认为，他们的双手非常灵巧，震颤的幅度极小（参见第四章1），因此，他们不需要对手腕或小臂进行支撑。可能确实如此，但问题是，为什么要拒绝使用一种便宜且非常有用的设备来增加人工操作的安全性呢？

9　显微镜、玻璃体切割机、激光（参见第十六章3）。

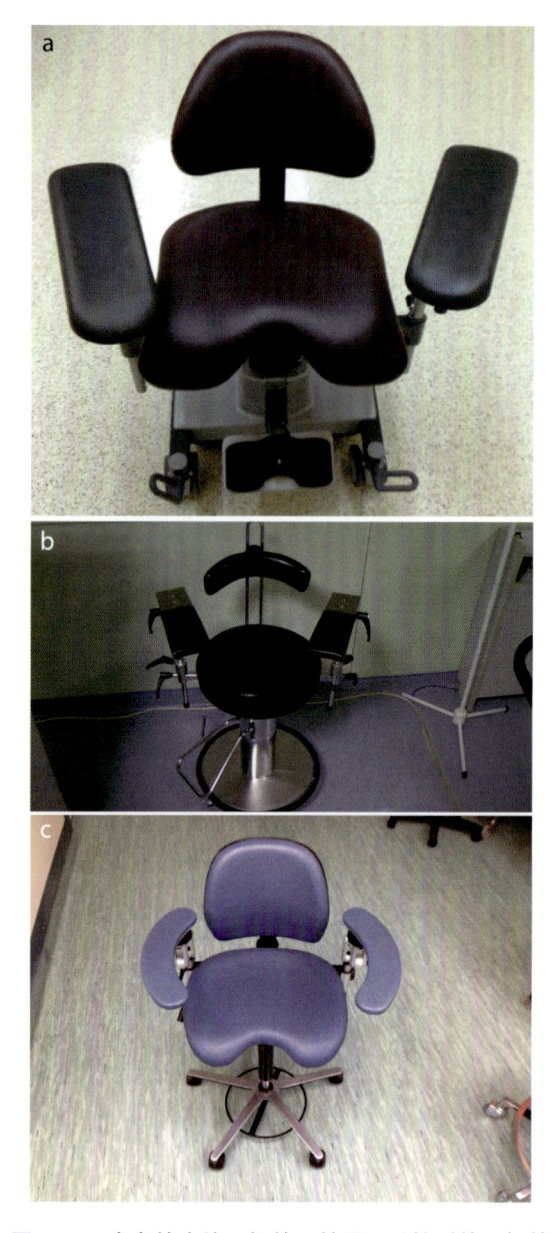

图 16-2 术者的座椅：好的，勉强可以接受的，坏的

注 图 a，一款能够满足所有需求的座椅：很容易进行移动，同时每一条椅子腿上都有由术者控制的锁定系统；椅腿不向外突出；有电池组支持电动调节高度；拥有既能方便术者踩动进行上下调节又不会造成阻碍的踏板；有着理想的背部支撑；手臂的支撑是柔软的且可以全方位移动的。图 b，一种可接受的折中选择，但该座椅没有锁定功能，虽然向上的调节能轻易地以小幅度移动完成，但是向下的调节则很可能仅能通过较大、不受控制的移动完成；且扶手后部没有软垫（这个弊端在长时间的手术时将会变得格外明显）。图 c，一把糟糕的座椅，摇摇晃晃，没有锁定功能，而且需要人工操作以调节高度。

- 有锁定功能，防止移动或晃动。

—术者应该能够自己用中央踏板来锁定/解锁，而且该开关应该能够同时作用于所有轮子。

- 帮助在手术室地板上移动的电池组。
- 电动的，由术者进行操控的高度调节功能。
- 易于调整的，并且支持多方位移动的手臂支撑（整体和远端都能进行上下、前后、内外方向的移动）。扶手应该能够较容易地被固定住。
- 扶手上有舒适的软垫，这些软垫为手臂提供支撑。
- 背部支撑，其高度可调节，且位置不会过远。

3　玻璃体切割机[10]，其踏板及所有踏板的布局

- 不同的术者喜欢设置不同的参数（灌注类型，抽吸/液流等）。你个人的参数设置应当以你自己的姓名命名，并保存在机器里。

—始终确保机器上所显示的主刀术者是你本人。

在现代的机器上，踏板可以被设置为线性、双线性或3D的工作模式[11]。

- 当压下踏板时，抽吸/液流就会启动并且逐渐增加，最后进入切割模式（线性）。

—许多术者会使用一种改良模式：他们通过向下踩踏板来启动抽吸/液流功能，然后侧踢脚踏以加入切割功能[12]。

- 当踩下踏板时，抽吸/液流和切割同时启动并且逐渐增加（双线性）。
- 踩下踏板时，切割和抽吸/液流的功率都发生变化，但是一个是增加，而另一个是减小（3D）。

如表12-2所示，我更喜欢设定固定的切割速率和线性的抽吸/液流（线性）。

一些玻璃体切割机允许术者通过踏板进行更多的操作[13]。术者必须作出决定，是选择应用这些操作选项，还是选择最简化的设置，并要求手术室护士/巡回护士

10　相关参数的介绍参见第十二章1。
11　大道至简；3D模式可不是最简单的选择。
12　当然，这是一种个人偏好，只要术者有意识地决定了使用这种设置，就是可以接受的。然而，这种设置的原因通常不是出于有意识的决定，而仅仅是"盲目"地跟随先前术者（导师）的"脚步"。对我而言，转动脚步会使我处于一个不自然且不舒服的位置上。
13　如调节眼压（IOP）。

根据需要对机器界面进行调整。

- 你必须使用两个踏板进行工作[14]。将显微镜的踏板放在优势脚，而玻璃体切割机的踏板放在非优势脚下，是一个较合理的选择（图 16-3）[15]。

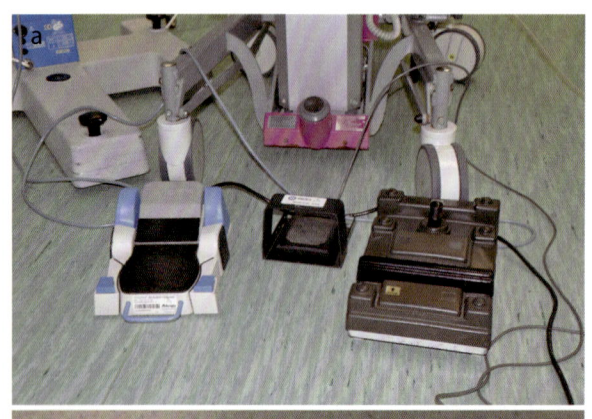

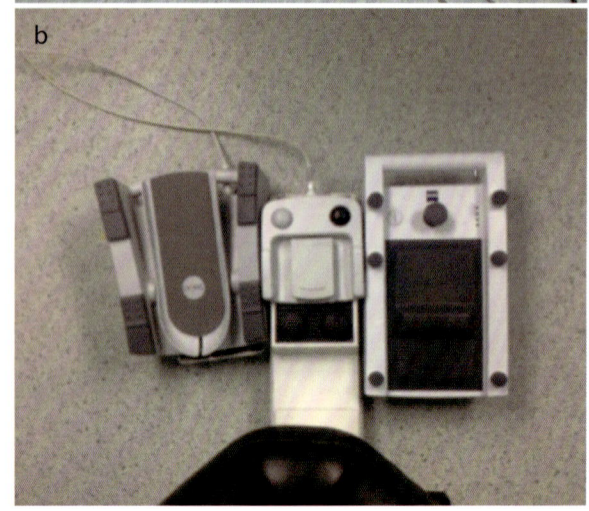

图 16-3 术者脚下踏板的布局

注 图 a，以右脚为主导的术者，应将显微镜踏板放在右侧，玻璃体切割机踏板放在左侧，激光踏板则位于中间（由左脚操作）。踏板应朝向外侧倾斜摆放，而不是平行摆放。图 b，一些手术椅自带有一个前部平台，所有的踏板都可以（实际上，是必须）放在这个平台上。有时，这实际上是个累赘，尤其是当踏板对于平台而言过大的时候，而且踏板放置在平台上时未被固定。

---

14 事实上，第三个踏板也应该被预先放置好（"以防万一"），激光踏板最好放置在两个主要踏板之间。

15 大多数术者会将踏板安放在与文中所述相反的位置上。当被问及"为什么"时，常见的回答是对方惊讶的目光，然后说（参见第三章 2）："因为我（在上一名术者使用之后）进来时看到的就是这样的"或"在我们机构里它一直是这样子的"。

> **问答**
>
> 问：为什么要把显微镜踏板放在优势脚下？
>
> 答：因为在玻璃体切割术（PPV）中，对显微镜踏板的操作会比对玻璃体切割机踏板的操作更多。使用优势脚（90% 术者的右脚）来进行更多的操作，是合理的。这只脚必须控制 X-Y 方向操纵杆，以及两个对焦和两个缩放踏板。非优势脚基本上只需控制切割／抽吸功能——在我的设置中为同一个动作。当然，双脚都有额外的功能（例如，由非优势脚操控电凝和优势脚操控显微镜灯光开关），即使如此，优势脚也是更加灵活的。

与玻璃体视网膜手术中的其他步骤不同，术者对踏板的操作应该完全出于本能[16]。若两个踏板发生对调，则需要对术者的大脑进行"重编程"以适应新的设置[17]。

4 显微镜

- 在开始手术之前或在消毒准备之前，调整显微镜的 X-Y 方位、缩放和变焦速度[18]。
- 调整照明强度。亮度应当是可以支持你进行眼表操作的条件下的最低值[19]。即使你已经达到部分或完全适应后，你仍需在手术过程中多次打开／关闭显微镜的灯光。被巩膜或接触镜所反射的光线影响视野，是一种不明智的做法。

5 双目间接眼底显微镜（BIOM）

处于实际考虑，此处介绍了关于使用这一不可或缺的工具的绝大部分信息（参

---

16 即术者不能被迫停下来，想想他需要用哪一只脚，在哪一台设备上，做什么操作，来激活什么样的功能。

17 这就是在手术室中的初始设置如此关键的原因：在你的第一次手术中，就按照你将会一直想要的方式摆放踏板。如果术者在多个手术室中进行操作，在每一个术间内按照"定制"的方式摆放踏板可能存在困难。一些手术室的工作人员更喜欢让术者接受其习惯（对他们而言，这比改变踏板的布局更为容易）。此时要坚持你自己的偏好。

18 显然，更高的速度在某种程度上能使手术进展更快，但它也可能使精确的术中调整变得更加难以进行。

19 对于室内灯光而言也是如此。

见第十二章 3）。

5.1 BIOM 的优势

BIOM 的优势见表 16-1。

表 16-1　BIOM 的优势 *

没有	角膜损伤，因为没有物理接触
	来自术野的血液污染 a
	需要助手协助维持镜头/系统的位置
容易	安装转接板
	移除缩小透镜
	聚焦是通过位置相对固定的调焦轮进行操作的
	置换前置透镜
多项选择	选用不同的透镜观察不同术野
优越的	观察角度/术野（更广的、放大的、组合的）
	分辨率
	景深
不受影响的	术中眼球转动
	绕过摆入式的前置透镜在眼球上操作
无/较少受到干扰 b	屈光介质浑浊（角膜、前房、晶状体、玻璃体）
	小瞳孔
显微镜的安装与操作	永久性的且相当容易的
	适用于大多数类型的显微镜
	与其他安装在显微镜上的设备无相互干扰（摄像系统、激光滤过）
	自动 SDI 激活

注　*第五代。a，除非 BIOM 的前置透镜与上皮非常接近。反之，如果过于用力地冲洗角膜，导致液体飞溅，则可能会将透镜弄脏。b，当然，BIOM 对干扰的代偿能力也是有限的。

5.2 BIOM 的使用：实用信息

给 BIOM 使用者的有用提示见表 16-2。

表 16-2　给 BIOM 使用者的有用提示

使用（切换到）BIOM 需要逐步地适应 [a]	不要因为在最初几例病例中遭受的挫折就放弃使用 [b] 如果你坚持使用下去，很快就能够体会到它的优势了，并且很快就无法想象一旦离开了它将如何进行操作了 [c]
显微镜的聚焦踏板	这是术者必须要做的、最重要的调整之一。一旦 BIOM 移动到位，显微镜的聚焦踏板就不再能控制变焦了，而将用于改变术野了：若向下，则术野更大 [d] 变焦是通过 BIOM 的调焦轮完成的
与角膜之间的理想操作距离	前置镜应在距角膜约 2mm 处。这避免了镜片浸入到粘弹剂中，同时提供了可能得到的最大术野，如果必须重新用粘弹剂覆盖角膜，最好先将镜头抬起来，但并不一定需要将它移开
巩膜顶压	即使使用角度最广的前置镜，仍然建议配合巩膜顶压，以观察玻璃体基底部
有晶状体眼中，靠近后囊部的操作	除非有明显的白内障，能清楚地显示晶状体和玻璃体之间的界限，为避免咬切晶状体，需要将 BIOM 移开（参见第二十七章 5.3）
在后极部的精细操作 [e]	除非你是一名非常有经验的术者，否则最好用接触镜代替 BIOM（参见第十三章 1）
BIOM 移入时，不要打开显微镜光源	反射的光使人眩目。让你的大脑习惯以下的顺序： ①关闭显微镜光源；②移入 BIOM ①移出 BIOM；②打开显微镜光源（参见第十六章 4）

注　a，如果主治医师在其职业生涯的开端就使用 BIOM，这并不是问题。b，就像当你刚开始骑自行车时，会经常从自行车上摔下来一样，或者像你刚开始适应一副新眼镜的时候。c，对比使用接触镜与 BIOM 进行玻璃体手术的区别时，最好的比喻就是，好比你站在房间外看房间内部一样。你可以在门关闭时通过锁孔看（接触镜）或者在门敞开时将头伸到门口处看（BIOM）。d，越是要观察眼底/玻璃体周边时，BIOM 的前置镜应该越靠近角膜。e，如剥离 ILM。

5.3　BIOM 的使用设置

根据以下步骤优化 BIOM 的使用（表 16-3）。

表 16-3 BIOM 的基本设置

变量	确保内容
通过显微镜的成像	即使在高倍放大率下，术者任何一只眼看到的成像都是清晰的[a]
BIOM 适配板	牢牢地固定在显微镜上，且螺丝已拧紧
BIOM 缩放镜	镜片不能太热，并要卡到位
BIOM	牢牢地固定在适配板上
BIOM 前透镜	选择了合适类型的透镜 在槽中推到正确位置上 调焦轮处于最低位置上[b]
成像	在导光管进入玻璃腔后，在显微镜的最大放大倍数下能够清晰成像。前置镜位于大约比最低点高 20% 的位置上
角膜表面	冲洗后，涂上粘弹剂
显微镜	应使 BIOM 的前透镜降低至位于距粘弹剂表面约 2mm 的位置上；在此过程中，术者应当从外部进行观察，而不是通过显微镜观察（图 16-4）

注 a，同时摄像机拍摄到的图像也是高度清晰的。b，前置镜将在最靠近角膜的位置，这样可以防止在将聚焦轮转向错误的方向时浸入粘弹剂。

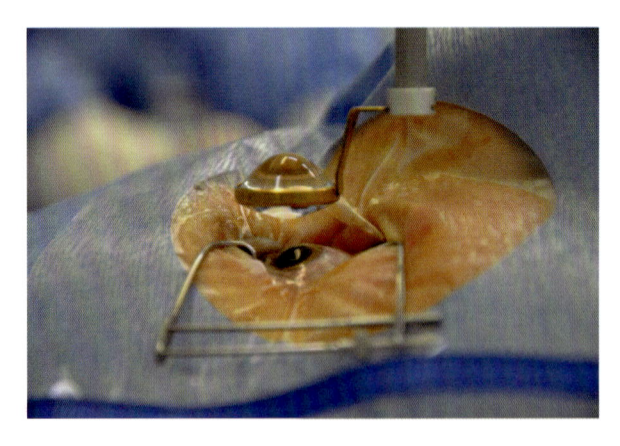

图 16-4 BIOM 前置镜

注 镜片就位时，应该位于距角膜上的粘弹剂约 2mm 处。注意，该距离不是从镜片边缘开始计算的，而是从其下穹窿的顶点开始计算，此处距离角膜更近。

5.4 BIOM 的清单

有许多实用的技巧,有助于在术中保持良好的视野(表 16-4)。

表 16-4　每个手术操作针对 BIOM 的检查清单

确保内容[a]	评论
所有的连接处都恰当地固定好	一路推到底,拧紧螺丝[b]
选择你想使用的前置镜	从以下镜片中进行选择:60°(黄斑),70°,90°,120°,60°～125°(广角,高清晰度)。一般来说,视野越广,分辨率越低
清洁缩放镜和前置镜,并进行冷却	在术前,有时在术中,必须仔细擦拭镜片;缩放镜通常只在术前清洁,前置镜有时需在术中清洁[c]
术巾贴膜应环绕360°,紧紧地贴压在患者的皮肤上	为了防止皮肤污染(或鼻腔分泌物,参见图15-1)引起眼内炎,并避免呼吸导致镜片上出现雾气凝结
轻柔地用平衡盐溶液(BSS)冲洗角膜上皮,然后涂抹粘弹剂,完成后将 BIOM 移动到位	必须避免液体溅到镜片或粘弹剂涂抹到镜片本身(参见第二十五章 1.4)
显微镜下移至合适的工作距离处	见表 16-3
调焦	BIOM 到位后,用显微镜的最低倍数,并用 BIOM 调焦轮对焦到视网膜上[d]。然后放大到最高放大倍数,并重新对焦。这将允许您在整个手术过程[e]中不必再次使用调焦轮,除了在气液交换时会再次需要
不使用 BIOM 做精细的黄斑操作	虽然可以使用高分辨率/广角的镜头,但最好是用接触镜来完成,因为其分辨率更高。你将能够看到以前被掩盖的、非常精细的细节
不使用 BIOM 进行晶体后囊的前部操作[f]	进行此操作时直接通过显微镜观察,而不是 BIOM

注　a,或者护士,视情况而定。b,避免拧过紧。拧过紧不仅会导致最终更加难以拧开,而且更容易造成机械性磨损。c,由于雾气凝结,接触到粘弹剂,或溅到 BSS 液滴。d,如果玻璃体浑浊,先进行玻璃体切割术,直到视网膜清晰可见,然后再进行设置。e,虽然偶尔出现例外,如当在视网膜脱离的患者的玻璃体腔内操作时,可能需要重新调焦(此例子中应下调)。f,晶状体、虹膜、前房等。

5.5 BIOM 的常见故障

BIOM 是一种极为可靠的工具,但仍可能出现图像质量不理想的情况。表 16-5 中列出了其常见故障和解决方法。

表 16-5　BIOM 的常见故障及其解决方法

故障	解决方法
无成像	BIOM 没有摆动到位 SDI 旋钮未扭转到位 [a]
视野上方（下方）缺损	显微镜的镜头不垂直（成像没有同轴）：可能前一名使用者是一名白内障手术医生
成像模糊，且无法修复	角膜/前房/晶状体/囊袋浑浊 瞳孔过小
成像在手术过程中逐渐丢失	显微镜的前置镜上起雾，通常是由于手术室内的空气或是患者的呼吸在头镜上形成的 [b] 缩放镜上起雾：如果 BIOM 是固定于显微镜上，且是在刚消毒完还相对较热时即已完成安装 [c]，那么所形成的雾会逐渐使成像模糊。此时应移取出 BIOM 并将镜片用无菌擦镜纸进行干燥
术野的一侧成像不清晰	显微镜的位置没有及时随眼的移动而调整 当术者转动术眼时，显微镜 X-Y 方向操纵杆必须与术者的手协同运动当使用高放大倍率 [d] 时，这种动作的不协调将变得尤其明显
成像在手术中突然模糊	前置镜浸入到粘弹剂中 [e] 升起显微镜，清洁镜片，在角膜上重新涂抹粘弹剂
成像在气液交换时变得模糊	重新对焦；在有晶状体/人工晶状体眼中，将 BIOM 调焦轮向上调节，在无晶状体眼中则向下调节
图像不在中心	适配器板/燕尾榫没有被推到底部 固定适配器板/燕尾榫的螺钉松动 螺钉的螺纹发生磨损 前置镜在镜架的槽中没有被推到底部 [f]
眩目的光反射	见表 16-2
BIOM 的摆动较困难	机械系统被卡住了 需要润滑（硅油就是一个很好的办法，可将其涂在用于摆动的机械系统上）
上调节调焦轮时有困难 [g]	机械系统被卡住了 需要润滑（使用硅油就是一个很好的方法，可将其涂在用于摆动的机械系统上）。如果没有无菌的硅油，应当由护士轻轻地拉动固定 BIOM 镜片的轴 [h]

注　a，如果这是一个自动化的功能，那么就不成问题。b，检查术巾是否从患者鼻周围的皮肤上脱落。如果脱落了，则将其重新调整，或者在术巾开口下面"填满"纱布。c，高压蒸汽消毒。d. 这就是为什么建议术者：在尽可能低的放大倍率下操作；在整个手术过程中，（优势）脚都在 X-Y 操纵杆上。脚只在激活显微镜踏板的其他功能时，暂时地离开操纵杆。e，这是临床实践中最常见的错误。f，这也是相当危险的：镜头在摆动时可能会从支架上掉落。g，几乎从未发生过向下的情况。h，其方向是向后的 [与前置镜的位置相反（远离）]。

6　患者

如果手术是在局部麻醉下进行的，应确保患者做到以下几个关键点。
- 以舒适的姿势[20]平躺在手术台上。
- 能够长时间地保持这个姿势[21]。
- 可以畅通无阻地呼吸[22]。
- 在铺巾下不会出现幽闭恐惧。
- 不会因为手术室中的低气温而感到寒冷（参见第十六章10）[23]。

患者的一只手臂必须在手术过程中保持容易接触的状态，理想情况下，当麻醉师在患者的手臂上操作时，术者无须停止手术。

> **小贴士**
>
> 　　患者的面部必须与地面平行。在手术台上经常可以看到患者前额高于下巴的情况（这就是手术台需要的可调节头枕的原因，参见第十六章2.1及图16-5）。这样的平行位置可能对某些患者来说是不舒服的，但它使术者能全方位地接触玻璃体腔，并且使黄斑保持在图像的中心。如果患者觉得这个头部位置无法忍受，患者必须和术者达成一个双方都可以接受的折衷方案。

一个非常重要的问题是，在术前为患者准备正确的眼别。
- 进行术前准备的护士必须在患者的前额上用标签或墨水正确标记眼别。
- 接患者的巡回护士要交叉核对并确认信息。

—要确认手术单上写的眼别是正确的。
- 执行局部麻醉的人要交叉检查眼别标记，并与患者进行口头确认[24]。
- 手术台上的护士要检查患者额头上的标记。

—如果手术是在局部麻醉下进行的，患者必须口头确认术前准备的眼别无误。
- 术者必须与护士和苏醒后的患者做最后的确认。

20　类似垫在膝盖下方的软垫类简单的物件，就能起到极大的效果。
21　必须与患者详细地讨论在手术期间发生移动的风险（参见第五章和第十五章）。
22　提供氧气。
23　能够提供加热的毯子。
24　相较之下，"您的哪只眼接受手术？"比"您是右眼要接受手术吗？"更好。

术者必须提醒患者[25]术前交代过的事项，这应该涵盖了所有术中可能出现的问题（参见第十五章 2）以及术后的体位、空气／气体填充物对视力的影响等。

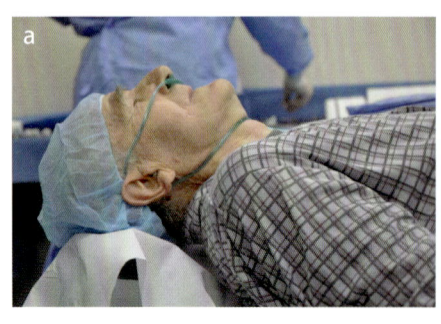

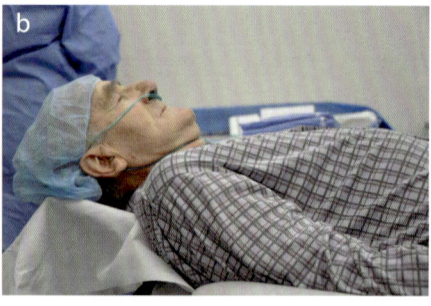

图 16-5　患者的头部位置

注　图 a，理想状态下，面部应平行于地面（即水平的）。这可以使术者在黄斑和大部分视网膜区域上操作时，不必转动眼球。唯一可能较难接触的部位是上方视网膜（因此有争论认为不应使用重硅油）（参见第十三章 3）。图 b，最常见的错误是让患者的下巴低于前额：在这个位置，即使黄斑区也是接触不到的，除非术者特意地旋转眼球，并且哪怕是在内界膜剥除时，也要一直特意地保持这个位置。而且上方象限更是无法接触到的。

7　术者

这份清单上列举了许多注意事项。随着时间的推移，这应该成为术者和手术室工作人员的（一个）常规流程。

7.1　体位（人体工程学）[26]

术者在初级阶段所犯的最常见的一个错误是，试图调整自己的位置／姿势以适应显微镜、手术台和座椅。而术者所必须做的正好与之相反。

初始的设置应在洗手消毒前完成。

• 将座椅调整到个人觉得舒适的高度。

—双腿应该能在无须拉伸或屈膝的情况下放在地面上；当脚放在手术台下的踏板上时，大腿应该与地面平行（参见第十六章 3）。

• 根据上臂的长度调整扶手的高度。

—上臂和前臂大约呈 90°角，这是最省力的姿势。

25　如果手术是在局部麻醉下进行的。
26　不要盲目地遵循这里列出的建议，而是应考虑这些问题，并为自己找到最适合的姿势。

> **小贴士**
>
> 首先术者应舒适地坐在座椅上，并调整座椅的高度、扶手。然后，以自己舒适的坐姿位置为准，调整显微镜的高度（颈部位置、腰部；见下文）。最后，将手术台调整到适合显微镜的高度。但请记住，患者的头部大小和眼眶结构会有所不同。手术台的高度必须基于这些个体差异而进行调整，而不是调整自己的姿势。

座椅调好后，把显微镜移到适当位置，并调整其高度。
- 当经由显微镜的目镜进行观察时，背部应挺直，且不需要进行伸展。

—显微镜太高，会给背部肌肉带来额外的压力。
- 颈部应尽量挺直。

—即使是短时间地弯曲颈部，也很可能带来疼痛；长时间地弯曲颈部，甚至有造成椎间盘突出风险[27]。显微镜的目镜应该是成角度的（倾斜，参见第十二章2），这样术者的颈部就不需要过度地拉伸或大角度地弯曲。
- 调整瞳距。
- 为两只眼分别进行调焦（记住将摄像机纳入考虑，参见第十二章4）。

—这一设置操作在高放大倍数下通过观察一个不会移动的小物体来完成[28]。随后的布置工作应该在洗手消毒后进行。
- 让患者舒适地躺在手术台上，维持其"最终"位置（参见第十六章6）。
- 如果手术台配备有"U"形腕托，其高度要依据患者的个体差异进行调整。
- 移入显微镜，根据设定的显微镜的高度，调整手术台的高度。
- 踏板必须按术者舒适的角度进行放置[29]。

—踏板离术者的距离应该"不远不近"，保持小腿与地板约呈90°角，同时要容易触及/操作。
- 不能有电线缠在踏板下面。

确保术者在玻璃体切割术中保持舒适的位置/姿势不仅仅是出于方便考虑，这还有助于术者保持肌肉及骨骼的健康，让其专注于手术，而不是身体上的疼痛。

---

27 不要轻易地驳回这个警告。这是一个非常危险的情况，可能需要紧急手术，这一手术是有风险的，而且即使成功也需要很长时间来恢复。

28 这也可以稍后进行，当患者已经在手术台上且窥镜在原位时。在结膜中找到一个血管，并将其作为两只眼的目标，除目镜（屈光镜）本身之外，不改变显微镜上的任何设置。

29 我更喜欢将它们的远端以约15°的角度向外旋转（参见图16-3）。

如果术者能够在两台手术之间做一些拉伸运动，将有助于达到上面的目的。

> **小贴士**
> 长时间保持不良姿势就像吸烟：当发生时，它通常不会引起或只是引起暂时性的问题，然而，随着微小的损伤积累，将造成不可逆转的损伤。

显微镜的高度已经按对焦于眼的外表面进行了调整。在 PPV 中，有以下两种情况需重新调整显微镜，以便于使其聚焦在视网膜上：当 BIOM 系统移入及切换到接触式眼底镜时，重对焦只需要进行几厘米的垂直调整[30]，但术者仍然需要重新评估，是否需要为此高度差异而调整手术台和座椅[31]。

在判断是否需要重新调整时，还有三个因素需要考虑。
- 眼内操作的时长[32]。
- 在前房操作和后段操作之间变更的需求。
- 是否需要频繁在接触镜和 BIOM 之间切换。

7.2 开始玻璃体切割术

- 用优势手握住探头，非优势手握住导光纤维（图 16-6）。
- 如果必要的话，用优势脚操控，充分缩小放大倍数，并重新调整焦点。
- 将优势脚的脚跟放在支撑杆上（参见图 12-3），并且将脚趾放在 X-Y 方向操纵杆上。除非需要使用聚焦或缩放按钮，否则在整个手术过程中都要保持这个位置。

—在 PPV 中，当移动显微镜以观察玻璃体腔内的不同区域时，术野经常会发生变化。为了避免图像的丢失，当用 X-Y 方向操纵杆调整显微镜位置时，同时用两侧的玻璃体腔内器械旋转眼球（参见第二十五章 2.8）。

> **小贴士**
> 请记住：放大的倍数越高，视野就越小，调整 X-Y 操纵杆以补偿眼球转动的需要也就越大。如果使用 BIOM，离眼很近时，微小的眼球运动就足以造成图像丢失。

---

30 显微镜的类型决定了其高度和方向。
31 根据经验，在所述的初步调整过程中，要将这些即将进行的调整需要纳入考虑范围。
32 显然，手术的时间越长，进行重新调整的需求就越高。

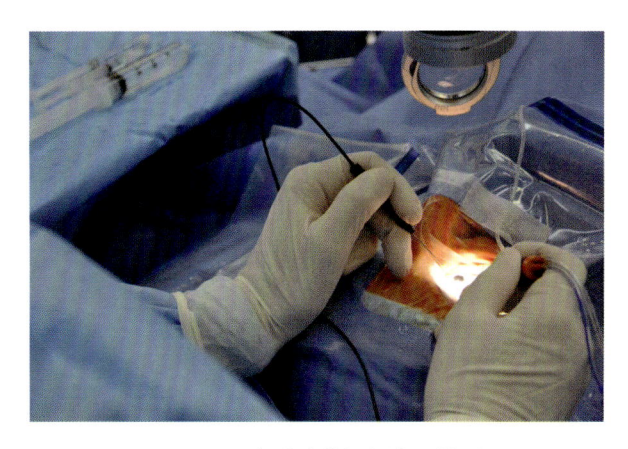

图 16-6　在玻璃体切割术开始时

注　探头在术者的优势手（右手）。两只手腕都由手术台的"U"形腕部支架（在术巾下方，因此在此处不可见）支撑。玻璃体切割机在术者的右边，因此，术者左手中的导光纤维的线在其手腕下卷着，这使得有一定硬度的线不会发生卷曲而进入到视野中，并降低它接触未灭菌物体的风险。在最开始时，术者首先放置导光管，然后放置探头，以减少管子发生缠绕的机会（大部分时间，导光管在左手中；右手的仪器可能会更换数次。如果要换器械，则应首先移出探头）。导光管由拇指和示指、中指握持，除了腕部的支撑外，手的位置还通过将中指、无名指、小指放置在患者的额头上，以进一步固定（右手同理，在此处不可见）。BIOM 还未摆放到位；护士的工作台在左侧可见。

7.3　使用显微镜

PPV 需要术者不懈的、最大限度的专注力（参见第三章 7）。当一个人如此专注地、无休止地紧盯着其手部动作时，他的眨眼频率可以下降到每分钟 0～1 次（休息时为每分钟 15～17 次）。手术室内干燥的空气也加速了眼表干燥的速度。术者应强迫自己经常眨眼。

8　手术室内的音乐

大多数患者喜欢有音乐的环境[33]，但有的术者觉得音乐会导致其注意力分散。术者可以根据自己的喜好决定手术室内是否放音乐。

33　想象你自己身处牙医的治疗椅上。你将长时间盯着天花板，脑中一片空白。患者在你的手术台上的时间可能会比上述的更长，也会无事可做，而且无物可看，而音乐有助于使其安心。试着选择一种没有"粗糙感"的音乐（巴洛克古典音乐、轻柔的爵士乐、轻音乐，而不是硬核摇滚），同时不要使声音过于响亮。

9　手术室内的亮度

部分术者比较喜欢在完全黑暗的环境下工作，原则上这确实有助于全神贯注。然而，护士的工作台则需要照明，以便能找到术者要求提供的器械。术者必须在这两种对立的需求之间作出选择。

10　手术室内的空气质量

为了增加患者和手术室内工作人员的舒适度，空气要满足以下两个特点。
- 手术室内的湿度很低：手术室内的空气几乎和飞机上一样干燥[34]。
—这个问题对术者比对患者更重要[35]。
—湿度降低容易导致脱水。
—不能加湿空气，而且一直使用空调，这使得空气更加干燥。

> **小贴士**
> 术者应养成在每一台手术完成后喝水的习惯，即使并不感到口渴。这是因为经常需要去洗手间总比患头痛或肾结石要好。

- 手术室的温度应设定在18℃左右[36]。
—感觉冷这个问题，对患者比对术者更重要。术者穿着两层衣服，并且由于其活动[37]和自身的紧张会产生额外的热量。

---

[34] 在不使用空调的情况下，室内的湿度一般在35%～60%，这取决于所处的外部环境。在手术室中，空气的湿度通常不到20%。

[35] 患者在手术室内逗留的时间比术者要短。

[36] 虽然这种温度对术者而言可能是理想的，因为术者比周围的人活动多，故而更喜欢较冷的环境，而患者则可能会感到极度寒冷（参见第十六章6）。

[37] 我记得曾经在没有空调的手术室中进行操作。在炎热的夏天里，巡回护士必须每隔几分钟就帮我擦干额头上的汗。滴落的汗液是眼内炎的一种潜在来源。

11　护士的工作台[38]

有两个地方可以供护士放置 PPV 中（较可能）需要使用的无菌器械和材料（图 16-7）[39]。最常用的工具应该准备好，放置于移动工作台上；较少用到的工具则放在附近的固定桌子 / 架子上。

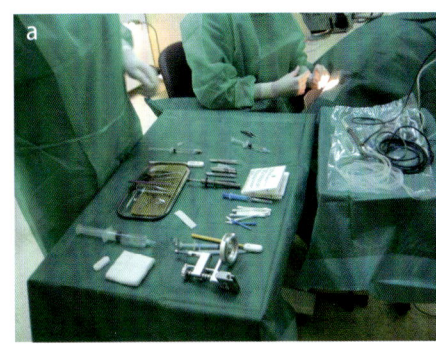

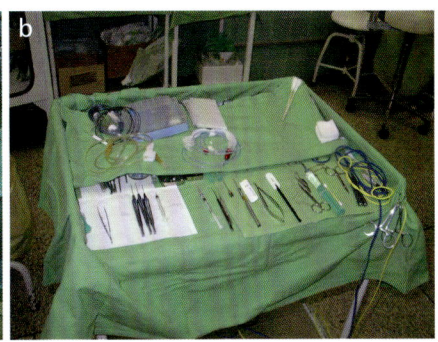

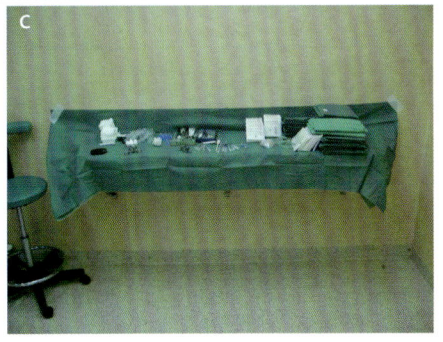

图 16-7　护士的工作台

注　图 a，最简化的选项。只有最常用的工具和材料放在护士前面的移动工作台上。玻璃体切割机的附件则放在位于图像右侧，机器本身的托盘上。图 b，最大化的选项。将任何可能需要使用的器械和材料都放在护士前面，一些在"下层"和铺巾下面。图 c，储备台，存放较少使用的工具 / 材料。决定选择最简化或最大化选项的因素之一是护士的座位与备用台之间的距离。

38　参见第六章。

39　很少使用的设备、器械、备件等，可能存放在沿墙设立的橱柜中，甚至在手术室外。关键是巡回护士总是可以随叫随到的；巡回护士和手术室护士都必须知道该特定设备的存放位置及其包装外观，以缩短定位所需的时间（参见第十六章 1）。

小贴士

凌乱的护士工作台是非常不可取的。即使护士以一定的规律，将所有的器械排列在桌子上，"在激烈的战斗中"，这种规律也会被打破，而且手术开始后，将器械归位需要额外耗费时间。每一次的延迟都会增加术者的挫折感，从而增加医源性并发症的风险。

理想情况下，护士应当找到在工作台上的器械过多和过少之间的平衡点[40]。如果医生对这一安排感到不满，就应该说出自己的想法（参见第十六章13），然后与护士一起想出解决的办法。

问答

问：术者应该自己从工作台上拿器械，还是让护士拿？

答：如果术者自己拿器械，偶尔有可能会加快手术进度。然而，一些护士并不喜欢这种行为；此外，还存在潜在风险。术者可能会拿了装有错误的溶液或错误浓度溶液的注射器，或者两人同时想拿某一锋利的工具，那么将可能有人被扎伤。因此，一般来说，术者最好让护士拿器械，并耐心地等待器械被递到手上。

12 手术室的整体安排

手术室的整体安排是手术设置的重要组成部分。同与 PPV 相关的其他问题一样，这也需要仔细地考虑和决定，而不是像面对既定事实一样，简单地接受现状——仅仅因为"一向如此"[41]。手术室的安排包含诸多方面，如术者如何处理连接在玻璃体切割机上的工具（导光管、探头）。下面的组件必须有它们自己（相对固定）的位置。

- 显微镜。

40　当然，不同的护士对这种妥协的定义是不同的。
41　当然，其他术者可能会在同一个手术室和同一批护士一起工作，这种情况下可能需要进行讨论，得出一个所有人都能接受的解决方案。

—如果是安装在天花板上的，那么它决定了手术台可以放置在距其多远的位置上[42]。

—如果是安装在地板的，则术者有更多的余地，但其设置应该以在两台手术之间不需要移动显微镜为前提。显微镜的两个移动臂的长度决定了显微镜到手术台的最远距离，但是两条臂永远不应该延展成为一条直线，它们应该是呈角度的，这样，若手术中有需要，可以人为地调整显微镜的头部。

• 手术台：必须留出足够的空间，最好两侧都有，用于放置其他设备，或者便于手术室工作人员靠近患者。

• 玻璃体切割机及其他仪器。

—手术室护士和巡回护士必须能够较容易地靠近机器（以便设置或重置机器，或排出收集的流体等）。

—术者必须能够在手术过程中看到仪器的显示屏[43]。

• 护士及其工作台。

—护士应该坐在工作台后，而不是被迫站立。护士应该在距离术者足够近的位置，以便交接器械时双方都不需刻意伸长手臂。

—工作台应该足够靠近术者，以便拿取器械。

—理想情况下，护士应能够通过显微镜观看手术的过程。

• 麻醉机：应当足够近，管道无须过度拉伸就能接触到患者。

• 输液瓶支架[44]：应固定在手术台上，不要放在地板上。

• 监护仪：应是挂壁式的，并且有固定位置，以便术者（和护士）较容易地进行观察[45]。

图 16-8 展示出了其中一种可行的手术室布置方案。如前所述，除其他因素外，这种安排也对与玻璃体切割机相连接的工具有一定的影响。例如，如果导光管[46]太靠近术者，它可能很容易接触到非无菌物体或进入视野，因此它需要被固定好（参见图 16-6）。

---

42 在将显微镜固定在天花板上之前，必须非常仔细地评估它的位置应当设在何处。
43 将显示器设置在术者身后是次优的选项。
44 可以用来同时挂 BSS 和麻醉师所使用的药剂，但最好是分别挂在两根不同的支架上。如果挂在同一根支架上，那么麻醉师和玻璃体视网膜手术工作人员都必须能敏锐地了解到如何区分。
45 这对录制视频而言至关重要；参见第十二章 4。
46 其结构具有相当的刚性。

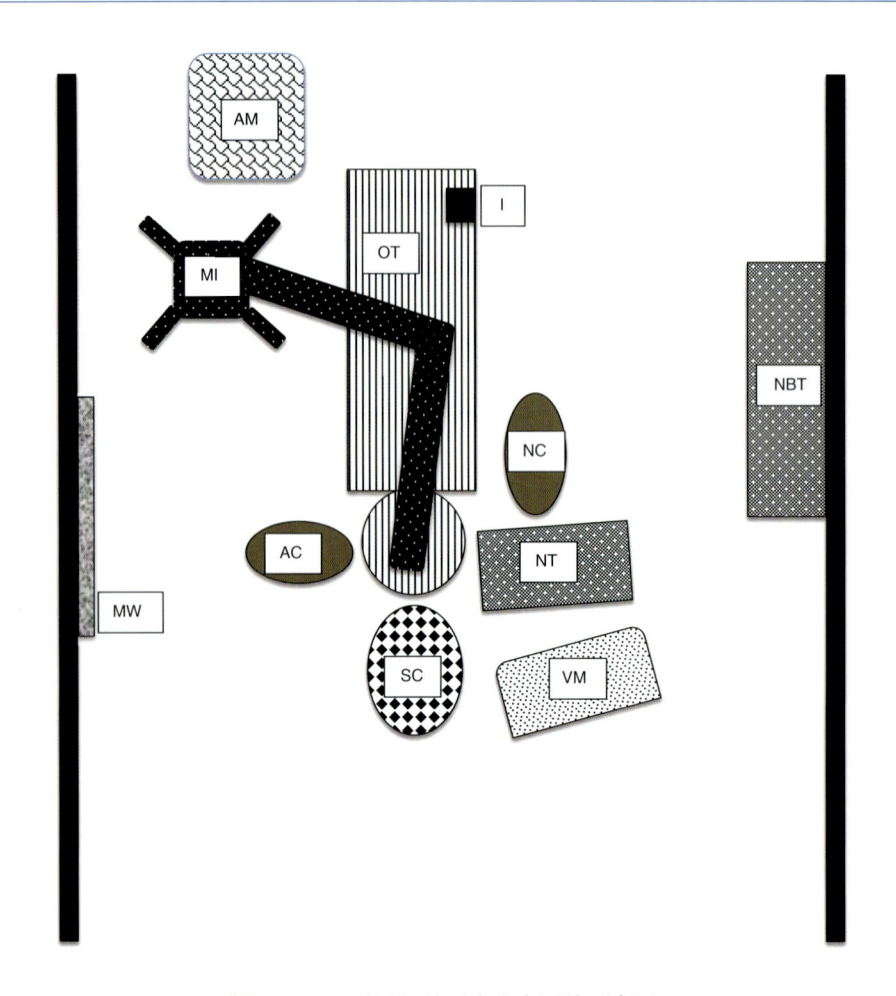

图 16-8　一种可行的手术室布置的示意图

注　术者的优势手是右手，显微镜是安装在地板上的。助手和护士都能通过显微镜观看手术。注意，显微镜的两臂是呈一定角度的。AM：麻醉机；I：输液架；OT：手术台；MI：手术显微镜；NBT：护士备用工作台；NC：护士座椅；AC：助手座椅；MW：挂壁式监护仪；NT：护士工作台；SC：术者座椅；VM：玻璃体切割机。

13　手术室内的"船长"

即使缺乏经验的年轻主治医师知道他应该"捍卫自己的权利"（参见第六章），但也可能更倾向于接受护士提出的任何建议，当他和一名有经验的护士搭档时尤其如此。以这样的方式避免冲突，也许能带来短期的优势，但长远来说却可能不利：这样更难使手术室的工作人员在后续的手术中改变他们的习惯和行为。理想状态下，术者应该知道他想要的是什么，坚定而礼貌地传达给手术室的其他工作人员，并且阐明如此要求的理由，同时希望得到所有人配合[47]。

> **问答**
>
> 问：如果在手术室中发生了冲突，最终的话语权应该掌握在谁的手中？
>
> 答：应该是术者。术者相当于一名"船长"，而且将承担所有在术中可能出现的风险的责任。随着责任而来的是相应的权利。

如果术者相信自己的选择是更好的，那么术者要做到既不疏远护士，同时也能够坚持自己的想法，这是需要一定技巧的平衡手段。相反，如果一名术者因为是"区区一个护士"提出的而拒绝任何其他提议，那么他就是一个傻瓜。他不仅可能拒绝了一个有用的建议（并且拒绝了将来可能出现的其他的意见），而且疏远了那名本该成为他的好伙伴的人（参见第六章）。

14 实施玻璃体内手术的基本技术规则

现在，术者已经准备好开始手术了。表16-6中简单总结了最基本的技术规则，其中并没有提供更多细节，因为一些规则本身已无须多谈，而其他的内容则在本书各章中有所介绍。

---

47 我记得曾经在另一家医疗机构进行一场现场直播的手术，踏板摆放的位置与我的个人偏好正好相反（参见第十六章3）。护士长一直在指挥所有人，包括该机构的玻璃体视网膜手术医生。当我请她变更一下踏板的位置时，她拒绝了，并用冰冷的声音告诉我："在这个手术室里一直都是这样的。"我平静而坚定地说："我明白，只要是其他人在进行手术，那这就是他自己的事情。但现在是我来做手术，因此，踏板必须按我喜欢的方式放置。"她答应了，也没有再继续争辩（值得注意的是，一旦换为该机构的术者开始进行手术时，她那专横的态度就又回来了）。在那个手术室里，这名护士是"船长"。

表 16-6　玻璃体视网膜手术基本技巧规则的简单总结

规则	评论
将器械插入玻璃体腔时，总是要瞄准其中心	一名经验不足的术者瞄准时可能会过于靠近前部（晶状体损伤）或角度过小（视网膜损伤）
当器械插入玻璃体腔时，不要想当然以为它们确实穿透了睫状体平坦部，而应当亲眼进行确认（参见第二十一章 6）	没有经过套管针/插管进入玻璃体腔是罕见的，但如果真的发生了，轻则浪费了时间（参见第二十一章 6.1 和 6.2），重则可能引起严重并发症[a]
当器械插入玻璃体腔时，千万不要一下子插到底，而是应停在中部	将器械插入过深而损伤视网膜并不少见，特别是如果患眼中存在有大疱性脱离
如果尚未测试探头，则千万不要将其插入玻璃体腔中	非常罕见的情况下，会出现切割功能被卡住的情况——在没有切割而只有抽吸时，玻璃体视网膜容易受到牵拉
一旦器械进入了玻璃体腔内，就不要将视线从显微镜上移开。需要养成这样的习惯：如果确实需要查看显微镜以外的地方，则取出两侧的器械[b]	要同时对两件不同的事情保持注意力是非常困难的。如果术者关注他周围的环境，就无法完全将注意力集中在玻璃体腔内器械的位置上
在大多数手术中，最好是能看清操作器械，但不能看到导光管	导光管不能离视网膜过近
不要在无法看清某一器械的情况下，使用其进行操作；如果你不确定该器械的位置，则将其拔出后重新插入	偶尔，即使是经验丰富的术者也可能会看不到器械。从外面观察套管的角度并没有太大的帮助：器械没有明显的外部标记，因此，从外部判断器械被推入的深度是不可能的
不要在器械还在眼内时去调整座椅[c]	如果术者必须调整座椅（或位置），最好是直接将器械取出，调整完成后再重新插入
千万不要在手术中丧失注意力，不管某一操作[d]是多么的"无聊"	参见第三章 7

注　a，如撕裂或视网膜脱离。b，随着术者经验的积累，这一严格的规则可以相对放松，但如果术者确实需要移开视线，那么就需要确保器械绝对地固定住。他的手/手指必须保持在固定的位置上而丝毫不动。记住，即使器械的尖端保持在玻璃体腔的中心处，其到视网膜的距离也仅有约 10mm。c，除非它是电动控制的，即使如此，也仅能在采取一些预防措施后再进行调整。d，如在成功完成手术中真正困难的部分后打上 1 200 个激光点。

问答

问：是否每一台手术，术者都必须执行一遍本章列出的每一个步骤呢？

答：某些步骤是一直要执行的（例如，调整其姿势或手术台的头部位置），其余的仅需在某些项目发生改变时执行（例如，先前设定的手术室亮度或温度被调整了）。重要的是仔细思考所有被列出的项目，并根据实际情况的需求而作出合理的判断。

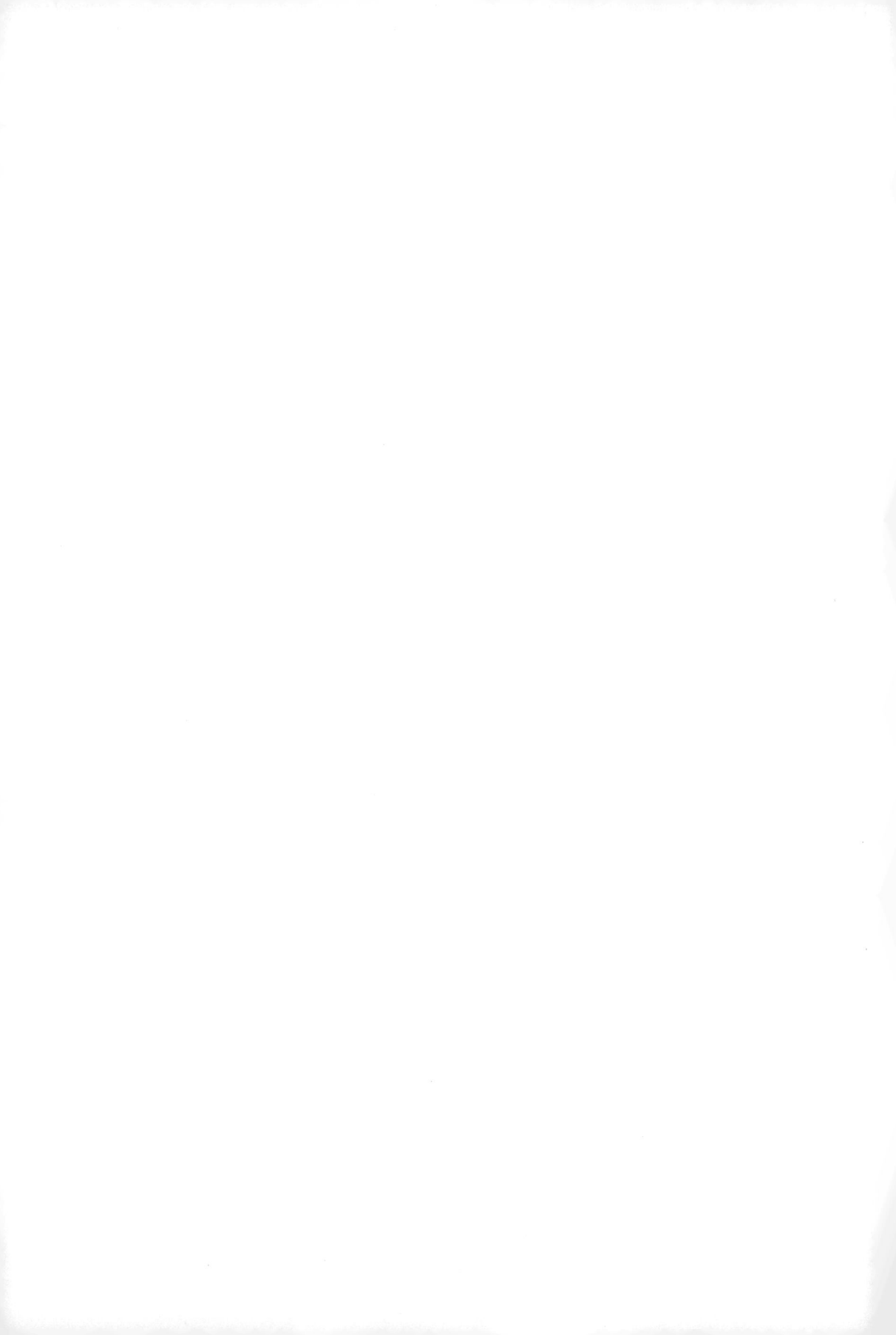

第四部分

玻璃体视网膜手术：总体战略及战术

导言

　　本部分介绍玻璃体视网膜手术中常见的战略及战术。手术是典型的通过"标准"流程进行的（功能齐全的玻璃体切割机，手术显微镜，BIOM 非接触广角手术观察系统），但其中也有可选项：裂隙灯，内窥镜，甚至一台可移动设备，IBO 以及 3D 显示屏。每一个选项都有自己的优缺点。接下来的章节讨论了患者准备、巩膜切开套管的放置、照明系统、玻璃体视网膜手术相关的解剖和生理特性以及最后列出的临床诊疗规范。然后介绍了最常见的操作，如前段、后段玻璃体切除，巩膜压痕，激光，视网膜前、下膜处理，填充材料和染色剂的使用以及对晶状体和术中并发症的处理。

第十七章
玻璃体切割术的"标准"方案及替代方案[1]

1 "标准"方案：使用显微镜和双目间接眼底显微镜（BIOM）[2]

这是绝大多数手术医生在进行玻璃体切割术中所使用的方式。
- 使用三个端口（巩膜切口）[3]。
- 第四个，甚至第五个，其中一个可能被用来提供额外的照明（"吊灯"）。
- 两种更高级别的"巩膜切口"分别用于导光管（通常在手术医生的非优势手）和手术器械[4]（通常在优势手）。
— 如果实际情况需要，工具会在双手之间切换使用[5]。
- 第三个巩膜切口通常在颞下方[6]，用于灌注。
- 眼内通路是通过在手术开始时植入、在手术结束时移除的，经结膜路径的套管提供的[7]（参见第二十一章）。
- 手术医生通过显微镜的目镜来观察整个手术过程。

---

1 玻璃体切割术方法类型的选择，属于一种关于二级战略规划的决策（参见第三章1）。
2 显微镜通常处于同轴位置。
3 使用端口的数量有变化。例如，灌注口，即使是在有晶状体眼中，也有可能被放置在前房，因此，只需要做两个上方的巩膜切口。
4 探针、剪刀、镊子、涂片等。
5 例如，有晶状体眼的周边玻璃体切割术。
6 有时，灌注管被切换到上方位置，颞下方切口被用作插入手术器械（参见第二十一章6.3）。
7 以前的"标准"方案是20G玻璃体切割手术，切开结膜，然后用微玻璃体视网膜刀片切开巩膜，巩膜切口处不放置套管（灌注管除外）（参见第四章4和第二十一章9）。

—几乎所有的后段手术都是通过使用 BIOM 或平面角膜接触镜[8]完成的。

2 使用裂隙灯的方案

显微镜可以附加配备裂隙照明装置，从而得到光学裂隙的优点，但同时也会带来一些缺点。增加裂隙光源后，可以使显微镜像 BIOM 一样发挥效用。

• 需要两个部分：一个用于灌注，另一个用于插入手术器械；在眼内只会有一个手术器械。

—如果情况需要，可以为第二个手术器械而增加第三个手术切口。

• 照明角度约为 6°。

• 手术医生通过显微镜目镜观察整个手术过程。

—手术的大部分过程是通过三面镜来观察的。

—黄斑周围的精细操作是通过平凹角膜接触镜来观察的。

—另一种"混合"的方式也是可行的，即将广角角膜接触镜头和裂隙灯结合起来，它提供了一个更大的视野[9]。

裂隙灯/显微镜有自己的优点也有缺点（表 17-1）。

表 17-1 裂隙灯/显微镜的优点及缺点

优点	缺点
光学切割的照明使细节可视化，而这些细节在传统照明下是不可见或几乎不可见的，例如，角膜中玻璃质地的眼内异物、后囊膜/玻璃体前表面、玻璃体结构和玻璃体—视网膜界面的结构细节、玻璃体黄斑病变	与广角相比，视野非常小。手术医生在实际的工作中有极好的分辨率（得到了照明的部分），但是对于在其余部分发生的情况却没有任何反馈。例如，视网膜下的远端牵拉过程中会撕裂视网膜，但手术医生的视野仅限于网膜切开周围的区域[a]
如果已经准备好了第三个巩膜切口，就可以进行双手手术	角膜接触镜的光反射会令人讨厌

---

8 除了在晶状体后（参见第二十七章 5.3）或周边部视网膜操作时需要顶压（参见第二十八章 3）。
9 尽管它能提供的视野仍然没有标准方法提供的那么大。

续表

优点	缺点
如果只有一个手术器械在眼内，那么手术医生的非优势手就可以自由地进行其他操作：顶压巩膜、调整接触镜的位置、稳定手术器械[b]（参见图2-1）	如果只有一个手术器械在眼内[c]，要稳定眼球是非常困难的，尤其是当患者处于局部麻醉状态下、且失运动能不完全时，会造成风险
降低光损伤的风险	

注 a，类似于患有晚期青光眼损害或视网膜色素变性的人。在公共汽车站，他能分辨出到站的公共汽车的数目，但对于公共汽车的到达的识别，部分是根据非视觉信息来源（噪声、记忆、乘客行为的变化等）而推断出来的。b，用非优势手的手指。c，在巩膜切开部位有一个支点。

3 使用内窥镜的方案（内窥镜下玻璃体切割术）

在所有的替代方案中，不管照明是在眼球内部还是外部[10]，图像都是在患者的眼球外部拍摄的。内窥镜的图像是在玻璃体腔内部拍摄的，而照明光线是通过同一个内窥镜探头导入的，该探头同时发挥光管的作用。

通常手术医生用非优势手握住内窥镜探头，而用优势手来操作玻璃体切割术传统使用的工具。内窥镜在玻璃体视网膜（VR）手术中可以作为单纯的诊断工具[11]，作为治疗手段[12]或辅助性的"武器"[13]。

所有其他方法和使用内窥镜的方法之间主要区别之一是巩膜顶压的应用。在许多情况下，至关重要的是要观察周围的情况和清除玻璃体、膜、纤维蛋白等。使用内窥镜时不需要进行巩膜顶压（参见第二十八章），因为手术医生把"他自己的眼"放在患者的眼里，从而在不扭曲解剖结构的情况下观察其他在不进行巩膜顶压时看不见的区域。

内窥镜下玻璃体切割术具有许多优点，但也有一些明显的缺点（表17-2）。

---

10 参见第十七章1及第十七章2。
11 例如，评估睫状突的状态。
12 通过内窥镜来完成大部分或全部的手术（内窥镜下玻璃体切割术）。
13 通过传统的方式（或裂隙灯）进行玻璃体切割术，并利用内窥镜进行某些有限的功能，如检查玻璃体基底部。

表 17-2 内窥镜的优点及缺点

优点	缺点
照明和图像捕获都在眼内进行；无论屈光间质浑浊度或瞳孔大小如何[a]，图像质量都很好	有一个相当陡峭的学习曲线[b]，这是由于以下固有的特点： VR 图像是通过显示器来观看的，而不是通过显微镜 图像是二维的而不是三维的[c] 内窥镜探头本身在显示器上是不可见的 由于"上""下"是不固定的[d]，因此较难定位 真正的双手手术是不可能的，因为术者的一只手需要全程握着内窥镜探头[e]
图像的分辨率很高[f]	如果内窥镜探头浸在血液中，可能会遮挡视野，需要将其取出并清洗
通过将内窥镜镜头靠近[g]或远离[h]目标区域，手术医生可以很容易地改变视野和放大倍数	在视网膜附近工作时有光毒性的风险
玻璃体腔的任何区域（玻璃体基底部、睫状体、虹膜后表面等）均可用来诊断和治疗，并且不需要巩膜顶压[i]	较小规格（即 23G）内窥镜探头的分辨率可能不足以支持进行精细工作[j]
照明是同轴的，不会产生阴影	探头[k]本身是不可见的；如果手术医生试图在晶状体眼中"伸"到另一侧，就有可能造成晶状体损伤
一旦将内窥镜探头插入眼内，就可以正确地选择和直观地控制灌注管及巩膜切口的位置（及操作）	内窥镜探头尖端有一个无法接近的区域 设备价格昂贵[l]

注 a，显然，玻璃体腔前残留的浑浊物在术后会成为一个问题，这是手术医生在制订手术策略时必须牢记的一点。b，当然，学习曲线的陡峭程度取决于手术医生本身条件。矛盾的是，使用标准方法的经验较少的人，可能比长期使用显微镜/BIOM 的人更容易转换术式。c，随着时间的推移，手术医生会形成假性立体视。d，改变视野不是通过调整显微镜的位置（与标准灯或裂隙灯接近时一样）和转动眼球，而是通过重新定位内窥镜。e，激光光纤可以并入内窥镜探头（单巩膜切开术用于内环光凝甚至全视网膜激光光凝治疗）。f，设备依赖，但技术进步很快。g，视野越小，变焦越高。h，视野越大，变焦越低。i，这会扭曲解剖结构：它可以通过接近其端点而掩盖玻璃体视网膜牵拉的存在（参见第二十八章）。j，后极部比玻璃体基底部更重要。k，同样，它也起到了光管的作用。l，随着内窥镜下玻璃体切割术越来越受欢迎，预计成本将会降低。

> **小贴士**
>
> 　　内窥镜检查也证明玻璃体视网膜手术中的一个教条是错误的：一名缺乏双目视觉的手术医生也有可能进行这项手术。那些从未有过双眼视觉的人将能够毫无困难地学习玻璃体切割术；那些曾经有过，但失去了双眼视觉的，则需要重新学习其中的大部分内容，并且只能逐步地重新进入该领域——但不应仅仅因为只有单目视觉而阻止他们这样做。

4　便携式系统

　　它们是体积较小[14]且便携的设备[15]，可以在办公室内使用[16]。这类设备不是用于整个玻璃体切割术，而是用于有限使用目的，如取样、清除玻璃体积血、玻璃体切割术的核心部分等。

　　这个操作可能需要一个或两个[17]23G 手术切口；观看过程是通过一个单独的端口（内窥镜，参见第十七章 3）或 BIOM 来完成的。前一种选择降低了手术的优势（最低规格的基础设施和成本）；后一种选择使干预在技术上变得困难了，因为得到的图像是颠倒的。

5　三维视图

　　这是最近在玻璃体视网膜手术中发展起来的一种选择。术者不看显微镜，而是戴着 3D 眼镜，就像观察投射到大型显示器上的影像一样来观察手术区域，图像由安装在显微镜上的 3D 摄像机拍摄而来。

　　该系统[18]具有一定的优点（例如，在玻璃体切割术期间可以改善手术医生的姿势，允许助手和所有观察者看到与术者所看到的完全相同的图像，减少了对照

14　否则，该行业的发展趋势是制造大型、重型（超过 50kg）、难以运输的玻璃体切割机。
15　甚至可能是由电池驱动的。
16　如果当地法律制度允许的话。在许多国家，甚至眼内注射也必须在手术室内进行，而不能在办公室进行。
17　分别为 Intrector 和 Retrector（Insight Instruments 股份有限公司，斯图亚特，弗罗里达）。
18　True Vision 3D Surgical，圣巴巴拉，加利福尼亚，美国。

明功率的需求）和缺点（例如，图像分辨率较低和需要适应全新的观看选项）。

小贴士

大多数玻璃体切割术在不久的将来将会继续采用传统的方法进行；然而，替代方案在某些情况下具有明显优势。随着技术的变化，这些方法目前对应的相当有限的适应证无疑将会增加。在理想情况下，VR手术医生可以接触到上面列出的所有选项，具备相应的专业知识与技能，并在特定情况下选择最合适的方法。

第十八章
消毒、铺无菌巾和围手术期用药

1 消毒和铺无菌巾

正确的消毒是预防玻璃体切割术后眼内炎的关键因素。

• 手术前，应仔细检查眼及其周围组织，如果存在分泌物或怀疑存在表面感染，则不应进行手术。

• 用10%聚维酮碘[1]彻底清洁皮肤，至少1min内不能将聚维酮碘擦掉。应该大范围进行消毒（图18-1）。

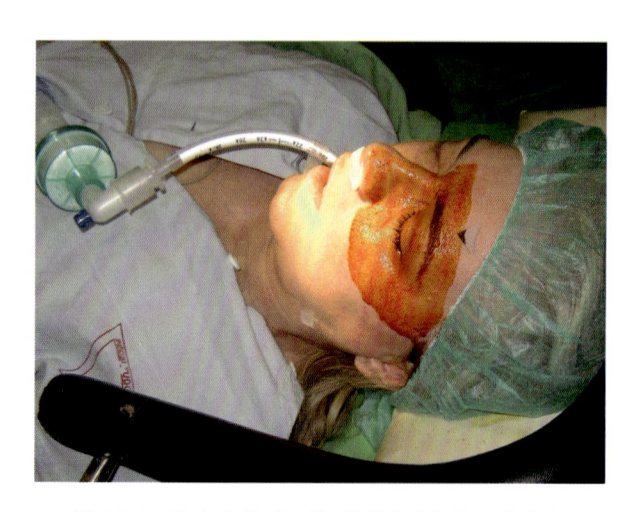

图 18-1 为患者做玻璃体视网膜手术的术前准备

注 该患者将在全身麻醉下进行手术，鼻孔已经进行了填塞。手术侧做了标记，并用10%聚维酮碘大面积消毒皮肤。

• 眼表必须用5%聚维酮碘冲洗，至少停留1min，然后用生理盐水/平衡盐溶

---
[1] 一种防腐剂（杀菌剂）溶液，即使可能对碘存在过敏的人也能安全使用。

液（BSS）冲洗以完全去除消毒液。

无菌巾可由护士或术者放置。

> **小贴士**
>
> 通常是由护士给患者铺无菌巾。但是，如果是开放性眼球损伤，应该由术者来铺无菌巾。必须避免对眼球施加压力，以防止组织脱出或发生手术医生最重视的风险，即驱逐性脉络膜上腔出血。

- 粘贴无菌巾前，患者的皮肤必须已经完全干燥[2]。
- 无菌巾必须紧贴患者皮肤以起到"防水"的作用。

—即使有一个小的开口[3]，当患者呼气时，空气也会逸出，这就引入了一个潜在的危险因素，即经过未经处理的皮肤的气流可能会导致感染，并可能导致 BIOM 镜头上出现冷凝水（参见表 16-5）。

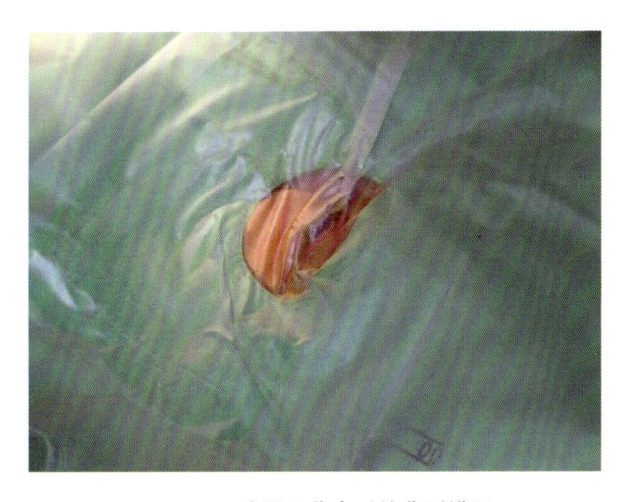

图 18-2 放置无菌巾时的典型错误

注 鼻部下面有一个开口（没有粘住的部位）。如果是先粘住鼻子的一侧，然后才粘贴至皮肤的其余部分，这种错误本是最容易避免的。

—这个开口也可以使患者鼻中排出的液体渗入手术术野。在全身麻醉的情况下，患者的鼻腔应该被充分填塞以防止这种情况的发生（参见图 15-1）。鼻腔填

---

2 黏合剂在潮湿的表面上不起作用。

3 通常在鼻侧，由于鼻引起的表面不协调（图 18-2）。

塞物也可以用 10% 聚维酮碘浸泡以增加效果。

——手术过程中，有时粘在皮肤上的无菌巾会脱落。其风险不仅仅是眼内炎，玻璃体腔内的器械也可能会被脱落的无菌巾粘住。在黑暗中术者不一定能够注意到这一点，因为他的注意力正集中在视网膜上。他只会感觉到手术器械的移动受到了阻力（尤其是当他试图将仪器深入眼球内部时）。在没有意识到存在阻力的情况下，他会下意识地加大穿刺的力度。一旦手术器械与无菌巾之间的粘连处分离，惯性会把手术医生的器械继续向前推，很有可能会撞击到视网膜。

- 睫毛必须塞在无菌巾的下面。

——睫毛不能像皮肤一样用必妥碘彻底清洁。

应由术者来取下无菌巾。用剪刀弄伤眼球的风险很小，但并非为零。应使用钝剪刀，一旦做好了最初的"切口"[4]，必须转动刀片，这样刀尖稍微朝上地向前移动刀片。通常不需要进行剪切，只需推动刀片即可。

> **小贴士**
>
> 如果无菌巾的开口不合适，如在手术过程中转动了眼球，无菌巾的透明塑料凸起部分就会覆盖在套管顶部。术者可能不会注意到这点，只是感觉到他无法将器械插入套管。当他打开显微镜的灯光查找原因时，他将不得不转动患者的眼球，使无菌巾无法覆盖住套管。无菌巾的开口必须与睑缘平齐。

2　单眼盲患者

戴可摘义眼的单眼盲患者需要特别关注。除了准备接受手术的眼外，针对对侧眼的预防措施如下。

- 义眼至少在手术前 1d 取出。
- 结膜囊必须消毒。
- 在手术台上，义眼的一侧也必须像即将做手术的一侧一样进行处理。

——用 10% 聚维酮碘为眼周皮肤和结膜囊消毒；这部分可以留下，不需要进行冲洗。

4　当剪刀尖朝下时，可能指向眼球。

- 理想情况下，义眼的一侧用单独的手术单进行覆盖。

> **问答**
>
> 问：术前、术后应使用抗生素滴剂吗？
>
> 答：抗生素需要长期使用才能有效。只有几滴，无论是术前、术后还是两者兼用，都不能达到抗菌的效果。更糟糕的是，因为使用时间过短，反而增加了细菌产生耐药性的风险。如果使用抗生素滴剂，则应至少使用 5d。我本人不会使用抗生素滴剂。

3　手术结束时

- 玻璃体腔预防性注射抗生素并非常规[5]。
- 一些术者会在结膜下使用抗生素，这种做法是非常值得怀疑的。
- 然而，结膜下注射类固醇药物[6]在限制术后炎症方面非常有用。
- 降眼压滴眼液或乙酰唑胺片可能有助于防止眼压升高，特别是在有气体或硅油植入的情况下。
- 手术结束时，可滴几滴 5% 聚维酮碘，且不需要从结膜囊或眼表冲洗掉。
- 除非有必要，口服/系统性使用止痛药物不会作为常规用药。

5　在玻璃体视网膜手术中，没有类似于白内障手术医生在手术结束时进行头孢呋辛前房内注射的方案。

6　如 4mg 地塞米松。

第十九章
开睑器及其放置

开睑器的作用是在手术过程中牢固地保持眼睑撑开，并防止睫毛污染手术区域（参见第十八章1）。

1 概述

- 与白内障手术医生不同[1]，玻璃体视网膜手术医生努力将眼睑撑开至最大的限度，以提供进入眼前表面的无障碍通道。

—眼睑所处的正常（默认）位置与开睑器设计上预期将眼睑扩张的目的相反[2]。

> **小贴士**
> 　　选择合适的开睑器类型似乎不是一个重要的问题，直到手术医生被迫在手术中与之斗争。

—如果眼睑没有完全分开，当手术医生转动患者的眼时，角膜表面的粘弹剂可能会被擦掉。

—如果患者的睑裂很小，迫使开睑器完全打开将会产生相反的效果：套管的放置和手术过程中[3]找到它们将更加困难（图19-1，参第二十一章7）。

—开睑器能够防止因患者挤眼而导致的闭眼[4]。

—无锁定装置的金属丝型开睑器[5]只能在患者接受全身麻醉的状态下使用，因

1　他们通常只将眼睑较为松弛地张开，以避免对眼球施加压力。
2　这可能会因清醒患者的挤眼动作而加剧。
3　尤其是鼻上方套管，它容易滑到眼睑下面（见图19-1）。
4　在整个操作期间都是如此。
5　例如，Barraquer Wire 或 Kratz Wire（两类开睑器的例子）。

为在这种情况下患者不能挤压眼睑。这类开睑器的工作原理像弹簧一样,其动作很容易收到眼部肌肉的控制。

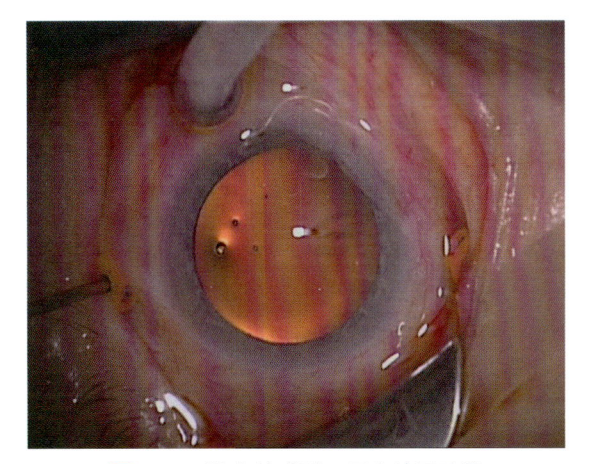

图 19-1 狭窄的睑裂,开大的开睑器

注 当术者想要在黑暗中插入手术器械时,可能很难找到鼻上方套管:双盲般的努力,如同黑色幽默一般。因为套管会在上睑下不断滑动。

- 开睑器不应有明显的外露部分(图 19-2)[6],这可以避免缝合线被开睑器缠住[7]。

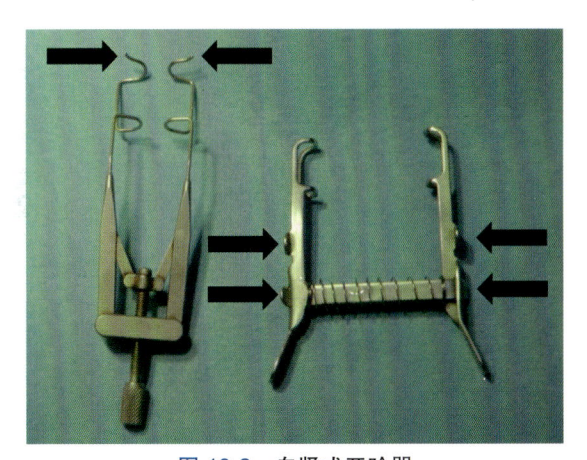

图 19-2 自紧式开睑器

注 具有突出部分(箭头)的开睑器,其唯一功能是圈套缝合。

---

6 例如,Guyton Park、Liebermann、Kratz Wing(三类开睑器的例子)。

7 大多数显微镜,即使在最低的放大倍数下也只有一个相对较小的视野。要么必须手动移动显微镜,以确定缝合线被什么夹住了;要么可能会需要护士帮忙——但护士可能不会意识到,其正在拉动的是缝线,导致缝合处被打开,并且其正在将缝线从伤口中拉出来。

- 开睑器不应与眼睑有大范围的接触[8]（"实心叶片"）（图 19-3），这有利于避免探头、镊子或剪刀等眼内器械滑落到上面，导致眼内器械的尖端出现意外的"跳动"等（特别是在进行巩膜顶压时，参见第二十八章 2）。

——相反，这些开睑器能够安全地将睫毛挡在手术区域之外。

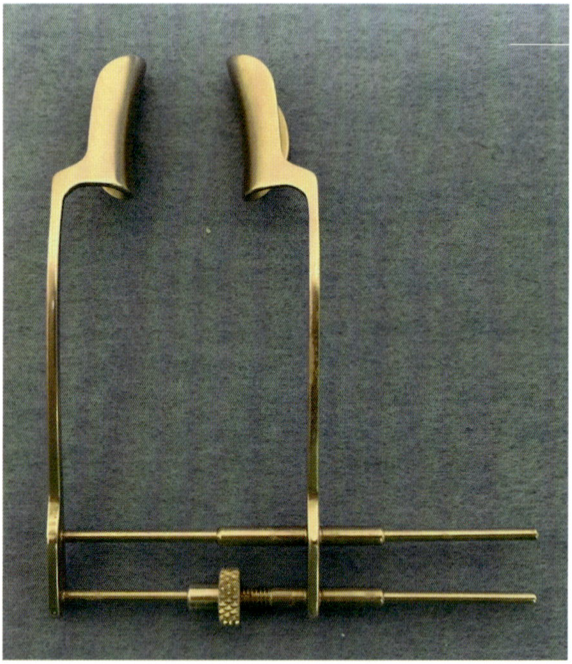

图 19-3　长刃开睑器

注　进行巩膜顶压操作时，该叶片的长度会带来风险。

2　开睑器的放置

- 插入开睑器时，请确保开睑器叶片不会在塑料薄膜和眼睑之间滑动。

——一旦发生这种情况，睫毛就会露出来，此后，让它们保持远离手术区域就变得几乎不可能。

- 放置第二个叶片时，注意不要移动已放置完毕的第一个叶片。
- 把开睑器打开，但动作要轻缓。因为即使是麻醉良好的患者，如果眼睑打开的速度过快、幅度过大，他们也会感到疼痛。

8　例如，Sauer 或 Feaster（两类开睑器的例子）。

—最好先将开睑器打开到眼睑可承受的最大幅度，然后稍微往回收缩一点。

• 当用旋钮固定开睑器宽度时[9]，要确保其拧得足够紧，但不要拧过紧，因为在手术操作结束后，不得不努力地将其松开。

理想的是使用自紧式开睑器，它不仅能防止患者挤眼从而导致睑裂变小，而且没有不必要的外露部分（图 19-4）[10]。

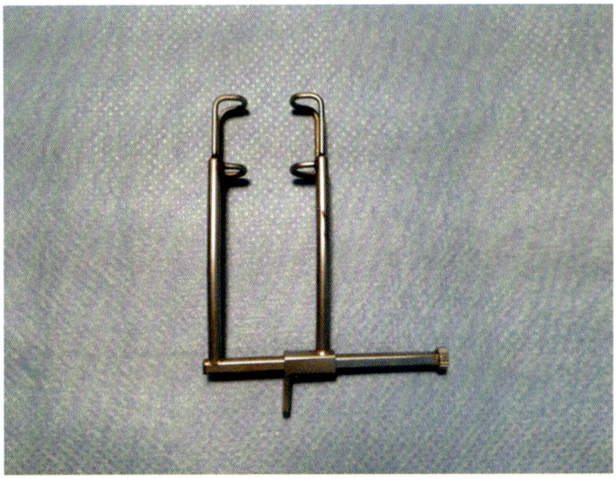

图 19-4　理想的自紧式开睑器

注　该开睑器不需要螺纹拧紧装置，减少了复杂性，并且没有不必要的外露部分；它还有一种金属丝型的"叶片"，足够牢固，并且不会对操作造成阻碍。这是我喜欢的开睑器类型。

9　例如，Cook 或 Clark（两类开睑器的例子）。
10　Geuder（海德堡，德国，型号 G-16050）。

第二十章
手持和操作手持器械

如前所述（参见第二章 1），助手应仔细观察手术医生的双手和手指是如何操作器械的。眼外部所发生的事情部分解释了眼内部所发生的事情，即眼外部的动作是如何与眼内部的结果相关联的。

1　手持眼内器械[1]

- 在任何情况下，用两根手指来夹持器械（图 20-1a）都不是理想的选择[2]。眼内器械（参见图 39-2），尤其是玻璃体视网膜手术的器械，需要用三根手指来固定（图 20-1b），以防止任何意外的移动[3]。
- 使用镊子（图 20-1c，参见第十三章 2.1.3）来执行需要进行动作极其微小的[4]且容错率极低的操作，需要术者所能提供的最大的稳定性。

> **小贴士**
>
> 　　座椅有（至少）三条腿的原因是：它们提供了稳定性。每个人都会嘲笑一把只有两条腿的椅子。同样的原则也适用于手持眼内器械这一情景。

1　这里讨论的大部分内容对于非眼内工具也适用，但是当需要在视网膜表面进行精细操作时，需要将误差的范围维持在最小限度内。
2　当下次去剪头发时，请注意理发师会用三根或四根手指来握住剪刀。
3　对手（手腕）的支撑也很有必要（参见第十六章 2.1）。
4　此处提醒，内界膜（ILM）的厚度约为 2μm（参见第五章 11）。

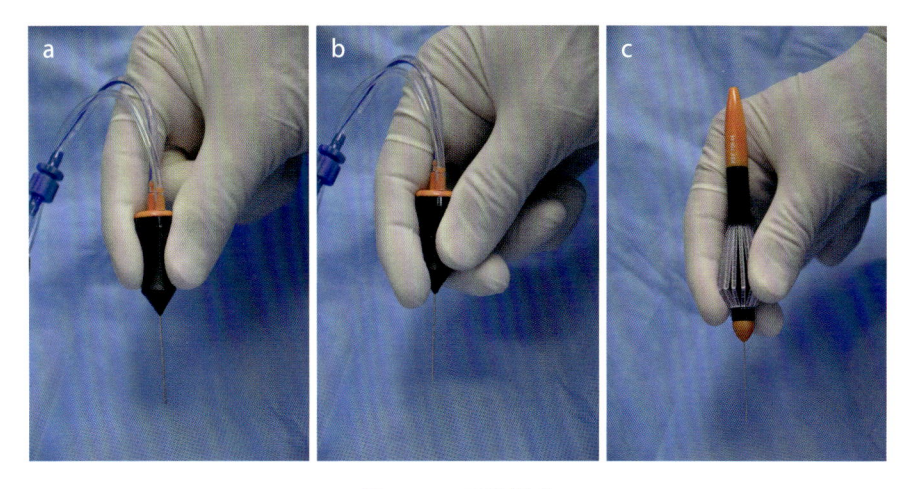

图 20-1　手持探头

注　图 a，仅用示指和拇指支撑探头，探头会相当不稳定，如果需要进行精细操作，如在视网膜附近的操作，这将是非常危险的。图 b，通过增加使用中指，探头的位置和移动就能由术者精确地掌控了。图 c，如果使用镊子，为其提供足够的支持就更加重要了。因为在这种情况下，手术医生不仅需要握住工具，而且还必须实际去挤压工具才能使其发挥作用，因此必须使用中指进行支撑。

初学者最常犯的一个错误是，即使是只需要简单地握住工具，而不需要积极地使用时，或者手持不可压缩的工具时（如光管）[5]，也要挤压工具。这是一种反射，可能与玻璃体视网膜手术需要的高度集中的注意力有关。然而，这种挤压不仅没有益处，而且可能有害，因为它增加了震颤的程度。

> **小贴士**
>
> 助手必须不断地、有意识地尽量不去挤压器械，除非收到需要挤压的指令，即使如此，也要将挤压的力度保持在最小限度（参见第四章 1）。

2　操作眼内器械[6]

插入玻璃体腔内的工具被用于执行眼内操作，同时也用于转动眼球[7]。当器械

5　称为"交感神经性挤压"。
6　此主题的详细介绍请参见第十三章和第三十二章。
7　在使用裂隙灯的方案时，眼内只有一个工具的缺点之一（参见第十七章 2）是在眼球进行操作的有限性。

插入到玻璃体腔内时，有可能发生以巩膜插入点处为支点的杠杆运动。

• 为了旋转眼球，两个上方巩膜切口中的器械必须协调进行移动（参见第二十五章 2.8）。例如，如果想把右眼转向 9 点钟方位，不能只用右手来倾斜它。两个工具必须同时向右移动，距离相等，方向完全相同，并且要同时移动。

—在旋转过程中，没有杠杆运动：工具在眼外和眼内的部位要朝同一方向移动（图 20-2）。

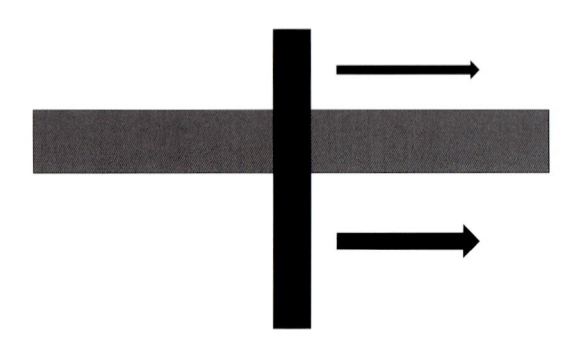

图 20-2 转动眼球

注 插入眼内工具的眼外部（粗箭头）和眼内部（细箭头）朝同一方向移动；没有杠杆运动。

• 当手术医生需要进入玻璃体腔内的不同区域而不必转动眼时，杠杆就可以起作用了。例如：

—当后极部在视野范围内，操作区域需要从视乳头周围区域切换到黄斑区时。必须旋转插入眼内工具（而不是眼球：支点保持不变），使其器械的眼外和眼内部件朝着相反的方向移动（图 20-3）。

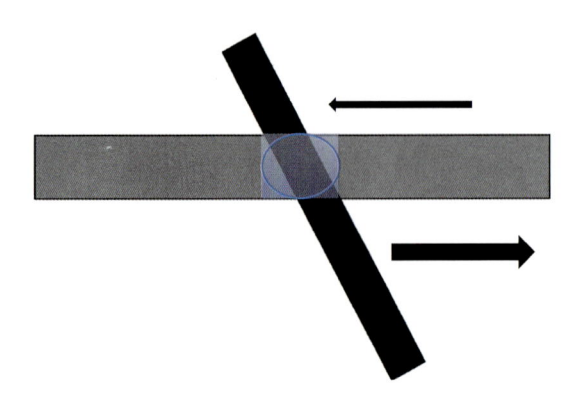

图 20-3 在玻璃体腔内转换操作区域

注 插入眼内工具的眼外部（粗箭头）和眼内部（细箭头）朝相反方向移动；以巩膜插入点处为支点（蓝色圆圈）做杠杆运动。

- 要操作需要进行精细操作的镊子，必须牢牢握住镊子并将明显的单一动作分解为若干个独立的动作[8]。

—在目标组织上移动。

—部分闭合镊子的喙尖，以减少在其抓取目标组织之前需要移动的距离。

—将镊子的喙尖降至目标组织平面。

—下压进入目标组织。

—闭合镊子的喙尖，并同时保持在同一平面上[9]。

—抬起镊子喙尖，将抓取的组织牢牢抓住，稍微抬高至高于组织平面的位置，耐心地等到组织撕裂。

—沿着预先计划好的路线移动先前抓取的、现在已经撕碎的组织。

3　术中进行玻璃体腔注射

不管注射的材料是什么，用手掌而不是示指来推压柱塞，可以降低视网膜损伤的风险（参见第三十四章 3.2 和图 34-5b）。

8　此处以抓取之前没有切过的内界膜为例（钝性分离，参见第三十二章 1.2.2）。

9　缺乏经验的手术医生往往在镊子的喙尖闭合前或正在闭合时将镊子提起，结果是没有抓牢膜。当然，这与在镊子正在被压下时就闭合镊子的喙尖相比，只能算是一个较小的错误。

第二十一章
巩膜切开术及套管

1 经结膜玻璃体切割术与开放结膜手术比较

传统的选择，即做 2~3 个结膜切口的 20G 玻璃体切割术（PPV），正在迅速消逝[1]。这是因为经结膜玻璃体切割术（MIVS）有许多优点并且只有少数缺点（表 21-1）。尽管如此，必须强调的是，小切口并不是 MIVS 的主要优点[2]。

本书中介绍的与手术相关的问题均是基于 23G MIVS 的。

2 巩膜穿刺的位置

巩膜穿刺的位置对术者的技术[3]和手术的预后具有重大影响。必须考虑许多相关问题。

2.1 距角膜缘的距离

几十年来，我的常规做法是距角膜缘 3.5mm 处行巩膜穿刺，即使在有晶状体眼也是如此操作。我没有遇到任何困难，也未遇到前节（晶状体损伤）和后节（视网膜损伤）的并发症。但是对于此种方法而言，也存在例外。

- 儿童。表 21-2 显示与年龄相关的建议。
- 高度近视。如果轴向长度超过 26mm，我会将巩膜穿刺放置在距角膜缘 4mm 处。

---

[1] 在本章的结尾，也介绍了一些关于 20G PPV 的内容，因为目前还在使用。还必须提及的是，20G 的手术器械也可以用于经结膜手术。

[2] 20G 切口比 23G 切口大 53%，但也仅差 0.35mm。因此，我不喜欢用"小切口手术"来形容 23G-25G-27G 的手术。此外，MIVS 有时也需要缝合，因此，我也不喜欢用"无缝合手术"这一术语。我建议使用 MIVS（经结膜玻璃体切割术）这一术语。

[3] 特别是在有晶状体眼中。

表 21-1　23G 经结膜玻璃体切割术（MIVS）与 20G 开放结膜 PPV*

变量[a]	23G MIVS	20G PPV
患者舒适度/围手术期创伤	大幅减少了患者创伤，从而提高了患者的舒适度[b]。结膜下出血也很少见（美观）	
手术持续时间/玻璃体切割速度[c]	实际手术准备和结束（"玻璃体切割前"和"玻璃体切割后"阶段）的时间较短	玻璃体本身切割时间相对更短，前后阶段持续的时间相对更长
相隔时间较长后再次手术巩膜穿刺的位置	无关；上一次巩膜穿刺位置已经不太可能找到了	尽量避开之前的穿刺位置
缝合巩膜/结膜的必要性	如果伤口结构完整（参见第二十一章3），很少需要缝合巩膜，除以下情况： 重复手术（如果伤口位置与之前的相同） 薄巩膜（高度近视、巩膜炎、自身免疫性疾病等） 手术持续时间长 硅油注入	缝合总是必要的（除非使用某种特殊的技术使伤口自行闭合），这会导致不适、散光和结膜瘢痕
玻璃体嵌顿于巩膜切口处[d]/巩膜切口处的玻璃体切割	由于套管的存在，这几乎不可避免（图21-1），除非采取了以下措施： 在假性晶状体眼中，可以通过使用套管本身在眼壁上刻凹痕来清洁巩膜切开术下的区域 在有晶状体眼中，唯一的方法是移除套管，重新置入玻璃体切割头，在切口下方进行"盲"切。此手术的缺点是增加了伤口需要缝合的机会	伤口处脱出的玻璃体总是被清除掉，探针必须被推入切口内，以防止内部嵌顿（在巩膜表面看不到）
长刃器械	所有器械插入眼内的部分都不超过0.65mm。如果需要使用一个尺寸超过该限度的长刃器械[e]，其解决方法是取出套管或为该器械专门制作一个20G的巩膜切口	任何尺寸和形状的器械，只要其直径不超过0.9mm，就可以用于20G手术；该器械可能有超过此直径的部件[f]，但可以通过特殊的技巧将其插入
改变伤口大小	这是不可能的。可以使用较小尺寸（G）的工具，但通过套管发生的渗漏是不可避免的。如果插入较小的套管作为替代物，必须先缝合伤口	伤口可以暂时性地扩大，然后根据需要进行缝合

续表

变量[a]	23G MIVS	20G PPV
使用高黏度硅油的难度	显著或最小程度，取决于设备	最小程度或无
器械弯曲度[g]	显著或最小程度，取决于设备。弯曲的倾向与器械的大小大致成反比	最小程度或无
器械脆弱性	增加很多。护士必须了解这一点，特别是在手术室黑暗环境中使用镊子时（参见第六章）；消毒器械的人员也必须注意到工具的脆弱性	显著
术中的困难	20G PPV 和 MIVS[h] 之间没有显著差异，尽管某些手术，如晶状体切割术在 23G 的情况下可能更困难；在小于 23G 的情况下，目前还不支持超声乳化术	
术中并发症	没有确凿证明的区别	
因器械插入或反复插入引起的并发症	这个问题并不存在，因为所有的器械都是通过套管引入的。无论器械的尖端是尖锐的还是钝性的，对器械的插入都没有影响	这些器械反复穿透玻璃体底部，可能会使伤口受损，并造成医源性视网膜破裂。而将钝性工具推过巩膜要困难得多，因其会造成创伤[i]
术后并发症	随着早期与 MIVS 相关的问题得到了解决，采用 23G 手术的风险更小	
成本	23G 手术的成本更高	

注　*有些变量是手术医生最关心的问题，但所有变量都是患者直接或间接关心的问题。a，显然，并非所有变量都代表着同等的重要性。b，规格越小，带给患者的不适感就越小。但是，如果使用较小规格的仪器，则必须权衡术者在进行各种操作时所面临的技术难度的增加。c，还有其他更重要的因素影响手术的速度（参见第十二章 1）。d，显然，在玻璃体切割术时代的早期被描述为"玻璃体灯芯综合征"并不是一种危险的情况，只要嵌顿的玻璃体仅仅是填塞在巩膜穿刺口（一种有益的效果），而不会引起周围视网膜的牵拉（一个潜在的有害影响）。e，目前尚无此类器械。用记忆材料制造可伸缩工具显然是不可行的。f，例如，带有长刀片的视网膜下镊子。g，许多此类的问题对术者而言是相对容易克服的。h，上面已经讨论了关于器械的弯曲以及有晶状体眼的巩膜切开术内部的清洁问题。i，显微玻璃体视网膜手术（MVR）刀片有 20G 和 19G 两种；用 20G 刀片产生的切口通常太短，不足以将钝性工具插入，如非锥形的导光管。

巩膜穿刺口应垂直于角膜缘（参见第二十一章 3），此处所需测量的是从角膜缘到伤口近端端点的距离。

> **小贴士**
> 透照有助于术者区分颜色较浅的扁平部和颜色较深的锯齿状缘。通过内窥镜直视下检查，术者可以确定（剩余的2个）进行巩膜切开术的最佳位置（参见第十七章3）。

表 21-2　儿童的睫状体平坦部手术巩膜穿刺口与角膜缘的间距

年龄	巩膜穿刺口与角膜缘的间距（mm）
≤ 6 个月	1.5
6 ～ 12 个月	2.0
1 ～ 2 岁	2.5
2 ～ 6 岁	3.0
≥ 6 岁	3.5

2.2　穿刺的钟点位

插管位置对手术操作的难易程度和预后有重要的影响（图 21-1 和图 21-2a ～ d），特别是对有晶状体眼患者。玻璃体视网膜手术的观察者[4]所能注意到的最常见错误之一是，位于上方的（用于进行操作的）巩膜穿刺口彼此之间的距离太近了。通常的建议是将它们相隔"150°～ 160°"放置（实际操作中，它们可能更接近于彼此）。这种安排存在一些缺点，而无任何优点[5]。

- 它会阻碍手术医生在有晶状体眼下方进行玻璃体周围切割术（图 21-2e，f）[6]。
—如果视网膜裂口在下部，这通常是术者认为需要在视网膜脱离的眼上进行巩膜扣带术（SB）的真正原因（参见第五十四章 5.2.2）。
- 这使得在周边区域操作变得更加困难[7]。
- 操作时保持双手靠拢，不如让双手分开放置于较远的位置舒适（如为后一种情况，巩膜切开术的切口位置会更接近下方）。

4　只需看一下学术会议上播放的录像带。
5　选择错误位点的最常见原因是，术者没有有意识地进行计划（参见第二章 1.1）。
6　在 5 ～ 7 点钟位之间。
7　不过这也并非不可能。

—在长时间的外科手术中，舒适度的降低容易导致精确度的降低。

把套管的位置放在接近但不是正好 3 点钟和 9 点钟的位置[8]，可以减轻这些问题，而且不会带来任何副作用。如果术者换手，则可以进入玻璃体腔的任何位置，并且可以舒适地进行操作。

灌注管传统接入部位是 4 点钟的位置。我将其放置在靠近 5 点钟[9]的位置，以确保颞侧两个插管之间有足够的空间。

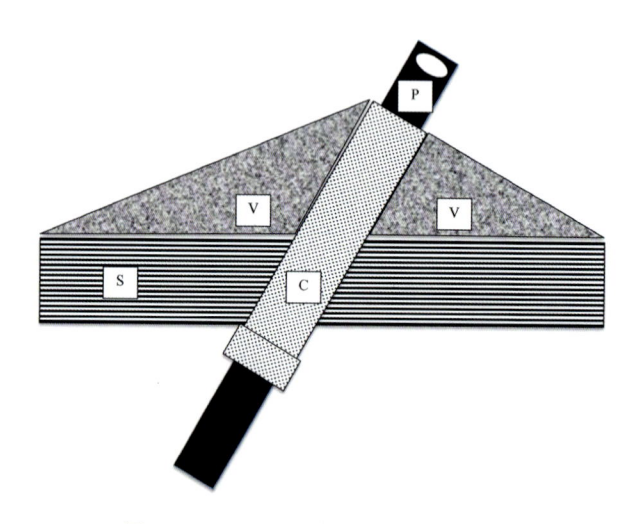

图 21-1　MIVS 下玻璃体切割术的困难

注　如果通过位于巩膜（S）中的插管（C）将器械插入眼内，则探头（P）无法到达套管附近的玻璃体（V）。通过改变插管的角度，有去除玻璃体的可能性，但要完成玻璃体切除的唯一方法是从眼的另一侧插入已到达该区域或去除插管，并重新插入探头（本图中未展示上述两种操作选项）。

8　这对于避免损坏睫状神经和动脉而言很重要。

9　此处为在左眼中的位置；在右眼中是呈镜像的。

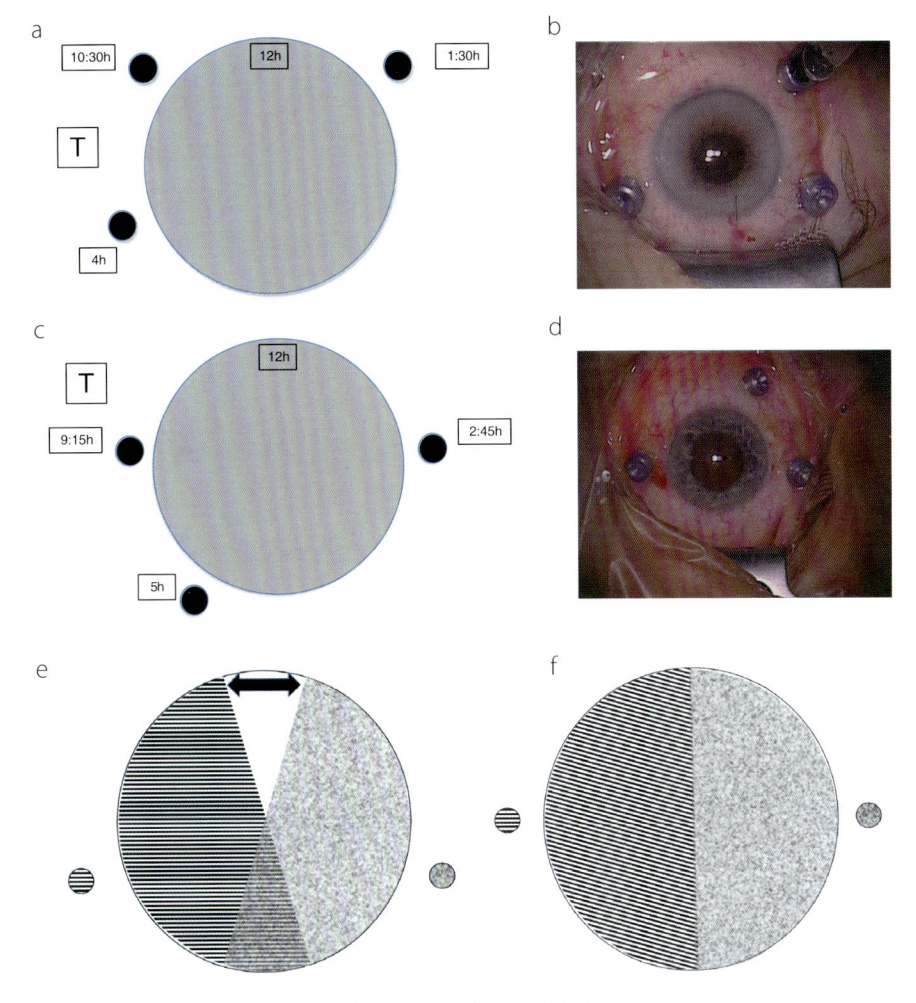

图 21-2　巩膜穿刺的位置

注　图 a，常见的错误是将用于进行操作的巩膜穿刺口放置得太靠近彼此（它们太靠近上方了）。T 点钟位。图 b，术者的视野所见的一个临床实例。图 c，正确插管的示意图：巩膜穿刺术刚好高于 3～9 点钟位。请注意灌注管已移至更靠近 6 点钟的位置。图 d，术者的视野所见的一个临床实例。图 e，插管位置过高造成的局限性示意图。阴影区域表示从各自的穿刺口进入玻璃体基底后所能接触到的区域。箭头表示在有晶状体眼中无法接触到的区域。图 f，正确放置的套管。阴影区域表示从各自的穿刺口进入玻璃体基底后所能接触到的区域。即使在有晶状体眼中，玻璃体腔中也没有探头无法接触到的区域。

2.3　如果需要再次手术

这是一个相对普遍的问题。

问答

问：如果一只眼需要再次进行玻璃体切割术，那么能否在同一个部位进行巩膜切开术呢？

答：如果是早期（几天/几周内）再次手术，切口还没有痊愈，且上一次手术的切口可以很容易地辨认出来的话，最好能再利用上次的手术切口。如果再次手术是在上一次手术的几周后进行，那么选择任何位置都可以。

在 MIVS 中，如果不打开结膜，可能很难确定先前巩膜切开术的确切位置，这违背了经结膜入路的其中一个目的。在最初 PPV 期间始终使用相同的钟点位的好处是，知道在哪里可以找到巩膜切开的位置。

2.4 如果巩膜变薄

如果巩膜由于任何原因（参见表 21-1 和第五十九章），导致计划进行巩膜切开术的区域明显变薄，则需要更换切开部位。必须作出个人的决定，以确定进行巩膜切开术最合适的同时，造成的不便程度最小的位置。即使计划中进行巩膜切开术的部位处在巩膜变薄的区域之外，也可能需要进行巩膜成形术（图 21-3）：穿透巩膜所需的压力、手术过程中无意的机械性损伤或因眼压（IOP）升高可能导致的破裂，将会造成灾难性的后果。

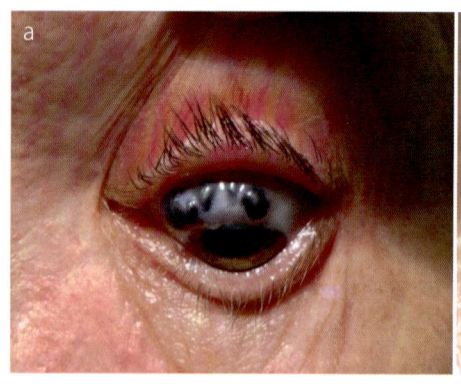

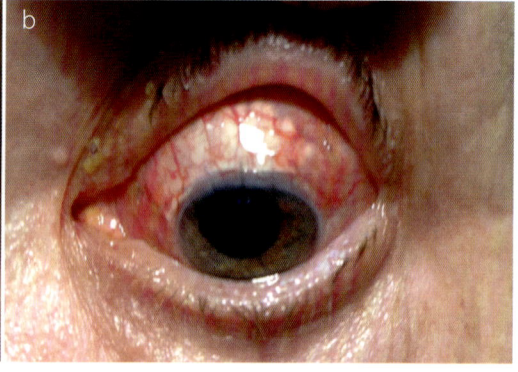

图 21-3 巩膜变薄

注 图 a，该患者患有严重的自身免疫性疾病和严重的巩膜变薄，并伴广泛的脉络膜脱出。在玻璃体积血进行玻璃体切割术之前，必须进行巩膜成形术。图 b，一旦固定了巩膜移植物，就有了进行玻璃体视网膜手术的可能性；巩膜切开术位置应该在巩膜成形术区域之外。

3 插入套管

套管的放置决定了术者在手术过程中进入和重新进入玻璃体腔的难易程度[10]。用于输送插管的套管针很锋利，几乎总能[11]很容易将套管插入。但是，必须将眼球固定，以避免对晶状体甚至对视网膜造成医源性损伤。固定眼球的最佳工具是压板（图21-4），该工具还可以使手术医生能够：

- 将结膜从套管针穿入巩膜的位置上移开[12]。
- 确定巩膜切开术的切口与角膜缘之间所需的距离。

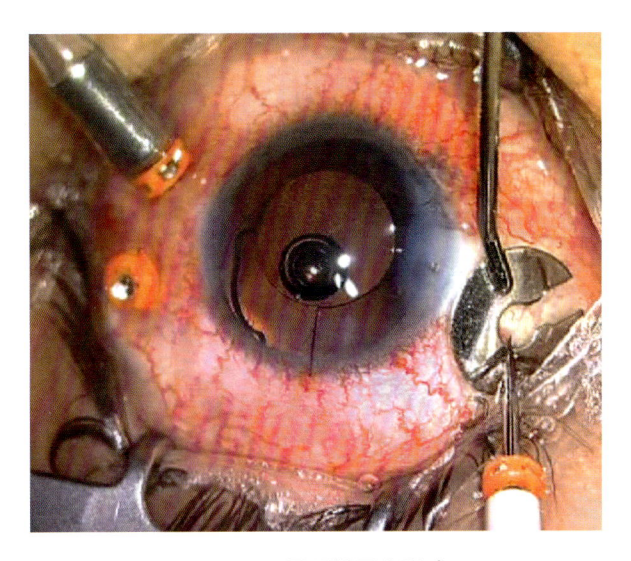

图 21-4　用压板固定眼球

小贴士

　　如果压板不可用，我会用另一只手的示指在插入套管针时固定住眼球。避免使用有齿的镊子，从而防止结膜撕裂和（或）引起结膜出血（参见图39-2及第二十一章5）。

10　如果PPV可以通过"单入"和"单出"完成，这会是十分不同寻常的。
11　除非巩膜内部有广泛的瘢痕。
12　如果结膜开口不在巩膜开口的正上方，则可降低眼内炎的风险。

- 套管针不是圆形的，而是一个像狭缝一样的工具；套管针必须与巩膜中胶原纤维的走向保持平行[13]（图21-5a）。
- 套管针应（与虹膜平面）以不超过20°的角度固定（图21-5b）。

—试图在操作中改变插入的向量是一种合理的但无济于事的努力。虽然成角度的切口确实比线性切口（直的）有更大的机会能够较好地闭合（图21-5c），但是术者无法知道在巩膜上已经穿刺的深度，故而不知道应该何时改变穿刺的方向。

- 角度太浅（< 15°）是十分危险的，因为它增加了插管尖端插入脉络膜上腔的风险。

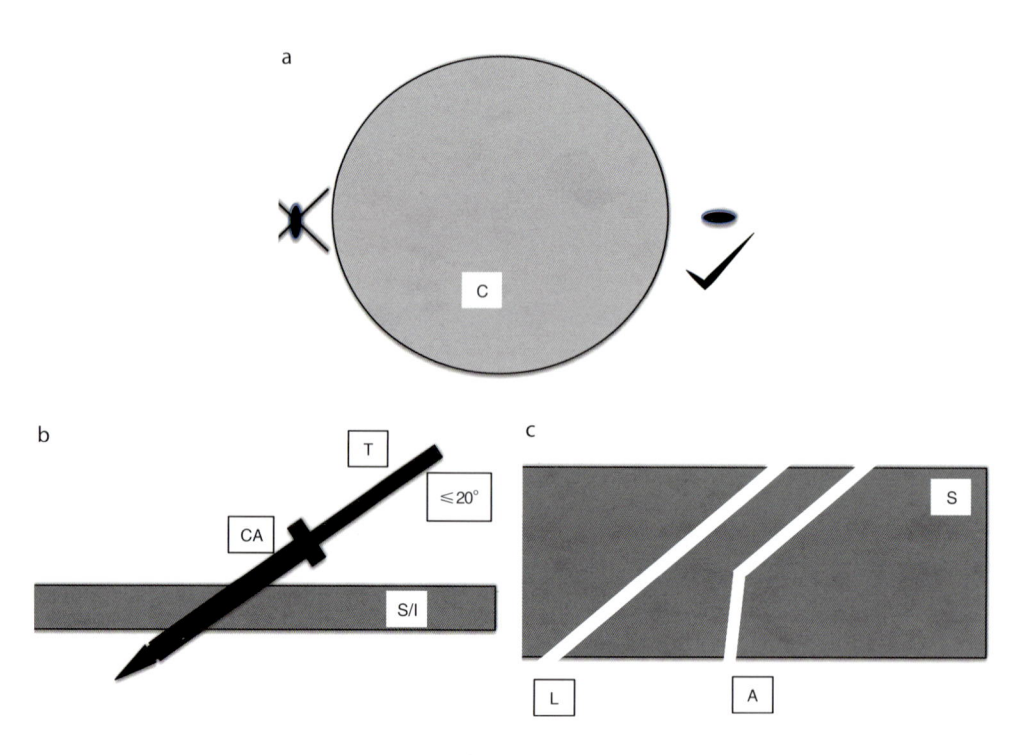

图 21-5　套管针进入巩膜的示意图

注　图a，套管针的切口狭缝应垂直于角膜缘（右侧），而不是平行于角膜缘（左侧）。C：角膜。图b，套管针和套管与巩膜平面的角度（T/CA）（即虹膜，S/I）应不大于20°。图c，大多数切口最终呈线性（L），即使原来的计划是将其做成带角度的（A）。

13　这些纤维相互交错，但在角膜缘附近则几乎是相互垂直的。

4　插入套管的顺序

眼球必须全程处于加压的状态，因此，通常的操作规则是最先进入、最后拔出的是灌注管。如果套管未装阀门，则放置顺序如下。

- 在手术开始时，上方的套管还没有被放置，直到灌注管被连接好并打开后，导光纤维和探头才能插入眼球。
- 手术结束时，直到上方的套管已被取出并且确认伤口没有渗漏后，灌注管/套管复合体才能被移除。

如果套管有阀门，则可以以任何顺序放置三个插管[14]，但是在连接和打开灌注之前，不可以插入导光纤维和玻璃体切割头（除非是在或推断为眼内炎的眼中取样用于培养）。在 PPV 的情况下，所得结论与上述结论相同。

- 如果眼压（IOP）非常低，灌注管的针头难以插入，通过睫状体平坦部注入平衡盐溶液（BSS），连接并打开灌注后，再放置上方的套管。
- 如果进行的是联合手术（参见第三十八章），首先放置用于灌注的套管。管路的连接可以延迟到 PPV 开始之前，以避免妨碍操作。两个上方的套管可以在进行白内障手术之前或灌注管打开后放置。
- 如果需要进行前房内操作，先放置灌注套管，但在大多数情况下，请勿打开灌注套管，以免使得前房变浅。还可能需要前房维持器或注射粘弹剂。
- 如果无法看到插入的灌注插管[15]，连接管路但不要打开它。如果需要增压，在前房内使用前房维持器，直到介质被清除。

一旦灌注管插入，将其用贴膜贴在手术单上（参见图 21-6），特别是对有晶状体眼进行操作时。贴膜应靠近眼并留有足够的松弛度，以便于在旋转眼球时不会将套管拉出，如果灌注管线的环圈太短，则风险会更高。套管的方向必须指向玻璃体腔，以确保即使在巩膜凹陷期间也不会刺穿晶状体囊膜[16]。

14　我通常先放置输液套管，但不连接管路，然后放置颞侧上方的套管，因为这样不需要交换握住压板的手；最后是鼻侧上方的套管（参见第二十一章 5，此顺序的例外情况）。

15　严重前房积血、白内障、严重玻璃体出血等。

16　当在空气条件下填充硅油时，这一点也很重要：为了避免出现硅油覆盖晶状体后囊的情况，硅油可直接滴入视网膜的后部。

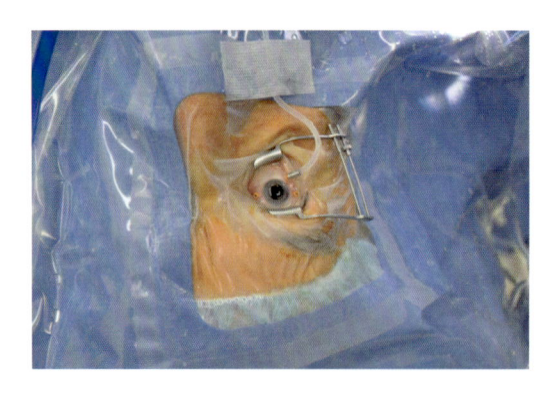

图 21-6 将灌注管固定在手术单上

5 如果睑裂的开口较小

如果睑裂狭窄[17]，从技术上来说，放置套管难度会很大。当行鼻侧上方的套管时，由于已经放置的颞侧上方的套管会碰到眼睑，从而阻碍了眼球的运动，导致眼球无法被旋转。有3种补救措施。
- 压住颞上套管，使其滑动到睑裂下面[18]。
- 更改套管放置的顺序：在插入颞侧上方的套管之前先插入鼻侧上方的套管。
- 使用"双套管针"插入技术（图 21-7）。

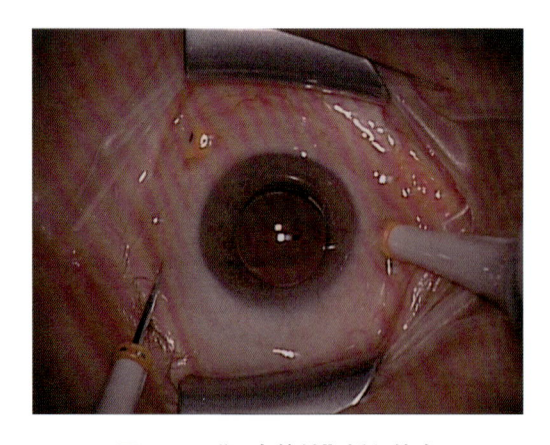

图 21-7 "双套管针"插入技术

注 放置好灌注套管而还未接通灌注管路之前，插入鼻侧上方的套管，但不拔出套管针。术者将眼球向鼻侧转动，并在插入颞侧上方的套管时使用套管针本身来固定眼球。

---

17 可能合并了眼眶脂肪减少的情况而导致了眼球的深陷，这在老年患者中相当常见。
18 稍后您将不得不"将其捞出"。

小贴士

眼睑开口狭窄通常也会引起手术中的问题。当旋转眼球时，下眼睑可能会夹压灌注管道。在黑暗中无法看见这一点，直到在玻璃体取出过程中眼球出现塌陷（怀疑灌注液瓶是否是空的）时，才会注意到这一点。这种情况可能是无法预防的，因为眼球是必须要进行旋转的；此时只需要停下来，等待眼压正常化即可。

6 检查（灌注）套管

从脉络膜上腔（有时从视网膜下）进行灌注，可能带来一系列不良后果。

问答

问：玻璃体视网膜手术医生真的有可能在手术中造成患者死亡吗？

答：是的。如果实施 F-A-X，并且灌注套管位于脉络膜上腔，空气可以通过从涡旋静脉壶腹部撕裂脉络膜，从而进入血流。空气栓子会使心脏停止跳动。

6.1 脉络膜/视网膜下的套管：预防措施

即使是"唯一"注入脉络膜上腔的 BSS，也可能快速导致脉络膜脱离。为了预防这种并发症，术者应该采取以下措施。

- 在打开灌注之前，必须先检查套管的尖端。

—快速地扫视是不够的。脉络膜和睫状上皮可能已脱色[19]，快速地扫视术者无法发现覆盖在套管尖端的物体。

- 即使是最初正确放置的灌注套管也可能在术中被拔出。检测到管路是否完全脱出很容易，但如果只是部分脱出就比较难判断了。

—定期检查灌注套管在手术过程中的外部位置（即是否一直推入在套管中），

---

19 或者看起来是这样的，因为组织发生了延展。

特别是在巩膜凹陷时和换气之前。

• 还应检查进行操作的巩膜切开套管的位置。这些地方的脱出并不代表着带来相同程度的危险，但如果部分脱出，仍有可能造成医源性损伤。

6.2　脉络膜/视网膜下的套管：管理

如果在最初的插管过程中，套管的尖端不能一直向前推进穿透组织，有以下几种选择。

• 将一根针从套管中穿过，这将在脉络膜上形成一个小开口，之后它有可能会恢复原样。

• 如果这不起作用[20]，引入另一个套管，将针[21]从套管中插入，通过向内推第一个套管来顶压巩膜，然后切开它周围的组织，这样你就可以清楚地看到套管的尖端了。一旦你打开了一个开口，把灌注套管从这个开口中推过去，打开灌注，只有完成以上步骤后，才能慢慢地让第一个套管回到它的正常位置上。

6.3　脉络膜/视网膜下的灌注：管理

如果液体确实进入脉络膜下，可以通过以下操作来恢复正常的解剖结构。

• 立即关闭灌注。

• 拔出灌注管。

• 将灌注管路插入另一个套管，并在打开灌注之前检查其位置。

• 通过灌注套管排出脉络膜上的液体。

—如果没有液体排出或液体排出不完全，可拔出套管并扩大巩膜切开术的切口。一旦液体完全排出，缝合这个巩膜切口，并在不同的位置重新插入灌注套管。

20　可能不会，因为脉络膜有弹性，开口可能会立即关闭。
21　因为这样的操作而导致出血是非常少见的。不要使用透热疗法，因为它可能会使组织收缩。

问答

问：是否有可能从内部引流排干脉络膜上液体？

答：原则上可以，但实际上这是非常困难的。脉络膜在透热时会收缩（参见第五十九章 2）。如果脉络膜上腔压力高且液体黏度不高（平衡盐溶液，不是血），简单地使用针/刀片穿刺就可能有效。

7 使用中的套管

理想情况下，套管可以毫不费力地进入玻璃体腔且不会导致并发症，并一直保持在同一插入位置直到手术结束，且在取出时会留下一个能自行封闭的切口。其中一些是术者无法控制的，但可以通过观察以下几点来提供帮助。

- 因为套管是以倾斜的角度插入巩膜的。

—术者必须每次以相同的倾斜角度插入所有的器械，以使进入巩膜的过程毫不费力，并避免拉伸巩膜[22]。

—术者必须每次都以相同的倾斜角度收回所有的器械，以避免器械将套管连带拔出[23]。

- 对于灌注管路，至关重要的一点是它不能指向黄斑和视盘，特别是在进行F-A-X 期间。尤其是当气压过高时，有可能会对组织造成直接的伤害。

小贴士

在手术过程中一个套管被反复地拔出，这是在手术结束时必须对巩膜切口进行缝合的一个信号。

在术中通过套管重新插入器械可能会非常困难，以下是几个潜在的原因。

- 套管半脱离，这种情况在黑暗中无法看见（图 21-8）。

---

22 一旦套管被移除，渗漏的可能性将会增加。
23 还有其他原因会导致套管被不经意地拉出。巩膜薄；物体黏附在器械外表面或套管内表面；取出工具之前，未将使用记忆材料制成的、尖端弯曲的工具（如激光探针）拉回到轴柄中；具有与套管相同规格的、向外弯曲的弯钩针（参见第十三章 2.3.1）。

- 工具本身的某些材料（如螺纹）卡在套管上。
- 护士递给术者的器械的规格大于套管。
- 术者想通过套管取出的物体被卡住了（图21-9）。

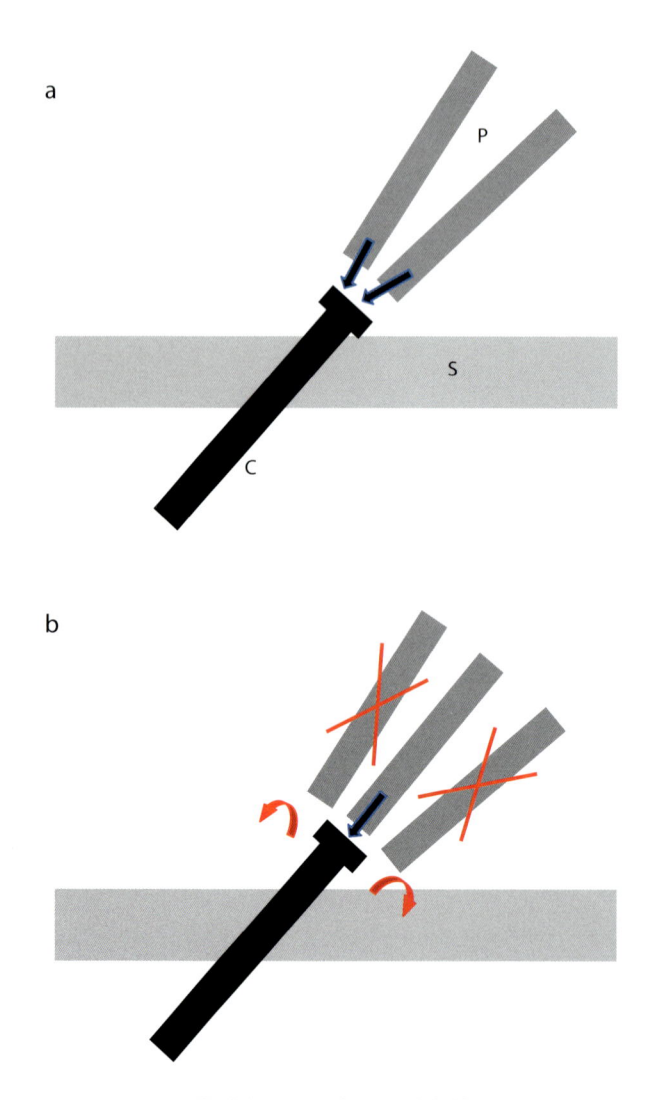

图 21-8　器械难以通过半脱位的套管进入眼内

注　图 a，如果已经将套管（C）完全推入巩膜（S），则探头（P）接近套管的角度是无关紧要的，只要该角度保持在合理范围内即可：探头会轻松地滑入套管（黑色箭头），因为器械在插入后将会发生倾斜（将其与套管之间的角度重新进行对准）。图 b，如果套管是半脱位的，则仅在探头与套管完全同轴的情况下才能插入。如果以与同轴线（0°）不同的角度接近，则套管将发生倾斜（红色箭头），直到要插入套管的器械找到同轴线的方向或套管被完全推入为止。我会用手指来进行此操作。该示意图是简化的，很明显，即使在以上两次不成功的尝试中，术者也会将器械放在套管上。

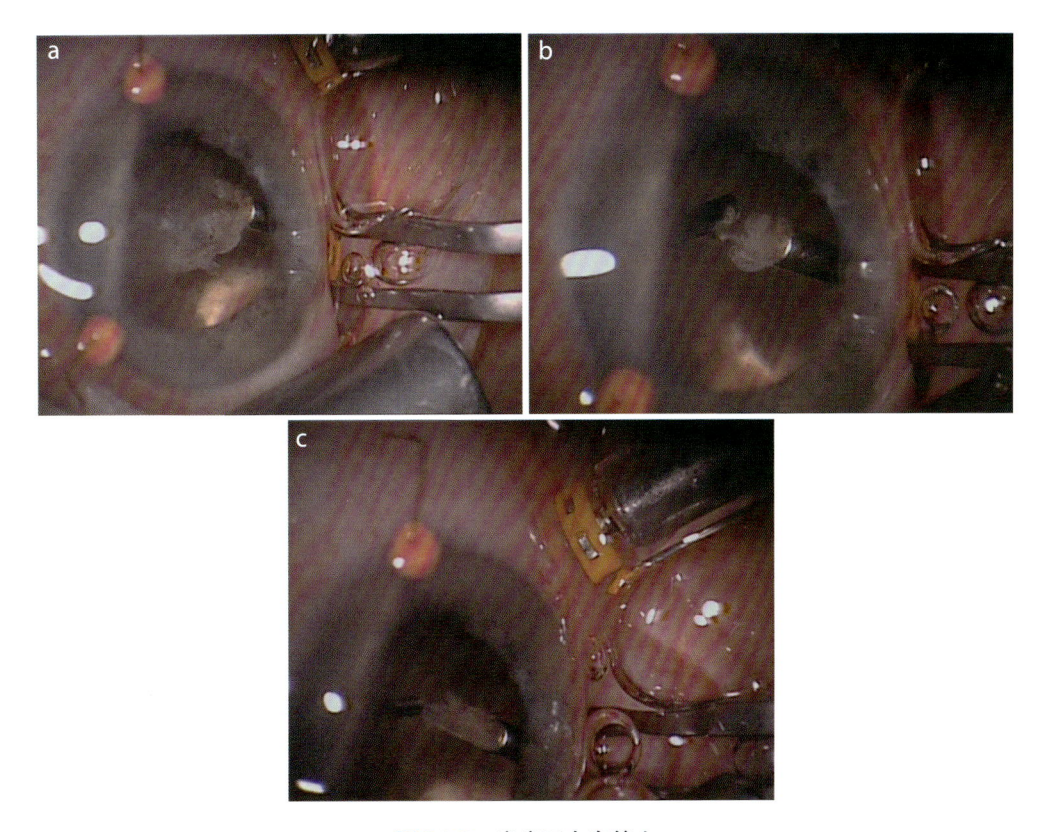

图 21-9 瘢痕压在套管上

注 图 a，在套管尖端可以看到一块大而坚硬的增生组织。目的是将整块瘢痕组织一次性清除。探针不是用于清除它的合适工具：该组织很硬，可能探头无法切入或者没有适合切入的边缘供探针的端口切入。最后，该瘢痕组织即使进入探针的端口，也可能会使切割刀片钝化。后一种情况是危险的，因为如果仍有玻璃体需要被移除，就有可能会产生牵拉。图 b，假定瘢痕组织已被清除，将镊子交给护士。计划继续进行玻璃体切割术，但无法将探针重新插入套管中，其原因是膜组织被卡在管中了；可从眼球的另一侧使用探针来减少瘢痕组织。图 c，剩下的残余组织被抓住了；现在已经有足够的延展性了，这样就可以通过另一个套管取出残余的瘢痕组织。

8 拆除套管

术者用优势手持镊子抓住套管，同时用器械（如较大的解剖镊子）或非优势手的示指（我的偏好）向下压伤口的上唇。按下并轻轻按摩该部位几秒，使伤口的唇合拢在一起，防止渗漏，以得到正常的眼压。

如果伤口不是水密性的，则结膜会发生化学浸润，或者会在其下出现气泡，即"气肿"。

8.1 低眼压的原因

原则上巩膜切开术的切口应该是倾斜的，且倾斜角度较小，而且能够自行密封：其下（后）巩膜唇（"瓣"）被眼压（IOP）压在上唇上，得益于玻璃状凝胶（也可能是空气/气体）的帮助。实际上，在以下情况下可能会发生渗漏。

- 十分高效的周边玻璃体切割术：下方没有玻璃体填充。
- 手术结束时的眼压很高，想要将它正常化，因此就会将液体/气体向外挤压。这可能是由于：

—在玻璃体切割机上设置了较高的灌注压力。

—术者的手指或器械对眼造成的外部压力。

- 巩膜薄（高度近视、巩膜炎后遗症、外伤等）：巩膜不具备自行闭合的结构力量[24]。
- 巩膜切开术的切口放置在先前玻璃体切割术切口或其他原因造成的巩膜瘢痕区域。
- 硅油填充：拔出套管后，眼压迫使油滴进入巩膜通道，从而延迟了切口的自发性闭合。
- 在长时间手术中将巩膜做了最大限度的拉伸（参见第二十一章 7）。
- 不遵循胶原纤维排列方向的巩膜切开术（即与角膜缘平行，参见第二十一章 3）会增加伤口闭合不充分的机会。

将玻璃体嵌在切口中，可防止伤口渗漏，但会增加眼内炎的风险（参见第二十一章 8.2）。

8.2 低眼压的后果

术后低眼压可能导致以下后果。

- 低眼压性黄斑病。
- 眼内出血（脉络膜、视网膜等）。
- 瞳孔缩小。
- 炎症加重。
- 角膜水肿和 Descemet 膜折叠。

24　正常的巩膜确实包含有一些弹性组织，可以帮助其自我闭合。

与普遍的观点（谬见）相反，眼内炎不是由低眼压引起的[25]。然而，如果玻璃体嵌进伤口并连接眼球的内部与外部环境，那么就会带来眼内炎的风险。

8.3 低眼压的预防

• 适当的伤口结构（参见第二十一章 3）。必要时可使用缝合线（参见第十四章 6 和第六十三章 5）。

• 手术结束时的目标眼压约为 30mmHg[26]。

• F-A-X：充满空气的眼不太容易造成切口闭合不充分。

—相反，睫状体要达到完全的房水产量可能要比吸收空气所需的时间更长。

• 恰当的套管拔出操作和对切口的"按摩"。

• 如果术中出现低渗，请缝合渗漏的伤口，并用平衡盐溶液或空气/气体重新填充眼。

—在大多数情况下，即使是 20G 的切口，使用单环缝合也已经足够了。

—如果已填充硅油，则需要特殊的缝合技术（参见图 14-3）。

8.4 低眼压的术后管理

• 用 27G 的针头经睫状体平坦部注射空气/气体/平衡盐溶液。

• 如果眼充满硅油，则填充率不足 100%［相较于低眼压本身，填充率不足是一个更突出的问题（参见第三十五章 4.2）］。只有再次手术才能充分处理该问题。

9　20G 玻璃体切割术[27]

在此仅挑选部分评论进行介绍[28]。

• 打开时将结膜和 Tenon 囊（眼球筋膜鞘）视为同一层膜。

• 做两个独立的开口，一个较大的（左眼为 2～5 点钟方位）、临时性的，另一个较短的（9～10 点钟方位）在鼻侧。

—用有齿镊抓住并提起结膜，并从距离角膜缘 1mm 处做约 2mm 的径向切口。

25　假设眼压为负值，会将外部物质吸入玻璃体腔。
26　眼压过高与眼压过低一样会带来问题（参见第二十一章 8.1）。
27　不使用经巩膜套管。
28　根据我的个人喜好。

如果在每个部位有一个这样的切口就足够了，则无须做两个切口。这将对手术结束时的缝合有帮助。

——在预期进行解剖的区域的最上边缘进行切口。

- 将钝剪刀插入开口，使剪刀与表面平行，然后在比切口大的区域内钝性分离结膜下间隙。
- 考虑是否需要对出血的血管进行烧灼处理[29]。
- 用 19G 显微玻璃体视网膜手术（MVR）刀片做三个巩膜切口。

——从技术上讲，20G 的刀片也可以，但这会使得钝器的插入变得非常困难，并且也会因为试图强行穿透切口而增加医源性脉络膜脱离的风险（图 21-10）。

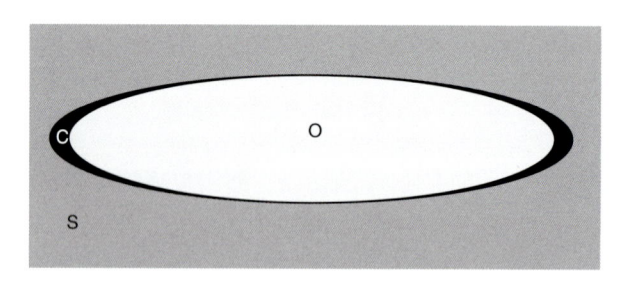

图 21-10　从术者的角度看，用 MVR 刀片切开眼壁的示意图

注　巩膜无弹性，而脉络膜有弹性。即使是相同大小的刀片穿透了两者，在脉络膜上的伤口也会比巩膜上的伤口短。这不是问题，除非仪器是钝的且尖端没有倾斜角 [某些导光管就是完全按照该标准进行配置的（对该行业提出的问题：为什么）]。切口越长（例如，用于去除较大的眼内异物的切口），则两个实际上的开口之间的长度差异就越大。在这类情况下，需要使用 Vannas 剪刀来切断切口两端的脉络膜，以防止眼内异物的丢失，或因为钝性器械，如尖端无倾斜角的导光管，被用力地推入到伤口中，导致脉络膜剥离。C：脉络膜；O：巩膜和脉络膜上的开口：实际的巩膜切口；S：巩膜。

——切口应垂直于角膜缘，与巩膜胶原蛋白束的走向相同（参见第二十一章 3）。

——如果该眼曾做过玻璃体切开术，则开头仅准备插入灌注套管的巩膜切口，一旦灌注套管安装到位并且打开了灌注，则紧接着在供插入两个上方的套管的位置进行切开。

- 灌注套管可以是自固定的，也可以是需要缝合线[30]将其固定在适当位置的。

——可以预先放置缝合线，即在用 MVR 刀片进行巩膜切口之前就放置好。特别是在有可能使用硅油的情况下，则使用预先放置的 X 形缝合线（该缝合线与

---

[29] 我曾经做过广泛的透热疗法，但随后停止了该疗法的使用，除非某一条可清晰地识别出来的血管引起了大出血或患者发生出血的可能性增加（参见第四十章 1）。小规模的出血很快就会自发性地止血。

[30] 6-0 或 7-0 的 Vicryl 线。

图 14-3 所示的缝合线相同）是有意义的，在这种情况下，该缝合线将在手术结束时用于闭合切口。

- 灌注套管的尺寸应为正常大小（4mm），除非观察上存在困难或有大泡状视网膜脱离；在这种情况下，则使用 6mm 的套管。

> **小贴士**
> 灌注套管过长会大幅增加医源性晶状体损伤的风险。

- 如果需要大于 20G 的切口[31]，可以扩大现有切口（必须单独对脉络膜进行扩大，见图 21-10），然后调整切口大小或单独准备另一个切口[32]。我更喜欢后一种选择。
- 20G 巩膜切口的缝合需要单缝线进行缝合，通常为 7-0 的 Vicryl 缝合线，但该缝合必须在切口的正中。

—已经扩大的巩膜切口，或是最后一个要闭合的切口，并且已经使用了硅油，这种情况下应使用 X 型缝合。

- 如果已使用了硅油，则首先要彻底冲洗结膜下腔，以免硅油残留（参见第三十五章 4）。
- 用相同的线缝合结膜；尽量远离角膜缘，这样缝合线的残端就不会对角膜产生刺激。

—勿将缝合线的结打得过大。

—切断缝线，使残端长度约为 2mm。与更短或更长的残端相比，这个长度的残端引起的刺激可能减少。

31　例如，移除一个更大的眼内异物。
32　原巩膜切口一直保持填塞，直到第四个巩膜切口完成缝合为止。

第二十二章
照明

1　导光管

导光管通常握在术者的非优势手中，这种光源的通用性很高。术者可以通过改变玻璃体切割机上的设置，也可以通过改变导光管与目标区域之间的距离，从而改变到达视网膜的光量[1]。该距离还可以影响照明区域的大小。术者还可以改变发光的角度[2]，从而增强某些结构的可见性，同时"隐藏"其他结构。当使用 BIOM 系统时，应使用广角导光管。

导光管有 3 种基本的使用方式。
- 直接照明：光线直接照射在术者进行操作的区域。
- 间接照明[3]：光线照射在实际操作区域的后面或前面。
- 透照：术者用导光管本身进行巩膜顶压[4]。

在手术过程中，术者的注意力集中在优势手执行的动作上，移动导光管和监测导光管的位置则是相对无意识的。

- 术者的经验越少，就越倾向于将导光管固定在视网膜附近，从而大幅增加了造成光毒性的风险[5]。

—不是凭直觉就能做到将导光管向后拉回，靠近套管的。光源应保持远离视网膜，并能持续提供充足的照明。术者必须有意识地监测导光管的位置，并将其保持在安全的距离。

1　照明强度与距光源的距离的平方成反比。
2　在直射光下可能看不见细小的视网膜前膜，但在间接光下却十分明显；这可以模仿狭缝照明的效果。
3　又称后部反光照射法。
4　这可能有助于识别视网膜裂孔。
5　在 8lm 的亮度下，将导光管到视网膜的距离从 4mm 增加到 8mm，可以使产生光毒性所需的时间延长 3~4 倍。

问答

问：术者如何确保将导光管保持在远离视网膜的位置上？

答：通过不断提醒自己这样做，并要求他的护士也这样做。

——玻璃体切割机上的照明功率也应保持在适当照明所需的最低水平，请勿将机器设置为始终处于全功率的状态。

小贴士

尤其在使用老式摄像机时，术者（通常可以适应光线较少的情况）和摄像机（需要较多的光线才能清晰地进行记录）的需求之间可能存在冲突。无论妥协方案如何，患者的安全才是决定性的因素。

- 在大部分的玻璃体切割过程中，术者是在部分后部反光照射法的情况下工作：光被引导到探头尖端实际平面的稍前方或稍后方。其所利用的一些光是从眼壁（视网膜、脉络膜甚至巩膜）反射回来的，而不是玻璃体本身。

——当玻璃体切割术在插入导光管的一侧的周边进行时，直接照亮玻璃体可以很好地看到玻璃体，但其下方的视网膜将完全被隐藏。在这种情况下，为保证安全，术者必须在直接照明和间接照明之间来回切换。

- 直接照明有时用于玻璃体切割，而大部分时间用于视网膜的操作（寻找膜，进行激光治疗等）。

——当对视网膜使用直接照明时，必须增加其工作距离。

- 在黄斑区进行精细操作期间，不应将光线直接照射黄斑。这主要是因为存在光毒性的风险，而且反射的光可能还会给人造成困扰。我会尝试将光线引导至尽可能远离视网膜的位置，将其朝向黄斑周围的区域。

——即使术者必须直接照明黄斑区域，他也必须避免将光持续照射到同一区域的时间超过几秒。

- 在空气眼中，即使已调节了 BIOM 前透镜（参见表 16-5），可见度也会变差（参见第三十一章 2）。

——精细的细节已经无法辨认，以前非常明显的细节现在也变得不可见了。

——气泡和平衡盐溶液/视网膜之间的界面有明显的光反射。术者需要花费一些时间，才能找到最可接受的照明角度和距离[6]，甚至这样得到的结果也可能不是最理想的。

• 尽管大部分时间导光管都握在术者的非优势手中，但在某些情况下，它需要被切换到优势手。此类切换可能是因为所执行任务（例如，激光环扎术，在有晶体眼的玻璃体基底进行360°玻璃体切割术）的强制要求，或是因为这样可以为某些特定的部位提供更好的可视性（例如，判断黄斑上皮增生组织的大小，空气眼中在导光管的对侧进行操作）[7]。

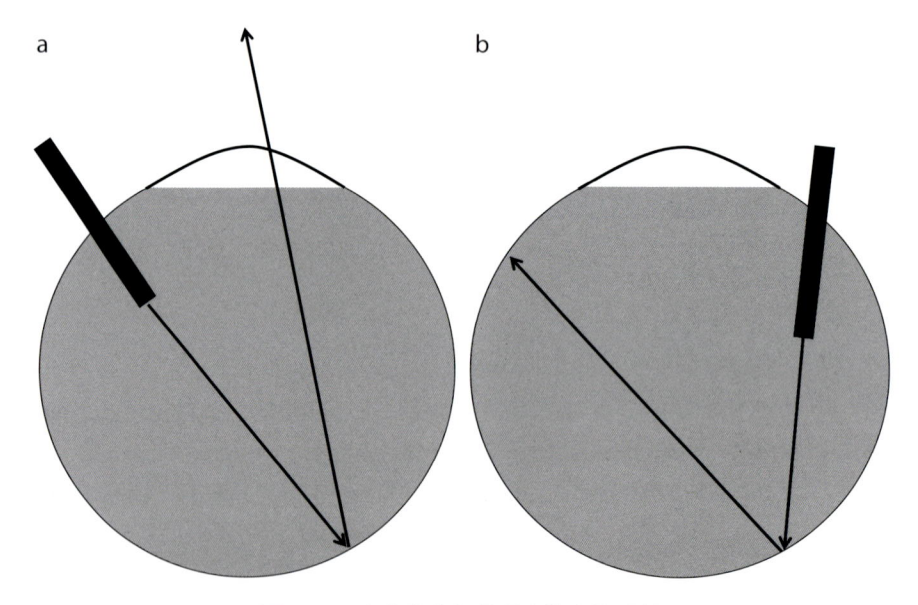

图 22-1　在充满空气的眼中的光线反射

注　图 a，如果光线从眼的对侧进行照射，则光的反射角度如图所示，会阻碍术者的视线。图 b，如果将导光管移到眼的被照明区域的同一侧，则反射光不会直接照射到术者的眼。这样能大幅地提高可见度。

2　吊灯系统[8]

光从固定在巩膜切开处的装置发出。可选项如下。

6　有时不得不换手，例如，光线从鼻侧向颞侧视网膜照射，则眩光会更严重（图 22-1）。
7　这意味着术者可能被迫用其非优势手进行某些操作，因此，这只手至少也需要具有一定的灵巧性。
8　也可以彼此之间组合和（或）与导光管结合使用。

- 将光合并到灌注套管中。
- 单独的（独立的，更常使用的版本）。它种类繁多（单纤维或双纤维，双子型，鱼雷型等）。

这些设备中的每一个都是固定的，但是由于护士可以抓住其眼外的部分（电缆，管道）并改变照明的主要方向，因此它们都可以进行一些操控调整。

无论是何种类型，这些系统都允许术者进行双手手术。使用吊灯意味着光线比使用导光管系统时距离视网膜更远，从而大幅降低了光毒性的风险，但这也带来了其他的潜在缺点。

- 双手的工作器械都会投射出阴影。
- 光反射（散射，眩光）比使用导光管时更加难以避免。

—使用多个光源可以弥补这些缺点，但是，这显然需要使用多个巩膜切口，无论这些光源的体积有多小。

- 灯具可能距视网膜后部太远，无法为精细操作提供理想的照明。

3　手持仪器内置的灯光

这种照明方式的优点是，在术者进行操作的地方总会有灯光。但是，灯光可能太靠近视网膜，从而无法保证安全和舒适感；也会造成眩光和阴影。基于这些原因，这种照明方式现在已经很少使用。

第二十三章
使用探针进行第一次切割前的检查清单

在实际开始进行手术之前,术者应检查的项目见表23-1。该表中的项目并不意味着在每次手术之前都必须像飞行员在驾驶飞机之前所做的那样,对每个项目进行检查及标记。随着时间的流逝,许多项目的准备将会变成常规工作,但是,该检查清单在建立一种常规的初始阶段具有相当的必要性。

表 23-1 玻璃体切割术前的检查清单

项目	评论	参见章节
手术计划	如果病例的难度为平均水平,可以在手术开始前确定计划。如果预计该病例手术会比较复杂和困难,最好在手术前一天制订计划	第三章 1
手术室的安排	包括手术台在内的所有主要设备均放置于适宜的位置上	第十六章
所有的电缆和管道都正确且牢固地连接完毕;连接玻璃体切割机和术者使用的工具的电缆固定在护士的桌子上,这样它们就不会进入术者的视野	这包括显微镜的电缆和玻璃体切割机的踏板(它们不会卡在踏板本身或术者的座椅的轮子下面)[a]	第十六章
为患者做好术前准备(麻醉、药物等),以及为需要接受手术的眼做好标记	此项一定要特别谨慎	第十六章
玻璃体切割机的程序设定	必要时,根据预期的实际情况对标准设定进行变更	第十二章 第十六章 3

第二十三章 使用探针进行第一次切割前的检查清单 203

续表

项目	评论	参见章节
检查所有必要的设备、器械和材料是否可用，是否能够正常运行	包括从显微镜到玻璃体腔内使用的镊子等所有物件。对于术者来说，尤其重要的是需要测试玻璃体切割探头（除了事先由玻璃体切割机进行的测试外）。卡住的探头刀片可能会造成严重的损害（未切割的情况下进行抽吸），若在玻璃体腔内才发现这一问题，会造成无法挽回的后果 激光过滤器连接到显微镜上，但必须保持关闭状态，直到需要使用时才开启[b]	第十六章
提高患者的舒适度	患者舒适地躺着，同时保持一个理想的头部位置，使术者能够接触到整个玻璃体腔	第十六章 6
根据患者的实际情况调整显微镜和手术座椅	术者的姿势（座椅的高度、与手术台的距离等）。座椅的轮子要固定，这样当术者的脚移动时，座椅不会连带着一起移动	第十六章 7
初始化 BIOM[c]	确保焦点不需要重新调整，除非需要进行 F-A-X	第十六章 5
对显微镜中的视图进行最后的调整	BIOM 物镜距粘弹剂包裹下的角膜表面约 2mm 处，并处于低变焦状态	第十六章 3

注 a，这就是无线踏板如此有用的原因。b，否则，所看见的玻璃体腔内的颜色是不真实的，无论是对于术者还是对于摄像机而言。c，这需要将导光管插入玻璃体腔中。

第二十四章
使用玻璃体切割探头

1 移除玻璃体

术者用探头进行的基本动作如下。

- 向前/向后（沿同一轴推进得更深或后撤）：更靠近后极或巩膜切口。
- 玻璃体腔周围大约360°，轴心点位于巩膜切口处（参见图20-3）。
- 围绕探头轴的轴线旋转360°。
- 以上三者的组合。这是最常见的情况。

尽管探头的定位是术者以"半清醒"的方式完成的[1]，但要记住下面的警示，这将有助于减少由探头造成的医源性损害的风险。

- 探头不是一个单独的端口，在玻璃体腔内操作时也必须考虑到探头的轴柄。如果只将注意力集中在端口上[因为这是探头的活动（"有用"）部分]，术者很容易忘记轴柄的存在，从而增加了进行前房玻璃体切割术（PPV）时发生"晶状体接触"的风险（参见第二十五章2.3.1）。
- 探头和视网膜之间的角度会根据探头所在的位置发生变化[2]。

—尽管巩膜顶压也可以形成90°的角度（参见第二十八章2），但在视盘相反侧的某些区域，轴柄确实是垂直于视网膜表面的[3]。在后极中，角度非常接近垂直。在所有其他位置，角度都是呈锐角的。

—轴柄在巩膜切口的附近是与视网膜平行的。

- 探头端口的平面[4]与视网膜的关系随轴柄的角度而变化，这又决定了玻璃体或

---

1 也就是说，术者将注意力集中在想要用探头达到的目标上，而不是为了达到该目标需要将探头放置在的位置上。
2 在较小程度，这一角度上还取决于眼的大小和轮廓。
3 也就是说，如果探头是通过颞侧巩膜切口进入的，则此处将是指在鼻侧。
4 理解为一片横跨并垂直于轴柄的、覆盖在端口上表面的薄片。

膜与视网膜的分离程度。

—如果将轴柄与视网膜保持或接近直角[5]，则无法旋转端口，因而端口将直接对着视网膜[6]。如果探头沿着（平行于）视网膜凹面移动，它就能够安全地分离/切割/去除增生膜[7]。

—然而即使在后极，这种理想的情况也只限定在很小的区域内。在这个相对较小的区域外，角度将会开始发生变化，在探头所在的一侧的变化会更快（即经鼻侧插入的探头，与朝向鼻侧时相比，朝向颞侧时能在更大的区域范围内保持接近直角的角度）。

—轴柄与视网膜之间的夹角越小，朝向视网膜旋转的端口所能导致的医源性伤害的风险就越高：即使真空/流量非常低，占空比高，探头也可以"咬入"视网膜。当在外围操作时，意味着与在眼球对侧操作时相比，探头插入邻近区域的风险会增大（图24-1），因此建议在假晶状体眼中进行换手，以完成玻璃体底部的切割。

• 术者必须根据实际情况选择切割率。

—当在视网膜附近工作时，高切割率可提高玻璃体切割的安全性。但是，对于大多数玻璃体切割机而言，在相当长的时间内保持端口关闭（无流量）会降低玻璃体切割的速度。

—切割速率的增加也降低了附着在视网膜表面上（如在玻璃体基底）的玻璃体在被去除时的完整性[8]。

关于玻璃体清除的介绍详见第二十七章。

问答

问：使用玻璃体切割机快速而安全地取出玻璃体，其理想设置参数是什么？

答：除非知道具体情况，否则无法确定。需要知道的变量包括：探针端口到视网膜的距离，视网膜的位置（附着的或分离的），玻璃体凝胶的特性，玻璃体和视网膜之间的黏附强度，玻璃体切割机中的泵，抽吸/流量比率，占空比，端口的大小、形状和位置等（参见第十二章1）。术者必须仔细地使用自己的机器进行实验，并相应地调整参数设置。

5　如在后极。
6　例外是高度近视的葡萄肿患者（参见第五十六章）。
7　假设在玻璃体切割机上设置了正确的参数（参见表12-2）。
8　想象用绳索提起物体：如果剪断绳索，则无法提起该物体。如果通过吸力接近探头的玻璃体被瞬间切断了，则至少会残留下一些凝胶。

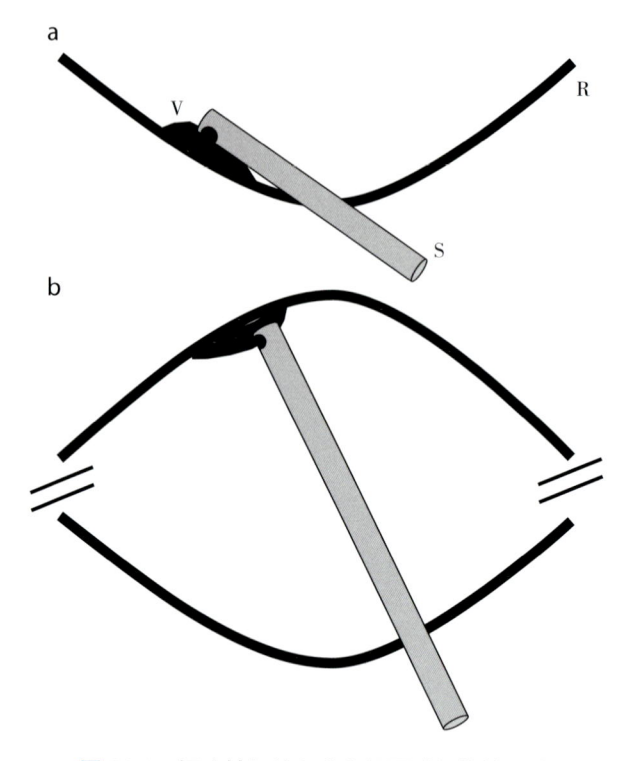

图 24-1　探头轴柄的角度和视网膜损伤的风险

注　图 a，当轴柄（S）平行或接近平行于视网膜（R）时，如本例中邻近探头插入的部位，可旋转端口使其面向视网膜，从而增大"咬入"视网膜的风险，而不是简单地从该表面移除玻璃体（V）。图 b，在眼球的另一侧，轴柄与视网膜之间（接近）垂直。端口的平面几乎不可能对视网膜造成直接损伤（然而，如果视网膜被附着的玻璃体拖入端口，仍然有可能会对视网膜造成伤害。但是，如果进行了巩膜顶压，则完全可以改变这种情况，参见图 28-1）。在后极（此处未展示）中，其角度接近直角，足以模拟此处的情景，因此如果能再满足某些额外条件，就可使用探头对视网膜平行膜进行切除。

- 缺乏经验的手术医生通常会不断地移动探头。这不仅延长了手术时间，而且可能会降低手术的安全性[9]。

—在大多数眼和条件中，玻璃体会从探测器尖端周围的假想球体范围内"飘"向端口[10]，这被称为"玻璃体到端口"技术。在这种情况下，端口实际上是朝向还是背向玻璃体，以及端口是浸没在玻璃体中还是与玻璃体保持一定距离，都无关紧要。

9　除非使用非常高的切割率。
10　这对于中央玻璃体凝胶而言是正确的，但对于仍然附着的皮质则不是。

• 在某些眼和条件[11]中，中央玻璃体凝胶具有更强的阻力/结构，除非探头实际浸没在其中，否则无法将其吸入端口；在这样的眼中移除玻璃体所需的时间明显会更长，因为术者必须要在眼内"追赶"玻璃体。这被称为"端口到玻璃体"技术。

有关玻璃体切割的技术将在第二十七章进行讨论。

2　去除增殖膜

在23G、25G和27G的玻璃体切割术中，探头还可用于切割和去除视网膜前增生性组织[12]。应使用低抽吸/流量比率和尽可能高的切割率，并握住探针的轴柄，以使探针的端口可以平行于视网膜表面移动。

> **小贴士**
>
> 在20G手术中，不同的器械（剪刀、镊子、抹刀）和技术[（黏性 – ）分层、分割]被用来切割、分离和（或）去除增殖膜。在小口径PPV中，探头可以在很大程度上替代上述器械，同时也可使手术的速度更快，但术者在一定程度上牺牲了对操作的控制度。使用剪刀可以提供最大限度的控制，特别是在使用双手操作技术的情况下，但这需要更大的灵活性和更多的时间。最后，请记住使用探头并不能降低出血的风险。

关于增生组织的处理参见第三十二章、第五十二章和第五十三章。

3　移除视网膜

探头可能不是所有工具中可用于进行视网膜切开术的最安全的选项[13]，但它却是进行视网膜切除术的首选工具（参见第三十三章）。

11　例如，玻璃体黄斑牵拉综合征（VMTS）和增生性糖尿病视网膜病变（PDR）。

12　两个组织之间要存在一些空间，即使端口离探头的尖端非常近，也需要这个空间的存在（参见第十二章1.2.2）。因此，不可能用探头除去全面黏附到视网膜表面的黄斑上皮增生组织。

13　如果流量（真空度）低，并且端口离开了剩余的视网膜，则可以在视网膜切除术之前使用探头在周边进行视网膜切开术。然而，在不使视网膜透热的情况下这样操作，大出血始终会是一种威胁（参见第三十三章1）。

4　移除晶状体

参见第三十八章 2。

第二十五章
保持良好的可视性

玻璃体视网膜手术医生会接触到各种类型的反馈。

• 触觉反馈：在进行玻璃体腔内操作的过程中，有时可以感觉到。例如，来自牢固的视网膜下增殖束，但这在手术的战术性决策中起到的作用并不重要[1]。当推动器械触及巩膜时（参见第三十三章3），术者也能立即感知到。

• 声音反馈：当激光功率过高且组织发生"爆裂"时，可以被听到。应避免使用如此高能量的激光进行照射，因为它可能导致视网膜出血或 Bruch 膜破裂，并带来继发性新生血管生成的风险。

• 嗅觉反馈：如果眼表面出现了非常明显的出血，才可能会产生。

> **小贴士**
> 玻璃体视网膜手术医生的所有战术性和部分战略性决策都是基于视觉反馈的：了解基本情况并观察。

以上这些信息意味着，对玻璃体视网膜手术医生而言，视觉[2]是唯一一种能够反映其操作行为所产生的后果的反馈。

因此，在整个手术过程中，保持尽可能清晰的视野，对玻璃体视网膜手术医生而言至关重要。这一难题有许多相关的要素，下文将讨论其中的大多数要素，这将有助于术者找到并解决导致图像清晰度欠佳的原因[3]。

---

1 关于抓取哪一部位的膜/索或从哪一方向进行牵拉等，应基于该处的视觉反馈和膜的运动来作出决定。
2 有别于普通外科或肿瘤外科医生等。
3 有了清单中的大部分器物，对该问题的解决方案也变得十分明了了；任何部位的图像质量不佳，都有相应的解决方案。

1 外部因素[4]

1.1 眼科显微镜

需要确保显微镜：

- 有足够的，但不超过最低需要的亮度。
- 所有的光学表面都是干净的。

—没有雾化：目镜上产生的凝结，是因为术者出汗[5]或者口罩使术者的呼出气涌到了目镜上。鉴于这个原因，我只将口罩戴在嘴上，而不覆盖住鼻部；另一个选择是用胶带将口罩固定在鼻梁上。

- 根据摄像机的需要调整焦距，然后重新调整目镜，使两眼都有最大的清晰度（参见第十二章4）。

需要确保双目间接眼底显微镜（BIOM）[6]：

- 已清洁所有的光学表面。
- BIOM 的镜头要经过灭菌且已经冷却（参见表 16-5）[7]。
- 所有部件都已正确地组装并固定在显微镜上。
- 焦点已经完成设定。
- 如果 SDI 的旋钮被设定为手动操控，则需要一直进行旋转。

1.2 接触镜

需要确保接触镜：

- 镜片表面没有划伤。
- 如果镜片是重复使用的，需要确保镜片是完全透明的[8]。
- 镜片需要恰当地放置在角膜的中央位置。如果镜片滑动，图像可能会失真，视野可能会缩小。

—如果要观察的区域稍微偏离中心位置，请将接触镜朝着与需要观察的区域

---

4 除此之外，确保患者的头部被恰当地固定（参见图 16-5a）。
5 即使手术室的温度较低，也会出汗（参见第十六章 10），这增加了水汽冷凝的风险。
6 参见第十六章 5。
7 该问题可以通过使用一次性 BIOM 镜片解决。
8 重复消毒过程可导致光线传导性不可逆地降低。

相反的方向移动[9]。

1.3 角膜表面

需要确保角膜表面：

- 角膜上皮没有水肿。

——如果角膜上皮水肿，放置一块浸透 40% 葡萄糖注射液的消毒棉，可以起到减轻水肿的作用。这也可能有助于处理间质水肿。

——如果水肿持续，可能需要刮除上皮（参见表 45-3）。

- 在水肿的情况下，所有的眼内器械看起来都是"朦胧的"，且边界模糊。
- 使粘弹剂均匀分布[10]并覆盖整个角膜表面。
- 粘弹剂表面没有气泡存在，不管该气泡体积有多小。

问答

问：刮除角膜上皮的正确操作技术？

答：使用曲棍球刀，它有理想的角度并足够锋利。从角膜上皮正中开始，首先向离心方向移动刀片，一旦形成一个小的裸露区域，将刀片从各个方向朝它移动，避免刀片回到已经被刮过的区域。在完成之前不要弄湿角膜，如果角膜是干燥的，能够比较容易看到裸露的区域。刮除的程度不要超过实际所需，并注意避开角膜边缘（靠近角膜缘的部分），不要留下松散的上皮。

小贴士

视轴上的气泡会对术者造成很大的干扰。气泡越靠前，对视觉的干扰越大；同样大小的气泡，在粘弹剂表面比在晶状体囊膜后面更加麻烦。

角膜迅速干燥：这就是每隔约 5s 就会眨眼一次的原因，也是在玻璃体切割术中强烈推荐使用粘弹剂的原因。要求护士经常"喷射"角膜是相当烦琐的，可能会导致液滴飞溅并弄脏 BIOM 的表面，且可增加角膜水肿的风险，进而可能导致需要对角膜上皮进行刮除。

---

9 如果希望增加 12 点钟位的视野，则将镜头向 6 点钟位移动。

10 表面涂层型的粘弹剂较理想，如果使用的是黏性粘弹剂（如 Healon），在其表面使用一滴平衡盐溶液可使表面平滑。

1.4 角膜基质

以下几种异常情况可能会导致透光率降低。

• 后方未愈合的伤口导致的基质水肿。

—伤眼的角膜伤口应用全层缝线进行缝合（参见第六十三章4）。

• 眼压升高。

—高压不仅会导致上皮水肿，而且会导致基质水肿。如果水肿持续时间不长，且眼压恢复了正常，角膜可能会很快"干燥"。

—角膜血染[11]。在出现严重的前房积血和眼压升高的情况下，血液实际上会渗入到角膜中。如果需要进行玻璃体视网膜手术，可行的选择是临时人工角膜 – 玻璃体切割术（TKP-PPV）（参见第六十三章10）或内窥镜下玻璃体切割术（EAV）（参见第十七章3）。

• 低眼压可能导致角膜后弹力层皱褶。使用粘弹剂对前房进行填充是能起到一定作用的，但这项操作需要眼内有晶状体或人工晶体以及完整的晶状体悬韧带。

> **问答**
>
> 问：对于有严重的前房积血的眼而言，眼压为多少时应将血液排出以防止出现角膜血染？
>
> 答：对眼压而言，没有可以反映该风险的特殊数值，因为该风险还取决于压力升高的持续时间以及患者个体的角膜内皮"耐受性"。我通常建议，在最大限度的局部/全身抗青光眼治疗下，眼压仍然超过30mmHg，且时间长达3d，则应排出前房中的血液。宁可犯过于"激进"的错。

2 内部因素

2.1 前房

以下几种物质会干扰光线的传导。

---

11 更准确的术语是渗透：前房内的血液事实上穿透了基质，而非粘在内皮表面。血液需要数月才能被自行清除，并且阻碍对后部结构的准确观察。

- 血液（参见第四十七章）。
- 脓液或纤维蛋白（参见第四十五章）。
- 粘弹剂：无论是白内障手术后残留的，还是用于防止硅油脱出进入前房的（参见图 14-5），如果它的分布不均匀或含有气泡，都会影响视觉效果。

2.2 瞳孔

与接触镜相比，BIOM 的镜片具有很大的优势，因其即使在瞳孔很小的情况下，也可以充分提供对视网膜的可视化。尽管如此，放大的瞳孔对术者而言还具有切实的优势。如果术前用药无效或全身麻醉期间使用的药物导致继发性瞳孔缩小，有以下几种方法可以在手术台上实现散瞳。

2.2.1 防止瞳孔扩张的机械力

- 细小的瞳孔后膜或纤维蛋白可能是"罪魁祸首"。在这种情况下，使用镊子轻轻地牵拉虹膜边缘（参见图 48-1c，d）或使用抹刀进行钝性分离可能会有帮助。如果存在后粘连，术者必须仔细观察相邻组织，以避免虹膜撕裂或晶状体前囊膜破裂，如果存在风险，则改用锋利的器械。

  —强行拉扯虹膜后的纤维蛋白膜是危险的，因为术者无法得到关于自己操作所带来的后果的视觉反馈，当术者发现问题时可能为时已晚。

- 如果存在新鲜的虹膜后粘连（参见第三十九章 4），通常利用钝性分离来打开粘连。然而，尤其是在创伤后，更可取的方法是使用剪刀切断相关的组织，有时在此之前先进行眼内电凝[12]，以防止出血[13]。另外，可以注入一定量的粘弹剂，以便在虹膜和晶状体前囊膜之间为剪刀创造操作空间或控制出血。

> **小贴士**
>
> 千万不要为了试图打开虹膜后粘连或从虹膜背面分离纤维蛋白膜而在虹膜下注射粘弹剂。如果这样做，就轻易地放弃了对术中将发生的事件的掌控（参见第三章 2）。粘弹剂会流向对它的流动阻力最弱的地方，撕裂一些组织（它所撕裂的部位，并非原本希望它撕裂的部位），或者于虹膜后方消失。

12　血管可能处于瘢痕的表面或内部，在视线之外。
13　如同一个通则，粘连越是慢性（陈旧）的，就越需要使用锋利的而非钝的器械。

2.2.2 前房使用肾上腺素或粘弹剂

如果阻止虹膜扩张的不是粘连或膜，前房内使用肾上腺素[14]通常可以起效。然而，反复注射肾上腺素并无益处：其效果通常是一次性的。在老年患者中，肾上腺素有时会使瞳孔收缩，而不是扩大。

粘弹剂可能会使瞳孔扩张并使其保持扩张的状态，但也可能会干扰可视性（参见第二十五章2.1）。

2.2.3 虹膜牵开器[15]

这些器械能有效地扩张瞳孔，并在整个手术过程中保持瞳孔的宽度，甚至可以在有晶状体眼中使用。以下是几个值得一提的注意事项。

• 使用针头制作的穿刺口的角度是至关重要的[16]。牵开器太精致了，一旦把它推过刚刚准备好的角膜内通道，就不能对它的轨迹进行实质性的修改了。

— 创建隧道时，请牢记视差现象。从上方看，前房内部的仪器会给人一种错误的印象，使所观察到的工具的角度比实际上的更浅（更接近角膜）。在决定穿透角度时要考虑到对其进行修正。

• 不要使用有齿镊抓取牵开器。

• 插入牵开器时，抓取靠近牵开器钩子（工作端）的部位，以避免器械弯曲。千万不要抓取钩子本身。

• 使牵开器上的圆盘靠近牵开器的近端（非工作端），切勿靠近远端：如果轴柄被意外拔出，并非所有类型的牵开器都允许将轴柄重新插入到圆盘中。

• 为了节省时间，首先可以做好所有的[17]穿刺口，然后将所有牵开器放在结膜上，最后将它们插入[18]。

• 一旦牵开器到达虹膜边缘，就可以在用钩子牵拉虹膜之前，以穿刺点为支点，将钩子向任何一个方向侧向滑动[19]。

— 如果很难抓住虹膜边缘，可以使用邻近的穿刺隧道插入第二个牵开器，抬

---

14 浓度为0.01%。

15 穿刺术的规则参见第三十九章1。

16 如果使用牵开器，我倾向于使用25G或27G针头，而非刀片。

17 并非所有情况下都需要插入所有4个（或5个，部分制造商会在包装提供5个）牵开器。提前计划插入的数量和位点，并尽可能少用。

18 取出时，使用同样的方式将它们收集起来，然后将所有牵开器一起交给护士，而不是一个一个地进行。

19 换句话说，并不需要牵开器钩位于其在虹膜上的最初位置。

起虹膜，用第一个牵开器将虹膜钩住，然后将其滑动到位。否则，在所有（4个）牵开器就位之前，不要提起虹膜。

—较弱的后粘连可被牵开器打开，但较强的后粘连或虹膜后纤维蛋白膜可能对钩子来说可能阻力太强，这样操作将会拉直而不是抬高虹膜边缘。

• 该操作的目标不是得到一个形状完美的开口（如正方形），而是要得到一个通向眼后段的开口。

• 取出时，先解开牵开器，然后再将其拉出。切勿夹取牵开器的钩和圆盘之间的部分，而应夹取圆盘的远侧，以避免将圆盘拉出。

2.2.4 虹膜环

虹膜环有几种设计类型[20]，它们都能起到稳定虹膜的作用，但对虹膜的扩张程度取决于各自的设计[21]。环的插入和移除的操作也比较复杂。

2.2.5 虹膜切开术

如果所有其他方法都失败了，而术者必需要放大瞳孔，可以使用剪刀剪切虹膜。

• 可以在最合适的位置做几个较长的剪切口[22]。

—如上所述，粘弹剂可以用来为剪刀创造操作的空间。

—使用20G的长刃剪刀。

—根据需要，可以对虹膜切除术部位进行缝合（参见第四十八章2.2）。

• 在瞳孔缘可以做几个"小"切口。

• 这可以通过使用较小尺寸的剪刀来实现。

—如果括约肌被切开，瞳孔可能会保持开大。如果需要缝合这样的虹膜，虹膜荷包（环扎）缝合可能是最好的选择（参见第四十八章2.3）。

2.3 晶状体

2.3.1 白内障

白内障是造成先前存在的视觉干扰的最常见原因，白内障对操作的干扰程度可能比较轻，因而不需要摘除。否则，与先前的期望不同，白内障造成了过多的阻碍，则可以在先前的操作中或在玻璃体切割术（PPV）期间将其移除（参见第三十八章）。

20　Malyugin环（Microsurgical Technology，雷德蒙德，华盛顿州，美国）；Morcher瞳孔扩张器（Morcher GmbH，斯图加特，德国）；Beehler瞳孔扩张器（Moria SA，安东尼，法国）。

21　如同牵开器一样，这是无法调整的。

22　此处虹膜的附着力强于晶状体。

2.3.2 "羽化"

这种临时性的术中晶状体浑浊是一种独特的现象，手术过程中会在某些患者身上发生[23]，特别是在手术时间较长的情况下。这很棘手，但一般不会对手术的成功造成严重的干扰。

2.3.3 "气体性白内障"

这是一种与"羽化"非常类似的情况，通常在进行玻璃体腔气体填充的手术后出现。这种情况很少会持续，但如果需要早期再次手术，该症状可用于证明摘除晶状体的合理性。

2.3.4 "触碰晶状体"

缺乏经验的手术医生[24]极有可能将探头或导光管触碰到晶状体上。这会在后皮层留下线性阴影，其大小由器械与晶状体接触的面积决定[25]。

- 不透明的现象局限在一个足够小的区域内，不会严重影响视觉效果。
- 如果晶状体在碰撞中没有受到较大的影响[26]，它很少会发展成白内障，因此不必过于在意。这种不透明的现象通常会在几天内消失。

—遗憾的是，一些手术医生把真正咬切到晶状体囊内的情况称为触碰晶状体。不同的是，在这种情况下白内障是不可避免的，由于保护性的玻璃体"垫层"缺失，晶状体会迅速膨胀，尤其是在儿童中（参见表41-2）。这种白内障伴有快速而显著的眼压升高。

—如果发生晶状体咬切，最好在本次手术中将白内障摘除。

2.4 人工晶状体

囊膜和人工晶状体可能会以多种方式对可视化进行干扰。

2.4.1 前囊膜皱缩

在某些类型的人工晶状体中，前囊膜收缩和随后的前囊浑浊是相当常见的[27]。在这些情况下，玻璃体视网膜手术医生的视野可能会太小，以致无法看到外周的情况。

---

23 通常见于较年长的患者。
24 有时也会发生在经验丰富的术者身上。
25 其宽度取决于器械的规格。该线性的不透明区域的一端指向器械插入的巩膜切口处。
26 后囊未遭破坏。
27 如亲水性丙烯酸酯，双面凸透镜。这也是撕囊术直径至少4mm的原因。

- 通过颞侧穿刺，用剪刀[28]在囊内做几个放射状的切口，然后用玻璃体切割探头移除切口之间的囊膜。

—如果使用剪刀，且囊膜需要 360° 切割，则可能需要做两个穿刺口。

—如果囊膜太硬，探头无法切入，术者可以尝试双手操作：用镊子夹住囊膜，然后用剪刀完成切割[29]。

> **小贴士**
>
> 非一次性使用的剪刀，要考虑坚固的组织（囊袋、膜）对刀片造成的损害。这类剪刀价格昂贵，将钝的刀片打磨锋利的成本也相当高。

前囊膜皱缩也可能会使人工晶状体扭曲，并导致真正的半脱位，这是导致适当的可视化条件丧失的另一个因素。

2.4.2 人工晶状体前表面的沉积物

细胞、干涸的陈旧性出血、纤维蛋白等物质，可聚集在人工晶状体表面，妨碍精细的后段结构的充分可视性。处理这个问题有以下几种方法。

- 使用朝向人工晶状体表面的喷射流对前房进行灌洗。
- 真空抽吸：探头端口向下翻转，在高度真空/流量下，无须启动切割功能，即可抽吸覆盖人工晶状体的物质。
- "清洁窗户"（图 25-1）。

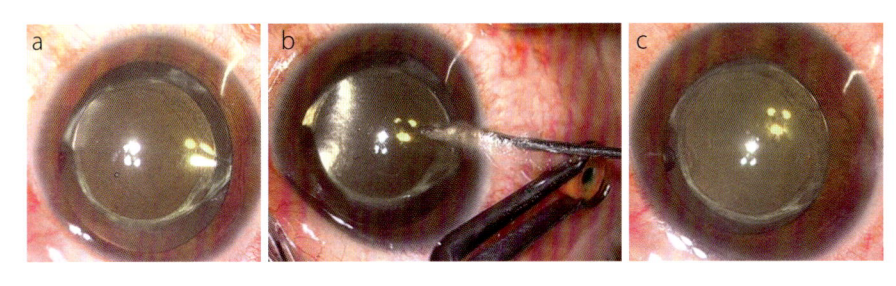

图 25-1 在人工晶状体表面"清洁窗户"

注 图 a，植入物的前表面有大量沉积物，严重影响后段的可视性。图 b，用 23G 有齿镊夹着一小消毒棉，通过 20G 穿刺口插入前房。套管钳用于在插入过程中无损伤性地固定眼球。图 c，已完成对人工晶状体前表面的清洁及对碎片的冲洗。

---

28 囊膜通常过于坚固、僵硬，且无供探头直接咬切的边缘。
29 或者考虑使用较大的规格，并尝试将切割率降低。

—暂时做一个 20G 的穿刺口。

—拿出一把 23G 有齿镊，并从棉签上取下一小块消毒棉[30]。

—在消毒棉干燥的时候，用消毒棉包裹住镊子的齿部[31]。

—将镊子浸入平衡盐溶液中，使消毒棉完全湿润，然后轻轻地将被消毒棉包裹的镊子推入前房。

—将一把长的、弯曲的、钝的抹刀从鼻侧巩膜切口处插入玻璃体腔[32]。在前房操作的过程中，抹刀将提供反向作用力并支撑人工晶状体。

—轻轻地将所有在人工晶状体表面的沉积物擦除。不要过于用力地将镊子向下推[33]，并试着协调你的动作：在正对着镊子将人工晶状体向下推的部位，用抹刀将人工晶状体向上推，并且使用相同的力度。

2.4.3 人工晶状体本身的问题

• 在功率过高的 YAG 囊膜切除术后，人工晶状体本身可能会有少量的杂质。根据其程度的不同，这些杂质可能会造成轻微的或非常严重的视觉干扰。

—有时唯一的选择是移除人工晶状体。

• 多焦点人工晶状体。它可能会导致无法得到清晰的黄斑图像。

—这些人工晶状体相当昂贵，除非患者也受到其困扰[34]，即使清晰度并非最佳状态，术者也必须试图解决这个问题，并完成玻璃体视网膜手术。

• 如果瞳孔足够大或人工晶状体半脱位，则人工晶状体的边缘有可能是可见的。

—如果人工晶状体处于正常位置，术者在处理外周时就必须忍受这一问题，并通过人工晶状体本身或从人工晶状体外对视网膜进行观察。由于视差，刚刚观察到的视网膜区域的图像可能会突然消失，或者玻璃体内器械柄轴的影像会发生明显的分离，其直线轨迹断裂。这是在进行全视网膜激光治疗过程中最常遇到的问题（参见第三十章 3.2）。

—如果人工晶状体半脱位，术者可以尝试使其重新复位[35]。

如果进行联合手术，术者可以考虑推迟人工晶状体的植入，直到完成所有的

30　仅足够包裹齿部；否则可能会在镊子进入前房时存在困难，甚至造成损伤。
31　一旦消毒棉湿水，就无法用其进行包裹了。
32　应先完成前部玻璃体切割术。
33　避免损伤悬韧带或将人工晶状体放置在错误的位置上。
34　我偶尔会被要求移除这样的晶状体。
35　如果患者对该半脱位有诸多抱怨，移除该人工晶状体并用另一个在术前与患者讨论确定的人工晶状体进行替代（参见第五章 2）。

视网膜工作，以避免上述一些问题。

2.4.4 液体冷凝

气液交换后，在人工晶状体后囊切开部分可能会形成冷凝液体（雾）（参见第三十一章和图 25-2）[36]。

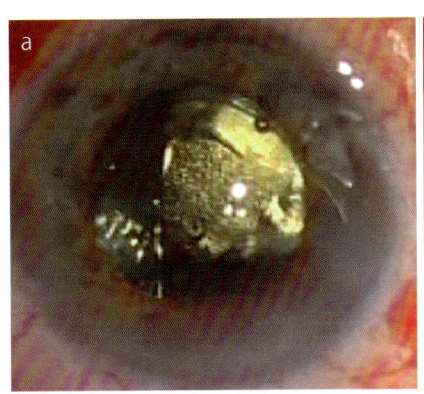

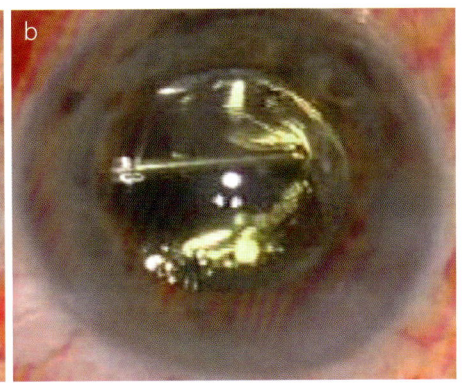

图 25-2 人工晶状体后囊膜切除术区域上的凝结物

注 图 a，充气眼的视网膜像因后囊膜切除区域的液体冷凝而变得更加模糊。图 b，在人工晶状体背面覆盖有一层弥散粘弹剂形成的薄膜。必须避免使用过多或黏附力较强的粘弹剂，因为这也会导致视物扭曲（粘弹剂形成的膜太厚或不均匀）。

2.5 后囊

建议常规在人工晶状体眼中进行囊膜切开术，以避免术中干扰（对术者而言）和术后干扰（对患者而言，参见第四章 5）。然而，这样的囊膜切开术偶尔会带来不良后果。

- 气液交换期间产生雾化。
- 如果需要填充硅油，而眼内植入了硅胶人工晶状体[37]，硅油就会黏附于晶状体上。

—使用消毒棉包裹的镊子（参见图 25-1），将油从人工晶状体的中心推向边缘，在那里，硅油相对而言较不明显。清除硅油几乎是不可能的。

2.6 玻璃体腔

处理血液和脓液等物质是 PPV 的明显适应证，在第五部分的章节中有讨论。

---

36 全氟化碳液体在空气眼中可以导致同样的问题（参见第十四章 4）。
37 令人震惊的是，有些白内障手术医生仍然会使用硅胶人工晶状体，因为它们没有那么昂贵。

此处唯一提到的问题是纹状体：在从玻璃体腔内排出黏性液体之前，从内部排出的稠密（陈旧）的视网膜下液体会暂时性地干扰视觉效果。

> **小贴士**
>
> 视网膜下液体可能非常黏稠，用笛针进行被动抽吸是无效的，需要进行主动抽吸，最好使用探头，因为可能需要使用其切割功能（参见第三十一章1.2）。

2.7 视网膜前（玻璃体下）物质

沉积在视网膜表面的血液或脓液，不但会遮挡观察位于其下方的组织的视野，而且是有害的，需要将其移除。如果后部玻璃体仍然有附着，简单地制造玻璃体后脱离（PVD）就可以将附着物移除。但如果已经发生了PVD，则需要不同的操作技术。

2.7.1 血液

如果血液是液化的，那么笛针是最好的排液选择，因为它的端口朝向前端[38]。

- 将端口保持在血液池的上方，抬起手指，耐心地等待血液排出。
- 如果没有出现引流，可能是离得太远：小心地将器械的尖端浸入血液中。

> **小贴士**
>
> 如果笛针头部的端口已经插入到液态的血液中，也没有血液排出，则应考虑是针或硅胶管发生了堵塞，或者玻璃体残留在血液上（没有发生PVD）。

- 此外，可以尝试将血液从视网膜表面"反冲"出来。

如果血液凝结在一起，它可以牢固地粘连在视网膜上[39]。最好用探头将血凝块抬起，但要记住，脆弱的视网膜可能会被撕裂并（或）再次出血。然后使用探头切割血凝块，这可能会暂时性地看起来像新发生的出血。

---

38 然而，也可以使用探头，尤其是它足以在血池上进行抽吸时。如果抽干效果不理想，将其浸入血液中，但注意不要将探头在血液中推入过深而伤及此时尚不可见的视网膜。

39 常见于糖尿病患者。

2.7.2 脓液

在大多数情况下，脓液会附着在视网膜上。这可能会造成恶性循环：术者不会移除脓液，因为其会担心自己有可能损伤视网膜（参见第四十五章）。然而，脓液本身会损害视网膜，增加了清除脓液的必要性。但事实上，从因感染而受损伤的视网膜上清除脓液需格外小心[40]。

- 只有探头放在脓液上时才能使用，切勿将其插入脓性物质中。

—使用这种操作，成功的机会相当低。

- 先把笛针放在脓性物质上方（图 25-3），如果第一次尝试没有成功引流，则小心地将针头插入脓性物质中。

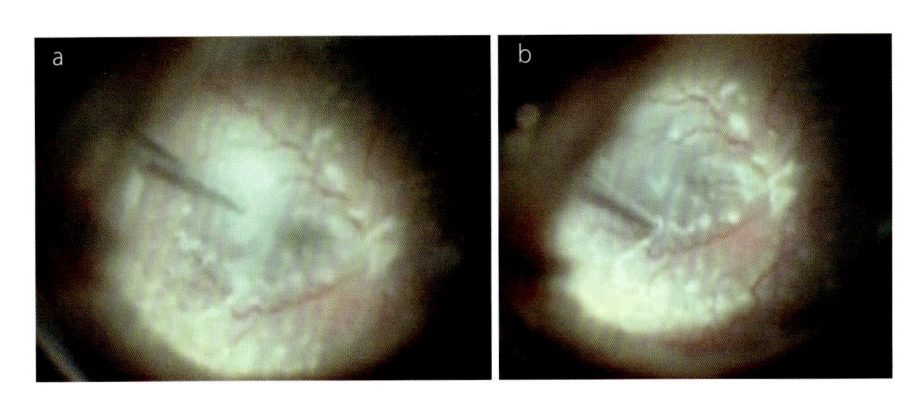

图 25-3　排出黄斑表面的脓液

注　图 a，将笛针正好放置在积脓的顶部，然后小心地插入其中。图 b，引流完成后，就能更明显地看到感染对视网膜的损害。图中所示很容易就能解释不能将脓液留在黄斑表面的原因。

—脓性物质不仅仅是液体，所以可能需要非常谨慎地、机械性地进行"轻推"。软头的器械是一个很好的选择，但它的结构不允许它进行排液：它的内径太小，而脓性物质太过黏稠。

—要有耐心；通常需要暂停引流过程，然后在手术稍后的阶段再次进行引流。

2.8　手术医生的行为

在玻璃体切割术的大部分过程中，患者的眼球会发生旋转。缺乏经验的手术医生可能无法正确地协调双手的运动，这可能会导致角膜起皱，进而降低成像的清晰度（参见第二十章 2）。显微镜必须精确且同步地跟随眼球运动（参见第十六

40　玻璃体皮质增加了技术上的难度，因此第一步是创建 PVD。

章 7.2）。

- 眼球旋转时，一定要协调好手部的运动。

—最常见的错误是只用一只手（例如，用右手向右移动）向对应的一个方向移动眼球，而另一只手（左手）没有恰当地跟随它。

- 高度近视的眼出现角膜皱褶的倾向更高。

—有时眼球前后径太长，探头无法到达后极点（参见第四十二章）。在这种情况下，不可避免地会推动眼球壁，这可能会影响成像质量。如果使用的是接触镜而不是 BIOM，干扰会更明显。

2.9 染色玻璃体切割术

最后，必须提到的是术者的助视工具。使用助视材料的玻璃体切割术通常被称为染色玻璃体切割术，这些材料能帮助术者勾勒出不可能或难以观察到的组织（参见第三十四章）。

第二十六章
玻璃体视网膜手术医生要掌握的解剖学和生理学知识

1 眼的内部解剖和生理 [1]

玻璃体前方与晶状体、悬韧带和睫状体相邻,后方与视网膜和视盘相邻,是眼内体积[2]最大(约 4mL)的组织。

1.1 玻璃体的大体解剖

- 玻璃体基底部[3]:是一个几毫米厚的三维环,从锯齿缘向前方延伸 2mm,向后方延伸 3mm。

—玻璃体的胶原纤维与视网膜的胶原纤维在此相互连接,使这两个组织无法被分离。

- Weigert 韧带:为圆盘状,直径 8~9mm,连接玻璃体和晶状体后囊。仅在其中心点处,两个组织之间有一个很小的空间(Berger 间隙)。

- Weiss 环:是汇聚在视盘边缘的玻璃体胶原纤维。如果发生脱落,它将会在玻璃体腔内变成一个可被观察到的、可移动的、真正的环形结构(参见图 27-3)。

- 凝胶的最外层被称为玻璃体皮质,由紧密堆积的胶原纤维组成。前部(前玻璃体膜/面)位于玻璃体基底部的前面;其后部称为玻璃体后皮质。前皮质厚 2μm;后皮质厚 100μm。视盘上没有皮质。

1　此处仅介绍了少量必要的信息。
2　眼球的总容量为 6.5mL。
3　症状的临床含义参见表 26-1。

—前玻璃体表面附着在晶状体后囊膜上，但不与晶状体后囊膜连接。

—后玻璃体表面也附着于（通常不与之相互连接）后部视网膜，但由细胞外基质黏附在其上。

—后玻璃体在黄斑边缘或中央凹区域，沿主要血管处、某些视网膜变性区域[4]，特别是视盘边缘（Weiss 环）的黏附力比其他区域的更强。

—玻璃体前部（晶状体）和后部（视网膜）的黏附力都会随着年龄的增长而减弱，但玻璃体后部可能会在脉络膜视网膜瘢痕部位形成病理性粘连，这些瘢痕部位可能是由于各种疾病、损伤，甚至是由过强的激光光斑所引起。

- 黄斑前囊袋[5]：是宽为 7mm、轴向为 0.6mm 的非真空、仅含有流体的空间，其也连接到位于视盘前面的 Martegiani[6] 区域。黄斑前囊袋的上部延伸与 Cloquet 管融合，并穿过玻璃体，终止于晶状体后方[7]。

1.2 玻璃体的生物化学和解剖学及其功能

玻璃体约 98% 是水；其余由胶原纤维（绝大部分，但不完全是 II 型）、透明质酸和许多其他分子，如硫酸软骨素，以及相对少量的细胞（透明细胞和成纤维细胞）组成（表 26-1）。

表 26-1 眼球的解剖和功能特征及其临床意义

特征	临床意义
前房深度	主要由角膜轮廓决定，但由房水维持，如果角膜伤口不裂开，它很快就能复原。这应该就是脱出的虹膜是被拉回前房而不是被推回前房的原因之一
眼外肌嵌入巩膜	此结构所在的部位位于巩膜后方，术者必须非常小心，不可以用针[a]刺穿位于此处的巩膜。缝合的难点在于巩膜较薄，以及巩膜和针头的弧度呈镜像，而非相仿
内界膜（ILM）	这是视网膜上唯一缺乏弹性的部分，这解释了在发生后部视网膜脱离的高度近视眼中，进行 ILM 剥离具有较高的成功率的原因。ILM 还提供了一个细胞可以在其上增殖的支架。因此，ILM 剥离的区域在发生 PVR 时不会出现增生组织，并且在 ILM 剥离后不会出现黄斑前膜（EMP）

---

4 如同网格。
5 又称后皮质玻璃体袋。
6 又称视前池。
7 Berger 间隙，又称玻璃体窝或 Erggelet 间隙。

第二十六章　玻璃体视网膜手术医生要掌握的解剖学和生理学知识　　225

续表

特征	临床意义
光感受器间基质（IPM）	术中，视网膜神经上皮层和视网膜色素上皮（RPE）之间的粘连不会发生改变。如果在玻璃体切割术中，气液交换使视网膜重新附着，但随后重新注射了平衡盐溶液，视网膜将在先前发生了分离的区域再次分离
睫状后长神经	为防止损伤神经而导致医源性散瞳，在进行激光环扎时，打在水平子午线处的光斑数量应当较少，能量应当较轻
黄斑	异常的玻璃体后脱离（PVD）牵拉黄斑，可导致玻璃体黄斑牵拉综合征（VMTS）、水肿等
视盘	超过1亿个神经纤维聚集在这一非常小的区域内[b]，此处术者一不小心就能造成最大损害。例如，增生性糖尿病视网膜病变（PDR）中对出血血管的透热疗法，必须与视盘保持足够的距离，并且将透热的功率降至最低
睫状体平坦部	必须记住的重要外部解剖标志，因为这是唯一的可以安全地进入玻璃体腔的区域
睫状冠	对于发生严重外伤或增生[增生性玻璃体视网膜病变（PVR）、PDR]的眼，清除此处的玻璃体、纤维蛋白、膜、囊膜残留物等至关重要
后极	视网膜中最宝贵的部位。在处理某些疾病如（复发）PVR时，术者可能需要为保留该部位而牺牲外周的视网膜[c]
黄斑前囊	手术中术者无法直接看到该结构。术前通过OCT可能可以被观察到
玻璃体后脱离（PVD）	这个术语经常被误用，指玻璃体后表面与视网膜的分离。事实上，术前诊断是不可靠的（见下文，玻璃体劈裂）。在术中，即使使用了曲安奈德，如果裂隙腔后壁的内表面太光滑，晶状体不能附着在上面，那么即使看起来像PVD，但仍可能是玻璃体劈裂。因此，术前诊断"无PVD"总是正确的，而术前诊断为"PVD"则可能是不正确的
视网膜裂孔	随着患者眼球或头部的晃动，附着在视网膜上玻璃体都会产生牵拉。这种牵拉的力与RPE泵、IPM和视网膜自身的阻力之间形成了一场拉锯战。正是这种斗争的结果决定了视网膜裂孔是否会发生。一旦形成视网膜裂孔，除非牵拉区域的视网膜完全撕裂（形成囊孔盖），否则会显著增加视网膜脱离的风险
凝析	玻璃体凝胶分子结构的破坏，导致玻璃体腔内存在凝胶/流体混合物，通常是发展为视网膜脱离的第一步
玻璃体劈裂	不切除裂隙的后壁可能会导致EMP、视网膜脱离等术后并发症
玻璃体基底部	位于此处的玻璃体与外周视网膜之间无法分离。即使是正常眼，随着年龄的增长，无法分离的界线也会向后方移动。即使是年轻人，在视网膜脱离等病理情况下，术者经常会发现其玻璃体视网膜粘连的区域比玻璃体基底部的范围更宽广

续表

特征	临床意义
玻璃体基底部	在玻璃体基底部，玻璃体无法与视网膜分离，这解释了为什么做到真正达100%的玻璃体切除是不可能的；在玻璃体基底部，即使玻璃体视网膜手术医生将其操作称为"玻璃体切除术"，但实际上做的是"玻璃体切割术"：尽可能地刮去玻璃体，但仍然留下了一条薄薄的玻璃体"裙"[d]
玻璃体皮质（后）	除非对玻璃体进行了染色（靛氰绿）或标记（曲安奈德），否则术者在手术中通常无法看到这个结构。术前，超声或OCT可能可以显示该结构，但也可能无法显示
Weigert 韧带	后囊与玻璃体前表面之间的粘连随年龄增长而减弱。这就解释了为什么在年轻患者中的白内障囊内摘除术（ICCE）会有灾难性的后果：脱出的前玻璃体对玻璃体基底部施加牵拉力，从而对外周视网膜产生牵拉
Weiss 环	有些医生甚至是一些有经验的玻璃体视网膜手术医生会认为，Weiss 环的存在对应着PVD的存在。事实上，Weiss 环仅意味着玻璃体在视盘处发生了分离；皮质玻璃体的其他部位可能仍然附着在视网膜上

注 a，例如，做过巩膜扣带术的眼。b，$10mm^2$。c，类似在象棋中丢车保帅。d，想想一个完全秃顶的人和一个光头的人。

"正常"玻璃体完全处于凝胶状态：完全不含有游离水。要使凝胶保持原状并完全填满玻璃体腔，胶原纤维和透明质酸都必不可少。没有前者，玻璃体会变成黏性流体；没有后者，玻璃体会收缩。

随着时间的推移，玻璃体凝胶开始破裂；早在4岁时，脱水[8]的过程就开始了。正常的胶原—透明质酸关系破裂，在这些腔隙中出现游离液体（含水）。到了18岁，其多达1/5的玻璃体是液态的[9]。

聚集的胶原碎片在腔隙液中"游动"，在视网膜上投下一个移动的阴影，并产生许多人所说的"飞蝇"[10]。

玻璃体腔中存在凝胶/液体混合物的一个更重要的后果涉及到了玻璃体—视网膜界面（参见图26-1）。

• 在后方，玻璃体可能与视网膜完全分离（PVD），可能保留部分的连接（异常PVD，引起玻璃体视网膜的牵拉，临床表现为玻璃体黄斑牵拉、黄斑水肿、黄斑裂孔等），也可能发展为玻璃体劈裂。

8　又称液化，参见图26-1，第二十七章和图54-2d。
9　参见图54-1关于玻璃体结构改变的重要性。
10　通常指在教科书中提及的飞蚊症。

第二十六章 玻璃体视网膜手术医生要掌握的解剖学和生理学知识 227

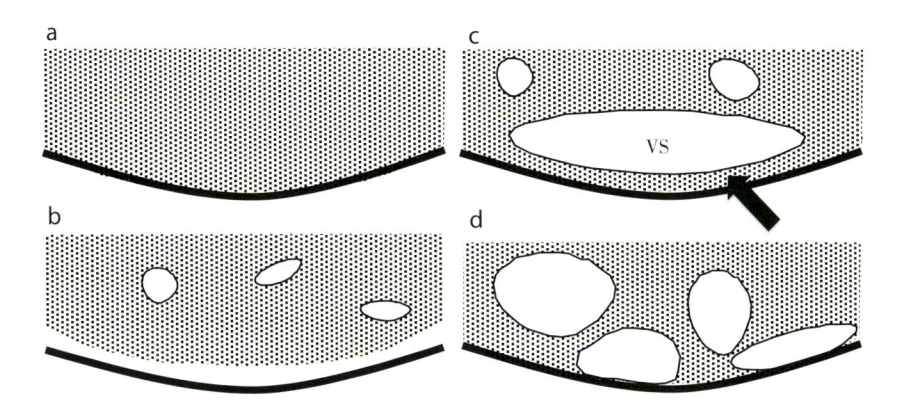

图 26-1 玻璃体—视网膜界面、凝胶状态及其临床意义

注 图a，正常（理想）状态，玻璃体为100%凝胶，与视网膜后部均匀接触。凝胶是完全透明的（光散射的程度为无或可以忽略不计），对视网膜没有牵拉力。图b，完全的PVD伴少量小腔隙。由于没有玻璃体与视网膜接触，这一区域发生牵拉的风险为零。图c，玻璃体劈裂（VS）伴少量小腔隙。玻璃体劈裂是一种特殊的腔隙：它的体积很大，且非常靠近视网膜，但仍然是一个"孤岛"，四面都被玻璃体包围。裂隙腔的后壁（箭头）在临床检查或OCT上可能可见，也可能不可见；如果不可见，则常被误诊为PVD，因为腔的前壁会被误认为后玻璃体表面。图d，凝析的晚期。大量的凝胶被液泡取代，从而使凝胶具有很强的流动性。在所有的玻璃体与视网膜粘连的部位，都有发生牵拉的风险。在腔隙内，可能存在飞蚊症（此处未显示）。粗黑线代表视网膜，虚线区域代表玻璃体，白色区域代表液泡（腔隙）。

> **小贴士**
>
> 玻璃体劈裂经常被误诊为PVD（图26-2，参见表7-1）。玻璃体劈裂可能在黄斑前膜或视网膜脱离的发展中起一定的作用。

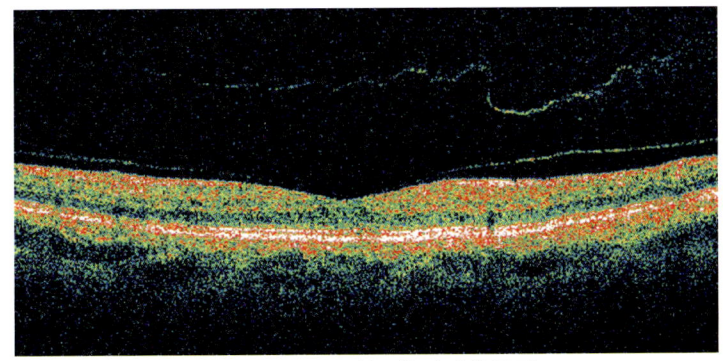

图 26-2 OCT所示的玻璃体劈裂

注 黄斑上方可清晰看见玻璃体劈裂腔。后壁被绘制出来的情况很少见，更不用说如图中所示如此清晰可见的了。该壁部分附着在视网膜上，即使在眼/头部移动时也能保持静止。相反，前（内）壁具有很高的移动性，会随着眼/头部的移动而移动，在临床检查中会给人一种这是真正的PVD的印象。

- 在前方，视网膜裂孔可形成在玻璃体与视网膜分离的后缘[11]。

> **小贴士**
>
> 在发育完全的眼中，玻璃体本身没有功能。这就解释了为什么切除它除了增加白内障形成的风险外不会带来不良影响，而这是由于腔体内的含氧量较高所致。然而，在没有凝胶的机械支持下，视网膜脱离会进展得更快。

1.3 视网膜的组织结构和大体解剖

视网膜是"视觉的胶片"：它捕捉入射的光线，将其转化为电信号，并将其发送到视觉皮质。除了外周和中央凹外，视网膜有 10 层：最外层是视网膜色素上皮（RPE），其上附着有 9 层视网膜神经层[12]。视网膜的内半部分从视网膜血管系统获得营养，外半部分由脉络膜血管系统供应。后一个事实解释了视网膜脱离带来的有害影响。

- 厚度：视网膜在外周最薄（约 0.1mm），向后逐渐增厚，在黄斑外周的厚度可达到 0.23mm。
- RPE：从视盘延伸到锯齿缘[13]，这个由约 1.2 亿个细胞组成的单层在维持视网膜附着方面起着至关重要的作用（参见第二十六章 3）。后极的细胞又窄又高，在靠近外周处会变薄。
- ILM：主要由 Müller 细胞的基膜组成，得益于这种 IV 型胶原膜，视网膜有光滑的内表面，并使年轻个体的视网膜有闪亮的光线反射。其外周厚度为 0.5μm，中心厚度约 1.5μm[14]。其在视盘上方缺失，偶尔在主要的血管上方缺失[15]。这是神经视网膜唯一的非弹力层，它的刚性在几种病理条件下会起到作用，是去除 ILM 的合理条件。

—ILM 是透明的，在手术过程中不可见，除非术者以特定的角度握住导光管进

---

11 一个经典的关于 RD 发展的描述（参见第五十四章）。
12 也指感光视网膜。在对该症状的解读中，RD 不是一个真正的脱离，而是视网膜内的分离（在 RPE 和视神经视网膜之间）。
13 邻近睫状体色素上皮，而后邻近虹膜上皮的前表面。
14 人类头发的直径一般在 20～180μm（平均 70μm）。
15 如 ILM 剥离过程中所见：移除的 ILM 的边界往往伴随着主要的血管。

行照明[16]。ILM很薄，即使是具有最高轴向分辨率[17]的OCT机器也无法将其绘制出来。

对于玻璃体视网膜手术医生来说，重要的解剖标志如下。

• 锯齿缘（"ora"）：是视网膜的终点，有10层；在锯齿缘外周，视网膜与睫状体平坦部的无色素上皮相连。锯齿缘横跨在玻璃体基底部。

• 睫状体平坦部[18]：是睫状体的后部，成人的睫状体是一个约4mm宽的环。

• 睫状冠[19]：睫状体的这一部分是一个约2mm宽的环，其前缘在角膜缘后1mm处，包含60～70个睫状突。

• 黄斑[20]：水平椭圆形面积2.0mm×0.9mm，中心位于距离视盘中线颞侧3.4mm及距边缘下方0.8mm的位置上。黄斑负责约20°的视野。

• 中央凹：黄斑内的中央凹陷，直径1.8mm。这里看到的光线折射是由其倾斜的结构导致的[21]。

—中央凹位于直径约为0.5mm的无血管区内[22]。

—其中心称为中央凹，直径为0.35mm。除了红色和绿色视锥细胞的外节外，此处没有细胞。

—中央凹被一个0.5mm宽的环包围，该环被称为旁中央凹区域。

—旁中央凹环被另一个1.5mm宽的环包围，称为中央凹外周区域。

• 视盘：水平方向长度为1.76mm，垂直方向长度为1.92mm的椭圆形区域；这是眼动脉系统的入口点，同时也是静脉和神经元的出口点。它位于黄斑的鼻侧，距视轴2.3mm。

• 后极部：通常特指与血管弓相邻的区域。

• 赤道[23]：是一个十分重要、但难以定义的标志[24]。涡静脉以及在偶尔的情况下

16　在该种情况下使用裂隙灯获得的手术视野具有明显的优势。

17　撰写本书时为8μm左右。

18　从技术上说，这不是视网膜的一部分，但在此处介绍是因为它是玻璃体内手术和注射的进入位点。

19　又称睫状区。

20　正式名称为视网膜黄斑。该名称缘于其含有大量的类胡萝卜色素（叶黄素）而显示出的黄色，而在中央凹处不含。在临床应用中，"黄斑"常被用来指"中央凹"。

21　斜坡（倾斜）。

22　无血管区域禁止进行激光治疗。尤其是中央凹处，在此处极小程度的医源性损伤都能使其遭受最大限度的伤害。

23　指眼球冠状面的最大圆周。

24　在术者制造玻璃体后脱离时至关重要（参见第二十七章5.1）。

呈现出不同颜色的眼底有助于识别它（图 26-3）。

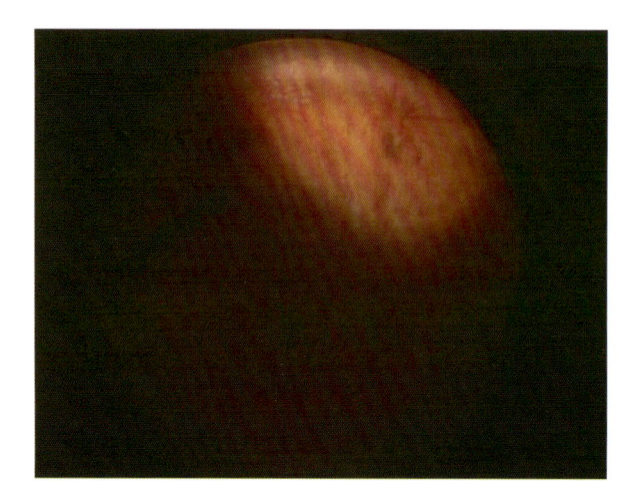

图 26-3 赤道

注 在该眼中可以清楚地看到涡静脉的存在和赤道外周颜色较浅的视网膜。该眼已经完成了激光环扎，因此可见治疗环的后边界位于赤道的中心（参见第三十章 3.3）。

- 黄斑乳头束：位于中央凹和视盘之间的区域，包含有负责中枢视觉的、最重要的神经纤维。
- 外周视网膜：一个约 15mm 宽的环，从赤道延伸到锯齿环。
- 睫状后长神经[25]：与位于 3 点钟、9 点钟位径线的睫状长动脉一起走行，在到达位于赤道处的脉络膜上腔之前，其走行于巩膜内。

1.4 眼前节的尺寸

- 前房深度为 3.15mm。
- 晶状体的直径是 10mm。20 岁时其厚度为 4mm，60 岁时其厚度增加至 4.7mm。
  —晶状体囊厚度为 4～24μm，其中间部分最薄。

2 眼的外部解剖

眼球前后外直径约为 24mm，内径约为 22mm。巩膜在视盘附着处最厚

---

25 新的术语命名为"长眼色素层的神经"。这些并非视网膜结构，但它们的位置有必要在此进行讨论。

（1.2mm），在眼外肌附着处最薄（0.3mm）；其厚度在赤道为 0.5mm，在角巩膜缘为 0.8mm。

角巩膜缘与锯齿缘之间的距离按象限发生变化：颞侧 6.5mm，上方 6.1mm，鼻侧 5.7mm，下方 6.2mm。上述距离在近视眼中较长，在远视眼中较短。锯齿缘与赤道之间的距离约为 13mm。

眼外肌的巩膜附着点距角巩膜缘的距离分别为：内直肌 5.5mm，下直肌 6.6mm，外直肌 6.9mm，上直肌 7.5mm。

> **小贴士**
>
> 眼外肌的附着点位于锯齿缘略前方的位置，但对于临床目的而言，这是一个足够接近的近似值了。

7 条涡静脉（位于颞侧的少于位于鼻侧的）在距赤道部 3～6mm 处从内侧穿入巩膜，在距角膜缘 14～25mm 处向外穿出巩膜。

角膜水平直径为 12mm，垂直直径为 11mm；其中心厚度为 0.55mm，外周厚度为 0.7mm。

3 生理学：什么让视网膜保持附着

灵长类动物的实验结果显示，最小的 0.25mmHg 的压力就足以使视网膜分离。在人类中，临床经验[26] 则与之相反：附着的视网膜很难从视网膜色素上皮（RPE）中分离。这就引出了一个问题：在正常情况下，阻碍视网膜脱离发生的力量是什么？

3.1 RPE 泵

RPE 是维持视网膜附着的主要因素，其通过不断地将液体从视网膜下[27] 移向脉络膜毛细血管来达到这一目的；它通常被归类为吸力。

- 在高度近视和后部葡萄肿的眼中，一般认为 RPE 运输作用的减少在中央区视网膜脱离的发展中起作用（参见第五十六章）。
- 干扰 RPE 主动运输的药物会降低视网膜的黏附性。

---

26 在接受全旋转黄斑移位手术的眼中使视网膜脱离并非易事。
27 从而到玻璃体。

- 视网膜脱离发生在 RPE 泵停止工作之后。

3.2 光感受器间基质（IPM）

光感受器间基质起到黏合剂的作用，帮助视网膜神经层黏附在 RPE 上。

- 实验中将酶注入玻璃体或直接注入 IPM，可降解 IPM 的蛋白多糖，并导致视网膜粘连性的明显减弱。
- IPM 需要时间才能恢复黏附力。临床实践显示，一旦 IPM 发生断裂，术后几天其黏附力都不会得到恢复[28]。
- 在糖尿病眼中，当术者在靠近视网膜边缘的位置上进行操作，且没有降低吸力／液流时，偶尔会发生术中视网膜脱离[29]。无视网膜裂孔时，视网膜脱离在术后几小时内甚至在术中就会自行愈合，但当术者在同台手术中稍后返回同一区域时，视网膜脱离会再次发生[30]。

3.3 玻璃体凝胶的存在

玻璃体是一种间接的支撑力，玻璃体凝胶只要能保持其黏稠度并完全充盈玻璃体腔，就能机械性地防止视网膜分离。

白内障摘除术后，即使植入了人工晶状体，凝胶也不能填满晶状体被摘除后空出的多余空间；眼球内存在有玻璃体移动的空间。这是人工晶状体眼中发生视网膜脱离的根本原因。

3.4 眼压

可能可以通过将视网膜"推"回其基底，即 RPE，而起一定作用。

28　其在术中自然不会再起到作用，即它不是"超级胶"。
29　如果在非糖尿病眼中用相同的参数进行玻璃体切割术，该现象几乎不会出现。
30　RPE 的减量泵送可能也会起到一定的作用。

第二十七章
玻璃体切除的基础知识

1 玻璃体切割术的原理

在一些适应证中，手术医生的唯一目标是切除玻璃体，但在大多数情况下，玻璃体切割术（PPV）是一种用以实现其他目标的手段，如解除玻璃体对视网膜的牵拉。

> **小贴士**
> 最初的术语"玻璃体切割术"并不是今天这个领域的真正特征，因为大多数病例中也涉及了对于视网膜的操作。因此，"玻璃体视网膜手术"是一个更恰当的术语，但即使这样，也不能完全涵盖这项技术的全部范围。

表 27-1 列出了各种情况，在这些情况下，如果 PPV 不是最有效的，那么就是唯一的治疗选项或者是治疗选择之一。在没有玻璃体的情况下，疾病将：
- 根本不会发生。
- 发生的风险较小。
- 有一个更良性的过程。
- 会更快得到解决。
- 进展较慢。
- 停止进展。
- 不会复发或只有较低的复发风险。

表 27-1 PPV[*] 的部分适应证

适应证[a]	评论
干性老年性黄斑变性（AMD）	解决玻璃体对视网膜的牵拉并改善氧合的问题
湿性老年性黄斑变性（AMD）	如今很少进行视网膜下膜切除或视网膜移位手术，但在少数仔细挑选出的病例中仍是一种选择

续表

适应证[a]	评论
眼前段重建	在许多情况下，不使用探头就不能或不应该恢复前段的解剖结构
视网膜静脉分枝阻塞（BRVO）	PPV 能改善视网膜氧合情况，并能治疗黄斑水肿；还能打开在动静脉交界处压迫静脉的囊袋
晶状体囊切除术	该探头可以控制囊袋的打开，而不会留下大的漂浮物；它还可以进行前部玻璃体切割术，这在幼儿患者中尤其重要
玻璃纸样黄斑病变	切除内界膜是唯一的治疗方法
脉络膜黑色素瘤	在选定的病例中，PPV 可以提供不逊于其他治疗方式的长期全身预后，保留了患者的视力，并且没有引起破坏视力的放射性视网膜病变的风险
外层渗出性视网膜病变（又称 Coats 病）	在晚期或难治性的病例中，可选择去除视网膜前膜的全玻璃体切除（可能同时排出视网膜下液）
视网膜中央静脉阻塞（CRVO）	PPV 可改善视网膜氧合，并能处理黄斑水肿；使术者可以对主要血管进行插管以输注溶栓药物
黄斑前膜（EMP）	去除瘢痕（对于大多数术者而言，通常对于内界膜也会如此操作）是解决病变的唯一选择，而不仅仅是其结果[b]
眼内炎	不残留脓液（化脓性玻璃体）是得到最佳预后的关键
飞蚊症/玻璃体液化	如果患者被投射在视网膜上的移动阴影所困扰，PPV 可以最小的风险取得良好的预后[c]
血影细胞性青光眼	如果不清除蓄水池[d]，退化的红细胞几乎是无限量（再次）供应的
恶性青光眼	切除玻璃体为正常的房水引流通道创造了空间，并阻止了房水将玻璃体向前推动
眼前房积血（凝固）	用镊子或简单的抽吸几乎不可能清除血块；即使是在有晶状体眼内，也可以用探头清除血块，而且与血块的大小无关
人工晶状体脱位	无论是摘除还是重新复位人工晶状体，在对人工晶状体进行操作前，必须进行完全的或部分的 PPV
人工晶状体半脱位	根据实际情况，可能需要进行囊膜切除术、前部玻璃体切割术[e]或完全的 PPV
虹膜夹型人工晶状体[f]植入术	最低限度，需要进行前部玻璃体切割术
虹膜型人工晶状体植入术	最低限度，需要进行前部玻璃体切割术
晶状体脱位进入前房	最低限度，需要从前房取出玻璃体及行前部玻璃体切割术

续表

适应证[a]	评论
晶状体脱位进入玻璃体／核脱落	在晶状体超声乳化或晶状体摘除术之前，必须进行完全的或次全的 PPV[g]
晶状体半脱位	最低限度，需要进行前部玻璃体切割术
晶状体切割术	探头可用来取出整个晶状体[h]
黄斑水肿	无论病因如何，后部玻璃体表面必须与视网膜分离，内界膜[i]也必须被去除
黄斑裂孔	至少要切除部分玻璃体，同时去除内界膜[j]
增生性糖尿病视网膜病变（PDR）	需要进行全玻璃体切割术，并去除视网膜前膜和视网膜下膜
斑痣性错构瘤	通常 PPV 用于治疗继发性视网膜脱离（RD）
预防性处理（如高度近视）	可减少发生 RD 的风险，进行全玻璃体切割术，合并晶状体摘除术（可能的话一并摘除囊膜），以及激光环扎术
瞳孔成形术	对于无晶状体眼，偶尔包含假晶状体眼，应考虑前部玻璃体切割术
增生性玻璃体视网膜病变（PVR）	需要全玻璃体切除，同时切除视网膜前膜和视网膜下膜
视网膜脱离（RD）	建议进行全玻璃体切除，如有可能，一并进行内界膜剥离术
中央型 RD（高度近视），不论是否伴有黄斑裂孔	进行尽可能完整的玻璃体切除，并在尽可能大的范围剥离内界膜
出血性 RD	全玻璃体切除，如果视网膜下的血液是或有可能变成黄斑下的血液，则将其去除；可能需要使用 tPA
牵拉性 RD	需要全玻璃体切除，同时切除视网膜前膜和视网膜下膜
视网膜劈裂症	从技术上来讲，玻璃体切割术可能非常具有挑战性，因此应该将该操作推迟至黄斑受威胁时再进行；如果有必要进行 PPV，则应该尽可能完全切除
早产儿视网膜病变（ROP）	玻璃体切割术应在后期进行，且应该尽可能完全地切除；可以保留晶状体
视网膜色素上皮（RPE）移植	全玻璃体切割术是这个复杂程序的一部分
硅油取出／更换	始终应该对视网膜进行非常全面的检查，以确定是否需要剥膜和（或）视网膜切除等操作；除非油是为了黄斑裂孔等非传统用途而植入的，否则术后总有发生 RD 的风险
黄斑下出血	需要进行全玻璃体切除并移除视网膜下的血液；尽早进行操作至关重要

续表

适应证[a]	评论
脉络膜上出血	如果需要紧急清除血液[k]，而血液仍然凝结，玻璃体切割探头是术者去除血凝块的唯一工具
弓蛔虫病	去除视网膜前瘢痕；如果出现"领扣"[l]增生，通常会留下黄斑下的部分
外伤，钝挫伤	进行全玻璃体切割术至关重要
外伤，开放性眼外伤	进行全玻璃体切割术至关重要
葡萄膜炎	建议完全的或次全的玻璃体切割术，如果黄斑病变（如水肿）已经存在或预期将会存在，也应行内界膜剥离
玻璃体积血（VH）	不推荐进行规模小于次全玻璃体切割术的操作
玻璃体脱出进入前房	完全切除前房的玻璃体，包括虹膜表面的玻璃体，或至少切断其与后玻璃体的连接
玻璃体黄斑牵拉综合征（VMTS）	建议行次全的或完全的玻璃体切除，以消除中央和外周的牵拉力，并行内界膜剥离

注 *此处为"使用了玻璃体切除的器械"，而不是严格地指"从玻璃体腔中取出玻璃体"。a，其中许多情况在第四部分或第五部分的多个章节中都有讨论。b，对于黄斑水肿，部分眼科医生使用玻璃体内药物治疗，显然不能解决其根本病因。c，对于这些指征，咨询尤其重要：眼科医生不应该仅仅因为可以很好地看到患者的眼底或患者（偶尔）具有完全的视力，就否认进行 PPV 的可能性。d，指玻璃体腔。e，本书中"前部玻璃体切割术"指从玻璃体腔的前部移除玻璃体，而不是通过前部的入径进行玻璃体切割术。f，Artisan（奥夫特克公司，格罗宁根，荷兰）。g，如果晶状体很坚硬，有时会出现需要进行循环操作的情况。h，如果晶状体是软的，就不需要使用超声。i，对于接受黄斑水肿手术的眼，我会剥离内界膜。j，对于接受黄斑裂孔手术的眼，我会剥离内界膜。k，例如，因为脉络膜脱离且两侧脉络膜隆起可相互接触。l，增生既有在视网膜下的（在 RPE 的前面或下面），也有在视网膜前的，很明显存在视网膜神经纤维层破裂。"沙漏状"增生可能是一个更具描述性的术语。

玻璃体腔中玻璃体凝胶的缺失，具有进一步的意义。

- 一旦没有玻璃体的存在，眼后段的氧分压会明显增加。这对静脉阻塞、糖尿病或其他原因导致的血液循环不良的患者尤其有益，但会使白内障的发展成为一种副作用，而不是并发症[1]。
- PPV 后玻璃体腔内物质的清除率增加。这对玻璃体（再）出血的情况是有利的，但若在玻璃体内使用药物则是不利的。

---

1 与普遍的观点相反，这对于 50 岁以下的患者而言也是如此。在较年轻的患者中，白内障的发生确实较为延迟，但仍然会比在其他情况下更早出现。

2 确定要切除多少玻璃体

与如何切除玻璃体这一问题同等重要的是需要切除多少玻璃体。切除的范围从"无玻璃体切除"到"完全"的 PPV[2]（图 27-1 和表 27-2）。

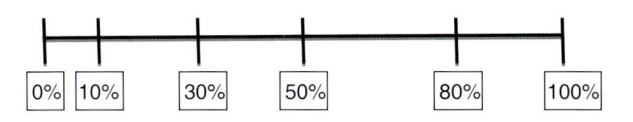

图 27-1 玻璃体切除程度分级

注 这是一种个人的、有点武断的、不可客观测量/验证的分级尝试。这些数字表示百分比：0%，无玻璃体切除；10%，最小程度；30%，中心；50%，半数；80%，次完全；100%，完全。

表 27-2 对玻璃体的切除量进行分类

玻璃体的切除量	评论[a]
0%（无玻璃体切除）	术者不会切除任何玻璃体 适应证包括 EMP，或者少数情况下，离眼壁相当远且没有造成任何视网膜损伤的眼内异物
10%（最小程度）	只做黄斑前的玻璃体后脱离（PVD），并且将此玻璃体移除 适应证包括 EMP 或黄斑裂孔
30%（中心）	创建 PVD，并进行精确的后部玻璃体切割术 适应证包括 EMP 或黄斑裂孔，很少包括黄斑水肿
50%（半数）	切除玻璃体的后半部分[b] 适应证包括从黄斑疾病到水肿等各种情况
80%（次完全）	除前部玻璃体外的所有玻璃体都被切除。通常被描述为（包括在本书中）在玻璃体基底部留下一条"玻璃体裙"[c]，实际上它是一个盘[d] 适应证包括表 27-1 中列出的所有情况，除了 RD 和存在增殖膜的情况
100%（完全）	事实上，这是不可能的，总会有一些玻璃体被遗漏。目标是刮掉凝胶，如切"香肠"一样，最终尽可能地切剩最薄的一层，并去除玻璃体前表面 适应证包括 RD 和存在增殖膜的情况

注 a，此表中未列举所有的适应证。b，与眼内炎玻璃体切割术研究中极具争议的建议相反。c，更恰当的描述是"一条香肠状的玻璃体"。d，也保留了玻璃体前表面。

就玻璃体需要被切除的量而言，是无法给出统一建议的。它会受到多种因素

---

2 正如我的一位老师，该领域的先驱雷贾·齐沃伊诺维奇（Relja Zivojnovic）雄辩道："玻璃体切割术完成之时，即是玻璃体完全消失之时。"

的影响，如病因（适应证）、玻璃体的状况、玻璃体与视网膜相连接的部位，以及玻璃体切割设备等（参见第十二章1）。下面是几个一般性的考虑因素，更详细的介绍参见第五部分。

• 对于大多数手术医生而言，在某一特定病例中，决定玻璃体切除量的主要因素是该病例的病因。然而，也必须考虑某些与玻璃体外周解剖相关的因素。此处仅对第二十六章中详述的内容进行简要总结。

—赤道后部，一个健康的玻璃体是轻度黏附在视网膜上的，但通常是可以分离的（参见第二十六章1.2）[3]。对于PVD的术前诊断总是不确定的，在术中经常会发现玻璃体劈裂（参见图26-2）。

> **问答**
>
> 问：在后极部行玻璃体-视网膜分离总是可行的吗？
> 答：不是的。在年轻患者中，即使是有限的"真正的后极部"PVD也可能有过高的风险。在某些情况下，如高度近视，进行PVD也是非常困难的。在更外周的情况，仅仅是识别仍然黏附的玻璃体就可能是一个挑战。在RD、PDR、VMTS等疾病中，在赤道前部或赤道后部，玻璃体和视网膜有可能是不可分割的。

—在赤道和赤道前部，玻璃体和视网膜之间的粘连可能很弱，也可能很强，或者不可能被打开。

—在玻璃体基底部[4]，任何进行PVD的尝试都会诱导形成视网膜裂孔。

—在年轻患者中，即使需要通过手术分离玻璃体前表面，也无法将玻璃体与晶状体囊膜分离[5]。囊膜粘连最终会随着年龄的增长而消失[6]。

—任何位置都可能出现异常的玻璃体视网膜粘连，术者必须始终谨慎操作，以避免过快或过于激进地尝试分离操作而损伤视网膜。

3　在儿童患者中，药理性的玻璃体溶解术可能会起到至关重要的作用，因为不存在安全的PVD手术。然而，该药物目前非常昂贵且成功率有限。
4　有必要进行巩膜顶压。术者应该遵循一定程序，以确保完整地完成该工作（参见第二十八章5）。
5　如RD、PDR、PVR等。
6　玻璃体基底部是唯一一个玻璃体与视网膜之间的黏附力不会随着年龄的增长而减弱的区域。

> **小贴士**
>
> 如果玻璃体切割术后出现与玻璃体相关的并发症，则是来自没有被移除的玻璃体。

- 我不做非玻璃体切除的玻璃体切割手术，总是试着创建 PVD。在黄斑上留下玻璃体皮质通常会导致继发性的并发症，如 EMP。
- 在大多数黄斑病变的适应证中，即使进行了 10% 或 30% 的玻璃体切除，也不会带来不良后果。
- 当玻璃体是健康的凝胶状态时（例如，没有飞蚊症或牵拉），很容易就会留下很多东西。然而，通常出现术后的结构变化，如液化和飞蚊症[7]。当患者注意到移动物体在视网膜上投射的阴影时，可能会将其归因于手术效果不理想。

> **小贴士**
>
> 默认的 PPV 计划应该是全玻璃体切除。然而，在大多数病例中，这并不是必要的，次完全的玻璃体切除就足够了，但术者必须有意识地决定在特定的病例中为什么不移除全部或大部分的玻璃体。

- 如果存在牵拉[8]，则应当尽可能地摘除整个玻璃体，以降低术后发展为视网膜裂孔的风险。相反，消除牵拉力的操作本身就有可能导致术中医源性视网膜裂孔。在这种情况下，术者需要判断哪一个选项的风险更大：继续进行 PVD（可能会出现术中并发症[9]）或放弃操作（可能会出现术后并发症[10]）。

3 识别是否存在玻璃体凝胶

由于正常的玻璃体基本上是不可见的，手术医生的工作并没有因此而变得更加容易。控制内照明的角度，在一定程度上可以帮助术者识别玻璃体（参见第

---

7 进行不完全的 PPV 的另一个后果是残留玻璃体的流动性的增加，这增加了发展出 RD 的风险（参见第五十四章 5.2.2）。
8 在 RD、PDR、PVR、VMTS 等病症中。
9 视网膜裂孔、RD。
10 RD、PVR。

二十二章2），但最好能够使用某种类型的"视觉辅助"来确定玻璃体是否存在。

> **问答**
>
> 问：如果手术医生发现一只眼中只有非常少量的玻璃体怎么办？
>
> 答：如果玻璃体切除的速度比平时快得多，这通常意味着大部分的玻璃体仍然黏附在视网膜上（因此需要进行 P-A PPV）。可使用曲安奈德，创建 PVD，然后取出剩余的玻璃体。

3.1 机械性辅助

- 平衡盐溶液注入玻璃体腔内，凝胶产生水化。

— 在手术过程中，玻璃体会变得越来越容易识别。这种现象在后极部不明显，但一旦完成了其他任务（如移除 EMP），该现象就可以使去除外周的玻璃体的操作变得更加容易。

- 即使玻璃体本身不可见，当探头"咬"进去时，来自凝胶边缘[11]的移动阴影可能会呈现出一条在视网膜表面舞动的蜿蜒黑线。

- 在血液循环不良或凝胶非常规整的眼中，将探头推入玻璃体垫时会导致其下方的视网膜颜色变白。

- 如果发生了视网膜脱离，关键是要确认玻璃体是否黏附在视网膜上面[12]。

— 抽吸，即使探头与视网膜之间仍有一段距离，如果玻璃体依然黏附，则会导致视网膜向探头的方向移动，如果只有平衡盐溶液存在，则不会移动。

— 当探头移向视网膜时，如果存在玻璃体，则它会将其推开。在玻璃体垫缺失的情况下，则不会看到视网膜发生运动。

- 几乎所有患有 PDR 的眼中都存在有玻璃体劈裂（不是 PVD），大多在赤道前方。它薄薄的外壁[13]与视网膜之间的黏附性很强，对其进行抽吸时，可以导致先前黏附的视网膜发生分离。显然，并不推荐使用此方法来显示玻璃体的存在（参见第五十二章2）。

---

11 即在玻璃体凝胶和平衡盐溶液的边界处。
12 在此处描述了探头的使用，但最可靠的方法是注射曲安奈德（参见第三十四章1）。
13 裂隙腔的外壁是玻璃体，但其表现类似真正的膜。

3.2 空气（气动玻璃体切割术）

空气可使剩余的玻璃体基底部"裙带"可视化（参见第十四章1和图27-2）[14]，同时还可降低空气将视网膜推向RPE导致器械咬切视网膜的风险。

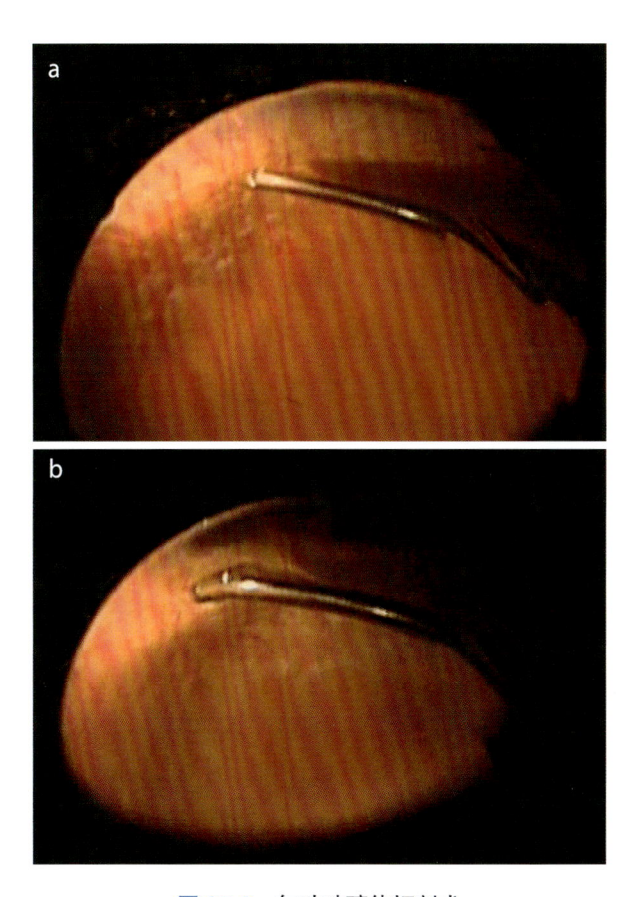

图 27-2　气动玻璃体切割术

注　图a，玻璃体切割探头由外周向视网膜靠近；眼内充满了空气，玻璃体切割探头保持在空气中。玻璃体切割探头的尖端和视网膜的图像都非常清晰，没有看到异常的光反射。图b，玻璃体切割探头被固定在同一区域，但其尖端已浸入玻璃体凝胶中。尖端外周出现光反射，且玻璃体切割探头远端部分图像轻微失真。一旦玻璃体被移除或玻璃体切割探头被回撤至空气中，所见的图像就会恢复到图a中的情形。

- 进行气液交换。
— 进行气动玻璃体切割术，不需要完全的液体引流。

14　空气也能显示存在于晶状体后面的玻璃体（参见第二十七章5.3）。

- 调整 BIOM 的前镜头,以获得尽可能好的能见度(参见表 16-5)。
- 在将玻璃体切割探头推入之前,是无法看见玻璃体的。光反射的变化能清楚地表明玻璃体的存在。可以去除的玻璃体与视网膜之间的距离,取决于玻璃体切割探头的柄轴和视网膜之间的角度(参见图 24-1)。

3.3 染色剂和标志物

- 血液是一种天然的染色剂[15],在玻璃体出血后可以观察到玻璃体。
- 静脉注射荧光素钠几分钟后可以将玻璃体染色,并持续数小时[16]。
- 靛氰绿使玻璃体呈淡绿色(参见图 34-1)[17]。
- 曲安奈德是手术医生可使用的最有效的"武器"(参见第三十四章 1),无论是辅助创建 PVD 还是使位于其他位置上的玻璃体变得可见。

4 玻璃体切除的顺序

玻璃体切除的顺序没有绝对的规则,我的默认选择是 P-A 路径。
- 从黄斑乳头区域移除少量玻璃体。
- 注射约 0.1mL 的曲安奈德到这个人工陷窝中(参见图 34-2)。

> **小贴士**
> 不要注射超过这个微小剂量的曲安奈德。一个厚的曲安奈德涂层会使 PVD 具有风险,因为术者无法看到位于其下方的视网膜,可能会将探头推入视网膜,或在使用锋利的工具的情况下将其刮伤。出现视网膜出血则表明发生了上述情况。

- 如果玻璃体皮质仍然附着在后极部,则已经产生了 PVD。
    —请记住,近端玻璃体表面可能是光滑的,在这种情况下,晶状体不会附着于其上,从而带来一种存在 PVD 的假象(参见表 26-1)。
    —分离能够进行到多远取决于该眼的适应证和条件。

15　显然,临床上不使用术中注射血液的操作。
16　临床实践中不使用荧光素对玻璃体进行染色。
17　染料不能渗透到玻璃体中,所以不会有目的性地用于玻璃体染色,在高度近视眼中除外,由于色素的丧失,对比度很小(参见第五十六章 2)。

- 切除中央玻璃体。
- 如果需要，可使用巩膜顶压移除/剃除外周的玻璃体（参见第二十八章）。曲安奈德可用于识别残留在视网膜表面的玻璃体。

> **小贴士**
> 在外周操作时，请使用低倍率放大：由于 BIOM 的前镜头靠近角膜，即使是眼球发生微小的移动，也会导致图像的丢失。

- 如果需要，玻璃体前界膜也要被切除；对于人工晶状体眼，也需要进行后囊手术。

P-A 路径也存在例外。

- 不透明的玻璃体。如果由于出血、脓液、玻璃体液化等导致视网膜不可见，建议细致地切除前后的玻璃体。
- 严重的黄斑牵拉出现在 VMTS、PDR 和 PVR 等疾病中。操作顺序的选择基于病例的细节和曲安奈德能够显示牵拉的程度。

> **问答**
> 问：按 P-A 顺序进行玻璃体取出术有哪些优点？
> 答：原则上，探头离视网膜越远，玻璃体切除的操作就越安全，完成速度也越快。此外，当玻璃体后表面未破裂时，更容易创建 PVD。

5　玻璃体切除的技术[18]

5.1　PVD

如前所述，Weiss 环（图 27-3）的存在提示视盘处的玻璃体与视网膜分离。仍应使用曲安奈德来确定是否必须要创建 PVD。分离应从视盘的颞侧开始进行。

18　玻璃体基底部切割术在第二十八章进行阐述；除了第二十四章所述内容外，对中心区域玻璃体的移除不另做特别的解释。

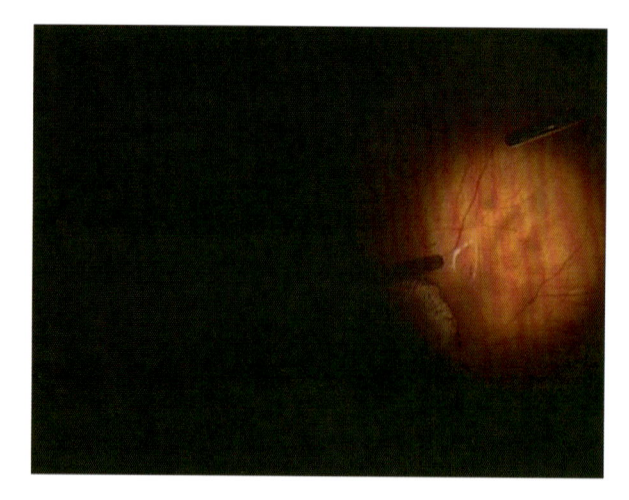

图 27-3　Weiss 环

注　玻璃体在视盘边缘与视网膜分离，使得在玻璃体腔中可以看到一环状纤维组织；在视网膜表面也可以看到该环的阴影。

> **问答**
>
> 问：为什么不从即使发生了任何医源性的神经纤维损伤都只会造成较轻后果的视盘鼻侧开始 PVD？
>
> 答：因为 PVD 在接近赤道时应对称地延伸，而且视盘颞侧的视网膜区域较大。

如果仅使用抽吸功能，请执行以下操作。
- 将探头侧向旋转。
- 将探头向前推进到刚刚好的位置上，使其几乎接触到视网膜表面。
- 从视盘的颞下缘开始。
- 等待几秒，让端口与覆盖在视网膜上的玻璃体相接触。使用最大吸力，但不要使用切割功能（玻璃体切割机的标准设置参见表 12-2）。
- 沿着颞侧的视盘边缘向 12 点钟方向移动探头，直到将玻璃体从视网膜表面抬起[19]。

19　对于缺乏经验的术者而言，这实际上是一个危险的时刻。由于满足于眼前的 PVD，他可能会失控，并将分离延长得太靠近前部。这是一个常见的错误，直到累计出现术后 RD 的患者并确定了多起 RD 的原因，才能被意识到。

- 也可以使用带倒刺的针（参见第十三章 2.3.1）以同样的方式接触并抬高玻璃体。除非视网膜表面有过多的曲安奈德，否则可清晰地看到针头钩的深度，可以避免损伤视网膜。一旦玻璃体被抬起，就切换使用探头。
- 小心地将 PVD 向外周延伸，大致于赤道部终止，以避免产生视网膜裂孔。在大多数眼中，可以将 PVD 稍微前移（参见第五部分），在某些疾病中[20]，这样的操作是非常可取的。

5.2 赤道前的玻璃体切割术

- 如果很容易就将玻璃体与视网膜分离，分离过程中没有撕裂视网膜，并且认为在更加靠近外周的部位继续进行 PVD 是重要的，请小心操作。
- 如果分离是困难的，并且认为在靠近玻璃体基底部的位置继续进行 PVD 是必要的，但是两个组织无法分离且视网膜开始撕裂，此时有两个选择（参见第二十七章 2）。

— 停止 PVD，转而刮除外周的玻璃体；尽可能刮除靠近视网膜的部分。

— 如果认定有必要清除所有的玻璃体，可选择视网膜切开术/视网膜切除术（参见第三十三章）。这种幅度较大的操作的主要适应证是 PVR，偶尔涵盖 RD 和 PDR（参见第五十二章至第五十四章）。

5.3 晶状体后部的玻璃体切割术

在人工晶状体眼中，该项操作从技术上而言是简单的，其唯一的风险是切入虹膜[21]。

如果是有晶状体眼，晶状体不完全清晰，并且术者反对同时进行白内障手术，轻度浑浊的后囊有助于勾勒出它与玻璃体前表面之间的边界。尽管如此，即使在这类情况下，尤其是在晶状体清晰的情况下，执行如下操作是更加安全的。

- BIOM，并在较高的放大倍数下使用显微镜的照明工具。
- 在晶状体后面注入几个小气泡。

— 如果没有玻璃体存在，气泡将向晶状体的赤道部迁移[22]。

— 如果有玻璃体存在，气泡被困在晶状体后面，并为后囊的大致位置提供了

20　如 RD、RDP、PVR、视网膜劈裂等，参见第五部分。
21　记住还需要进行后囊切除术。
22　比晶状体后极部更高的平面。

很好的提示。

- 重新放入探头，通过显微镜将视野聚焦在气泡后面，并在抽吸/切割的同时，始终让探头的位置在气泡后面；一旦玻璃体被取出，气泡就会从视轴中移出。

> **小贴士**
>
> 如果是无晶状体眼，进行前部玻璃体切割术时，器械咬入虹膜的风险较高，因为玻璃体对虹膜的两个表面都具有很强的黏附性。将探头转至侧向（切勿朝向虹膜），仅逐渐地增强真空/流量。

第二十八章
巩膜顶压

原则上，最好不要进行巩膜顶压，因为这会改变其解剖学结构，而且术者会被迫在人为改变的环境中进行操作。实际上，当术者在眼球外部操作时，避免使用巩膜顶压的唯一方法是使用内窥镜进行观察（内窥镜下玻璃体切割术，参见第十七章3）。然而，在传统的玻璃体切割术（PPV）中，如果术者需要接触玻璃体腔前部，则必须要行巩膜顶压。

1 巩膜顶压的优点

• 正常情况下，隐藏在视野外的结构在该方法下可以被观察到，且其病变可以得到治疗。这些结构包括外周视网膜、玻璃体基底部和睫状体。

• 对于鼓起大疱或高度移动性的视网膜，如果使用巩膜顶压，可以降低其移动性。PPV 在"峰顶"和"斜坡"上的安全度都会有所增加（图 28-1）。

2 巩膜顶压下的玻璃体切割术的机制

巩膜顶压后，眼球结构会发生很大的变化。如果视网膜是附着的，则以前呈凹形的就会变成凸形的。如果视网膜是脱离的，则其现在将重新复位到基底部上。

探头轴柄和视网膜之间的角度会发生改变，因此，探头端口相对于视网膜表面的平面也会发生改变。进行加压操作的人员必须了解其机械原理及所涉及的风险（参见第二十四章1）。视网膜的损伤会导致多种情况。

• 外部运动与内部运动之间缺乏协调[1]。

---

1 压迫器和眼内工具（探头、剪刀等）。

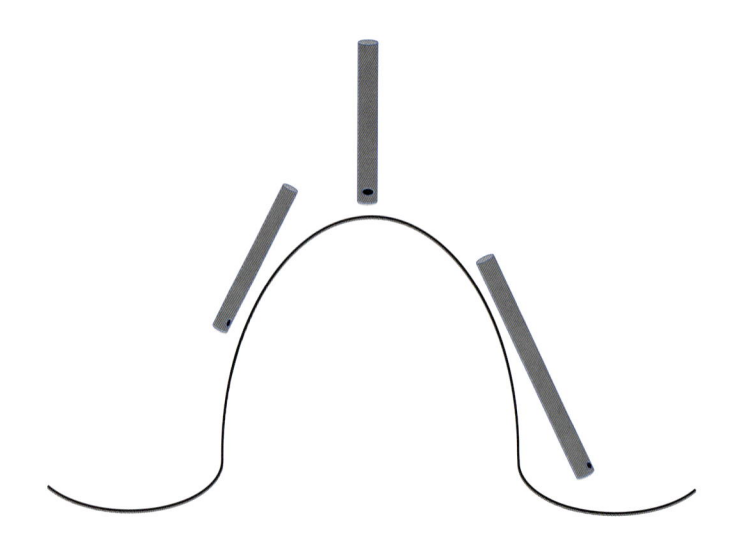

图 28-1　巩膜顶压过程中进行玻璃体切割术的横断面图

注　巩膜顶压后抬高的压痕形状不是圆锥形的。其效果是形成整体辐向的"山"或两边都有典型的对称坡度的圆周向的"丘"。越靠近压痕的外周,脊线方向的径向越小。如果之前视网膜是附着的,则在顶部受压过程中(如图所示)仍会保持这种状态。如果视网膜已经脱离,并且脱离的程度尚不高,加压会导致(暂时的)视网膜在峰顶部位重新附着,但于斜坡上仍然存在视网膜脱离(RD)。玻璃体切割术不仅要在峰顶上,而且也要在两个斜坡上进行。探头轴柄相对于视网膜的角度需根据顶压的位置和巩膜切开的位置而变化。术者必须根据其操作的视觉反馈来决定是将端口转向、平行或是远离视网膜。术者也必须根据眼底组织的反应改变玻璃体切割机的参数设置。

- 当进行眼内手术时,顶压处的特征发生意外变化是非常危险的。

—压痕的高度或位置突然增加[2]。发生滑动的常见原因是带有长柄的开睑器(参见图 19-3)所致。当开睑器与眼睑的接触面积较小时,可在两侧加上压迫器,这样就不会发生移动。然而,当在黑暗中沿着开睑器移动压迫器时,进行操作的护士得不到任何反馈信息,提示压迫器已经移动到了开睑器边缘,直到压迫器突然发生"跳跃",但此时为时已晚。

> **小贴士**
>
> 要准确描述压痕的特征,应考虑四个变量:高度(眼球壁向玻璃体的凹陷)、位置(根据前面的钟点位)、深度(离锯齿缘多远)和角度(这是变化最小的变量,通常方向是放射状的)。

2　不小心的移位,或者不够专注的护士。

- 术者过度专注于探头的端口。如果玻璃体切割术是在中心位置进行的，轴柄可能会与外周视网膜发生摩擦，导致侵蚀（破裂）或出血。
- PPV 设置的参数不正确。抽吸 / 流量过高，没有根据外周的特定需求进行参数调整（参见表 12-2）；可能会导致视网膜破裂或脱离。
- 术者没有考虑眼球轮廓变化带来的影响。
- 有晶状体眼。如果术者不在中线处转手，会对晶状体带来风险（参见图 21-2f）。更糟糕的是，如果术中巩膜切开的位置不正确，就无法进行外周玻璃体切割术（参见第二十一章 2.2）。

在人工晶状体眼 / 无晶状体眼中，术者必须决定是否需要换手才能完成手术。表 28-1 显示了如果探头保持在同一巩膜切口中的结果。

表 28-1　根据巩膜顶压的位置进行外周玻璃体切割术的意义 *

顶压的位置	结果
9 点钟位	探头可以接触到峰顶和两个斜坡
	探头的端口可以朝向或背向，也可以侧向于视网膜表面；无论是在峰顶还是在两个斜坡上都是如此
6 点钟位和 12 点钟位	探头可以接近峰顶和最近的斜坡；随着重新顶压，原本位于远端的斜坡变为近端的斜坡，从而使探头可接近
	端口在峰顶可以朝向或背向，也可以侧向于视网膜表面；在斜坡上，它唯一可放置的位置是侧面，但在这里它可以进行 360° 旋转
3 点钟位	探头可以接触到峰顶和两个斜坡
	端口在峰顶上的唯一可放置的位置是侧向，但在这里它可以进行 360° 的旋转；在两个斜坡上，它可以朝向或背向，也可以侧向于视网膜表面

注　* 顶压会形成一个"峰顶"和两个"斜坡"，呈放射状（即不太靠近外周）；如果顶压更靠近外周，其结果也会发生相应的改变。在此处的例子中，探头从 9 点钟位插入。

3　内部照明与外部照明

外部照明（BIOM，见图 28-2）有一定的优势。
- 术者可以选择由自己或由护士进行顶压；在后一种情况下，可以进行双手手术操作，这样可以使用两个器械。
- 可以看到更大范围的手术区域。

主要的缺点是显微镜的光所提供的分辨率低于导光管所提供的（图 28-3）；玻璃体可视化的难度较大。

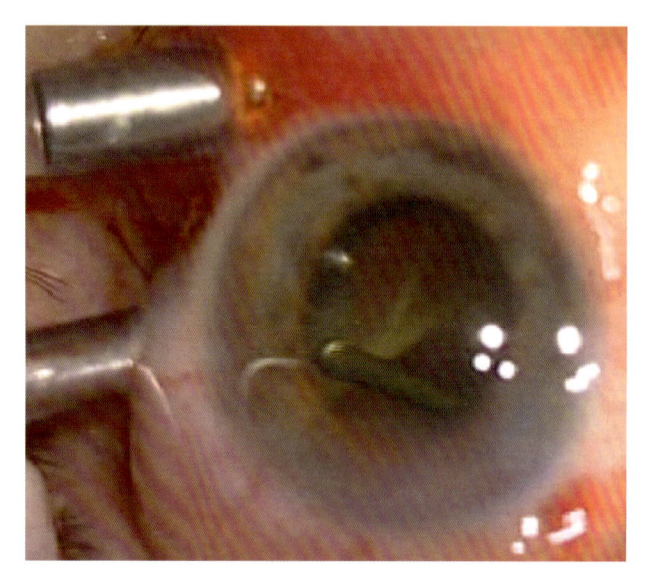

图 28-2　外部照明下的术者自己进行顶压

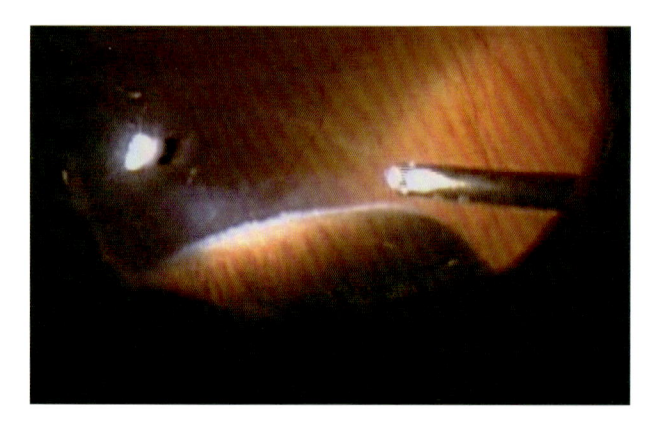

图 28-3　内部照明下的压痕

4　护士进行巩膜顶压与术者进行巩膜顶压[3]

允许护士进行巩膜顶压有一定的优势。

3　这个问题也可以换一种说法：双手手术还是单手手术？外部照明还是内部照明？

- 如果使用光管，图像效果更佳，并且照明角度也可以根据需求进行改变（参见第二十二章1）。
- 手术医生能够集中精力完成玻璃体内操作。

> **问答**
>
> 问：为什么护士受过良好的巩膜顶压训练如此重要？
>
> 答：因为如果护士做得不恰当，就会造成非常严重的后果。她必须能得到对自己的动作的持续性的视觉反馈；在这个过程中不可以分心；防止加压器打滑；不允许在没有通知术者的情况下突然改变任何顶压的特征；避免拔出灌注套管（参见第二十一章3）。当在眼外周移动时，护士需要换手操作，并且在被迫站立和身体前倾的情况下也要保持手部稳定。

术者自己进行巩膜顶压也有一定的优势。
- 顶压和玻璃体内的操作能较容易进行协调[4]。术者可以根据内部情况的需求立即改变顶压的高度、位置、深度或角度。
— 术者可以通过这一动态化过程了解到有关该区域解剖和病理的信息。
- 降低了巩膜压迫器滑脱对视网膜带来的风险。
- 不需要给出口头指示。
- 护士能够在整个过程中监视灌注套管的位置。

如果是有晶状体眼，术者自己进行巩膜顶压是不可能的。

5　外部照明与护士进行巩膜顶压

当需要对睫状体进行双手操作的手术时，通常会选择这一混合选项，显然，该眼必须是无晶状体眼或人工晶状体眼。

6　器械与技巧

- 使用金属丝型的开睑器（参见图19-4），并将其打开至最大限度。

4　然而，这绝不是自动的。对于没有经验的人来说，需要大量的练习才能注意到顶压本身，而不是简单地注意到工作手所执行的动作。

- 决定是否执行以下操作。

—由自己或由护士进行巩膜顶压。

—使用内部或外部照明（使用后者可以进行双手操作）。

- 必须持续监视灌注套管的位置。
- 对于直柄的巩膜压迫器[5]，压痕的后部（深度）越深，压迫器的角度就必须进行越多的改变[6]，从而造成前部过高的压痕。顺着眼球弧度[7]的压迫器就不会造成这种情况。

—覆盖了硬质塑料盖的灯管[荷兰眼科研究中心（Zuidland，荷兰）]不仅提供了视觉上的改进，同时还可以用于进行适当的顶压。

- 无论是谁进行顶压，最终都需要进行换手。如果此人的非优势手灵巧性较弱，则应谨慎操作。
- 如果是由护士进行巩膜顶压，有时护士可能会被迫从椅子上站起来，弯腰站立会增加疲劳感，从而增加压迫器滑脱的风险[8]。

—在经结膜玻璃体切割术（MIVS）中，这一点尤为重要。将压迫器放在结膜上，而不是像在20G手术中那样，放在裸露的巩膜上，从而增加滑脱的风险[9]。

> **小贴士**
>
> 　　在进行360°操作（如巩膜顶压）时，始终遵循相同的顺序进行操作是非常有用的：这样既不会在同一区域重复进行操作，也不会遗漏某一区域未进行操作。决定使用何种顺序是个人喜好的问题，我通常从6点钟位开始，按顺时针方向进行。

- 如果护士进行巩膜顶压，通常会在眼内放入一个导光管和一个操作器械。如果是有晶状体眼，要格外小心，不要让导光管损伤晶状体[10]。

5　几乎任何工具，即使是棉签，只要有坚固的圆柱型的柄就足够了。

6　这显然受到骨性眼眶结构的限制，也受到眼球大小的限制。

7　例如，由美国伊利诺伊州莫顿格罗夫的Eyetech Ltd.生产的SD-610。

8　如果护士坐在术眼的对面（即护士坐在患者的右眼侧，而左眼接受玻璃体切割术），该问题就会加剧。

9　结膜有向巩膜滑行的趋势，小于压迫器在结膜上滑行的趋势。

10　由于正在密切地监视探头，因此不太可能使用探头造成晶状体损伤，但没有对导光管进行持续的观察。

- 当需要进行巩膜顶压时，通常大部分或全部的玻璃体已经完成切除：眼内充满了液体，这些液体是无法被顶压的。

—在护士进行顶压之前开始抽吸，并将眼球旋转向相反的方向，这样护士就可以更容易地插入和放置巩膜压迫器[11]。

—请护士慢慢地加强顶压，并在顶压过高之前停止。

- 如果存在部分视网膜脱离，从视网膜仍然附着的区域开始进行顶压，最后移动到视网膜脱离区域，这有助于降低造成视网膜脱离范围扩大的风险。

最后必须指出的是，一些术者会使用环扎来制造（永久性的）压痕，在这种情况下压痕也是一个术中目标（参见表54-7）。

---

11 如果在4点钟位进行顶压，则将眼球向10点钟位旋转。

第二十九章
冷凝术

眼内窥镜探头曾经是眼科 20G 手术中的标准设备之一，可用于移除眼内异物或脱位的晶状体/人工晶状体。遗憾的是，该工具无法在经结膜玻璃体切割术（MIVS）中使用。

> **问答**
>
> 问：进行"盲"冷凝是否可行？
>
> 答：虽然一些眼科医生仍然在开放性的眼球损伤中使用该法来"治疗看不见的或有可能将来会发生的视网膜撕裂"，但盲冷凝是禁忌的。这会加剧炎症，即增生性玻璃体视网膜病变（PVR）的前驱症状；具体的治疗部位完全依赖猜测，术者既不知道其治疗是否起到效果，也不知道自己是否过度治疗。

经巩膜冷凝术在视网膜脱离（RD）手术中起诱导附着的作用，以及破坏疾病的病理进程，如外层渗出性视网膜病变（又称 Coats 病）、血管肿瘤、视网膜毛细血管扩张症和顽固性的继发性青光眼等[1]。

1 冷凝术应用于视网膜脱离中的指征

冷凝通过引起炎症反应和破坏血—眼屏障而产生的瘢痕，在视网膜裂孔周围引起脉络膜视网膜瘢痕。各个瘢痕点融会在一起，形成一面封住病变的"墙"。瘢痕累及视网膜的所有层面[2]，当操作目标是破坏时，这一特点将带来有益的效果（参见第二十九章 3）。瘢痕组织的发展进程需要 1 周左右的时间。

---

[1] 大部分在本书中讨论的与 RD 手术相关。
[2] 不像激光，仅涉及外层视网膜（参见第三十章）。

2　手术技术

冷凝可用于结膜或直接用于巩膜。在理想状态下，应先使眼球表面保持干燥。
- 如果可以，选择一个有狭窄、弯曲轴柄的冷冻探针[3]。
- 测试机器：观察在探针的尖端是否可以形成一个冰球，以及该过程需要多少时间。
- 将开睑器撑开至最大限度，并尽量避免在冷冻时接触眼睑[4]。
- 让护士负责踩踏板来控制机器；只需给出明确的口头指示："开始""停止"。
—更可取的是，将注意力集中在放置冷凝探针及观察冷凝效果上。
- 要保证能够全程观察眼内对冷凝的反应。
—最好在显微镜下进行冷凝操作，否则使用双目间接检眼镜（IBO）。

小贴士

永远不要依靠冷凝的时间来判定操作是否有效，只能依靠视觉反馈来判定（表 29-1）。

表 29-1　视网膜裂孔冷凝术后的视觉反馈情况

接受治疗区域的颜色	详解
白色	冷凝结束后视网膜会变成白色 一旦视网膜开始变白，就必须停止冷凝：大面积出现厚的冰层，并不是治疗"足够强效"的标志，而是增生性玻璃体视网膜病变（PVR）的前兆
深灰色	不仅仅是视网膜，而且包括整个视网膜裂孔的区域，例如，视网膜加上裸露的视网膜色素上皮（RPE），需接受治疗。与裂孔相邻的视网膜会变成白色，而裸露的 RPE 则呈现出相对更深的颜色 出现这种颜色，唯一可以被接受的情况是当裂孔的面积非常小的时候（即裂孔的大小最多比与冷冻探针接触的面积稍大一点）[a]
粉红色	这种颜色是在对未裸露出来的 RPE 进行冷凝操作后出现的颜色 对脱离的视网膜也可以冷凝，但如果脱离的视网膜漂浮过高[b]，可能导致冷凝的效果无法对其产生影响。在这种情境下最危险的是，术者要么等到所有

---

[3] 一些较老的型号在其轴柄处也有冷凝效果，而不仅仅局限于其尖端（参见第二十八章 6），受冷凝影响的面积大于预期。

[4] 如果眼睑不慎被接触到，可能会出现眼睑肿胀和疼痛。

接受治疗区域的颜色	详解
粉红色	的视网膜下液冻结后，冷凝范围最终到达飘浮的视网膜 c，要么破裂的视网膜会附着在一个尚未治疗的区域上。这就是为什么有脱离位置比较高的 RD 的眼在，建议在进行冷凝操作前先将视网膜下液排出

注　a，"牛眼"标志：一片较暗的区域被一白色的环所包围，这代表了冷凝在视网膜上所起的效果。b，也就是说，像一个大泡一样。c，出现白色。

- 不要对视网膜裂孔本身进行治疗，应当治疗视网膜裂孔周围的部分（图 29-1）。

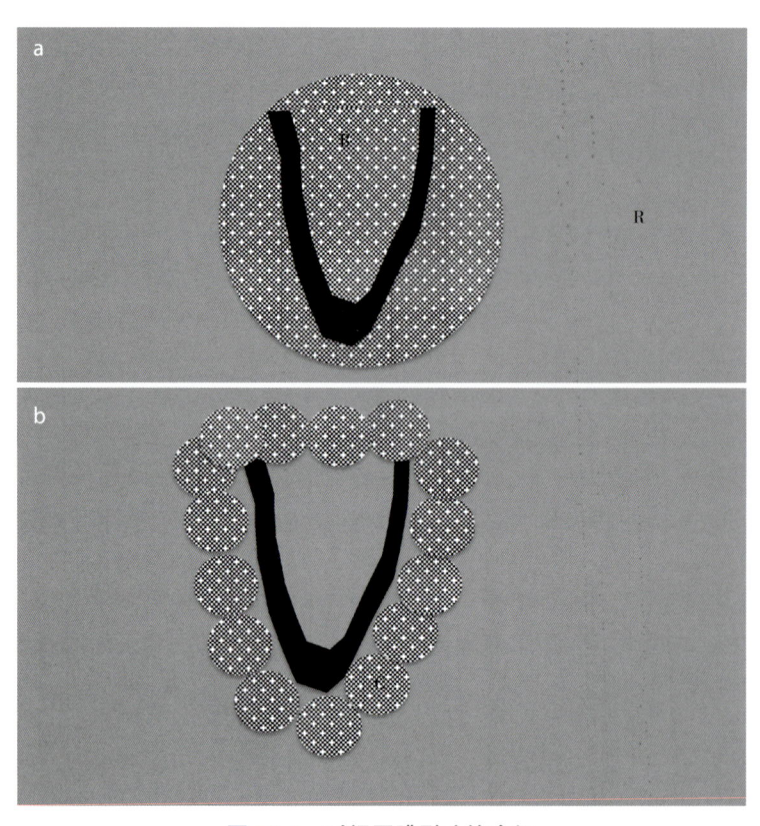

图 29-1　对视网膜裂孔的冷凝

注　图 a，此处用粗黑线显示视网膜裂孔的范围。如果冷凝操作不当（"把冷凝探针的尖端放在裂孔处"），整个区域就会冻结，释放 RPE 细胞，进一步增加 PVR 的风险。如果裂孔的范围相对较大，"单点"治疗就会特别危险：冻结整个区域需要很长的时间，在没有 RPE 细胞"覆盖"的中心处，冷凝的效果会更大。只有当视网膜破裂很小时，这样的单点治疗才是可以被接受的。图 b，如果操作得当，冷凝仅涉及与视网膜裂孔相邻的区域，使用连续的、程度较轻的冷凝斑将其包围。R：视网膜；B：裂孔；C：冷凝斑。

- 避免过度冷凝；一旦视网膜开始变白，就应停止进行冷凝。
- 即使在放置冷凝探针之前已经使巩膜表面干燥，也会在眼表形成一个冰球。在停止冷凝后数秒，该冰球才会融化。在冰球完全融化之前，不要将冷凝探针从眼表面移开，特别是结膜，否则可能会将组织撕裂。

必须再次强调，虽然冷凝在发生视网膜脱离时可作为黏附脉络膜和视网膜的一种有效武器，但是与激光相比，它有着更高的并发症发生率[5]。应尽可能地选择激光来治疗视网膜裂孔（参见第五十四章4.2.2）

3 冷凝术作为破坏性的治疗手段

虽然该技术的应用日渐减少，但冷凝可用于破坏难治性青光眼的睫状体，以及糖尿病视网膜病变患者眼内周边视网膜的严重新生血管化或大面积无灌注区域。在这些适应证中，可以进行"盲"冷凝：一旦治疗效果在某个位置显现，可在其余的区域采用相同的时长进行治疗[6]。

- 睫状体：在距离巩膜缘1.5mm处进行连续冷凝，每个冷凝点持续时间为30～50s。建议采用180°（不超过270°）的范围进行首次治疗。
— 对睫状体的冷冻伤害可能会导致纤维化结核。
- 外周视网膜：位于锯齿缘后方进行连续冷凝（参见第二十六章2），每次冷凝不超过30s。应一次对整个区域进行冷凝。

> **小贴士**
>
> 即使与激光治疗相比，冷凝术后PVR的风险更高，应用适当的冷凝术仍然是玻璃体视网膜手术医生所有可选项中的一种有效"武器"，可用于如Coats病、Eales病、家族性渗出性玻璃体视网膜病变和血管肿瘤等。在这些条件下，也必须监测冷凝的效果（即不可进行盲冷凝）。

破坏性的干预后，可能出现严重的炎症反应，要慎用类固醇治疗。

---

5 即PVR风险。
6 因此，以下所示的持续时间只是一个粗略的估值。

第三十章
眼内激光

激光，作为一般的光凝固术，是通过组织将来自光的能量吸收后转化为热能[1]，从而使组织发生凝固。因此，激光显著的治疗效果是通过一种在自然界中具有破坏性的力来实现传递的。

对视网膜的激光治疗，通常是在裂隙灯或双目间接检眼镜（IBO）下进行的。与眼内激光不同的是，使用这些技术时，激光是从眼外投射到眼内的。但是两者都会给患者带来不便[2]，即使使用了球后麻醉，在靠近黄斑中央凹的光凝治疗也会有一定的误投风险。

在所有其他参数（表 30-1）相同的情况下，有三个因素决定了激光治疗的效能：激光束[3]的穿透深度，以及吸收激光能量的组织色素[4]类型和数量。表 30-2 列出了部分可以应用(眼内)激光[5]治疗的症状。

可使用不同类型[6]的眼内激光，这里描述了氩绿激光（514nm）的使用。

表 30-1　影响眼内激光疗效的参数

变量		效应增强	效应减弱
激光参数	时长	更长	更短
	能量	更高	更低
	大小	更小	更大
探头与视网膜的距离		近	远

1　当温度超过 65℃时，细胞蛋白发生凝固性坏死。
2　用双目间接检眼镜时，会造成一些巩膜压痕，即使在麻醉下也是相当痛苦的。
3　YAG 激光(1.064nm)可穿透脉络膜，引起出血和血管闭塞。
4　视网膜中的黑色素。
5　大多数所列的条件也可以通过在裂隙灯下或双目间接检眼镜下激光治疗。原则上，眼内激光作为一种技术是很好的，因为它可以更精确和方便地将激光投射到目标，但相对地，这需要手术。
6　氩、二极管、双频 YAG、染料、氪等。

续表

变量		效应增强	效应减弱
探头相对于视网膜的角度[a]	垂直角度	最大	无
	平行角度	无	无
	介于垂直/平行角度之间	接近90°	接近0°
视网膜色素含量		更多	更少
视网膜下液体量（水肿）		少量液体	大量液体

注 a，角度为90°时该点是一个完美的圆，角度接近0°时该点会呈椭圆型。

表30-2 眼内激光治疗的部分适应证

适应证	评论
中心性浆液性脉络膜视网膜病变	用于封闭通过荧光素血管造影所显示出来的血管渗漏
脉络膜新生血管（CNV）	用于破坏（中央凹周围的）膜[a]
糖尿病视网膜病变[b]	选择全视网膜或局灶的光凝治疗，视病情的严重程度而定；目的是破坏可能会产生新生血管增殖的缺血区域，防止出血和渗出
高眼压[c]	内环光凝破坏（部分）睫状突
视网膜内微血管异常（IRMA）[d]	用于封闭血管渗漏
糖尿病黄斑水肿、静脉闭塞等	用于使黄斑区干燥，激光生效的机制尚不清楚
预防性措施[e]	用于防止RD（眼内激光环扎术）
增生性玻璃体视网膜病变（PVR）	用于防止视网膜再次脱离（眼内激光环扎术）
视网膜脱离（RD）	用于关闭裂孔以及防止再次脱离（眼内激光环扎术）
视网膜撕裂	用于关闭裂孔以及防止发展成为RD
视网膜毛细血管扩张症[f]	用于减少渗出以及防止病情进展
视网膜血管瘤[g]	破坏滋养血管或肿瘤本身
视网膜劈裂症	用于防止病情进展或标记病变的中心边界
视网膜切开术/视网膜切除术	用于封闭其边缘，以防止再次脱离
早产儿视网膜病变（ROP）	视网膜消融，用于阻止疾病进展

续表

适应证	评论
血管异常	应用高强度激光，用以封闭位于增殖膜中一个或多个肿瘤或其他病理的滋养血管。氩绿（512～534nm）激光是达成该目标的最佳选择，因为它可以被血液吸收 尽管如此，在这类病例中，通常更倾向于应用热透疗法或术前使用贝伐单抗

注 a，即使在抗血管内皮生长因子时代，这一选项也不应被忽视。b，其他血管增生性疾病，如Eales病。c，对其他治疗模式无反应。d，微动脉瘤，血管周围渗漏，毛细血管扩张。e，例如，高度近视眼。f，Coats病，特发性多囊微毛细血管扩张，Leber微血管病。g，毛细血管瘤，海绵状血管瘤，花瓣样血管瘤病，血管增生。

1 激光治疗的结果

- 激光治疗后视网膜会发生水肿。术者可注意到，在几秒内，治疗刚结束时呈白色的、有锋利边界的斑点，其边界逐渐变得模糊，颜色变灰。
- 随着时间的推移[7]，该斑点将变成瘢痕。该瘢痕涉及 RPE 细胞、光感受器、内核层外的视网膜等部位；剩余的 RPE 细胞部分出现增生和肥大。胶质细胞也会参与瘢痕的发展。

—从视觉上看来，该瘢痕是一个微小的、局灶性的斑点：上覆的神经纤维则被保留（参见图51-4）。

—如果使用能量过高的激光，所有的视网膜层，包括神经纤维，都会留下瘢痕[8]。

—瘢痕的大小随着时间的推移会增加约50%。

问答

问："超功率"（眼内）激光光斑的不良后果可能是什么？

答：疼痛，即使手术的其余部分是无痛的；视野会有相应的缺损；明显的视网膜出血；视网膜破裂的形成；Bruch膜的破裂及新生血管瘢痕的形成；如果斑点接近中央凹，RPE 就会随着中心视力的丧失而迁移到这里；玻璃体被"烧"入瘢痕内，使得PVD无法被制造出来。

---

7 大约需要1个月，脉络膜和视网膜的黏附才能达到其最大强度。
8 我见过许多几乎呈黑色眼底的患者，色素沉着接近甚至触及中央凹。

- 治疗后视网膜的耗氧量降低。

—氧气能够在不被光感受器消耗的情况下通过激光瘢痕扩散，缓解视网膜内部缺氧状况，提高其氧张力。

—视网膜动脉收缩，血流减少。缺氧的缓解能降低血管内皮生长因子（VEGF）的产生，使新生血管的进程停止或消退。

2　设备安装

初始步骤是确保激光滤光镜装于显微镜上。该装置应当已经被安装好，以向医生、助手、护士和摄像机提供防护。前三个是为了安全[9]，第四个则是为了方便。当使用眼内激光时，建议手术室内所有人员都戴上护目镜。

激光踏板应位于中部（参见图 16-3a），且由非优势脚进行操作。

3　眼内激光治疗的技术

与冷凝术不同，激光对于已脱离的视网膜是无效的[10]。这就是为什么在手术操作中，如 RD 手术，激光治疗是在完成了视网膜下液的引流和空气注入后进行的。

> **小贴士**
>
> 作为一般性的原则，应调整激光参数，使其效果为视网膜上出现保守但可见的白化，没有明显的主要组织破坏（过度白化，形成气泡，明显的出血，可听到"啵"的声音）。

3.1　综合考虑

为了产生使视网膜轻微白化的激光斑，三项主要参数都必须被正确地设置[11]。

9　对于医生来说，在没有适当的过滤器的情况下，直视眼底激光光凝是很刺眼的，甚至可致盲。

10　只在一定程度上是正确的。即使视网膜脱离，如果 RPE 对激光有反应，视网膜在几小时内再附着，脉络膜瘢痕仍然可能形成。然而，这种治疗有一定的难度且不可靠；先使视网膜再附着可能效果会更好。

11　记住：产生可视可见光斑所需的功率随着脉冲持续时间的增加和光斑尺寸的减小而减小（见表 30-1）。

- 我的默认参数如下。
  —时长，100ms；激光斑大小，100μm；能量，150mW。
  —由于光凝效果也取决于眼底的色素沉着[12]，可能需要对参数设置进行重大的改变。最好在周边视网膜区域对参数进行测试。
- 另一个要设置的参数是"重复"模式。
- 理想情况下，激光探头是弯曲的，术者能够始终保持它垂直于表面，能够毫无困难，或在有晶状体眼中不带风险地到达任一视网膜区域。
  —直探头在到达范围和安全方面有着重大的局限性[13]。
  —弯曲的探头（如果由记忆材料制成，则是可伸缩的）可以在所有的位置上真正垂直于视网膜。但术者必须记住，在退出套管之前，要先将激光探头拉回至轴柄中（参见第二十一章7）。
  —在有晶状体眼中，使用弯曲的探头可以避免破坏晶状体，但仍然需要额外的谨慎：术者倾向于将注意力集中在激光斑的位置上，而不是激光探头轴柄的实际位置上。
- 不要让斑点相互交融；通用的规则是，斑点之间的距离应与斑点的直径大致相同。
  —当进行全视网膜治疗时，很难保持执行该规则。
- 工作距离[14]通常为1～2mm，且有一些注意事项。
  —在空气下激光光凝时（参见第三十一章2），可能很难清楚地看到激光探头尖端与视网膜之间的距离，特别是在周边视网膜区域。激光探头必须靠近视网膜[15]，术者应仔细观察探针头端与其投下的阴影之间的距离。
  —眼底的不同区域有不同程度的色素沉着。如果激光功率在"测试区域"被证明过强（弱），则增加（减少）工作距离会比在控制台上不断地调整激光自身的功率要更加有效。

---

12 浅色的眼（例如，近视的患者）需要更高的功率或更长的持续时间。激光治疗不用于后巩膜葡萄肿的视网膜脱离的原因（参见第五十六章）是缺乏黑色素（因此是白色眼底），会吸收激光能量。
13 在6点与12点钟位的子午线上进行周边视网膜激光是比较困难的，基本不可能在人工晶状体眼的周边视网膜进行光凝。
14 激光探头尖端与视网膜的距离。
15 如此近的距离可能需要降低激光功率。

> **小贴士**
> 当在"重复"模式下工作时，工作距离太短会比较危险。移动探头时，很容易将其撞向视网膜。

- 初始的"测试"点应该一直在远离黄斑的位置。如果没有在视网膜上看到激光斑，在增加功率/持续时间或缩短工作距离之前，应先检查瞄准光束（这可能将告诉你电缆连接是否中断了）。
- 全氟化碳液体（PFCL）具有冷却效果，使激光斑的识别更加困难，且有过度治疗的风险。
- 避免对出血部位使用激光[16]，因为血液可能吸收激光，并在较浅的视网膜层上造成损害。

> **小贴士**
> 对于后部的视网膜破裂或视网膜切开术（即在玻璃体已确证被切除的区域）是否需要激光治疗，尚存争议。原则上是否定的，因为没有残余的牵拉力；且激光光斑会增加视觉暗点的尺寸。但在实践中，激光可能是有意义的，因为任何未来可能出现的牵拉力都需要预防。这需要自己作出决定，我很少对后部的视网膜破裂做激光治疗，参见第八章1。

- 水肿，无论是由 RD[17] 或是由其他症状所引起的，都会减弱激光治疗的效果。

3.2 全视网膜光凝治疗

此处展示的关于光斑的落点顺序是我使用的方法。每名手术医生都有属于自己的方法，重要的是要保持某种顺序。

- 我最开始会用 2～3 行激光斑在黄斑周边围绕成一个圆圈，以降低余下的数百个光斑在不经意间过于接近中央凹的风险[18]。
- 我一般会先在视网膜的一侧完成全部治疗操作，然后换手，完成眼底另一侧

---

16 微动脉瘤可能与糖尿病的小出血点无法区分，这是一个明显的例外。
17 治疗是在再附着的视网膜上。
18 一旦手术中令人精疲力竭的部分完成，就会出现注意力不集中的风险（参见第三章7）。

激光操作。

- 通常我会先完成中央后极部的治疗，然后进行周边视网膜的治疗，因为这样易于保持能见度，特别是在人工晶状体眼中。建议使用优势手完成在后极部的激光操作。
- 为了完成治疗，在某一节点进行换手是不可避免的。

—对于应该何时换手没有严格的规定：不需要精确到在 6 点和 12 点钟位子午线的位置时进行换手。当光斑开始变成椭圆形时，就需要进行换手了。

> **问答**
>
> 问：术者是否可以在同一次手术中完成全视网膜激光光凝，或是应当在通过裂隙灯或 IBO 进行的第二次操作中完成？
>
> 答：即使在同一次手术期间完成 1 500～2 000 个点（图 30-1），也没有任何有害影响。事实上，其结果可能比分多次进行治疗的效果更好。在裂隙灯上进行多次光凝的原因则更多地与患者的舒适与方便有关，而这对眼内激光而言并非难题（在裂隙灯上使用微脉冲激光，现在可以在同一次手术中完成治疗）。

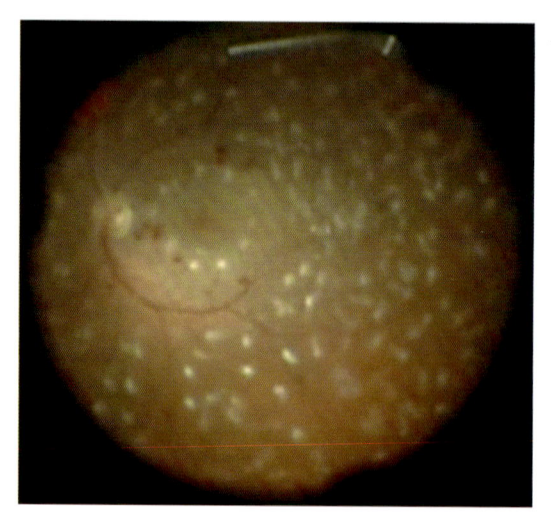

图 30-1　全视网膜眼内激光

注　后极部的治疗刚刚完成；激光斑是白色的，只有轻微的水肿。弯曲的（不可伸缩的）眼内探头仍可见于下方。

- 我一般会使用激光设备的"重复"模式；所有手术医生都不应该被迫重复

踩踏激光踏板 1 000 余次。这样不仅不方便，而且有风险：最终将不得不调整姿势，并有可能不小心将激光投放到无意投放的位置。

> **小贴士**
> 术者越有经验，重复的时间就可以越短。

- 人工晶状体的边缘会导致视差（参见第二十五章 2.4.3）。如果瞳孔足够大，术者将不得不交替地经眼外或透过晶状体查看周边视网膜。
—这种情况下，最好是经眼外或透过晶状体完成一个大面积的激光治疗，然后再移到另一个区域。快速、连续地来回切换视野是令人厌烦的。
- 当在靠近黄斑的部位进行激光治疗时，需要通过额外的步骤来避免"正中靶心"[19]。
—使用单一，而非重复的模式（每一个激光斑需要踩一次踏板）。
—确保激光斑的强度不会过强。
—避免在在中央凹处进行激光（参见第二十六章 1.3）。
- 如果将激光用于治疗黄斑水肿，需提前几天注射贝伐单抗或曲安奈德，使黄斑在手术时相对干燥，然后尝试进行"黄斑区激光"（图 30-2）。

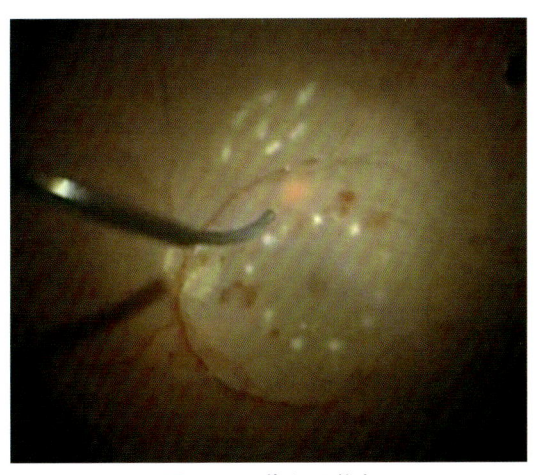

图 30-2 黄斑区激光

注 黄斑区经过之前的玻璃体内注射贝伐单抗处理而相对干燥。在离无血管区很近的位置进行一圈圆形的激光治疗作为"堤坝"，以减少视网膜重新水肿的风险。

---

19 由于眼的位置由医生手中的两个眼内仪器精确控制，因此在进行眼内激光光凝时，在黄斑中央凹区进行光凝的风险比在裂隙灯或通过间接检眼镜进行光凝的风险要小。然而，医生在手术过程中必须集中注意力。

小贴士

眼科医生必须记住，视盘在接受视网膜激光治疗后，随着时间的推移会变得苍白。这是一种正常的现象，而不应被视为一种与疾病相关的萎缩。

3.3 眼内激光环扎术及其并发症

一种用于全视网膜治疗的变体，该激光治疗的目的是防止发生 RD 或视网膜再脱离[20]。

- 提供比全视网膜激光更密集的治疗[21]（图 30-3）。
— 在一个正视眼中，大概需要 900~1 200 个激光点。
- 这个治疗的区域从锯齿缘延展到稍微靠近赤道中心的位置（图 30-3）[22]。

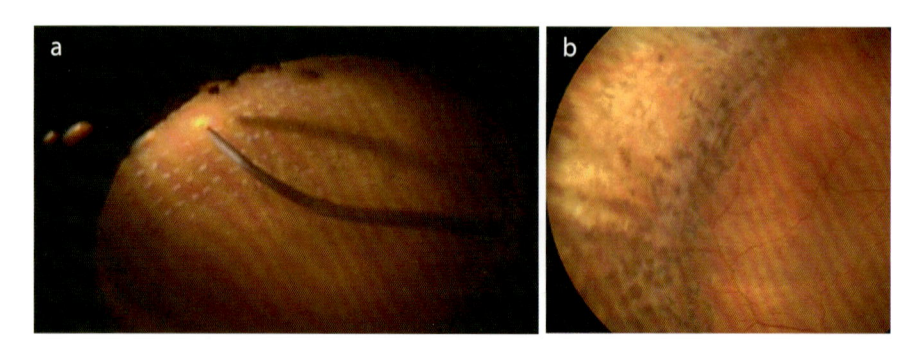

图 30-3 眼内激光环扎术

注 图 a，正在进行眼内激光环扎。待处理区域的后边界位于赤道后方。图 b，愈合的斑点形成一个融合的瘢痕区域，以抵消视网膜前部任何剩余的或新的牵拉（或视网膜断裂）的影响。

- 在 3 点钟位和 9 点钟位的位置上，减少激光光斑的能量/数量，以避免损伤睫长神经。瞳孔扩大是眼内激光环扎术的潜在并发症之一[23]。

— 与全视网膜光凝治疗一样，另一种并发症是黄斑前膜（EMP），发生于 1%~2% 的眼中。应考虑预防性的视网膜前膜剥离。

---

20 这里仅指技术，具体的介绍参见第五十四章。
21 即激光斑互相靠近。
22 其结果是造出一个"锯齿缘区"（由 Robert Morris, MD 提出）。
23 幸运的是，这是非常罕见的。如果出现这种情况，应当开具每天 2 次滴用 1%~2% 的毛果芸香碱的处方。几周后，瞳孔通常会恢复正常大小；如果没有，患者应该按需要继续使用毛果芸香碱。瞳孔成形术是另一个可选项（参见第四十八章 2.3）。

最好能够使用装有广角镜头的 BIOM，在空气下进行眼内激光环扎术[24]；如果瞳孔足够大，通过上述设备可以看到视网膜的锯齿缘部分。也可选择压迫巩膜。

> **小贴士**
> 如果对侧眼中发生 RD 的风险程度相似，则必须与患者讨论是否进行预防性的眼内激光环扎术（参见第四十二章1）。如果操作恰当，这样的干预几乎能够保证预防未来的 RD（参见第五十四章2.4.1）。

3.4 眼内激光作为隔离（围隔）工具

- 在患有周边视网膜劈裂的眼中，进行激光治疗的目的是双重的。
—通过创造一个黏附的屏障，预防该症状向黄斑方向发展。
—通过标记病变的边缘，使眼科医生可以准确地监测病变是否发生了进展[25]。
- 在患有 PVR 和（或）部分 RD 且其发展进程被硅油阻止的眼中，激光栅栏还有维持视网膜附着的作用。

激光光斑应紧密排列（图 30-4）或通过连续放置将其"刷"在视网膜上，并将其一直延伸到两侧的锯齿缘处，以防止视网膜内液"绕过激光栅栏"。该治疗在下方的部分必须特别牢固，由于重力的影响，在下方的风险比在上方的更高。需要 2～3 行光斑以确保效果达到最大化。

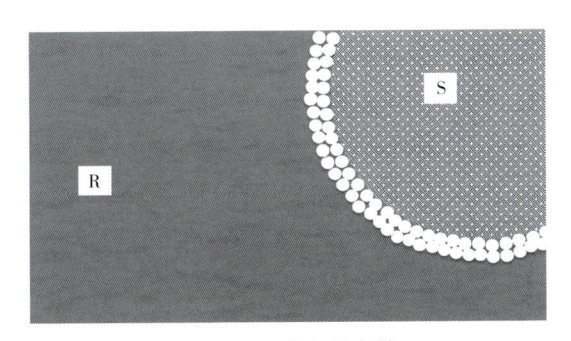

图 30-4 激光隔离带

注 视网膜劈裂部分（S）被两行连续的激光斑（以白色圆圈表示）包围，以防止病情进展到尚未发生劈裂的视网膜处（R）。

---

24 空气可以充当透镜，扩大视野。这种效果在无晶状体眼中尤其有效，特别是前房中充满空气时。

25 如第五十七章1.2 中所述，眼科医生的目标是避免在这种条件下进行手术。因此，激光光凝在理想情况下应在裂隙灯下完成，而非术中。

3.5 眼内激光作为焊接工具

• 视网膜裂孔是最常见的适应证，其治疗目的与冷凝相同（参见图29-1b）。激光光斑必须以连续的方式将裂孔包围，共2～3行。

• 视网膜切开的位置要稍微靠后一些，如此可以认为所有玻璃体都已被安全地移除，就不需要激光治疗了。但术者可能会觉得，如果进行了激光治疗，他将会更加放心。如果尚不确定在开展视网膜切开术的位置上是否已经完成了玻璃体的移除（参见图63-9），则建议用激光光斑将病灶包围。

• 视网膜切除术后[26]，建议进行类似于图30-4中所示的激光治疗，以防止剩余的视网膜边缘翘起。

4 周边视网膜激光光凝和初学者级玻璃体视网膜手术医生

在周边进行全视网膜激光光凝，特别是进行激光环扎，可能是玻璃体视网膜手术中最令初学者沮丧的部分了。当通过助手的显微镜或录像带观看时，其程序似乎相当容易，但由于诸多原因，在操作时可能会十分困难。

• 能见度很差，特别是在空气和人工晶状体眼中进行激光治疗时，由于视差或者如果其中一个人工晶状体是朦胧的而导致。除非激光的能量过强，否则很难观察到视网膜、激光探头的尖端（即适当的操作距离）和所投射的激光光斑。

—在充满空气的眼中，人工晶状体后表面的冷凝水会增加操作难度（参见图25-2）。

• 偶尔，即使在可以接受的能见度下，在进行激光光凝后，也没有可见的激光光斑出现。最可能的原因[27]之一是，在进行前一个光斑的操作时，探头的尖端接触了视网膜，其表面被组织覆盖。

—如果激光是在液体中进行的，玻璃体腔内所产生的任何一个小气泡都将会附着在探头的尖端处，并阻止激光的投射。

• 探头轴柄的最远端部分应当垂直于视网膜（尖端自身顶部的平面与之平行）。如果使用的是直柄的探头，术者就无法控制到这一点，激光斑点的形状将变成椭

26　疾病，如增生性糖尿病视网膜病变、增生性玻璃体视网膜病变。

27　其他原因包括光纤受损、机械设备故障或眼内的原因，如缺乏眼底色素或探头尖端与视网膜间的距离增加。

圆形。如果使用弯柄的探头，程序中的技术复杂性就会增加，因为术者必须根据处理区域的几何形状（实际上指视网膜和探头本身之间的角度）如何变化来调整探头的位置。

——如果使用可伸缩探头（参见图30-2），一种可能是增加或减短探头的长度。这允许术者保持探头和视网膜之间的角度正确，但该调整是相当烦琐且有一些危险的[28]。

——一个更好的选择是将可伸缩探头（探头的弯曲度是固定的，参见图30-1）的轴绕其主轴扭转。在大部分区域内，弯曲的位置（角度）可以较容易地被看到，但在水平角度上，术者会将轴柄看成一条直线；无法确定探头上的弯曲部位是向上凹还是向下凹。

——探头离水平子午线越远，它就越偏向一边[29]，增加了其弯曲部位的可见度。

• 注意监视导光管的位置，以避免其撞向视网膜或晶状体。

——即使导光管没有对视网膜造成物理损伤，但如果太靠近视网膜，仍然有光毒性的风险（参见第二十二章1）。

• 除了不断调整双手的动作外，术者的双脚还必须有密切协调的动作（双脚间和手脚间）：非优势脚操控激光踏板，优势脚操控X/Y操纵杆（图30-5）。

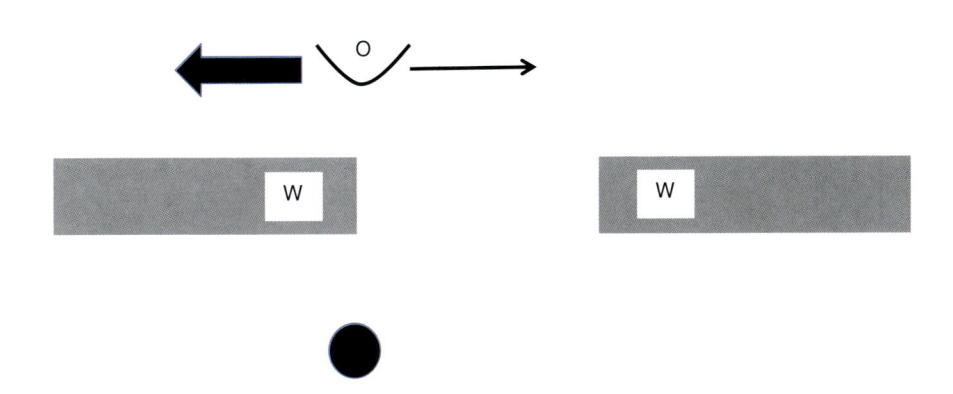

图30-5 眼内激光环扎术图像调整的示意图

注 如果一个物体（黑点）在另一个房间内，且部分隐藏在墙（W）后，要通过门口观看，观察者（O）只需移动，即可使视野不受阻碍（细箭头）。如果要通过BIOM来观察周边视网膜，有时需要反向移动：向在墙后方更远的方向移动（粗箭头）。

---

28 可伸缩的轴柄可能被推出太远而碰到视网膜，或者当术者的示指试图定位滑块时，整个探头被意外地移动。此外，滑块在最开始时可能不会移动（类似于第二十章3中所描述的情况）。

29 弯曲的平面因此从矢状面变到正面。

- 这个过程很长；术者的眼会变得干燥，其背部下方也会开始疼痛（参见第十六章）。
- 患者的鼻子可能会阻碍操作。

> **小贴士**
>
> 为了避免挫折，在玻璃体视网膜手术医生的早期生涯中不要开始进行激光环扎术，哪怕是后期，也只适合逐步地进行(首先进行范围更小、更靠近中心，但远离黄斑的区域)。不要因为早期的困难而气馁，所有的手术医生都不得不经历同样的过程。

5 眼内睫状体光凝

如果眼压很高且无法通过药物进行控制，众多选项之一就是破坏睫状体环。术者通过适当地压迫巩膜（参见第二十八章 4）使睫状体变得可见，这样可以使用高能量激光处理，使其单独萎缩（图 30-6）。其效果肉眼可见，偶尔也会有听觉上的反馈（参见第二十五章）。

即使该干预的成功率通常相当有限，但在初始阶段也不要处理超过 180° 的范围；操作对单个睫状体的影响是不可逆的。

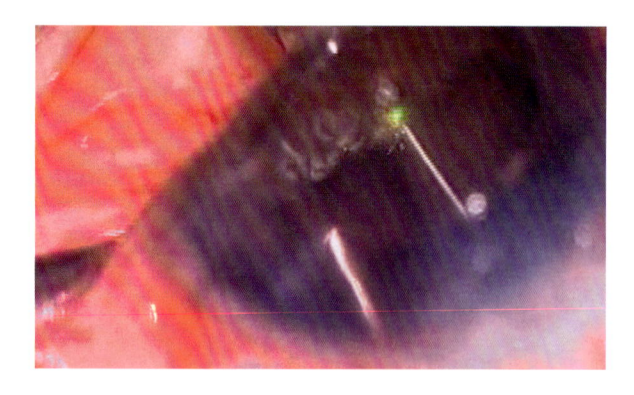

图 30-6 眼内睫状体光凝

注 压迫巩膜使睫状体进入视野；使用激光破坏被选定的睫状体。在下方还可以看到灌注套管。

6 裂隙灯下的激光环扎术

尽管比较困难，但还是有可能在裂隙灯下进行适当的治疗操作的。不使用三面镜，而是使用一个广角的接触镜[30]，并试着在一个宽广的范围内完成治疗（参见第三十章3.3）。

---

30 如160°的超级广角镜头（Volk，Mentor，俄亥俄州，美国）。

第三十一章
气下光凝

填充至玻璃体腔内的空气可以使视网膜复位（F-A-X）；而后空气将被留在眼内以进行激光治疗。当玻璃体腔填充空气时，也更易进行激光环扎术（参见第三十章3.3），即使视网膜没有脱离。空气可以用于短期填充玻璃体腔（参见第三十五章1），也可以用于其他各种用途（参见第三十一章3）。

1　F-A-X 技术

无论在任何情况下，必须记住以下两点。
- 勿使用过高的气压进行操作。
— 高速气流冲击视网膜，可能会导致视野缺损。
- 不要将灌注套管出口端指向视盘或黄斑。

1.1　视网膜复位

这是一个非常简单的过程。
- 将长笛针保持在视盘上方[1]。稳住手部，不要接触视盘。
- 切换成空气填充，在空气进入并推动平衡盐溶液（BSS）往后极部移动时，同步吸走液体。
- 如果确实需要排出所有的BSS[2]，必须要耐心。让所有的液体汇聚后极部需要消耗一些时间。

1　在高度近视的眼中，葡萄肿可能就是眼球的最深处。
2　例如，需要填充硅油（参见第三十五章4）。

> **小贴士**
>
> 玻璃体腔内液体会附着在视网膜上，不管附着力多小：使其滴落是需要时间的。想象当你喝完了咖啡后的杯子，几秒后，就能在杯子底部看见一小摊咖啡。

1.2 视网膜脱离（通过视网膜裂孔引流后复位视网膜）[3]

对于没有经验的术者来说，这一操作可能是令人沮丧的。
- 标记所有视网膜裂孔[4]的中央边缘，使其在气体下时仍然可见。

—部分视网膜裂孔，尽管在液体下是明显可见的，也可能在空气下"消失"。
- 转动眼球，使最靠近后极部的视网膜裂孔处于眼内的最低位置上。
- 插入长笛针。固定好自己的手，将笛针牢牢固定在裂孔的正上方。

—只有当长笛针的头部位于合适的位置上时，才能将手指从硅胶气孔上挪开。

—有时即使不使用空气，视网膜下的液体也会排干。
- 切换到空气填充。空气会向后方、长笛针的开口处推动视网膜下液流。

—除非是陈旧性的视网膜脱离，否则视网膜下液体不会是黏稠的：只要液体流不中断，就能够很容易地进入长笛针。

> **问答**
>
> 问：怎么排出非常黏稠的视网膜下液体？
>
> 答：过于黏稠的液体，要么根本不能进入笛针，要么很快就会堵塞笛针（针头的规格越小，就越容易发生这种情况）。术者可以让护士反复冲洗硅胶头和针头，或者最好选择主动的抽吸。后一个选项可能利用长笛针（参见图 36-2）或探头实现。笛针或探头可能需要"浸"到视网膜下，以避免吸住视网膜（参见第二十五章 2.6）。

- 当术者的手指离开长笛针的气孔时，一片具有高度移动性的脱离的视网膜很容易被吸住。

—小心地将笛针的针头通过裂孔伸到视网膜下。这种手法可能会损伤脉络膜，

---

3 详细内容参见表 35-3。
4 除非它们是簇的，并且在与锯齿缘的等距处；在此处，一个标记就足够了。

但极大地减少了发生视网膜嵌顿的机会。

—或者注入全氟化碳液体（PFCL）以维持视网膜固定。然而，如果用空气，则会导致新的问题：PFCL蒸发后，会有小液滴凝集在人工晶状体（IOL）上（参见第三十一章2）。

- 随着空气进入和视网膜下液的排出，术者可以彻底排干视网膜下液。毛细管效应能够保证，即使视网膜裂孔不在最低处，只要引流时液流不中断，就可以彻底完成引流。这也是初学者最难以做到的。

> **小贴士**
>
> F-A-X可以用于空气测试。如果视网膜表面没有残余的膜，视网膜下也没有存在明显的膜，且视网膜未被缩短，则当引流完成时，视网膜会复位且不受牵拉，同时视网膜的表面也会是光滑的。

—最初，空气进入玻璃体腔时会形成小气泡（参见图31-1），通常在数秒后，偶尔时间会较长，气泡就会聚集。在气泡聚集前，会完全失去术野；如果术者确实能够一直拿着笛针并保持其位置不移动，就可以继续进行引流。

—相反，一旦液流中断，空气会使视网膜裂孔的边缘紧贴视网膜色素上皮（RPE），使视网膜下液滞留在中央。

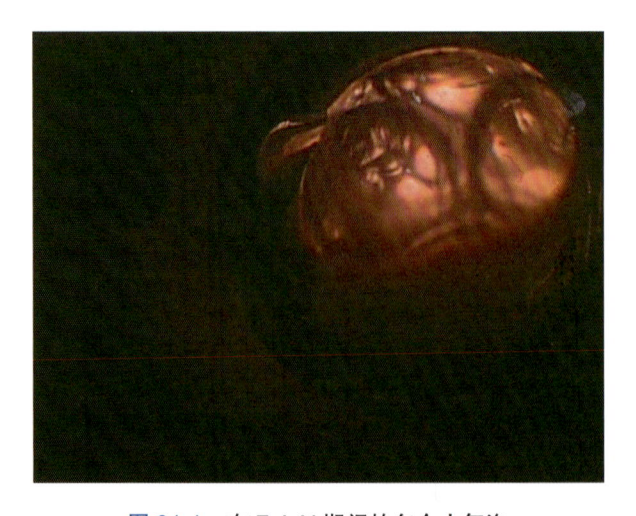

图31-1 在F-A-X期间的多个小气泡

注 很少会有空气进入玻璃体腔后就立即形成一个单一的、大的气泡。直到小气泡聚集成大气泡后，才能看清视网膜。

- 在视网膜下液残留的情况下，以下操作可供选用。

—使视网膜重新脱离（可接受，但并非最佳选择），并重复整个复位过程。

—注入少量的 PFCL 并转动眼球，这样可以把视网膜下液推向裂孔方向，然后尝试完成引流。

—在中央视网膜做一个小切口，并通过这一切口进行引流。但一般不建议这样做，因为这是导致增生性玻璃体视网膜病变（PVR）的风险因素之一。

—如果只残留少量视网膜下液，且未填充硅油，则无须处理该液体，数天后，RPE 就会将其排出[5]。如果视网膜脱离（RD）累及黄斑区，则需保证液体远离黄斑下的区域（高压效应，参见第五十四章 6.3.1）。

—视网膜下液残留过多是不可取的。如果使用硅油进行填充，就不能达到 100% 填充。如果使用了气体，且脱离的边界靠近中央凹，则可能会导致黄斑皱褶[6]。

- 首先排出所有的视网膜下液，再吸出视盘前的 BSS；否则空气进入时，可能会将残余的视网膜下液推到黄斑下的区域。

> **问答**
>
> 问：每次都能将视网膜下液全部排出吗？
>
> 答：不是。如果术者不用 PFCL，而且裂孔非常靠近周边，可能会残留部分视网膜下液。黏稠的液体则可能会在视网膜裂孔的表面形成一层难以清理的薄膜。特别是在巩膜扣带术（SB）后，一个小小的液体残留腔可能会在中央凹下存在数月（参见图 54-11）。

- 是否需要彻底吸出玻璃体内 BSS，取决于是否在玻璃体腔内使用硅油或气体进行填充。

---

5 除非该液体非常黏稠，否则应该试着完全移除这种黏性液体。

6 真正可怕的情况是通过中央凹发生。如果发现视网膜皱褶，必须重新复位视网膜；如果是术中发现皱褶，那么就很容易。然而，如果视网膜已经复位，且在术后数周才发现视网膜皱褶，即使是已经成功实现视网膜解剖学复位（这一成果本身也很难完成）也可能无法改善视觉功能。

2 在充气眼内进行手术

需要接受的事实是，在空气下的能见度比在任何类型的液体下的都要差。

• 对于人工晶状体眼的患者来说，BIOM 的前镜头必须被调整到更高的位置（参见表 16-5）。

• 小规模的视网膜裂孔一般都会"消失"，除非使用透热疗法进行标记（参见第五十四章 5.2.3）。

• 经过后囊切开处理的 IOL 表面可能会有液滴凝结。

> **小贴士**
>
> 液体（BSS 和 PFCL）在 IOL 的后表面凝结时都会使术野变差。术者可用钝器把它擦掉或在 IOL 上"涂抹"一薄层弥散型粘弹剂（参见图 25-2）。

• 即使在人工晶状体眼中，偶尔也会出现空气进入前房的情况。

—要么用粘弹剂填满前房，要么重新调整 BIOM 的前置镜头。

• 在被空气填充的眼内进行手术也有明显的好处。

• 在填充空气的眼内，术野增加，可以看到之前无法观察到的周边视网膜区域。当有必要对周边视网膜进行广泛激光光凝时，这是非常有帮助的。

在空气填充时，可以安全地切除周边玻璃体（气下玻璃体切割术，参见图 14-1 和第二十七章 3.2）。

3 对空气泡的利用

空气也可用于以下目的。

• 显示出位于后囊膜后方的玻璃体（参见第二十七章 5.3）。

• 显示出存在前房的玻璃体：如果前房内有玻璃体，则在正常情况下为完美的圆圈形状的气泡，会变成扭曲的（参见第六十三章 6）。

• 防止虹膜脱出到（穿刺）切口（参见第三十九章 1）。

• 防止硅油脱出进入前房（参见第三十五章 4.4）。

第三十二章
对膜的处理

本章介绍如何处理玻璃体腔内不同类型膜[1]的技术性问题。关于这些膜的其他细节[2]在本章或第五部分讨论。

1 内界膜[3]

1.1 仪器和设备

剥离内界膜（ILM），是在人体上进行的最为精细的一种手术操作（参见第十五章2）。

- 显微镜必须有优异的分辨率（参见第十二章2）。
- 术者必须舒适地坐着，手腕得到牢固的支撑（参见第十六章2）。虽然可以在不使用手腕支撑的情况下剥离 ILM（此情况下，术者手指可支撑在患者的额头上），但这并不是最理想的选择[4]。
- 所有设备和仪器必须处于运行状态[5]，所以物品要预先准备好且处于随时可以使用的状态。

—镊子（参见第十三章2.1）必须是专用的 ILM 镊，能够抓取厚度小于 2μm 的 ILM。

---

1 关于"什么"和"如何"问题（参见第三章4）。
2 关于"何时"和"为什么"问题（参见第三章4）。
3 表 32-1 概述了 ILM 剥离的适应证。
4 "我能够在没有手腕支撑的情况下剥离 ILM"，这是不负责任的说法，而不是对医生高超的操作精确度的赞扬。
5 ILM 镊是一种非常精致的工具，无论是可重复使用的还是一次性的，都不应该默认其操作功能是完好的，或者其颚能够完美地闭合。

> **小贴士**
>
> 用 ILM 镊反复抓取硬膜（在增生性玻璃体视网膜病变或增生性糖尿病视网膜病变中）会在其咬合处的表面造成足量的"微创伤"，使其不再适于针对 ILM 的操作。

——如果膜是连续的（操作开始时没有边缘），则镊子和组织之间的接触面积取决于镊齿尖端的宽度。一旦膜上出现一个边缘，就可以让整个镊齿面与其进行接触[6]。

——ILM 镊越宽，抓取就越稳固，撕裂 ILM 的可能性就越小。然而，增加镊子的宽度，也会干扰术者对镊子与 ILM 接触深度的视觉反馈的接收。

• 平凹的接触镜应无划痕，并且是完全透明的。

——尽可能使用较少量的粘弹剂也有利于操作，其用量足够保证镜片下没有气泡即可。尽管如此，护士也应该准备有一件工具，如肌肉拉钩，以便能够在接触镜发生滑动且需要重新调整位置时，轻轻地推动以使其复位。

• 尽可能多地增加变焦，在图像大小和清晰度之间找到一个合适的折中方案。

• 虽然对 ILM 进行染色并不是强制性的（图 32-1），但还是强烈建议进行染色，因为这将带来许多好处（参见第三十四章）。

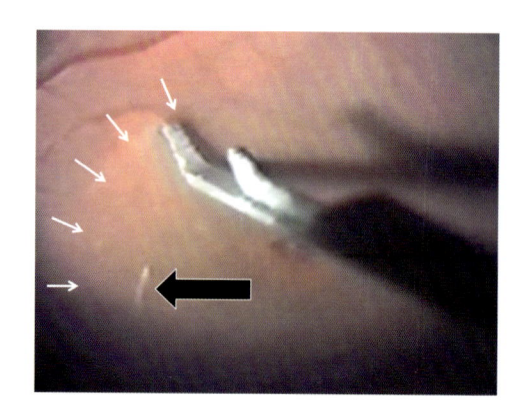

图 32-1　区分未染色的 ILM

注　在有黄斑裂孔的眼内，已经用带倒钩的显微玻璃体视网膜手术（MVR）刀片挑起了未染色的 ILM。镊子（Storz #E 1964 20G，Bausch+Lomb，圣路易斯，密苏里州，美国）的下颚伸入 ILM 和神经纤维层之间，并像铲子一样大面积地将它们分离开。镊子的下颚处于正确的平面上的两个表现，是受限的光反射（黑色箭头）和半圆型的微弱变色（白色箭头）。

6　厚的增殖膜确实有边缘；在这种情况下，初始夹取的大小，取决于膜和视网膜之间的空间。如果镊子的下颚可以伸入膜下很深的地方，那么镊颚的整个表面就可以与其接触。

1.2 撕开 ILM

与所有在玻璃体腔内的其他膜不同，ILM 没有可抓取的边缘：它必须经过手术操作进行撕开才能移除。ILM 可以通过两种方式撕开：锐器撕开或钝性剥离[7]。

1.2.1 锐器撕开：先做切口

锐器撕开 ILM 需要使用带倒钩的[8]针头（参见第十三章 2.3.1）。

• 将针头带钩的一端放在视网膜上较为安全且便于操作的位置上[9]（图 32-2），使尖端勉强接触到 ILM 的表面。注意避开所有可见的血管。

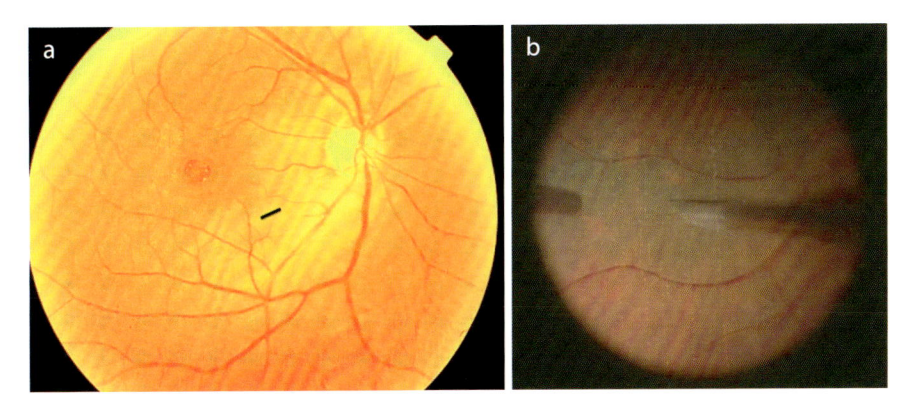

图 32-2 初始 ILM 切口的位置

注 图 a，在这只患有黄斑裂孔的右眼中，术者用优势手即右手拿着带倒钩的针，放在中央凹的上方。理想情况下，切开的方向和神经纤维走行方向相一致，这样即使不小心切入太深，也只会造成有限的损伤。切口要避开所有的血管，以减少发生出血的风险。图 b，用带倒钩的 23G 针头挑开被靛氰绿染色的 ILM。

• 手真正稳定后，轻柔地将倒钩往下推。

• 慢慢地、平行于视网膜表面方向拖动倒钩，约 1mm。染色后的 ILM 将出现一个可见的皮瓣，表明它已经被切开。开口至少应与镊子的横径一样宽。

• 用镊子抓住皮瓣，然后剥离 ILM。

原则上，使用利器是切开 ILM 的方式中创伤最小的一种。术者一次只需要控制不多于一个的动作，即控制小倒钩没入视网膜的深度，然后"在平面上"移动[10]

---

7 另一种分类方法是区分为一步（镊子）或者两步（用一个工具打开，再用另一个工具剥离）过程。
8 没有倒钩，操作就不那么安全：工具必须保证在稳定和移动时，都保持垂直于视网膜表面。
   轴柄与视网膜表面呈锐角，但在与其平行的方向上移动。倒钩用于切开、钩住和提拉 ILM。
9 我的偏好是在视网膜中央凹无血管区域之外，但在血管弓内，右眼的颞上侧，左眼的鼻上侧。
10 也就是说，与表面平行。

工具，即使如此，也只是一小段距离而已。

> **问答**
>
> 问：说利器比钝器安全，不矛盾吗？
> 答：不矛盾。只要术者能够控制将倒钩刺入视网膜的深度。有了镊子，就有了额外的变量需要进行控制。第三种选择，刮刀，则是更加危险的选项，正是因为这一选择让术者无法掌控操作。

1.2.2 钝性剥离：无切口

钝性剥离 ILM 可通过两种不同的方式进行：一种主要位于垂直方向上（镊子）；另一种主要位于水平方向上（刮刀）。

ILM 镊[11]

这种技术的优点是使用的工具也用于撕开和剥离 ILM，缺点是很难控制撕开的深度（避免撕裂位于 2μm 厚的膜下方的神经纤维）和其操作的复杂性。

- 将镊子放置于 ILM 上方。

一目前所有的镊子的设计是，其下颚的尖端垂直于颚的轴线，没有一种是倾斜的。由于颚面所对的是一个凹面，镊子的初始接触点应较靠近后部，以便其尖端与视网膜表面平行（参见第二十四章1）。如果镊子太靠周边视网膜，意味着只有颚面角落比较尖的那一端，即一个接触面积非常小的区域能够抓到 ILM（图 32-3）。

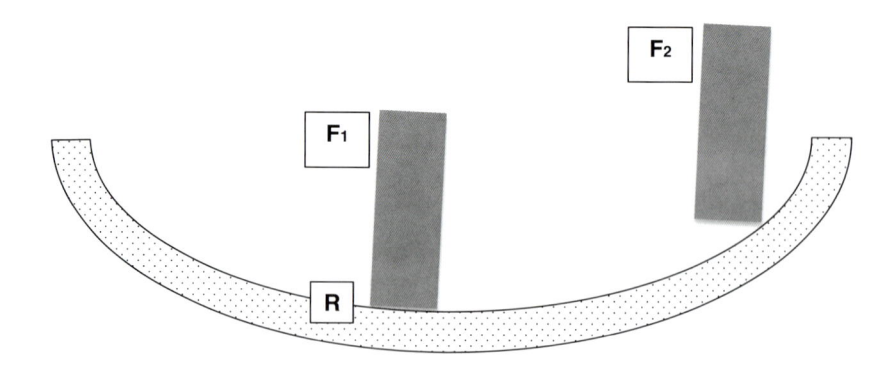

图 32-3 使用 ILM 镊进行撕开位点的原理

注 如果镊子在靠近重要的血管拱环内使用，则其尖端与视网膜（R）平行，术者能够用整个镊子（F_1）抓取 ILM。如果术者试图从远离中央视网膜的区域抓取，只有尖端的边缘才发生接触（F_2），增加了 ILM 撕裂或把术者将镊子推动过深的风险。

---

11 参见第二十章2。

- 轻柔地将镊子向下压。其深度应该能够恰好形成一个角度，使得镊子夹闭时，可以成功抓住 ILM，但不会碰到神经纤维层（图 32-4）。

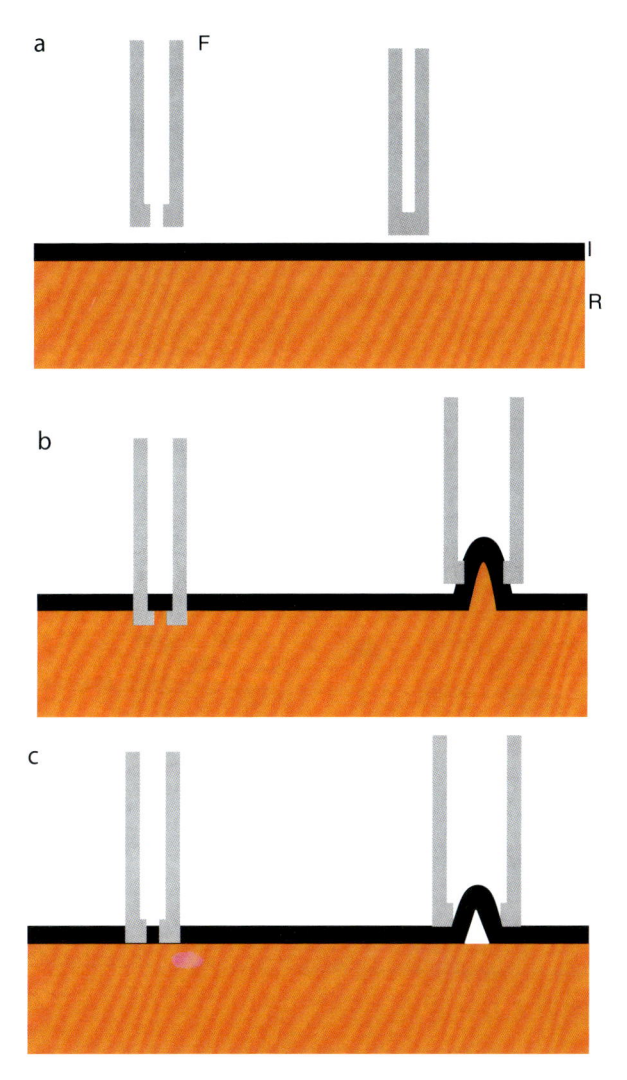

图 32-4 用镊子抓取完整（未切开）ILM 的原理

注 图 a，左：镊子接近 ILM；右：镊子过早夹闭；两颗没有抓住 ILM。图 b，左：抓取过深，导致夹住 ILM 的同时，也夹住了更深层的视网膜；右：放大的图像显示的是在两颗间的（为演示目的，所显示图像中镊子是打开的）神经纤维层，临床上被认为是白色的"蓬松物体"。图 c，左：完美地抓取 ILM；右：放大的图像显示，只有 2 层 ILM 层是在两颗间的（为演示目的，所显示图像中镊子是打开的），没有夹到神经纤维层。F：膜镊；I：ILM，R：视网膜。

- 夹闭镊子。
- 轻柔地提起ILM，并保持几秒。因为ILM是硬性的，所以会有撕裂。
- 在一定的、预定的方向和角度上进行剥离[12]。即使ILM随后会撕裂，它一定会撕裂的——在这之后，就有了一个可以抓取的边缘，可使操作更容易。

> **小贴士**
>
> 经验不足的术者最常见的错误是，在一个单一的动作内完成所有的动作，而不是将其分解成多个基本的动作。①用手腕牢牢地固定住，并把小指放在患者的额头上。②将镊子放在所选区域的ILM上。③夹闭膜镊约80%，这样ILM能够进入镊子的两颚间，而手指为了夹闭镊子所需移动的距离也缩短了。④将镊子往下推，使ILM膨出，在两侧的颚之间形成一个环。⑤夹闭膜镊。⑥提起镊子。⑦如果没有抓住ILM，重复上述所有步骤。

刮刀

这一有着金刚石涂层的工具，可以用于反复摩擦ILM，直到膜裂开：摩擦的方向与视网膜平行。

- 然而，刮刀的硅胶瓣也必须被向下按压，以便接触ILM。术者看不到向下施加的压力有多大。
- 一旦ILM被撕开，就有可能不小心使刮刀接触到被剥除了ILM的神经纤维层上，不可避免地撕裂神经纤维层。如果术者不使用有效的染料，从而明确地知道在哪一个表面上是不可以使用刮刀，将会是非常危险的。

> **问答**
>
> 问：应该用刮刀来打开ILM吗？
> 答：不应该。一名使用刮刀打开ILM的术者，是选择了轻松而放弃了对操作的掌控。这样所带来的风险远大于收益。

1.3 膜的剥离

一旦ILM被撕开，接下来，术者的任务就容易多了，因为现在有一个明显的

12　方向和载体等特征由病理决定（参见第五部分）。

边缘可以抓取[13]。虽然也可以用探头（在不断抽吸的情况下，将探头端口背向视网膜表面）或刮刀[14]（翻转 ILM，类似于使用有倒钩的针来剥离囊膜）来剥离 ILM，但最好使用镊子来操作。

- 抓取 ILM 的边缘。

—应避免在以下两个区域抓取 ILM：中央凹和视乳头的中央，特别是靠近视盘边缘的部分。如果 ILM 是在上述区域撕开的，则试着从其他区域开始，朝向这些区域进行剥离。

- 在预定的方向，以锐角的角度拉动。

—不可避免的是，ILM 会发生多次的撕裂，而不是被整块地剥落[15]。

—如果在一个小区域内发生多次撕裂（几个小片的膜被撕掉），则改变拉动的方向（图 32-5）。

—特别是在眼内 ILM 增厚或黏附较紧密时，可能需要多次重复操作，才能将 ILM 全部剥离。仅这一点，就意味着更高的视网膜损伤的风险，即使是由最有经验的、最谨慎的医生来操作（参见图 32-4b）。

> **小贴士**
>
> 镊子口之间出现白色的、蓬松的东西，意味着术者夹取到了神经纤维层，而不仅仅是 ILM。

- 牢记一点，如果 ILM 黏附得较紧和（或）视网膜已经损伤，即使风险较低，视网膜仍然可能会撕裂[16]。

13　ILM 至少被染色或曲安奈德标记，否则 ILM 将几乎无法看见（参见图 32-1）。盲目地尝试再次抓取一个不明显的，位于一个脆弱结构（如神经纤维），上方的一层薄膜，将难以避免造成医源性创伤。

14　发明家塔诺博士同意绝对禁忌（"taNO"）这一说法。医源性视网膜损伤的风险太高：那些说他们用刮刀来进行 ILM 剥离，就像用针头撕开囊膜一样安全的人，应该牢记其风险是没有可比性的。位于晶状体后囊下的可不是神经纤维。

15　ILM 剥离的频率部分取决于术者（不要剥离得太快；使用一个有大平台的镊子），大部分取决于自然状况。这还取决于 ILM 健康（例如，黄斑裂孔，出现撕裂的可能性较低）与否（例如，糖尿病黄斑水肿，出现撕裂的可能性较高）。如果视网膜已经脱离，ILM 更容易呈大块脱落。

16　或者在黄斑囊样水肿中，视网膜内囊肿可能会被揭开（参见图 49-4）。

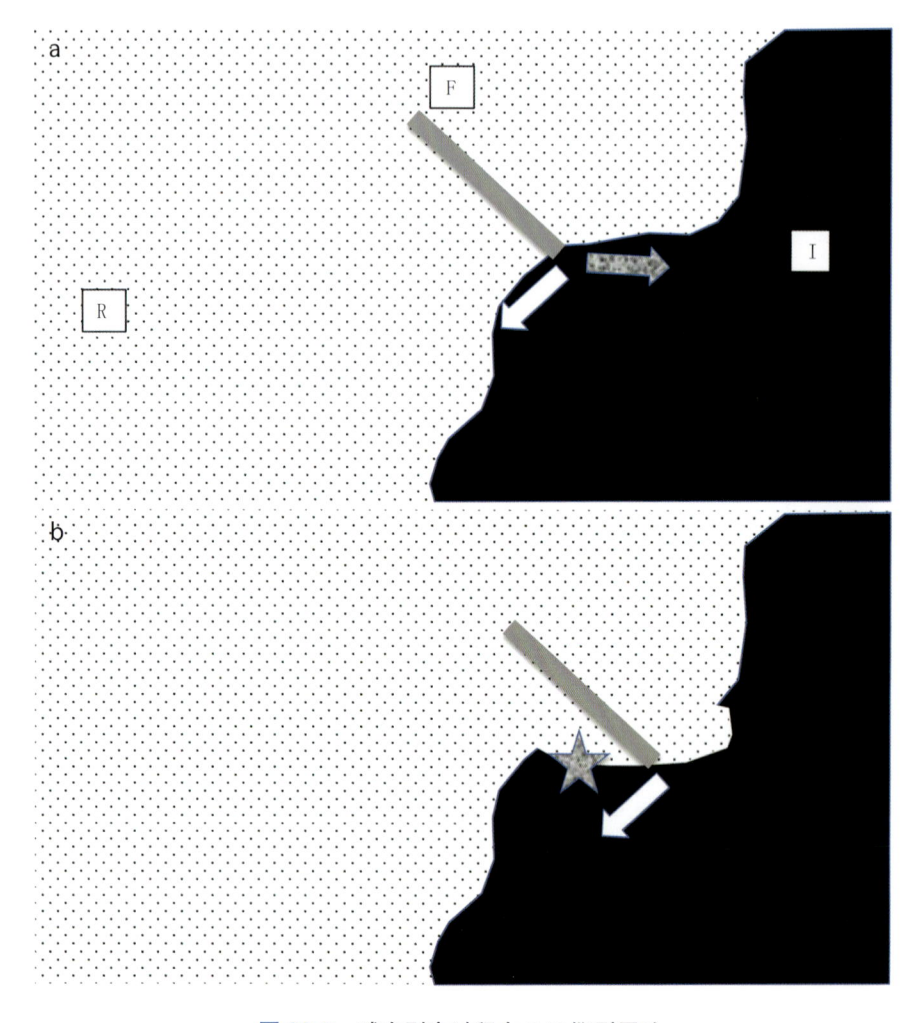

图 32-5 减少剥离过程中 ILM 撕裂风险

注 从术者的视角。图 a，如果在预期牵拉的方向上（白色箭头）ILM 持续撕裂，则改变牵拉的方向（花岗岩色箭头）。图 b，一旦在该区域移除了较大的 ILM 片，返回原来的区域（由花岗岩色五角星显示），并按最初的步骤（白色箭头）夹取/牵拉 ILM，但剥离的方向略有改变。R：视网膜，ILM 已经移除；I：ILM 仍然存在的区域；F：膜镊。

—典型的症状是出现小点状出血[17]。这很少是直接被镊子损伤（即在夹取时没有发现）造成的；当分离 ILM 时，小的血管被牵拉破裂。出血通常在 1d 内自发消失，在临床上没有被发现的影响。

---

17 在成千上万的 ILM 剥离病例中，我只遇到一个如此严重的出血病例。当眼压升高时，出血就停止了，几分钟后就可以很容易地清除血块。

—极少情况下，ILM 在一个主要的血管上黏附得很紧，剥离时可能撕裂其血管壁，造成严重的出血。然而，最常见的是，ILM 在事实上沿着血管走行：剥离的边界将与血管的走行相一致。

- 在分离 ILM 与视网膜时，动作要缓慢，并密切观察（前进）分离的边界。

—虽然直观上无法看到眼球壁的球状外形，但请记住，在一个凹陷的组织中进行操作，而不是在平坦的表面上。如果没有在镊子前进的同时观察其尖端，则有可能会碰到视网膜上（图 32-6）。镊子尖端与 ILM 分离边界之间的距离越大时，碰到视网膜的风险越高[18]。

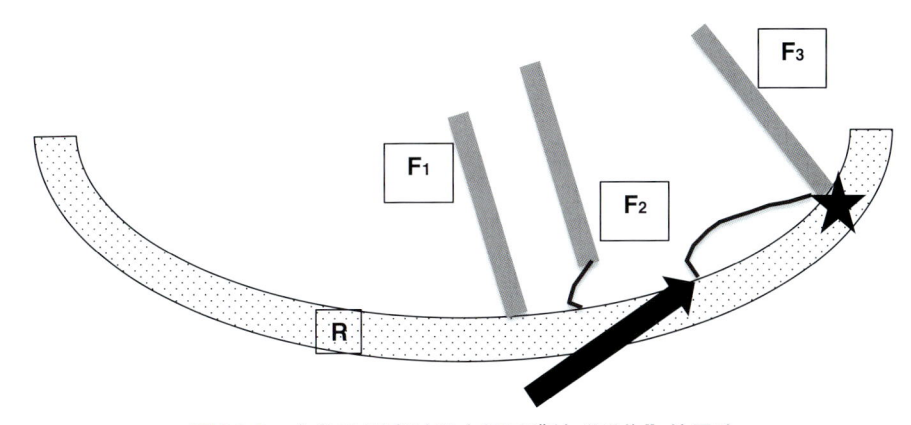

图 32-6 在 ILM 剥离过程中视网膜被"碰伤"的风险

注 镊子尖端（F_1）接近视网膜（R），F_2 表示提起 ILM（黑线）。如果术者只关注 ILM 与视网膜之间被分离的部分（箭头），而不注意镊子尖端（F_3）与视网膜之间的距离，则镊子可能在某一点（黑色星号）碰到视网膜。如果镊子夹住的是一个长段 ILM，而且镊子离视网膜很近，那危险性也会增加（视网膜水肿损伤，参见第四十九章）。

- 剥离后的视网膜区域可能会迅速变白。这种褪色可能是由暂时的水肿造成，在几小时内可自发消失，且为临床可见的后果。

- 剥离采用的技术，在很大程度上取决于黄斑是否是健康的（参见第四十九章2）。

- 小的 ILM 碎片，会不可避免地粘在镊子上。在重新抓取 ILM 之前要去掉这些碎片（图 32-7）：碎片会干扰视野，从而无法估测镊齿在视网膜上的深度，也

---

18 想想足球越位的问题。边线裁判应该同时观察两个地点：第一，最后一个防守人的位置，因为它与进攻队员 A 的位置有关，后者将收到球；第二，进攻队员 B，他可能离得很远，但会将球踢给进攻队员 A。确定进攻队员 A 是否越位，取决于球是否是由进攻队员 B 踢出的。如果边线裁判无法同时观察到两处地点的情况，他很可能作出错误的判决。

使得 ILM 更加难以被重新抓住。

——在手术结束时，玻璃体腔内会有大量的 ILM 漂浮碎片；在手术完成前，仔细地清理掉所有的碎片。

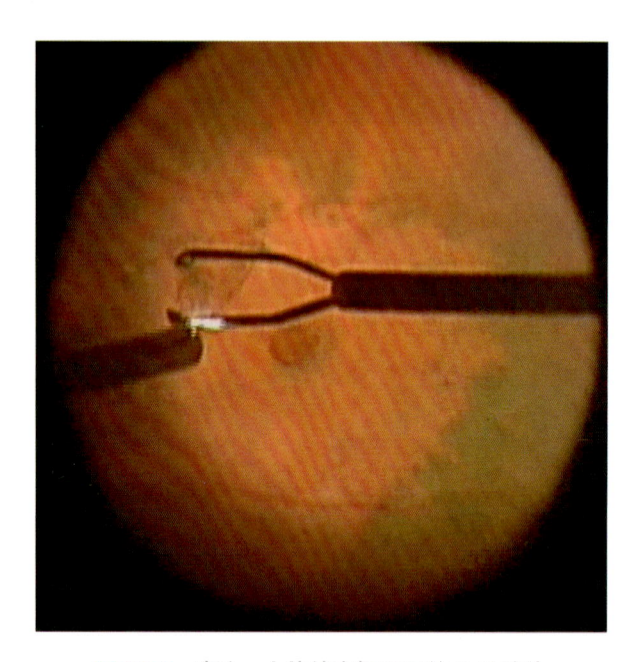

图 32-7　清除一小片粘在镊子口的 ILM 碎片

注　ILM 粘在离术者较近的镊颚上（图中位于下侧的颚）。当把镊子移到导光管下方之后，用导光管拨动那个下颚，而不是反过来，这样就能保持一直远离视网膜了。不要把导光管推到镊颚之间，而是从外侧向内拨动。

1.4　对 ILM 剥离的范围

对 ILM 剥离的范围因病情而异，但这主要取决于术者的决定。目前没有关于剥离面积大小的建议，但是需要记住以下几点。

• 除了一些患有高度近视的眼外，视盘上是没有 ILM 的。偶尔可以在小凹上方的 ILM 中看到一个小孔。

• 附着在主要血管上的 ILM 可能会被忽视：而剥离一般在它们的正上方进行。这就是为什么 ILM 剥离的范围很少超过血管弓。

• 在主要的血管之外，剥离将变得十分困难，甚至无法剥离。

• 在患有视网膜脱离的眼内，特别是在较高增生性玻璃体视网膜病变（PVR）风险下，应在尽可能大的范围内进行剥离（参见表 54-9）。幸运的是，在这种情况下，位于血管弓外的 ILM 相对较容易被剥离。

1.5 如果某处 ILM 无法被剥离

尽管无法剥离 ILM 或剥离的风险过高的情况非常罕见，但在以下情况下，仍有可能发生。

- 没有玻璃体后脱离（PVD）。由于视网膜表面有玻璃体，ILM 会撕裂，因为其强度无法承受玻璃体凝胶的重量（参见表 32-1）[19]。
- 存在有厚的黄斑前膜时，将无法剥离 ILM。
- 黏附很紧的 ILM。常见于幼儿和一些糖尿病患者。此时将面临选择是继续，还是放弃剥离，如果选择继续，那么需要剥离至什么程度[20]。

表 32-1 ILM 剥离的适应证[a]

适应证	评论
"确保完成了 PVD"	这是一个相当荒谬的论点。移除 ILM 并不是实现 PVD 的正确方法；事实上，玻璃体贴附在视网膜表面，干扰了 ILM 的移除：在玻璃体重量下，ILM 会撕裂。相反，非常薄的增殖膜可能与 ILM 一起（一整块）被移除。但在这种情况下，ILM 与视网膜前膜一起脱落，但并非反之亦然
视网膜静脉分枝阻塞（BRVO）	除了可以治疗黄斑水肿外，还有动静脉交叉处的鞘膜切开术
透明纸样黄斑病变	移除病变的表面，防止持续性/反复的生长
黄斑前膜（EMP）	确保所有增殖都被清除，并消除复发的风险
泰森综合征中的出血性黄斑囊肿	在膜下型中，血液的积聚发生在 ILM 之下；一旦发生分离，ILM 就无法再次附着了
黄斑水肿[b]	有助于使视网膜干燥，并保持干燥[c]
黄斑裂孔	通过消除所有牵拉力来提高成功率
视盘小凹	一个有争议的适应证，因为：一方面，移除 ILM 会削弱已经受损的视网膜；另一方面，可能有助于黄斑裂孔的愈合
增生性糖尿病视网膜病变（PDR）	除了处理黄斑水肿外，也移除黄斑表面生长的膜，并预防继发性的膜生长
预防措施	预防未来发展出 EMP 或黄斑水肿，上述症状在许多疾病中是一个威胁，以及威胁到治疗本身的结果

---

19 事实上，术者甚至很难通过玻璃体团块抓取 ILM。
20 在我职业生涯中遇到过 3 次这样的患眼。

续表

适应证	评论
增生性玻璃体视网膜病变（PVR）	彻底清除黄斑表面的增殖膜，并防止继发性的增殖膜
视网膜脱离（RD）	预防 EMP 的形成，治疗长期病例中存在的水肿
葡萄肿引起中央 RD	移除较坚硬的 ILM，可以保留剩余的、有弹性的视网膜，适应眼在后极部增加的凹陷轮廓
玻璃体黄斑牵拉综合征（VMTS）	以确保牵拉力完全被消除

注 a，详见相应章节。b，不同的病因。c，实现这些目标的机制尚不清楚，即使临床结果也存在很大的争议。除其他因素外，还引用了消除牵拉、去除硬化的 ILM（玻璃体内氧气传输的屏障）和反应性、表面垂直的视网膜内胶质病等因素。

- 高度近视的眼。其染色通常很微弱，即使使用靛氰绿染色，对比也很弱，这是因为后极部的脱色所致。此外，视网膜非常薄[21]，进一步增加了风险（参见第四十二章）。

— 虽然技术上非常困难，也增加了医源性视网膜损伤的风险，但在这些眼中，移除 ILM 具有很大的好处；需要仔细考虑风险与收益。

1.6 在黄斑脱离的患眼内移除 ILM

在脱离区域中，ILM 通常更容易被移除，但脱离也带来了独特的挑战。在脱离的黄斑上，术者有两种剥离 ILM 的选择[22]。

1.6.1 先使黄斑再次附着

- 用靛氰绿使 ILM 染色（参见第三十四章）[23]。
- 注入足够的全氟化碳液体，使黄斑重新附着[24]。
- 剥离 ILM。与在平衡盐溶液（BSS）下的剥离和没有发生脱离的视网膜相比，有两个主要的差异。

— ILM 很容易撕裂，游离边缘立即被全氟化碳液体（PFCL）的重量压在视网膜上，这使得重新夹取的操作更加困难。

---

21 降至正常的 1/3。
22 RD、PVR、PDR 和葡萄肿后脱离。
23 因为染料倾向于累积在眼内的更深处，将脱离的视网膜染色是较困难的。
24 不要使用空气：能见度太差，无法进行剥离，而全氟化碳液体的气泡会在晶状体的后表面凝结（参见第三十一章 2 和图 25-2）。

—视网膜是移动的[25]：镊子可以拽住视网膜，不论幅度多么小。

1.6.2 在黄斑仍然脱离时进行剥离

- 用靛氰绿使 ILM 染色。
- 尽量排出视网膜下液，以减少脱离的高度，但不要进行 F-A-X。
- 在视盘边缘，黄斑视乳头的正上方开始剥离（图 32-8）[26]。

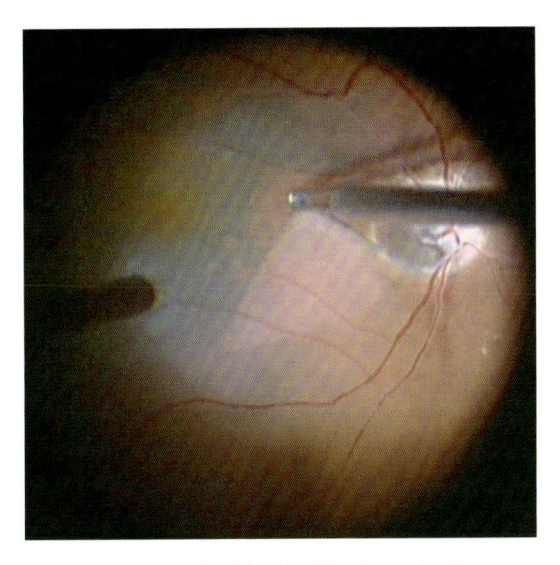

图 32-8 在脱离的视网膜上剥离 ILM

注 开始剥离的位置与通常情况相比更靠近在视盘附近（参见图 32-2a）。剥离方向始终是远离视盘的，以减少对视网膜的牵拉，并提供与剥离的矢量相对的抵抗力。当镊子拽动 ILM 和颞侧视网膜时，视网膜被提起（像帐篷一样）：在 ILM 分离的边界处可以看到一条白线。如果在一只患有严重黄斑水肿的眼内，剥离紧密黏附的 ILM，则会出现同样的现象（参见图 49-3）。

- 剥离要朝远离视盘的方向进行，此处的视网膜是固定的。

—尽管 ILM 会以不规则的大片的形状被分离，但仍然需要进行再次夹取；如果视网膜脱离，则容易夹取过深[27]。

25　破裂的 IPM（参见第二十六章 3.2）。
26　例如，在左眼的视盘边缘的 1 点钟位。
27　无论剥离是在重新附着的视网膜还是在脱离的视网膜上完成的，都要尽量将剥离范围扩展到大血管之外，特别是下方。在后一种情况下，可能有必要定期引流更多的视网膜下液，以减少视网膜的运动，因为脱离的高度可能会随着剥离而增加。

2　黄斑前膜

虽然一些眼科医生尝试用抗血管内皮生长因子（VEGF）药物来"治疗"患者，但这只解决了膜（ME）造成的其中一种后果，而不是消除病因。能真正根治的是进行玻璃体切割术（PPV）并移除黄斑前膜（EMP）。

> **小贴士**
> 在绝大多数患有 EMP 的眼中，进行 PPV 时会出现自发性的 PVD。

2.1　EMP 的临床特点[28]

- 膜的状况可能是以下任何一"对"，或介于两者之间的情况。

—非常薄或非常厚。

—小的或大的，在不移动显微镜的情况下，位于通过接触镜可见的视野之外。

—由一层或多层组成[29]。

—被有数个皱褶的或没有褶皱的视网膜包围[30]。

—位于正中或中央凹周围。

—在剥离过程中，膜可能与视网膜黏附得十分紧密，或仅仅是位于视网膜的顶部而已[31]。

—在剥离过程中，膜可能是刚性的或蓬松的。后者更难剥离，因为膜是有弹性的（主要由细胞组成）。偶尔，这可能会让术者感到有点害怕，因为其类似于对神经纤维的"剥离"。

2.2　进行移除的技术

2.2.1　染色，还是不染色

适当的染色（参见第三十四章 2）有助于膜的识别，以及战术性的决策及其执

28　这里只讨论了关于作出与技术（移除）决定有关的那些特征；其余内容在第五十章介绍。
29　直到膜真正被剥离前，都是未知的。
30　玻璃纸样黄斑病变被理解为一种细薄的、临床上看不见的（和手术中"无法抓取"的）膜，它在 ILM 中产生皱褶（皱纹）（参见第五十章）。
31　大多数其他"对子"的变量通常是明确的，可以在术前确定；然而，在膜实际上被剥离之前，黏附的强度是未知的。

行[32]。我对于染色时机相关的决策如图 32-9a 所示，图 32-9b 是一个用于展示染色的有效性的临床病例。

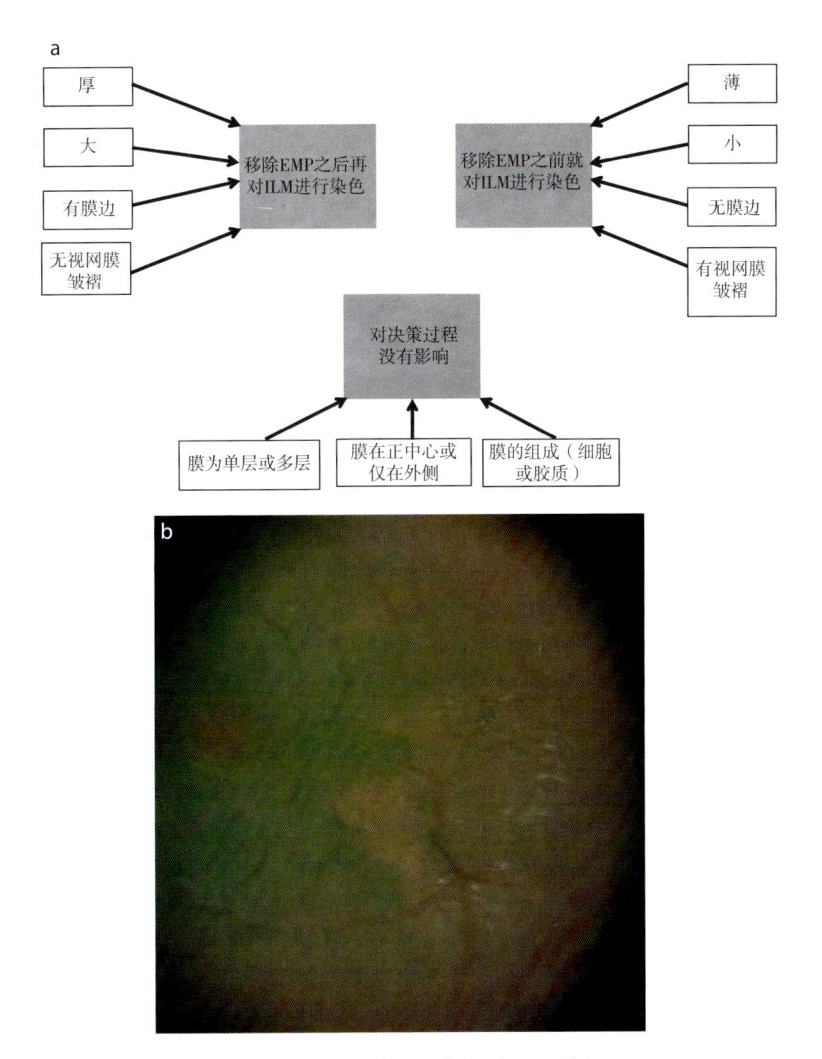

图 32-9 黄斑皱褶手术中对 ILM 染色

注 图 a，决策流程图：清除 EMP 之前或之后进行染色。图 b，EMP 的"阴性"染色。在图的左边，ILM 被靛氰绿染色；在图的右边，EMP 阻碍底层 ILM 变成绿色。否则，只有通过光反射才能看到 EMP 的存在；而膜本身几乎不可见。

2.2.2 仪器设备

作为操作的第一步，可以通过以下工具将膜从视网膜表面分离出来。

---

32 我使用"阴性"染色：靛氰绿会使 ILM 染色，而不是覆盖在其上的 EMP，给出一个浮雕样的图像。

- 镊子：这是大多数术者在大多数病例中使用的工具；与移除 ILM 不同的是，可以用各种不同设计的镊子，特别是如果膜不太薄的话。
- 刮刀：这对"捡起"边界不明显的膜是非常有帮助的[33]。
- 带倒钩的针头：将倒钩转至朝下，以刺穿并提起膜[34]。

2.2.3 剥离的位置

当术者选择剥离位置时，需要作出决定，是从向心方向还是离心方向进行膜的剥离。

我是以向心的方向剥离，所以我会从远离中央凹的膜边缘开始剥离。

- 镊子：选择一个膜相对较厚的区域，夹住并轻轻地提起（图 32-10）。

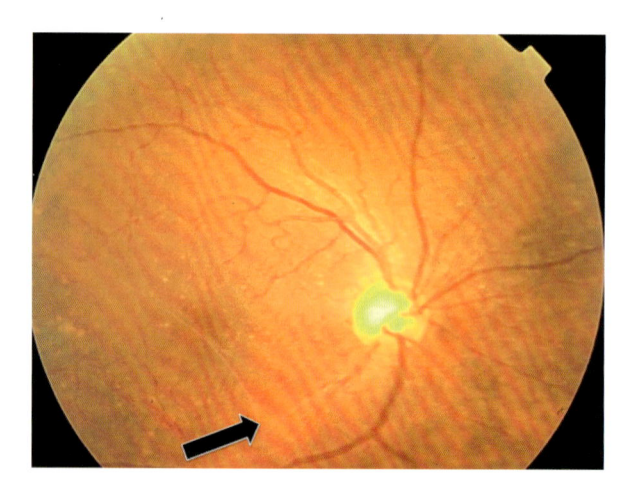

图 32-10 有明显边缘的 EMP

注 这种 EMP 不需要染色；如果使用钳子进行夹取和剥离，建议从用箭头处开始进行剥离操作。

- 刮刀：选择最方便的区域，甚至可以从膜较薄的区域开始。
- 带倒钩的针头：选择膜不太薄的、最方便的区域开始。

---

33 刮刀被一些术者用来移除整个膜。虽然在技术上是可行的，但有一定的危险。如上所述，下行的压力很难控制，膜对视网膜黏附能力强的区域仍然隐藏在视野之外。ILM 或视网膜的全层可能会被撕裂。

34 然后，它可以向上转向和提起/分离膜，偶尔甚至可以完成整个过程（参见图 13-8e，f）。

问答

问：有什么技巧可以让剥离更容易吗？

答：没有，但是使用镊子时第一次夹取至关重要。膜通常是多层的；如果这种类型膜没有被完全夹住，术者将不得不分次对数层膜进行剥离：这是一种令人沮丧且不安全的操作。

2.2.4 第一次抓取 EMP 时的主要风险

- 初次夹取时，最大的风险是将膜的边缘与大片由膜导致的视网膜皱褶一起夹住（图 32-11）：这可以导致出现一个非常大的视网膜裂孔。

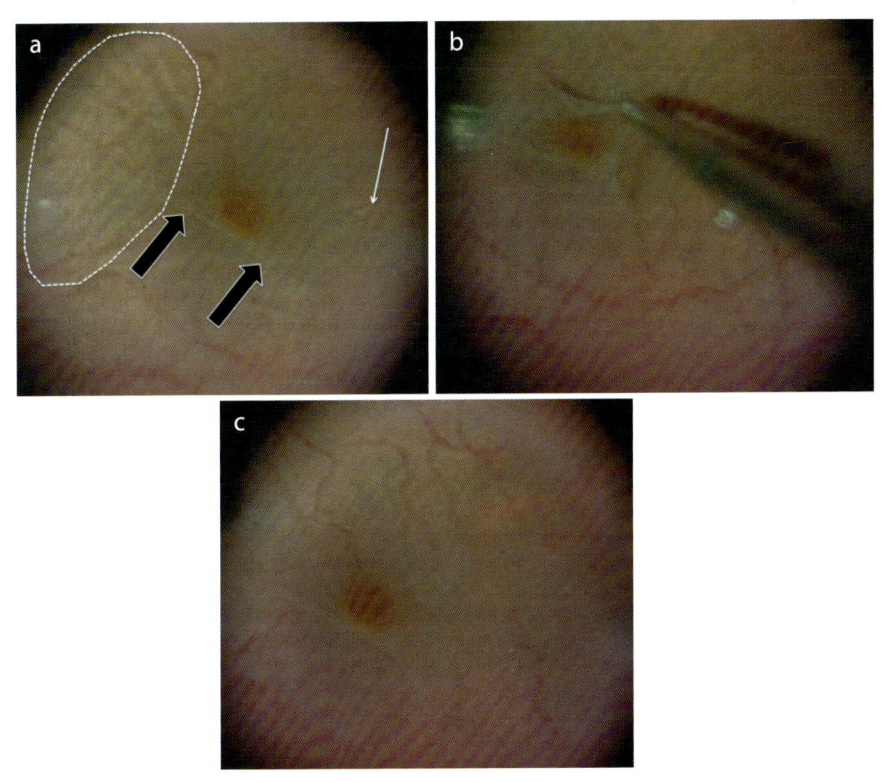

图 32-11 伪装成 EMP 的视网膜皱褶

注 图 a，白色虚线表示黄斑位于颞侧的部位，有几个比较厚的、由收缩的 EMP 引起的视网膜皱褶。然而，膜本身是几乎看不见的；只有一个小的光反射点显示出了其存在（白色箭头）。看起来似乎是 EMP 的厚边缘的部位，实际上是另一个位于上方的视网膜皱褶（黑色粗箭头）。图 b，蓬松的 EMP 正在被剥离；仍然可见上方的大皱褶。图 c，随着 EMP 的移除，光反射和大部分皱褶已经消失；上方的大皱褶仍然相当明显。一旦剥离了 ILM，皱褶将迅速变得平滑。

- 在有多个较小的视网膜皱褶的区域内,如果处理不当,结果也是同等危险的(图32-12)。

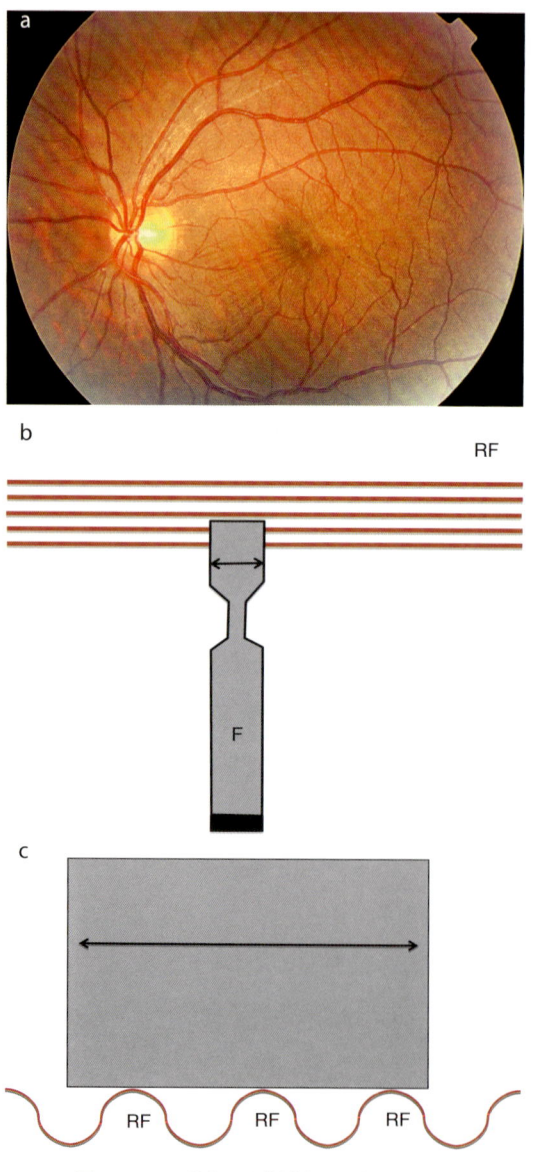

图 32-12 从视网膜皱褶上移除 EMP

注:如果 ILM 起皱,规则同样适用。图 a,事实上,几乎整个黄斑区都有褶皱。图 b,在重叠的视网膜上夹取组织的错误方式的示意图。从术者的视角,镊子口与皱褶平行,导致有可能夹取许多神经纤维。图 c,在重叠的视网膜上夹取组织的正确的示意图:镊子口垂直于皱褶的轴线。当镊子口刺入太深时,仍然可能损伤神经纤维层,但仅在术者将镊子刺入太深时才会发生。横截面视图的放大率比前面的图像高得多。RF:视网膜褶皱;F:镊子。双箭头显示为镊子颚的宽侧的方向。

2.2.5 剥离方向：向心还是离心方向

剥离的目的不仅仅是要移除膜，而且要在不损害视网膜的情况下进行；这意味着必须避免对中央凹的过度牵拉。

- 如果在中央夹取膜，这一被夹取的位置可能比周边更厚，剥离[35]的方向必须是离心的（图32-13）。这导致牵拉时无法控制，剥离的范围越来越大，包括中央凹。膜与视网膜之间的剥离边界相当大，因此很难甚至不可能确定是否造成了视网膜损伤。膜当然能够被剥离，但为了便捷，术者放弃了对操作的掌控。

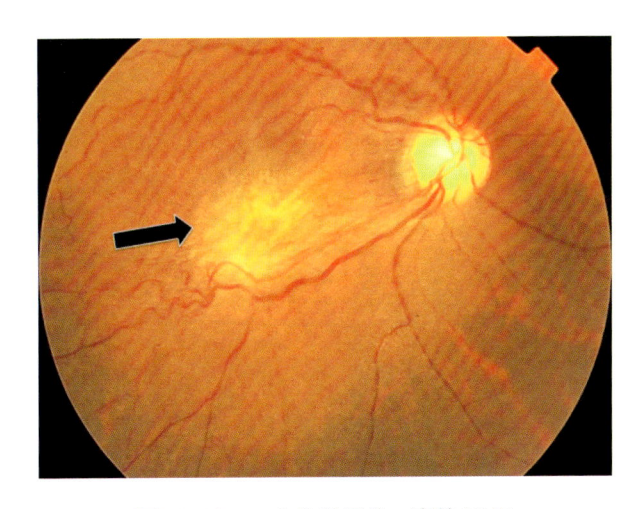

图 32-13 一个非常厚的、密的 EMP

注 EMP下面的视网膜是不可见的；此处有视网膜中央凹异位，小凹的准确位置仅能靠猜测判断。这样的膜最好先使用带倒钩的针来处理。针头可以在很小的区域和不间断的观察下，将膜与视网膜分离，且不用担心镊子口被阻塞。如果是多层膜，倒钩的针也有助于找到正确的切割平面。应该在膜的周边开始操作，大约是在9:30钟位，这个假定的小凹（箭头）。根据膜的情况，也需要一个新的操作起始位点。

当向心剥离时，术者呈360°地逐渐分离膜的边缘，最后处理中央凹。膜和视网膜之间分离的面积很小（分离的大小完全由术者控制），如果黏附太紧，就可以很容易注意到。如果的确黏附紧密，则必须使用剪刀或探头。

2.2.6 剥离的速度

剥离的速度要慢一点。最开始分离的膜和视网膜，以及随后剥离其他区域，剥离相对容易，但最后一小部分黏附得比较紧，这并不罕见。如果术者剥离太快，

---

35 也就是说，膜与视网膜之间的分离。

很容易引起医源性裂孔。

如果发现一处黏附得比较紧的部分，最好是进行切割，而不是用力剥离。

2.2.7 剥离的范围

一定要将整个黄斑区的膜剥除。如果 ILM 也被剥除，则不需要将周边的 EMP 进一步剥离；但是，如果是为了预防其再次生长到中央凹，而尝试剥离整片膜，则可以不剥离 ILM。

2.2.8 剥离 ILM

需要剥离 ILM 的原因：如果是故意保留 ILM，那么会有约 10% 的复发率[36]。如果 ILM 也被剥离，就可以消除 EMP 复发的风险。

我在视网膜皱褶手术中都会剥离 ILM。如果 EMP 很薄，而且相当小，我会试着将这两个膜一起剥离，否则就分为两个步骤进行剥离。如果靛氰绿是在 EMP 被剥离之前使用的，那么一旦 EMP 被剥离，可能需要再进行一次染色。

> **问答**
>
> 问：从技术上讲，剥离 ILM 和 EMP，哪一种更容易？
>
> 答：虽然这个问题很难回答，但我认为，一般 EMP 的移除要复杂得多，需要更多的决策及灵活性。年轻术者在玻璃体视网膜手术的其他方面获得了足够的经验后，应该先尝试 ILM 剥离，并且只有在对 ILM 剥离很熟练后，才能进行 EMP 剥离。即使这样，也应该有一名经验丰富的术者指导其处理 EMP，直到其获得了足够的经验后，方可独立操作。

2.2.9 完成手术

EMP 剥离后的术野像一个战场：有出血、皱褶和视网膜脱离的边缘。有些术者喜欢用空气或气体填充，并要求患者面部朝下俯卧，从而加快后极部外观的正常化[37]。

移除 ILM 确保了视网膜在术后第二天就能恢复正常外观。

---

36 小片的甚至大片的 ILM 是无意中剥离的，因为至少有几个区域的 EMP 会与 ILM 过于紧密地黏附。

37 业内有个玩笑来形容，这实际上是为了让术者不必欣赏他刚刚创造的丑陋产物。

3 增殖膜[38]

3.1 PVR[39]

3.1.1 识别

膜很少血管化，除非是尚未成熟的，否则很容易就能看见；它们也可以被染色（参见第三十四章）；部分 PVD 也可能是自发发生的。即使膜不明显，也有间接的迹象显示其存在。

- 视网膜血管的扭曲类似于某些黄斑前膜引起的（参见图 32-13，箭头下方的区域）。
- 漏斗样折叠（图 32-14）。
- 视网膜脱离的移动性降低。

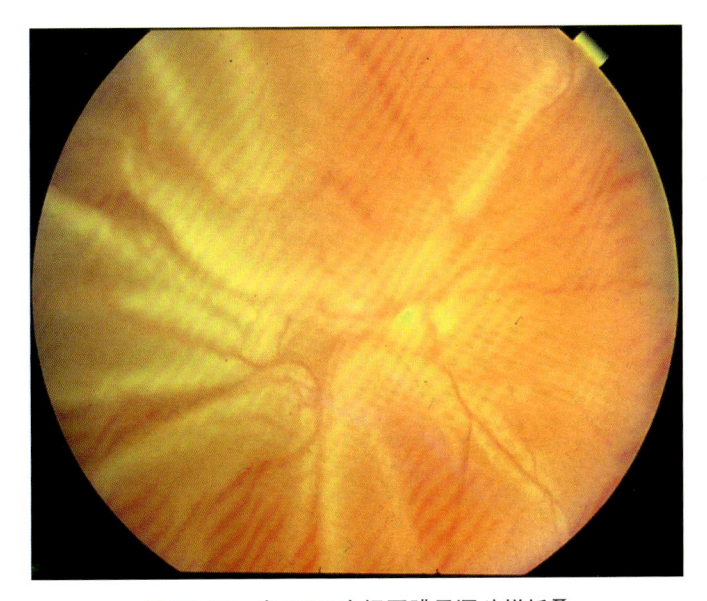

图 32-14 在 PVR 中视网膜呈漏斗样折叠

注 视网膜径向折叠，指向一个中心，那里膜一般是最厚的。

3.1.2 手术目标

为了实现视网膜复位并防止再脱离，需要做以下工作。

---

38 关于眼内器械的使用参见第十三章。
39 严格地说，EMP 也是一种增殖膜，然而在临床中，由于其有限的程度，并不被认为是增殖膜。

- 彻底清除玻璃体（参见第二十七章 2）。
- 所有牵拉膜，无论是在视网膜下[40]或视网膜前，都必须移除。
—应考虑移除 ILM。
- 必须封闭所有裂孔。
- 视网膜复位时（空气测试，参见第三十一章 1.2）必须是可移动的，没有缩短（拉伸）。

3.1.3 器械使用

- 刮刀：提起不成熟的、难以或无法看见的膜。
- 带倒钩的针：寻找和提拉膜[41]。
- 刮刀：将膜与视网膜之间钝性分离。
- 镊子：抓取和提拉膜。
- 剪刀：提拉膜和（或）切割[42]膜。

注入黏弹性物质和使用探头分离，不是处理 PVR 膜的合理选项。然而，双手手术是非常有帮助的（参见第二十四章 2）。

3.1.4 手术步骤

- 如果是人工晶状体眼，移除晶状体[43]。
- 检查是否已经发现 PVD；如果没有，制作一个，并尽可能使其前移。

> **问答**
>
> 问：制作 PVD 导致视网膜撕裂，可以接受吗？
>
> 答：最好不要引起医源性裂孔。然而，在牵拉力造成的眼病中，如果可以以此为代价将玻璃体与视网膜分离，就值得去做。如果无法创建 PVD，则切开视网膜是最佳选择。最糟糕的结果是，当牵拉力未得到处理时，又出现了裂孔。

- 找到并移除所有的膜[44]。

---

40 不会阻碍视网膜复位的视网膜下膜可以被遗留。
41 尽管非常安全，但用于处理脱离的、漂浮的视网膜，还是不容易的（参见第五十三章 2）。
42 切割（而不是移除）膜很少在抗 PVR 手术中进行。
43 除非患者年轻，如果晶状体阻碍了完整的前玻璃体切割术，那也只能牺牲晶状体。
44 参见本章 2。

—在后极部比周边视网膜要容易得多。

—膜和视网膜可能如同两张粘在一起的纸一样相互附着，未分离的皮质玻璃体在这个过程中就非常重要。如果膜/后皮质玻璃体复合体不能与视网膜分离，则在视网膜切除（参见第三十三章 1）和 SB（参见第五十四章 4）之间进行选择。

• 检查视网膜表面是否光滑；如果不光滑，血管仍保持螺旋状。继续尝试寻找和移除膜，直到视网膜光滑。

—记住，可能是视网膜下膜造成的。

• 使用空气或全氟化碳液体[45]重新复位视网膜，并检查它是否处于绷紧状态（空气测试，参见第三十一章 1.2）。

—如果视网膜不容易重新复位，取出填充的物质，继续寻找膜或确定视网膜是否缩短，以及是否需要进一步切开视网膜。

• 重复进行 F-A-X。

• 如果视网膜重新附着并且看起来完全正常：

—进行激光治疗。

—用硅油填充玻璃体腔。

3.1.5 封闭漏斗状的视网膜/视网膜嵌顿

在看不见视盘的情况下，若术者想复位视网膜，则移除所有的视网膜前膜和视网膜下膜至关重要[46]。

• 先移除视网膜下膜。

—膜可能会破裂；与光感受器的黏附处于一个单一的位置，此时膜不会再产生牵拉力，这种情况可以不用继续移除[47]。

• 靠近视盘处有一个关键的区域，在那里可能形成环形增殖；如果不分解和移除这个环，视网膜就不会复位，而是在横截面上形成类似于钟形曲线。

—在脉络膜上注射全氟化碳液体有助于保持视网膜处于相对稳定的位置，允许术者在光感受器层进行操作，而不会在每次提起膜时都让视网膜阻挡视线。

• 当再也看不见视网膜下膜时，用电凝对漏斗状视网膜的前部或嵌顿进行处理。

—并不是所有的术者都使用电凝透热；然而，由于有出血的风险及其后果[48]，

---

45 有关填充物的介绍参见第三十五章。

46 术者正在观察视网膜后表面的、封闭漏斗状的视网膜脱离。显然，从术者的视角出发，这里所谓的"视网膜下膜"最初是在视网膜表面之上的。

47 空气测试将有助于确定此病例是否属于这种情况。

48 增加术后 PVR 风险。

在此强烈建议使用电凝透热。

—透热点的线可能太靠近前部；只有在移除漏斗中的玻璃体和所有视网膜的增殖膜后，才能确定该线的最终位置。目的是留下任意一侧都没有玻璃体（完整的PVD）和任何膜的中央视网膜。

> **小贴士**
> 如果它不仅仅是一个封闭的漏斗状，而且视网膜也被嵌在眼球壁中，我会留下一个小的区域，也许是2点钟的位置，保持箝闭，直到完成所有在漏斗内的操作。这使视网膜移动性降低，有助于操作。

- 全氟化碳液体无法打开漏斗，增加术野；唯一的选择是使用粘弹剂，如透明质酸钠（参见第十三章3.2）。

—尽可能靠后并十分缓慢地在漏斗中注入透明质酸钠。如果膜贴得很紧，其力度足以撕裂视网膜。

- 用探头逐步移除玻璃体，用镊子移除所有的膜。可能需要重新注入粘弹剂。
- 当所有的膜被移除时，切开视网膜（参见第三十三章）。
- 用全氟化碳液体替代粘弹剂。
- 如果视网膜不是完全平坦的或视网膜血管仍然扭曲，在视网膜两侧的表面寻找剩余的膜。
- 进行激光治疗。
- 用硅油替代全氟化碳液体。

3.1.6 移除ILM

移除中央ILM是防止PVR复发时黄斑区出现新的增殖的最为重要的步骤。如上所述（参见本章1.4），要在尽可能大的区域内进行剥离。

3.2 PDR[49]

在本章3.1下描述的大部分内容也适用于有PDR的眼。下面只描述了显著的差异。表32-2提供了PVR和PDR之间的比较。

---

49 有无视网膜脱离（RD）组分，参见第五十二章。

表 32-2　患 PVR 和 PDR 的眼的比较

变量	PVR	PDR
术中出血风险	非常小	明显,除非术前给予抗 VEGF 注射
激光	局部 + 激光环扎术	全视网膜
晶状体和人工晶状体(IOL)	移除,除非患者很年轻,或者如果确实移除了它,移除囊膜 在 PVR 过程停止之前,考虑不要植入 IOL	考虑移除,根据患者的年龄和眼的情况 IOL 植入通常是在同一台手术中进行的
黄斑病变	常见	罕见
膜移除	必须完整的移除	可以接受残留部分
膜移除的顺序	从上面到手术区	从中央开始,离心方向推进
好发于后极部	否	是
PVD	可能出现在后面	极罕见,通常会发现玻璃体劈裂
合并 RD	最初罕见,复发时常出现	最初比较常见
闭合漏斗状的 RD	相当常见	非常少见*
病情复发	常见	很少见,通常是 PVR
脆弱的视网膜	少见	非常常见
视网膜高度升高	相当常见	非常少见*
术中医源性视网膜裂孔	少见	不常见
与视网膜黏附紧密	是	是
视网膜下增殖	罕见	罕见
血管化 / 出血	非常少见	非常常见
玻璃体 / 多层膜	罕见	非常常见
玻璃体与膜附着	主要在外周	后部和外周

注　*通常作为一种术后并发症,在出现 PVR 时发生。

- 与患者商量如何处理晶状体[50]。
—与玻璃体切割术(PPV)相关的白内障,在糖尿病眼中出现的时间通常比在其他情况下的更晚。
- 自发性 PVD 在 PDR 眼内基本上不出现,但玻璃体皮质的薄膜层是看不见的;

50　如果患者年轻,保留晶状体;但如果晶状体明显阻碍了完整的玻璃体切割术,应该去掉。

只有在进行处理时，通过组织所出现的反应才能够证明其存在。

> **问答**
>
> 问：如何识别和移除这种薄膜？
>
> 答：可见膜是这个巨大的玻璃体腔前壁的一部分。在前壁上做一个切口，就在厚的新生血管膜外周。使用带倒钩的针来提拉那层薄的视神经前玻璃体皮质，它可能是多层的，所以如果尝试钝性分离，可能会造成视网膜脱离。试着小心地将膜剥离扩大至外周。当不能再继续分离时，最好能够在膜出现破裂前停止。任何残留的玻璃体，都必须通过气动玻璃体切割术进一步移除（参见第二十七章 3.2），但也要考虑视网膜切除术这一选项（参见第三十三章 1）。

—不寻找，也不移除这种膜的术者，是在忽视自己所面对的危险[51]。

—移除后壁（"看不见的"膜）比移除玻璃体腔前壁清晰可见膜要困难得多。

• 前壁的膜不需要完全被移除。

—完全移除被称为分层。这可以通过使用上述的工具和技术来实现，也可以通过使用在高切割速率下具有低抽吸/流量的探头来实现。较小规格的探头和具有比较长端口的探头在这方面的表现特别优秀。可以使用粘弹剂，但它们较不安全（参见第十三章 3.1）。

—膜的一部分可能是可以被环切的：与相邻区域的连接被 360° 切割。这种分割是特别有用的，当在这个位置上尝试进行强力的移除/分离时，有撕裂视网膜的风险。膜的残端需要进行电凝处理或不处理。

—在这类眼内，双手手术特别有效；通常镊子握在非优势手中，探头或剪刀（刮刀）握在优势手中。

—残端也留在视盘上，长度至少为 1mm。这使得可以安全地对残留的膜进行电凝，并防止术中及术后出血。

• 即使术前已注射贝伐单抗（参见第五十二章 2），仍然可能出现来自新形成的或甚至是看起来正常的血管的出血。这时，对于术者而言有两个相关的难题：是否用地塞米松？如果用，什么时候用呢？

51　更重要的是，这是对于他的患者的。

第三十二章 对膜的处理

问答

问：所有的出血都应该被电凝处理吗？

答：使用电凝的理由是，这些出血不太可能自发性地停止，特别是早期，而且血凝块会紧密地附着在视网膜上。

—电凝可以在"连续"的基础上使用：每次出血时，将探头/镊子/剪刀/刮刀切换为电凝探头，烧灼出血的血管。这项技术的优点是所有的出血源都很容易被识别和处理，缺点是需要多次反复地更换器械。

—另外等到所有的手术操作完成后，可灼烧仍在出血的地方。其优点是只需要更换一次器械，缺点是血液在糖尿病患者的眼内会迅速凝结，血凝块可能很难被移除。它也可能紧密附着在视网膜上，以至于在被提起时会撕裂视网膜。

小贴士

由于术中眼压（IOP）升高，血管也可能在手术中不出血；然而，术后会很容易发生出血，这对于患者和术者而言都是十分令人失望的。试着在手术中引起出血，关闭灌注，吸出一些玻璃体内液，使 IOP 下降，并烧灼任何可见的出血点。在某些玻璃体切割机中，抽吸时会自动重新启动输液，在这种情况下，使用长笛针而不是探头来抽吸液体。

- 最好从中心处开始剥膜，并逐渐向外周移动。
- 与患 PVR 的眼不同，此处的视网膜不健康；它在钝性膜分离过程中对牵拉力的耐受性（阻力）要低得多。换句话说，该视网膜更容易出现裂孔。
- 如果制造了一个视网膜裂孔，那么完全解除所有的牵拉力就更加重要了。
- 黄斑通常不受厚膜的影响，但会被薄的膜[52]覆盖，而且出现黄斑水肿。因此，强烈建议移除 ILM。通常只有在 ILM 被剥离后，术者才会意识到后极部视网膜的外观有很大的不同，究竟剥离了多少膜，以及如果没有剥离 ILM 的话，使黄斑水肿消退是多么困难。
- 如上所述，如果周围玻璃体不能与视网膜分离，可能需要进行视网膜切除（参见第四章 17）。

---

52 玻璃体后皮质。

- 必须要进行全视网膜激光光凝。
- 填充硅油的好处包括预防出血、维持视网膜附着，并可以在术后立即看到视网膜。

—相反，视网膜可能不能耐受油的物理性质，特别是视网膜缺血时。

—再次增殖往往是 PDR 和 PVR 的混合体。这对于术者而言是最困难的挑战之一，因为需要试图从一个薄的、脆弱的视网膜上移除厚厚的、坚固的、黏附的膜，操作有着技术上的串联性。

4　视网膜下膜／束

4.1　PVR 和 PDR

并不是所有的视网膜下膜都会导致视网膜脱离或阻止视网膜复位。由于必须有视网膜裂孔才能接触到它们，术者不应该仅仅因为有视网膜下膜就想去进行移除（参见第八章 1）。如果确实需要移除该膜，则记住以下要点。

- 彻底完成玻璃体切割术，特别注意要制造一个完整的 PVD。
- 在处理视网膜下膜之前，确保不会留下任何视网膜前膜。如果要切开视网膜，这点是特别重要的。
- 并不是所有看起来是视网膜下束的物体就是它：视网膜皱褶可以拥有同样的外观。然而，如果视网膜再次复位或被挤压，皱褶就会消失。
- 评估膜的数量、位置和强度。后者是通过用探头的钝头推动它们来评估的，并注意到视网膜在束上的移动性；空气测试也是有帮助的。

—如果在多个位置上有多个膜（图 32-15）需要被移除，考虑用不同规格的仪器：使用一个 20G 的长柄视网膜下镊（图 32-16），以便仅需要制作最少量的视网膜切开，就能接触到所有的膜。

—如果在多个位置有膜，并且正在使用经结膜玻璃体切割术（MIVS），则需要多次视网膜切口。

> **小贴士**
> 水平镊优于垂直镊，因为不需要将其颚部插入视网膜和膜之间来夹取膜。

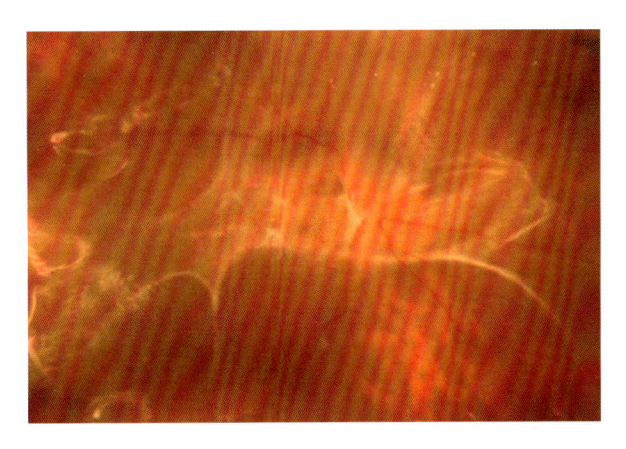

图 32-15　视网膜下增殖膜

注　针对 RD 及视网膜嵌顿而进行的 360°视网膜切除术后，广泛的视网膜下增殖膜（参见第三十三章 1）。除非使用 20G 视网膜下镊，否则不可能通过一个视网膜切开口就移除所有的膜。

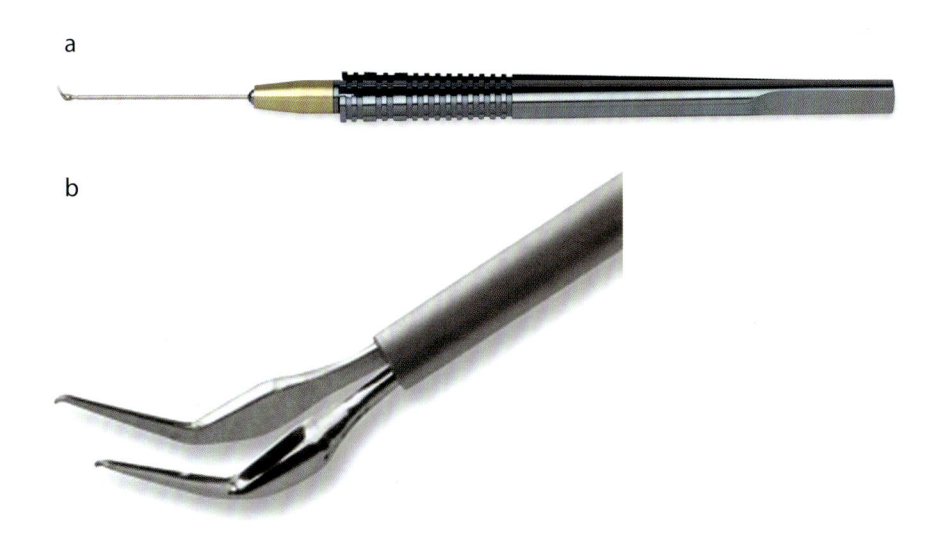

a

b

图 32-16　20G 的视网膜下镊

注　图 a，20G 镊子的全景图。图 b，镊子夹片。

- 若要进行视网膜切开术，请选择一处。
—远离大血管的位置。
—提供能够进入膜的通道，如此可以将镊子握在优势手中。

—在膜的正上方[53]。这能克服当膜远离视网膜切口并很难抓住时出现的意料之外的困难：即使它的确切位置在镊子插入视网膜下空间前是非常明显的，可是一旦镊子将视网膜的位置稍往上提起，膜就会"消失"。

• 在这个位置上应用电凝。

—电凝可以消除出血的风险，并可能有助于制作一个术后的脉络膜黏附。

• 夹住膜，稍微将其提起。绝对不要简单地将膜向上拉，这会对视网膜施加过度的牵拉力。

—改变矢量，使膜朝一个方向延伸，直到到它的终止点（图 32-17）。

——旦膜在该方向上被分离开，改变牵拉的矢量，直到分离完成。

—永远不要丢失对膜终止点[54]的视线，它在此处与视网膜分离。有时，它们之间的附着力可能很强，以至于膜会使视网膜撕裂，造成视网膜裂孔。

—偶尔，膜不是与视网膜紧密附着，而是与脉络膜：当术者牵拉时，它会同时使脉络膜脱离。只需停止动作和切断连接的部分；脉络膜将重新附着（参见第五十四章 5.2.2）。

—如果视网膜和膜之间附着过强，并且膜在离视网膜切口太远的位置断裂，镊子无法通过相同的视网膜切开处重新将其夹取，那么仍然有很大的机会可以消除膜所造成的牵拉力。空气测试将证明此方法在该案例中是否能够成功（参见第三十一章 1.2）。

> **问答**
>
> 问：如果膜离视网膜切开的部位相当远，夹取的难度如何？
>
> 答：这是不容易进行的，也是有风险的。首先，一旦视网膜被镊子稍微拉起，就很难看到膜。本来"很明显就在那里"的物体会瞬间消失。其次，在术者努力寻找膜的时候，可能会意外地损伤脉络膜，导致大出血。最后，视网膜切口可能会明显地扩大。

---

53 除非镊子的刃太短，无法解除到膜。使用 20G 手术和使用适当的视网膜下镊，如 DORC（参见图 32-16）的 1286.0 型，视网膜切开不一定需要在膜的正上方。

54 这是通过 BIOM 查看整个手术过程的原因之一。

第三十二章 对膜的处理 307

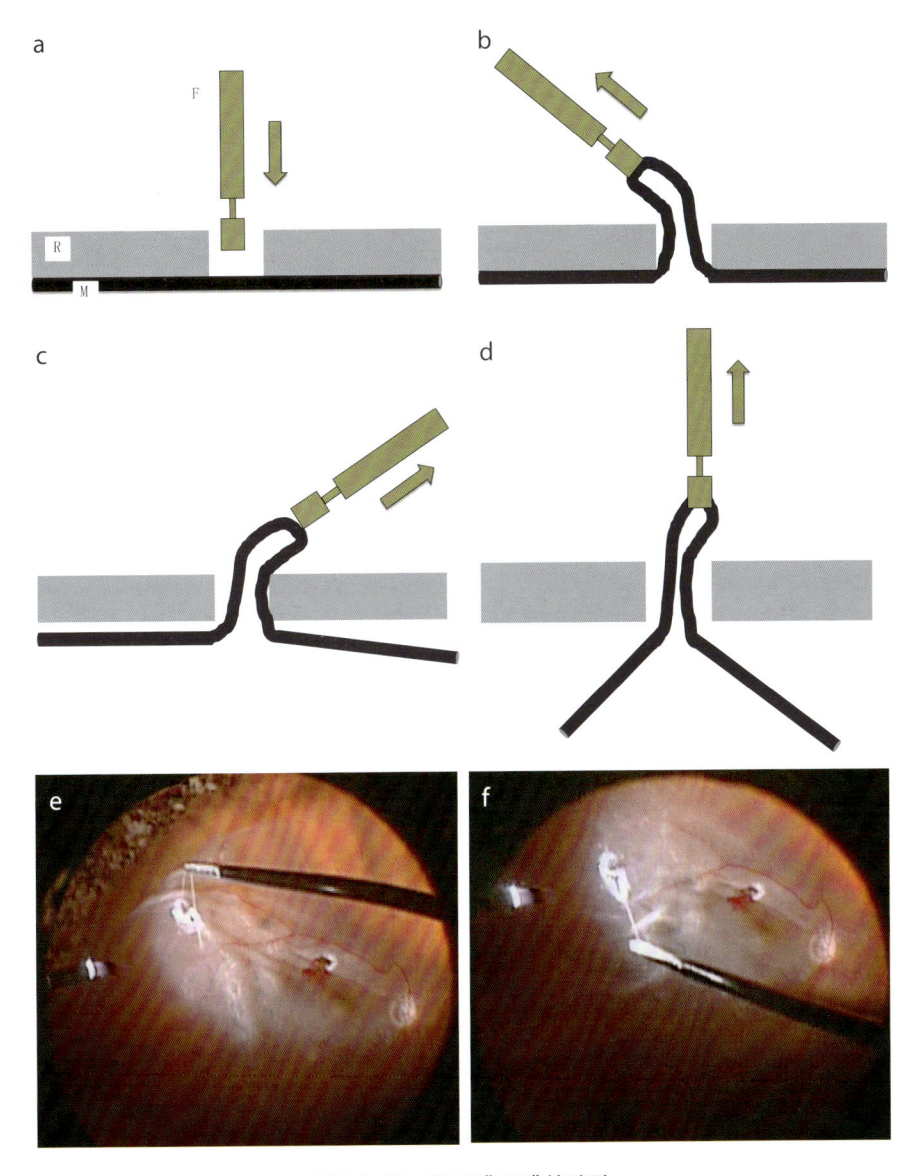

图 32-17 视网膜下膜的移除

注 图示为在膜的正上方的视网膜切口；此位置允许选取使用任何类型的镊子。图 a 至图 d 是示意图展示。图 a，镊子接近膜，已经准备好视网膜切口。图 b，夹住并牵拉膜，其动作是沿着膜轴向的一个方向，向上和视网膜平行的方向进行牵拉。图 c，一旦膜从视网膜上牵拉方向的背侧脱离，就旋转 180° 改变牵拉方向。图 d，一旦膜在两个方向都脱离了，将其向上牵拉并移除。图 e 和图 f 是临床病例。图 e，视网膜切口是在视网膜下膜的正上方切开的，膜被锯齿镊夹住并提起。图 f，将膜沿接近且平行于视网膜的方向拉到一侧；然后将其旋转 180°，向另一方向牵拉。这最大限度地减少了对视网膜的牵拉力，与简单的牵拉相比，能够提供更多的控制度。F：镊子；R：视网膜；M：膜。

•膜可能很长，需要多牵拉、夹取几次，才能够完全将其提到玻璃体腔内；或者可以旋转镊子，就像用叉子吃意大利面那样；或应用双手技术，同时使用两个镊子。

•一旦导致 RD 的膜被移除了，就进行 F-A-X，术者必须决定是否对中央视网膜切口进行激光处理（参见第三十章 3.1）。

•如果在多个部位上有大量的膜，进行一个视网膜切除术与进行多个视网膜切开术相比，可能是更好的选择。

—确保视网膜的内表面没有膜。

—进行视网膜切除术（参见第三十三章 1）。

—翻转视网膜，取一个鳄齿镊，尽量夹取所有明显可见的膜。

> **小贴士**
>
> 当视网膜处于正常位置时，看起来比较明显的是视网膜下膜的物体，在视网膜被翻转后，就会不那么明显了。有必要把视网膜翻转数次，以识别出所有的膜。此外，夹取过深并完全触及视网膜并不是那么困难；镊子与视网膜越平行，这种并发症的风险就越小。可以发现一些看起来像局部组织束的部分实际上是真正的膜，而且覆盖着更广泛的区域。

—不是所有的膜都需要被移除，因为其中一些膜不够坚固或有弹性，不足以引起 RD。

4.2　脉络膜新生血管（CNV）

偶尔也会手术切除这种膜，尽管很大程度上这一操作已经被抗 VEGF 药物所取代。

•术者完全掌控如何移除该膜。然而，他无法掌控是否也同时移除了大片相邻的视网膜色素上皮（RPE）而导致大出血（参见表 40-1）。在手术前几周通过反复的抗 VEGF 治疗，能够减少出血的风险，但不能消除。

—患者必须理解这些，并接受这一风险。

—OCT 有助于确定膜是在 RPE 之下还是在 RPE 之上；在 RPE 之下的膜，具有更高的撕裂 RPE 的风险，其结果是得到稳定的状态，但是留下一个大的中央盲区。

5 睫状体上的膜[55]

在有前段增生性疾病的眼内或受到有明显 PVR 风险的创伤后，彻底清洁睫状突的表面是至关重要的。如果没有做到这一点或没法尽早完成，将会是导致术后低眼压的一个危险因素。

- 移除晶状体和囊膜（参见第三十八章 5）。
— 在 PVR 的风险期结束之前，不得植入 IOL。
— 只有当视觉功能符合条件时才植入 IOL。如果有视觉障碍，植入虹膜固定型前房人工晶状体。
- 自己进行巩膜顶压[56]。
- 使用各种仪器（探头、剪刀、镊子等，但绝不能用刮刀）将玻璃体、纤维蛋白、血液、膜等从表面提起，使睫状体完全清洁。
— 换手并 360° 重复该操作。
- 操作中有两大风险。
— 如果睫状体被锋利的工具损坏，就会出血。此处血管丰富，难以止血。必须"盲目地"使用电凝，不可避免地对相当大的面积造成破坏（参见表 40-1）。
— 使用钝器剥落睫状体。如果睫状体脱离时长超过 2h，则应将其缝合。

6 使用剪刀剪除视网膜前膜[57]

下面介绍几点使用剪刀处理视网膜前膜的建议，与使用镊子或探头相反。
- 最通用的剪刀是直剪。
- 理想情况下，进行任何切割前，刀片的尖端应在膜的远端。这降低了可能与膜紧密附着的视网膜也被切割的风险。
- 一旦刀片插入膜和视网膜之间，它就可以用作刮刀（图 32-18）。

---

55 这表明内窥镜下玻璃体切割术（EAV）的优越性不容置疑。
56 这是一个相当耗时的过程，在手术中需要对顶压和眼内手法进行完美的协调；如果其他人进行巩膜顶压，几乎不可能实现这种协调。即便自己进行巩膜顶压，也会导致无法进行双手手术。
57 参见第十三章 2.1.4。

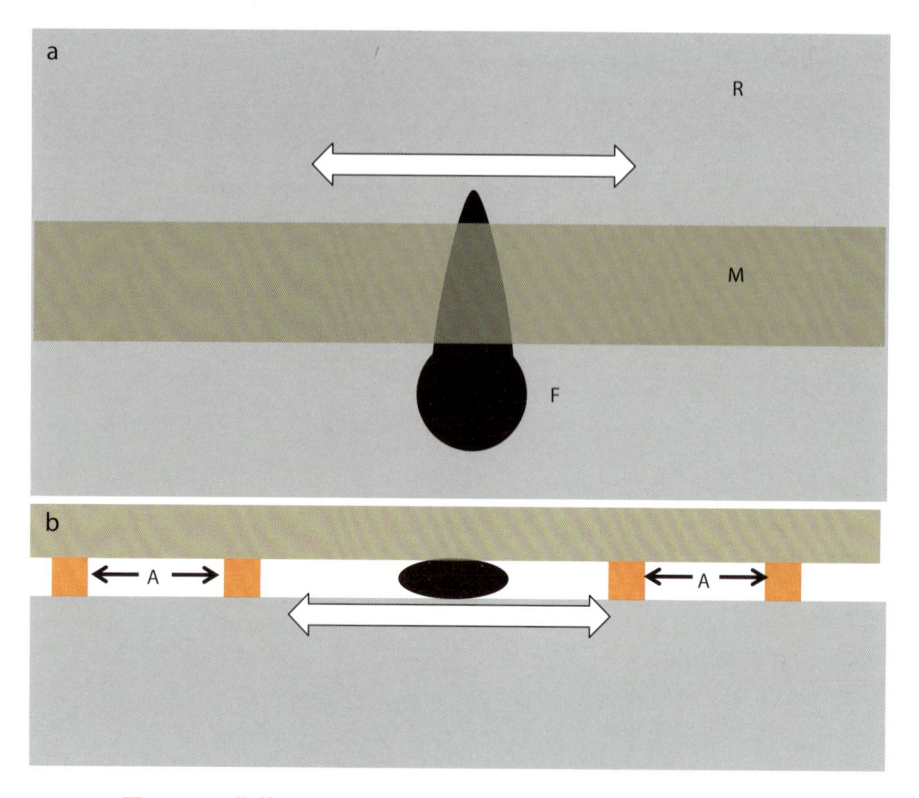

图 32-18 将剪刀用作刮刀，从视网膜上分离视网膜前膜的原理图

注 图 a，镊子的下颚插入膜下，使颚的尖端超过膜的远边。不切割膜；相反，术者在与视网膜平行的平面上移动镊子（双箭头），以切断两组织之间的黏附，尽管实际上无法看到黏附点。术者的视角。图 b，以粘连点作为锚点，使两组织锁定在一起，直到最后一个粘连被切开，因此，应该尝试将镊子向两个方向交替移动，而不是"一直到底"朝一个方向移动。如果他执意这么做或切割膜，那么操作将变得无法执行。截面视角。其概念与图 13-10 相同；使用剪刀而不是刮刀的优势是，当发现黏附紧密时，可以马上进行切割，而不需要更换工具。将剪刀的双刃闭合后插入膜下，而非将其下刃插入膜下。

> **小贴士**
>
> 如果膜被切开，镊子不用继续发挥"刮刀"的作用，因为需要刮刀处理的锚点已经被移除。

- 如果增殖膜血管化[58]，当切割时会发生出血。使用电凝来夹闭血管，但要记住，

58　除非由于抗 VEGF 药物的注射，使其成为一个"空的"容器。

通常不能确定血管是从哪里出来的，最好是灼烧两侧邻近区域的血管。

—记住，电凝也会导致收缩；在膜下插入刀片的操作可能会变得更加困难。

• 不要忘记木匠的准则：在切割之前，先进行两次测量。

• 不要切割视网膜下膜，除非贴附得很紧密，有导致在膜被牵拉时将视网膜转到膜的下面的可能。

第三十三章
视网膜切除术、视网膜切开术和脉络膜视网膜切除术

1 视网膜切除术

视网膜切除术是一种切除部分（脱落的）外周视网膜[1]的手术。其两种主要的适应证包括：视网膜缩短，视网膜表面有无法被分离的玻璃体和（或）膜。视网膜切开术应先于视网膜切除术进行，从而使对视网膜切开术的特征选择成为手术计划中的首要问题。有两个重要的问题需要考虑：切开的位置和长度。

绝不可以轻易地决定是否进行视网膜切除术，在此过程中，"木匠规则"（参见第三十二章6）尤其适用。位于残余的中央视网膜上的增生，无论是由于不正确的视网膜切除术还是由于自然过程所引起的，都可能导致残余的视网膜"像毯子一样卷起"，此症状很难治疗。

> **问答**
>
> 问：如何确定进行视网膜切开术的理想位置？
>
> 答：有两个对立的方面要考虑：一方面，手术部位越靠前，则周围视野的损失就越小。另一方面，残余的视网膜表面（即视网膜切开术的中心）必须被清除干净。在视网膜上残留的玻璃体或膜会增加产生增生的风险，这比一般的情况更难治疗。视网膜切开术越靠近中央，则没有在残余的视网膜表面上残留玻璃体或膜的可能性就越大。

---

1 这里的"周围"是指视网膜切口的周围，不一定是赤道前的视网膜。

问答

问：如何确定视网膜切开术中的长度？

答：它可以是在几个点钟位间，或是360°。其黄金法则是"多切一点不会有害，少切一点可能有害"。它将位于视网膜切除术的边缘（此处圆周线朝向外围），在此处视网膜可能被牵拉并开始再次分离。如果在空气测试中（参见第三十一章1.2）或全氟化碳液体（PFCL）的植入过程中发生了牵拉，请延伸进行视网膜切开术。一个关键问题是要在350°和360°之间作出决定。在后一种情况下，整个视网膜可以视盘作为锚定点发生扭曲，这在技术上带来了困难，但也有其优势。

- 创建一个PVD，并去除视网膜前膜，其范围尽可能远至外周。除少数例外情况，视网膜切开术应沿着大致与锯齿缘平行的线进行。
- 在弓形线上应用透热疗法，标记视网膜切开术的位置，其位置在不可能进行玻璃体/膜与视网膜分离的界线的中心：任何仍存在的玻璃体或视网膜前增生组织，都必须保持在该线的前部。如果视网膜切开术小于360°，则确保其边缘到达锯齿缘。

—使用较高的透热功率，以封闭所有的血管，尤其是较大的血管。

—如果是再次手术，并且在视网膜切开术线的前部存在增生组织，则血管可从前部向该聚合体供血；在这种情况下，要做好准备应对偶发的出血，最好能够在更靠近外围的位置画出第二圈标透热线。

—大多数探头的透热针头不像不粘锅那样：被烧过的组织会黏附其上，需要反复地清洗针头。可以在眼内使用导光管进行该操作（参见第三十二章1.3），或将其移交给护士进行。

—在透热过程中产生的小气泡将会聚集在晶状体后面（参见第二十七章5.3）[2]。这些气泡会干扰视线，因此需要不时地对其进行清除。

- 在透热线的中间切割视网膜（不要在透热线外切割，以防止出血）。

—使用剪刀[3]进行切割比较安全，因为它完全处于术者的控制中，但是在经结膜玻璃体切割术（MIVS）中是很费时的。

---

2 无晶状体眼中的角膜。

3 特别是如果小于20G。

—使用玻璃体切割探头进行切割要快得多，但是更加难以控制。其风险是探头咬入尚未经过透热的视网膜并产生出血。为了将这种风险最小化，请使用低抽吸量/流量，并将探头朝向周边视网膜，而不是朝向中央视网膜。

• 完成视网膜切开术后，使用探头移除整个周边视网膜[4]。可能需要进行巩膜顶压以完成该任务。

—分离的、无功能的外边视网膜是产生血管内皮生长因子（VEGF）的主要来源。

• 在空气或全氟化碳液体下重新固定视网膜（图 33-1，参见表 35-2）。

—360°视网膜切除术使对视网膜后表面的检查变为可能，并可以去除任何可能在其上生长的膜，包括环形增生（参见第三十二章 3.1.5）。

—360°视网膜切除术会导致无意间发生视网膜移位的风险。确保视网膜被正确地放置，即黄斑位于黄斑所应在的位置上（参见图 33-2）。刮刀（参见第十三章 2.3.2）是"按摩"视网膜、使其就位的优秀工具[5]。以较小的增量进行旋动。

• 用 2～3 行激光将中央视网膜的边缘"焊接"到脉络膜上（参见第三十章 3.5）。

• 填充硅油（参见第三十五章 4.4，表 33-1）。

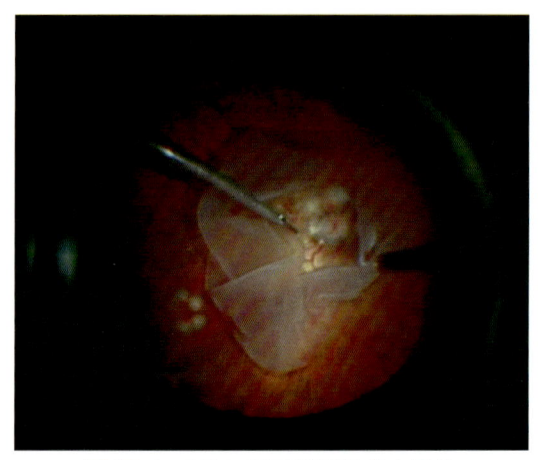

图 33-1 360°视网膜切除术中图像

注 所有的视网膜下膜、视网膜前膜及玻璃体已被移除。视网膜在全氟化碳液体下被重新复位；小气泡黏附在重水的表面。

---

4 这就是该手术被称为视网膜切除术的原因。
5 从解剖学上来讲，视网膜可以很好地适应围绕视盘被扭转的情况：我曾经见过一例患者，该患者因为增生性玻璃体视网膜（PVR）而接受了 7 次手术，视网膜被旋转了 180°，并且其视网膜在 360°视网膜切除术后重新附着了。从功能上来讲，哪怕仅是 10°的错位，也会导致严重的视觉干扰。

第三十三章　视网膜切除术、视网膜切开术和脉络膜视网膜切除术　　315

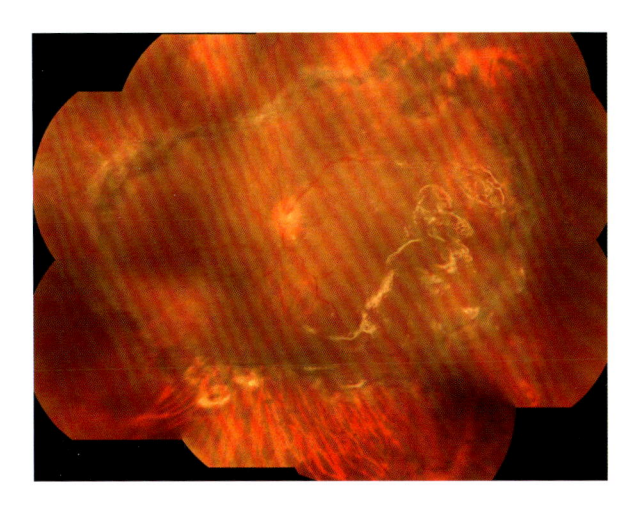

图 33-2　360°视网膜切除术的术后影像

注　视网膜在硅油下附着，没有 PVR 反应。视网膜切开术的线很靠后；患者在发生大规模破裂和全视网膜嵌顿后的 3 个月后，裸眼视力表现为光感。

表 33-1　玻璃体腔内有重水流体混合物（"流体三明治[a]"）时，
在 360°视网膜切除术后填充硅油

步骤	评论
将笛针放在 PFCL 泡上方，并在硅油通过灌注套管[b]进入眼内之前，尽可能多地抽吸平衡盐溶液（BSS）	硅油与 BSS 间的弯液面比 BSS 与 PFCL 之间的弯液面更难以被看见。因此，硅油进入笛针并将其阻塞是很普遍的现象；需要对笛针进行冲洗[c]
当视野中的 BSS 不可见时，将笛针定位在视盘上方继续进行抽吸，移除 PFCL	请记住，随着 PFCL 泡的体积变小，其形状越来越圆。这意味着，尽管在后极部仍然可看到相当大的 PFCL 泡，但视网膜切除术的边缘已经不再被其所覆盖。有 BSS 在此处，则视网膜的边缘会浮起
由于视网膜边缘的抬高，将笛针向下移至靠近视网膜边缘的脉络膜上方（旋转眼球，使之成为眼球中最低的位点）并继续抽吸	现在正在抽吸的是 BSS，并且其弯液面几乎无法被看见。当完成对所有 BSS 的抽吸时，一个更可靠的迹象是视网膜的运动：一旦 BSS 消失，视网膜就会滑向笛针[d]
完成对 PFCL 泡的抽吸后，继续抽吸仍在眼壁上，形成薄膜状的液体	应在视网膜下缘和视盘前进行抽吸，直到不再能够看见视网膜的运动或弯液面

注　a，这就是首选 100%PFCL 进行填充的原因。b，首先进行对 PFCL 的抽吸，可能会导致视网膜再次脱离，因此不建议这样做。c，术者必须监视视盘的情况，如果有血管搏动，则停止注射。如果视盘变白，很可能是硅油被吸入笛针中了。d，因此，需要在低压力下注入硅油——BSS 的移除速度同样会变慢，从而大幅降低了将视网膜边缘吸入笛针的风险。

2 视网膜切开术[6]

视网膜切开术可作为进行视网膜切除术的初始步骤，但也存在独立的适应证。
- 如果视网膜在圆周上发生缩短，则径向切开可减轻其牵拉力。

> **小贴士**
>
> 　　将组织"撕裂"的牵拉力的真正强度经常是不可见的，直到该组织真正被切开后才能看到（图33-3）。当被牵拉的组织或产生牵拉力的膜本身被切开时，其端点会立即、不成比例地分开。

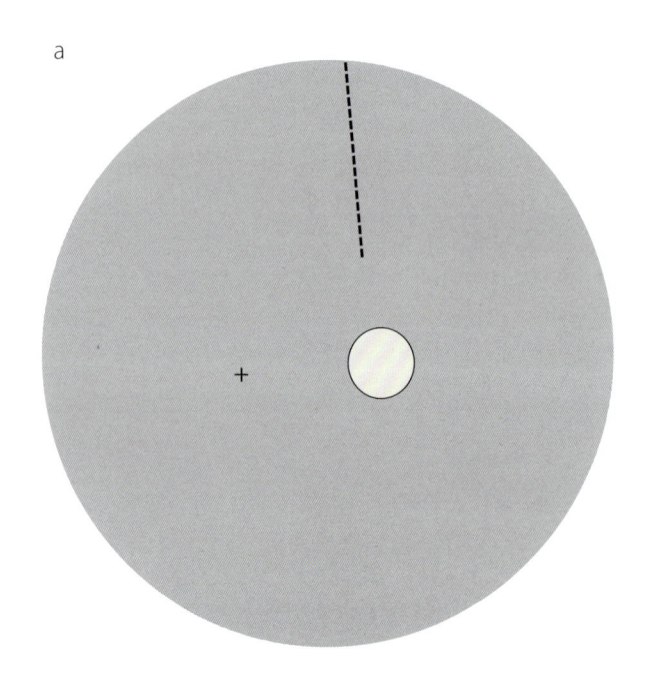

a

6　这里讨论的是一个独立的操作过程，而不是视网膜切除术的前导操作。

第三十三章 视网膜切除术、视网膜切开术和脉络膜视网膜切除术 317

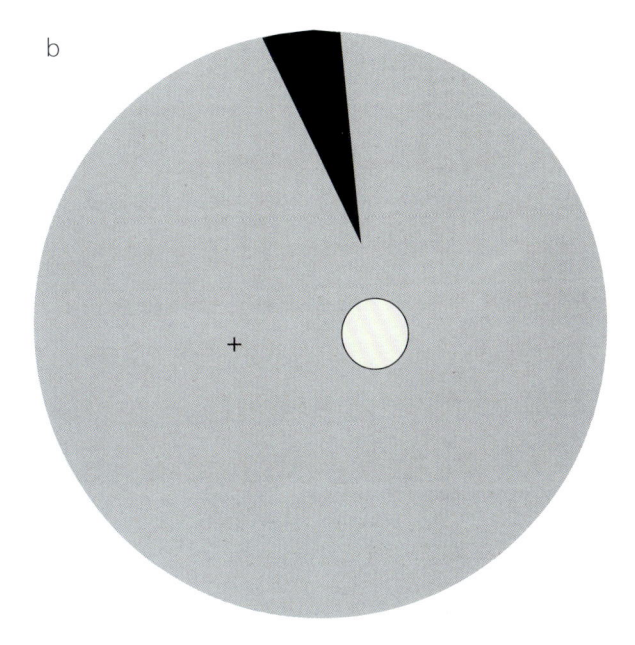

图 33-3 作用在中央视网膜上的牵拉力示意图

注 图 a,虚线表示预期中的视网膜切开术的轨迹。图 b,其结果远非一条在两侧视网膜边缘之间的简单分隔线:这显示了存在的牵拉力的大小,随着视网膜边缘的收缩而形成一个"V"形的区域(根据其最终结果,此处如同已经进行了一次视网膜切除术)。

- 如果需要进入视网膜下腔的通路,以排出液体或移除膜,则需要进行一个小规模的视网膜切开术。关于视网膜切开术部位的选择,参见第三十二章 4.1,在第三十一章 1.2 中也对其技术进行了描述。关于视网膜切开术是否需要进行激光治疗在第三十章 3.5 中进行了介绍。

3 脉络膜视网膜切除术[7]

该操作的目的是破坏造成术后 PVR 增殖的细胞[8]。脉络膜视网膜切除术还能够释放虽然被嵌顿,但仍然附着的视网膜,而该视网膜已经形成了全层折叠(图 33-4)。理想情况下应在出现增殖之前完成该操作。

---

7 为了得到一个更准确的术语,这一词汇描述的是对视网膜与脉络膜所进行的有意破坏。这并不是真正的"切除术",因为组织是被烧灼的,而不是被切除的。
8 成纤维细胞和视网膜色素上皮(RPE)。

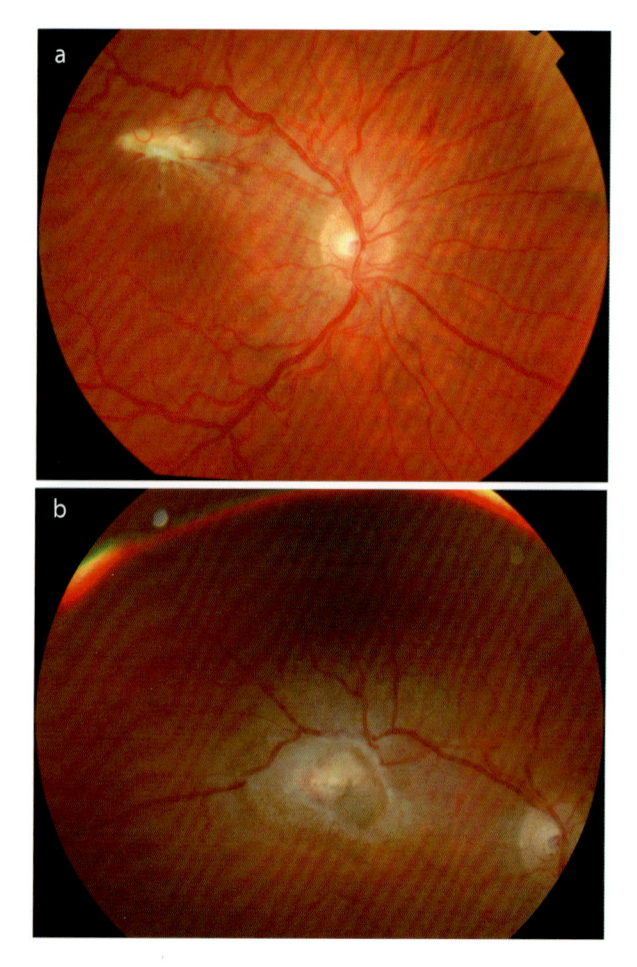

图 33-4　晚期脉络膜视网膜切除术用于全层视网膜皱褶

注　图 a，如果眼内异物影响到视网膜色素上皮层，且脉络膜（可能还有巩膜）也捕获了视网膜，通常会导致瘢痕的产生，其结果就是全层视网膜皱褶。这些皱褶会导致不相称的视觉障碍，而脉络膜视网膜切除术是唯一的应对方法。一部分瘢痕是位于表面的，将在二次手术期间也被移除，并将内界膜剥离，移除可能已经生长又容易发生增殖的细胞的表面。而原始的、深层的瘢痕未被切除。图 b，脉络膜视网膜切除术后，皱褶消失，表面光滑，并且视力恢复正常。

- 清除该区域内所有的玻璃体，确保已创建了一个 PVD。
— 在前部这可能是无法完成的；使用透热疗法之前，先去除周围的视网膜，尤其是在有外伤的情况下进行该操作时（参见第六十三章 7）：在计划进行脉络膜视网膜切除术的邻近区域，可能无法完全移除此处的玻璃体。
- 重新连接视网膜，这样能确切地知道视网膜边缘最终固定的位置。

- 使用透热探头[9]的最高档位设置来创建一连串的治疗斑点线。

—如果已经进行了视网膜切除术，或者在整个视网膜裂孔（巨大的撕裂）区域内，可以在与视网膜边缘相邻的裸露的 RPE 上进行治疗。

—如果有一处受眼内异物影响较深的部位（参见图 63-9）或视网膜被嵌顿并覆盖了 RPE，则该治疗也应涉及视网膜。

- 用探头或笛针抽空该区域，但无须使用镊子去移除任何组织。如果在治疗区域内已经存在有深层的瘢痕，不要尝试对其进行切除。
- 如果病变位于中央，并且不希望其产生牵拉，激光并不是强制性的选择。如果病变位于周围，则用激光对视网膜边缘进行光凝（参见第三十章）。
- 术后沿视网膜边缘仅可见裸露的巩膜，但是在中央可能发生反应性色素沉着（图 33-5）。

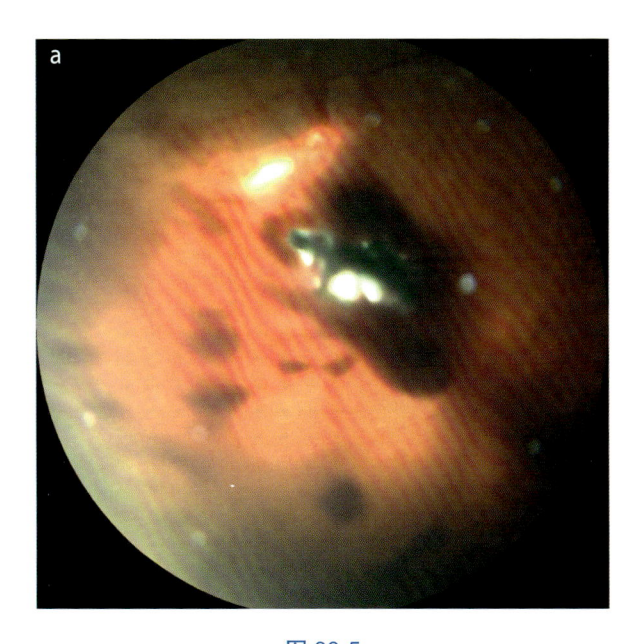

图 33-5

---

9 参见本章 1 使用透热疗法的注意事项。

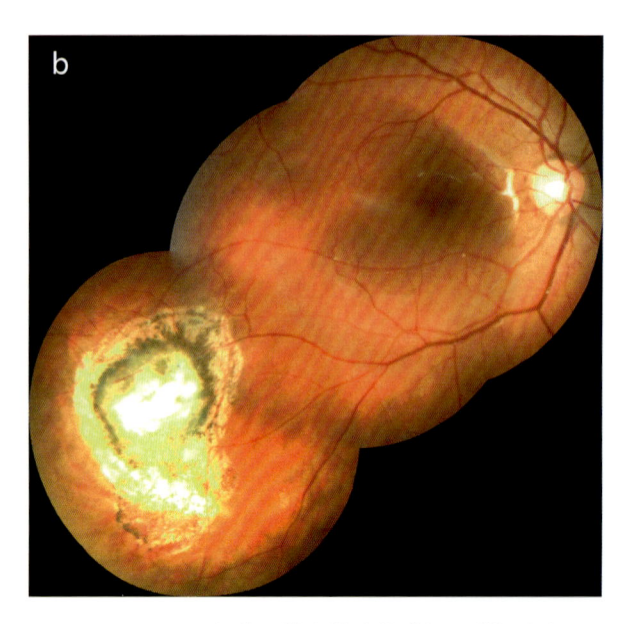

图 33-5　严重创伤后的急性脉络膜视网膜切除术

注　图 a，眼内异物损伤，伴有玻璃体积血和难以看见的深度撞击点。同时合并有视网膜和脉络膜出血；眼内异物位于血液中。图 b，脉络膜视网膜切除术后，视网膜重新附着，并且硅油已被取出。此处没有 PVR，没有形成视网膜皱褶，仅沿视网膜边缘散布着色素沉着。治疗的中心区域呈纯白色，表明其为裸露的巩膜。

第三十四章
染色玻璃体切割术

致力于使视力得到恢复的玻璃体视网膜手术医生，却经常难以看见或无法看见需要处理的组织[1]。通过使用染料或标记物[2]，使得许多工作对术者而言更加容易进行，对患者而言更加安全（参见第二十七章3.3）。

1 玻璃体后皮质

自体血液[3]和靛氰绿（ICG）能够使玻璃体略微染色，但是前者不是一种易于制备和用于此目的的材料，而后者则不能产生具有一致性的标记（图34-1）。

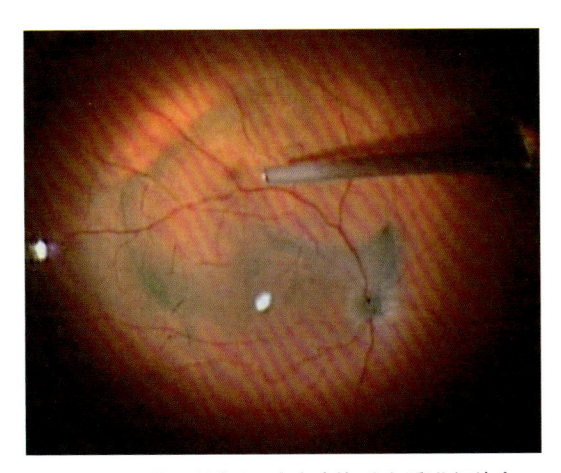

图34-1 使用靛氰绿对玻璃体后皮质进行染色

注 残存在视网膜后极部上的玻璃体，绿色染料在其上留下淡淡的痕迹。在对比度较差且后极部缺乏正常色素沉着的眼内，这可能是显示后皮质玻璃体存在的唯一选择（参见第五十六章2）。

---

1 健康的玻璃体、内界膜（ILM）、完好的视网膜前膜。
2 曲安奈德不会污染玻璃体（或ILM）；它只标记组织。
3 无论是自发性出血，还是术者注入的血液。

目前选择的材料是曲安奈德（TA）。使用不含防腐剂的剂型[4]。如果想将其留在眼内，则将其过滤；如果仅用于诊断，则无须进行过滤。

- 当在后极部前创建了一个小的无玻璃体的囊袋后（参见第二十七章4），在后极部前方注入微量的TA。

—吸出多余的（自由漂浮的、无黏附性的）TA晶体粉末。

> **小贴士**
>
> 如果TA的晶体粉末黏附在表面，则表明存在玻璃体后脱离（PVD）。如果没有晶体粉末的黏附，则仍然存在PVD没有发生的可能性；玻璃体的内表面过于光滑，以至于晶体粉末无法黏附于其上（假阴性的结果，参见第二十七章4）。

- 如果其表面有TA，则分离皮质玻璃体（图34-2，参见第二十七章5.1）。

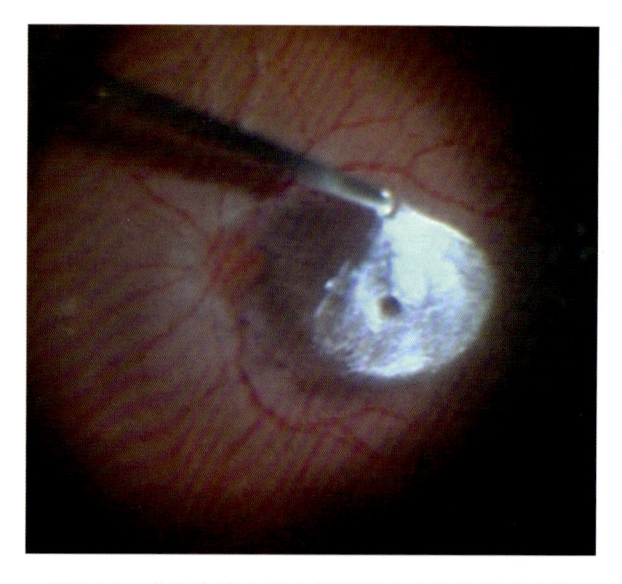

图 34-2　曲安奈德（TA）标记出未分离的后玻璃体

注　TA清楚地标记出存在于后极部视网膜上的玻璃体。该PVD是使用（20G）玻璃体切割探头通过抽吸制造出来的。位于中部的一个小孔表明，在中央凹上无玻璃体后皮质。

TA也用于标记脱出至前房中的玻璃体（参见第六十三章6），还可以显示出

4　Triesence（爱尔康，沃思堡，德克萨斯州，美国）。

附着在前部视网膜上的玻璃体。即使空气并不是"有色彩的"工具，也可以使周围的玻璃体变得可见（参见第十四章1）。

2 黄斑前膜

可以将膜直接染色（使用台盼蓝[5]），也可以通过"负染法"使其背景着色，从而突出膜的存在（参见图32-9b）。台盼蓝可使黄斑前膜[6]和内界膜着色，但对内界膜的着色效果更弱。而组合型的染料[7]能够很好地对上述两个膜进行着色。

染色操作可以在空气或平衡盐溶液（BSS）下进行；在后一种情况下，术者可以尝试使用低温染色或在其中滴入50%葡萄糖溶液，以使染料易于沉入眼底。

3 内界膜

对这一种原本不可见的膜进行染色，可使对其进行移除的操作变得更加容易，且带来的创伤更少。最好的结果是使用靛氰绿，然后是亮蓝色[8]，后者重于水的版本更易于使用，并且具有几乎同样好的染色能力。

TA也应用于对内界膜（ILM）的标记。它以类似灰尘的形式沉积在其表面上，因此能够描绘出被内界膜覆盖的与未被内界膜覆盖的视网膜区域之间的边界。使用TA的问题在于，在它显示出内界膜剥除区域范围（"水平信号"）的同时，它会对术者所得到的关于器械操作深度的视觉反馈（"垂直信号"）造成干扰。

染色良好的内界膜[9]可能会呈现均匀的绿色，显示未染色的岛区（负染法），或增强内界膜皱褶的可见性：在"谷"中，染料的堆积量要多于在脊上的（图34-3）。

---

5 MembraneBlue（DORC，Zuidland，荷兰），也可用于视网膜下，识别视网膜断裂。
6 以及视网膜表面上的其他增生膜（参见本章4）。
7 Membrane Blue-Dual（brilliant blueG + 台盼蓝；DORC，Zuidland，荷兰）。
8 Brilliant Peel（Geuder GmbH，海德堡，德国），ILM-Blue（DORC，Zuidland，荷兰）。
9 此处介绍了ICG的用法。

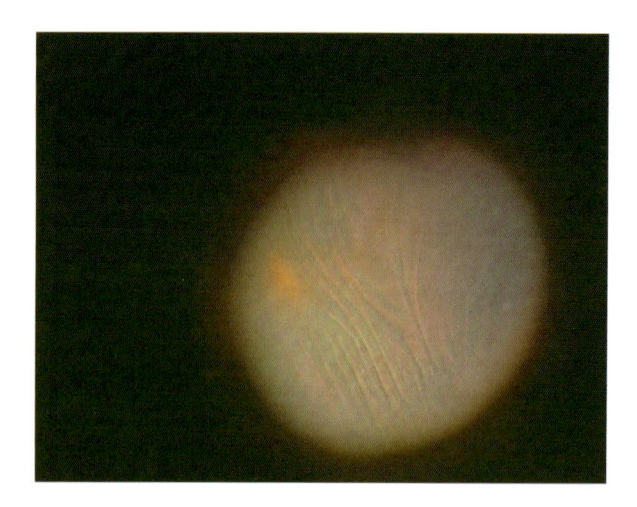

图 34-3 使用靛氰绿对内界膜的皱褶进行染色

注： 在内界膜中的微小皱褶，在外部检查或术中检查中并不十分明显，但由于染色增加了对比度，从而增强了微小皱褶的可视性。

3.1 靛氰绿的假阳性染色

如果在剥离内界膜之后，将靛氰绿注射到视网膜上方，神经纤维会显示出微弱且不均匀的染色——尽管如此，仍然是染色。由于术者可能尚未注意到内界膜已经被剥离[10]，因此需要更加注意，不要开始进行"剥离"。

3.2 对内界膜进行染色的注射技术

- 使用结核菌素注射器和笛针，确保没有对染料流动的阻碍。
- 将其引入玻璃体腔内，并关闭灌注。
- 在后极部视网膜上方注入染料，以使其覆盖计划进行剥离的整个区域（图 34-4）。

—不要使用手指来推动活塞，而要使用手掌（图 34-5）。

—使用最小的力量；如果没有流动，不要更加用力地推动注射器，而应将其抽出，并在眼外冲洗针头。

—切勿将喷射流对准中央凹。

---

10 例如，先前的手术是在其他部位进行的，出院摘要中未注明进行了 ILM 剥离。遗憾的是，这种情况并不罕见。

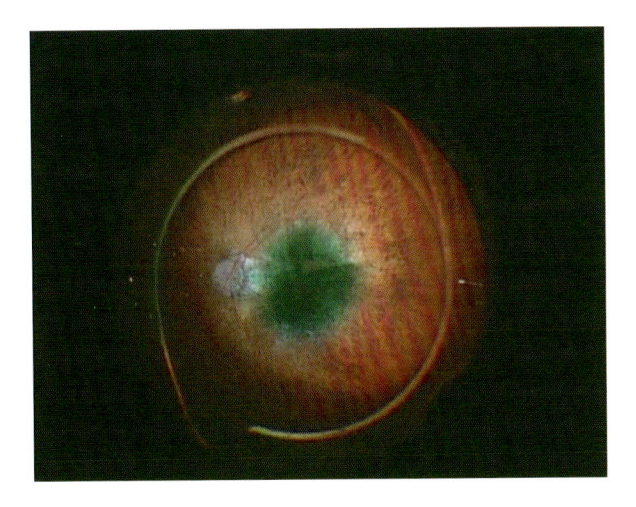

图 34-4 在后极部视网膜上方的靛氰绿池

注 在实际进行注射之前,关闭灌注,使染料能够沉淀在黄斑区。这减少了所需靛氰绿的量,并且不会使扩散的染料遍及整个玻璃体。

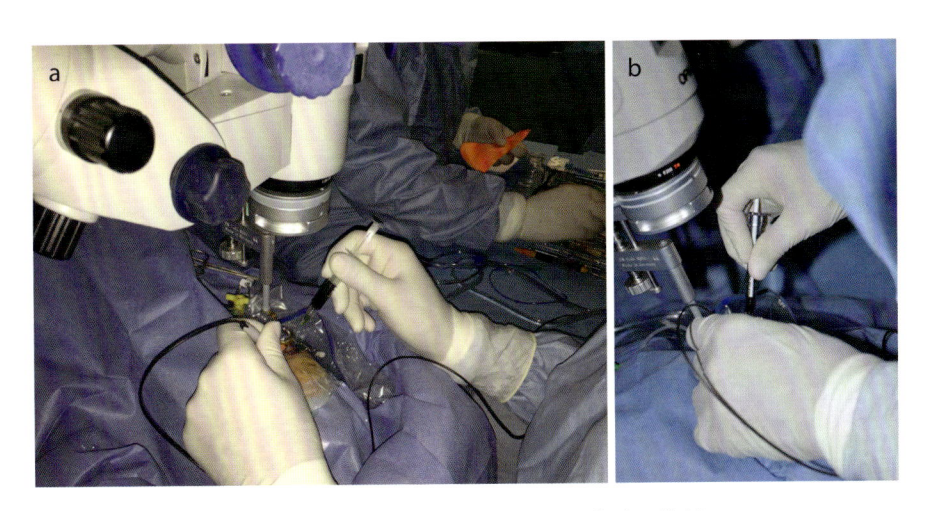

图 34-5 通过最小化喷射流的风险来注入染料

注 图 a,进入时,术者用三个手指固定注射器。需要使用这种支撑来引导笛针的尖端穿过套管。图 b,注射前,改变握持注射器的方式。其目的是使术者能够最大程度地掌控喷射流的力度。有时,柱塞对推进的阻力会增加,这反过来又迫使术者增加推注的力度。如果需要使用示指一起进行推注,就需要将示指伸出,从而降低了控制度。有可能在克服了柱塞的阻力后,喷射流过强,足以使视网膜破裂并向视网膜下注入染料。术者改变了握持注射器的方式,并实际上使用手掌来推动柱塞。当手的位置改变时,必须通过显微镜仔细地监视笛针针尖的位置:当术者的手指在注射器上"爬行"时,存在将针推入视网膜的风险。

- 约 10s 后,打开灌注,并用探头吸出染料。

> **小贴士**
>
> 在有黄斑裂孔的眼中，建议使用几种材料，通过阻止染料的进入，从而保护视网膜色素上皮（RPE）：TA、全氟化碳液体（PFCL）、粘弹剂和自体血液。没有任何一种是有效的或容易实施的，并且能够保持在裂孔的上方。TA 粉末也可能会对 RPE 造成损伤；PFCL 可能会由于液泡太小而位移至别处，或由于液泡太大，而留下了大面积的未染色区域；在抽回针头时，粘弹剂会逐渐离开该区域；而自体血液的生产则十分烦琐。

3.3 毒性[11]

为了减少靛氰绿引起 RPE 或视网膜损伤的风险，应采取以下几个步骤[12]。
- 当眼内有染料时，将导光管保持在相比其他情况下离视网膜更远的位置上。
- 确保染料是等渗的。

—将 25mg 靛氰绿粉末溶解在 5% 葡萄糖注射液中，而不是溶解在其原始的载体[13]中。

- 使染料与视网膜的接触时间最小化。
- 避免将染料直接注入黄斑裂孔，并尝试限制染料与 RPE 接触的时间。

—从玻璃体腔中移除靛氰绿时，从黄斑裂孔中吸出染料。

—在 F-A-X 结束时，最大程度地干燥表面（参见第五十章 2.4），也有助于防止染料与 RPE 继续保持接触。

如果 ILM 剥离的适应证不是黄斑裂孔，则毒性带来的风险会大幅降低。

4 新形成的（PVR）膜

台盼蓝是能够使这些膜变得可见的染料。为防止后囊被染色，该染料应与玻璃体内气泡一起使用。当需要对大面积的视网膜进行染色时，将染料与 50% 葡萄糖混合或在低温下使用都不是很好的选择。

---

11 对于没有黄斑裂孔（即没有染料进入视网膜下间隙）的眼来说，这并不是真正的问题。
12 遵循此处概述的内容后，我在几千只经过靛氰绿染色的眼中还没有看到一例毒性反应。
13 水。

第三十五章
填充物

当玻璃体视网膜手术医生从玻璃体腔中移除玻璃体时,通常会用平衡盐溶液(BSS)对其进行填充。气态物质或液体除了作为术中工具使用外,还可能被用作"填充物",并在术后的数周或数月或永久性地[1]保存在眼中。在手术中,这些材料之间可能需要进行多次交换。

1 空气

在玻璃体视网膜手术中,空气具有多种用途(参见第十四章1),其中最重要的是用于视网膜复位(F-A-X,参见第三十一章1)。空气在植入后不会发生膨胀[2],很少用作[3]术后填充的材料,因为它会在数日内从玻璃体腔中消失。

> **小贴士**
> 切勿在高压条件下注射空气,以避免喷射流对视网膜造成损害,而且必须首先对注射的空气进行过滤(Millipore 0.22μm,EMD Millipore,Billerica,MA,美国)。

2 气体

2.1 一般注意事项

取决于气体的类型和浓度,它在玻璃体腔中停留的时间约 2 周(SF_6)或 2 个

---
1 有关这些材料的信息参见第十四章。
2 除非患者身处高海拔地区。
3 一些手术医生在黄斑裂孔手术中尝试过这种方法,但是最初对应用空气的热情已经减弱了。

月（C_3F_8）。随着 N_2 和 O_2 扩散到其中，纯气体在注入后会发生膨胀，膨胀速度在最初的 8h 内最快；SF_6 需要约 2d 时间才能扩展到其最大的程度，C_3F_8 需要约 4d 时间。因此，向正视眼中注入的气体体积不得超过 1mL。

在全身麻醉期间，N_2O 扩散到玻璃体内气体[4]中，从而导致气体膨胀，以及增加在全身麻醉终止后玻璃体内气体的"塌陷"的可能性，这是需要术者和麻醉医生进行适当调整重要的问题（参见第十四章 2）。

气体带来的有益作用包括：它们的表面张力、浮力、空间占用，且增殖细胞不会穿透它，也不会附着在其表面。

2.2 手术技巧[5]

通常，术者会使用有预混合浓度的气体，对充满空气的眼进行冲洗。此方法虽然有效，但会浪费大量的气体。无论使用哪种气体[6]，我使用的技巧（图 35-1）如下。

- 准备两个 2mL 注射器。将其中一个留出空间以用于抽出空气，然后在另一个注射器内填充 2mL 纯净（未稀释）的 SF_6。将一根 27G 的短针松弛地连接到空的注射器上。
- 卸下所有的套管。
- 通过一个颞上象限的位点，将与空注射器相连的针头插入玻璃体腔。对准眼球的中心并持续监视针头[7]，使其始终保持在同一位置上。
- 将针头锥按在眼眶骨上，或用手指，或以上两者一起，将其牢固地固定[8]。
- 将约 1.5mL 的空气[9]吸入注射器中。该护士必须每隔 0.5mL 的间隔，宣布被排出的空气的量。
- 从针头上拆下注射器，并将其交给护士。将充满气体的注射器连接到针头锥上。

---

4 当由 N_2O 渗透时，纯 SF_6 的体积会膨胀约 250%。

5 参见图 35-1。

6 我默认的选择是 30% SF_6。这样可以提供足够长的填充时间（约 10d），以使激光光斑生效。

7 这意味着在整个操作过程中，都不会将视线从显微镜前移开。

8 这取决于患者的面部解剖结构。

9 在开始抽气时，如果眼压较高，则应增量；如果眼压较低，则应减量；在近视眼中应更多，在远视眼中应更少。

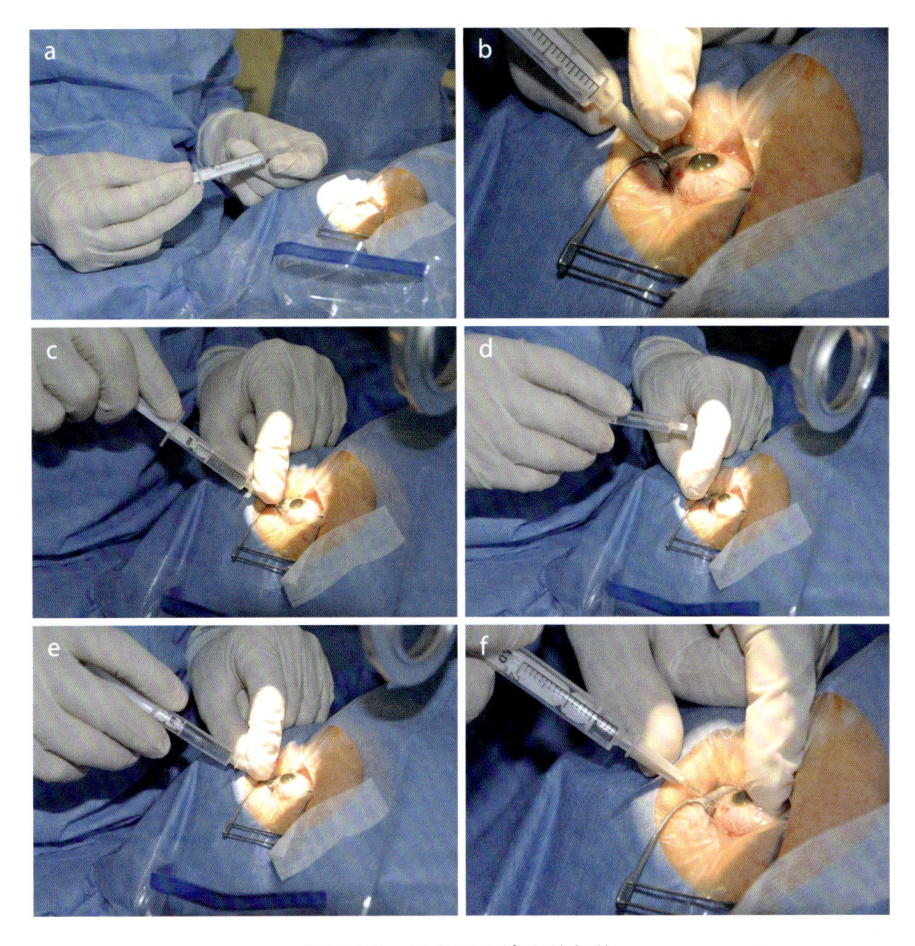

图 35-1　混合用于填充的气体

注　图 a，27G 针头松散地连接到 2mL 注射器上。从这一刻开始，直到完成整个混合过程，针头都握在术者非优势手的拇指和示指间；一旦将针头插入玻璃体腔，就不应再对注射器的位置进行调整。图 b，针头进入玻璃体，其指向为玻璃体腔的中心。从此时起，直到完成整个混合过程，术者的目光都应固定在针尖上，确保全程不会将目光从显微镜上移开。图 c，抽出 1.5mL 的空气，由护士进行监测，该护士将以 0.5mL 为间隔宣布操作的进展情况。图 d，在牢固地将针头锥固定住的情况下，术者将充满空气的针头取出，并更换为正好装有 2mL 气体的注射器。这种精度的注射器，才能较容易地确定注射的量。图 e，注入 1.5mL 气体；用术者的手掌，而不是用手指来推动柱塞，以增强对注射操作的控制度。图 f，非优势手的拇指继续为注射器提供额外支撑的情况下，通过轻敲眼球，确保在气体注入接近完成时，眼压处于正常范围内。如果眼球柔软，则额外注入少量的气体。

- 注入约 1.5mL 的气体，同时护士宣布注气的进展。用未在进行操作的手的示指轻敲眼球，以确保眼压处于正常范围内。

> **小贴士**
>
> 如果使用的是气体填充物，则必须在术前及术后警告患者，最初通过气泡"看到黑色"是正常的，但有剧烈疼痛则是不正常的。如果出现严重的疼痛，患者必须立即寻求帮助。尽管气液界面可能仍会造成困扰，尤其是当气液界面正好位于黄斑前方时，即使气泡仍在眼中，视力也会很快得到改善。

2.3 向未接受玻璃体切割术的眼内注入气体

纯净气体最常用于接受气性视网膜固定术的眼中（参见第五十四章6），其会压缩玻璃体[10]，并可能诱发玻璃体后脱离（PVD）。

2.4 含气填充的眼

即使注入的气体为不可膨胀浓度，但如果大气压下降，则气体（空气）也会发生膨胀。玻璃腔内有空气/气体的患者不应乘坐飞机，或暴露在所处海拔一次性升高超过数百米[11]的情况下。如果忽视这些警告，则眼压会急剧上升，并可导致失明。

> **问答**
>
> 问：如果患者需要进行填充但必须乘飞机出行，居住在山上，或者必须穿越山顶，怎么办？
>
> 答：必须使用硅油，而不是气体。这是需要在术前明确的。

3 全氟化碳液体[12]

3.1 使用"重水"液体的适应证

- 翻转巨大的视网膜撕裂上倒转的瓣。

---

10 因此，继发性视网膜裂孔的发生率很高（高达30%）：在气泡所在的位置上，牵拉力减弱，但可能在其他部位发生。

11 换句话说，重要的是海拔高度发生了变化，而不是绝对的海拔高度。

12 几乎从来没有真正被用作填充物，但出于教学上的原因，在此处对全氟化碳液体（PFCL）的使用进行讨论是有意义的。

- 在视网膜脱离（RD）手术中，将具有较高活动性的脱离视网膜（相对）固定。—临时重新连接黄斑，以剥离内界膜（ILM）（参见第三十二章1.6）。
- 在增生性玻璃体视网膜病变（PVR）手术中，使已经打开的漏斗保持打开的状态（参见第三十二章3.1.5）。
- 使脱位的晶状体颗粒、人工晶状体（IOL）或眼内异物，朝虹膜方向浮动（升起）。
- 在脉络膜上腔出血的眼中，促进液化血液的移除（参见第六十章2）。
- 将残余的视网膜下液推向视网膜切口处（参见第三十一章1.2）。
- 置换黄斑下出血（参见第三十六章4）。

3.2 手术技术

3.2.1 填充

- 在全氟化碳液体（PFCL）注入之前，必须解决牵拉的问题；否则，只有在不存在视网膜后极部破裂的情况下，才能使用少量，用以稳定视网膜。
- 如有可能，避免将其注射到充满空气的眼中，因为 PFCL 会迅速开始蒸发，并聚集在 IOL/后囊的后表面上（参见第十四章4和第三十一章2）。蒸发过程是如此之快，以至于 PFCL 甚至会从针孔[13]中消失，这也解释了为何每次注入 PFCL 时都会引入小气泡；多次注射会导致多个气泡的产生（参见图33-1）。
- 切勿过快注入 PFCL。必须排空 BSS，以避免循环停止而致眼压升高。
- 如果注射不连续，可能会形成数个大泡，但它们会迅速聚结。
- 如果注入了少量并且形成了许多小泡[14]，摇动眼球，它们就会聚结。为了防止产生鱼卵状的液泡，将笛针的针尖保持在扩大的 PFCL 泡内。
- 如果存在处于牵拉作用下的视网膜后极部破裂[15]，切勿尝试使用 PFCL 填充玻璃体腔。液泡将逸出至视网膜下的空间内，而不会使视网膜平展。PFCL 被列为禁忌[16]的原因是牵拉力，而不是裂孔的存在。
- 如果 PFCL 是为了与硅油进行交换而注射的，则最好将玻璃体腔完全填满。这样可以避免形成"流体三明治[17]"，在这种情况下，完成排液所需的时间会更长，

---

13 这就是为什么，如果护士在将充满 PFCL 的注射器交给术者之前就尝试进行常规除气，那么只会浪费 PFCL。

14 鱼卵。

15 如果手术早期向有 RD 和视网膜后部裂孔的充气眼中再次注入 BSS，则适用相同的原则。

16 换言之，如果后极部裂孔不处在牵拉力下，则可以注射 PFCL。该原则唯一的例外是封闭通道 RD（参见第三十二章3.1.6）。

17 位于硅油和 PFCL 之间的 BSS。

在技术上也更为复杂（参见本章 5）。

- 当向玻璃体腔中有异物[18]的眼中进行注射时，请避免将 PFCL 倾倒在该物体的顶部，而应在其周围和下方。

3.2.2 移除[19]

PFCL 液泡具有极低的流体阻力，并且无论使用什么材料来取代它，都可以较容易地将其从眼中排出[20]。PFCL 也很容易被辨别，无论与之相连接的是什么。它几乎专门被用作术中的工具，尽管偶尔会让它在眼中停留[21]数周。

- 液泡越大，其前轮廓越平坦；较小的液泡将形成一个球形。

—在去除的初始阶段，气泡的前表面轮廓（水平面）保持不变，只是液泡的高度[22]降低了。

- 眼球的深处是容易收集 PFCL 液泡的地方。但是，在去除 PFCL 时，通常会旋转眼球，并且单个大体积的 PFCL 液泡可能会破裂成较小的液泡，彼此之间失去连接，如此，就必须在稍后分别进行吸出。

- 玻璃体腔中残留的 PFCL 液泡：其本身并非进行移除的指征。

- 视网膜下残留的 PFCL 液泡：其本身并非进行移除的指征。

—但是，如果它是位于中央凹下的，则应将其移除，因为它可能具有毒性。只需进行一个小规模的视网膜切开术，液泡就会很容易逸出。

- 前房中残留的 PFCL 液泡：易识别，因为当患者坐在裂隙灯前时，液泡会处于下方。颞下侧的一个小穿刺口就可以导致自发性的排液（参见第三十五章 6）。

4 硅油

硅油被用为临时性的或永久性的替代品。它的主要缺点是，在前文所述的病例中，患者必须接受第二次手术以去除硅油。如果硅油的寿命[23]短于所需的时间，

---

18 需要使之悬浮的物体。
19 有关置换的其他详细信息见下文。
20 这包括位于视网膜下的 PFCL（参见第三十五章 3.1.2）。
21 "双重填充"对应的是 1 000cst 的硅油。使用这种混合物的潜在问题是，两种材料的混合物将不能完全填满玻璃体腔，在它们之间留有空间，从而使增殖能够在两者之间发展，即在其中心。
22 气泡高度由笛针轴柄上的界面所显示。
23 乳化，见下文。

则也需要进行"硅油置换"。有关 RD 手术中使用硅油和气体进行填充的选择，将在第五十四章 5.2.5 介绍。

4.1 选择填充硅油的类型

硅油具有正常黏稠度（1 000 ～ 1 300cst）和高黏稠度（5 000cst，参见第十四章 3.1）两种类型。硅油的黏稠度越高，其发生乳化的可能性越小[24]。正常黏稠度的硅油对上方的填充效果更好，重于水的类型对下方的填充效果更好。

- 我几乎只使用普通硅油（比水轻，且黏稠度较低）。

—唯一的例外是需要进行永久性填充的眼（见下文），在这种情况下，我会使用 5 000cst 的硅油。

- 我不使用重硅油。

—虽然重硅油确实可以防止位于下方的增生，但它们反而增加了位于上方的风险，因为就技术上而言，接触和处理上方增生的难度较大。

> **问答**
>
> 问：选择长效气体还是硅油？
>
> 答：对我来说，这是一个非常容易回答的问题。如果眼需要长期的（几个月）填充，我更喜欢使用硅油（表 35-1）。

表 35-1　长效气体与硅油的比较

变量	长效气体	硅油
同期植入 IOL	可能前房内需要有粘弹剂；功效的计算是针对无气体条件的	可能前房内需要有粘弹剂；功效的计算是针对无硅油条件的。如果要永久保留硅油，则需要进行调整
将药物注射到填充物中	如果填充率为 100%，否	是；可能必须要降低剂量
对于定位的需要	是	否，除非在某些情况下，即使如此也仅在初始情况下需要
植入后对视网膜的视野	差，然后提升	从一开始就很好

24　乳化还取决于其他因素，如硅油的纯度、填充的完整度（100% 填充代表尽可能小的风险）、患者的生活方式等。

续表

变量	长效气体	硅油
眼压升高的风险	最初很高，然后下降至无	最初正常，后期可能会增加（乳化）
填充时间	数周	数月至永久
对 PVR 的预防作用	无；如果发展 PVR，通常，但不一定，从下方开始	可能；如果发展 PVR，它将会从下方开始
视网膜突然发生塌陷（闭合漏斗）的可能性	只要有气体存在：无	只要有硅油存在：无
填充物移到视网膜下	植入时，风险很小（参见图 54-9b）	直到发展为 PVR 时才有可能；随着 PVR 的进展，风险会增加
发生结核的风险	不变	如果填充为 100%，则减少
海拔变化产生问题（低气压）	是；只要眼中有气体，就要避免	否
需要另一次手术来移除填充物	否	是

4.2 一般注意事项

- 硅油填充量应达 100%（参见第十四章 3.2）。
—填充不足会增加产生乳化的风险，并提高负责增殖的细胞在下方聚集的可能性（即为使用重油的论据）。
- 除非需要永久保存硅油，否则患者必须明白，进行硅油植入至少需要额外再进行一次手术。
- 患者必须接受，因硅油的存在，眼的屈光度会发生较大程度的改变。
- 如果存在硅油脱出至前房的风险，则患者可能需要在术后的几天内保持特定体位[25]（面部朝下）。
- 最好事先决定是否保留晶状体（参见第四章 5）。理想情况下，请在手术前测量眼轴长度[26]，此时眼中尚没有硅油。

---

25 如果为无晶状体眼，并且术中硅油脱出到前房中，则只要瞳孔前方有硅油，就不能收缩瞳孔。
26 可以使用 LenStar（Haag-Streit AG, Koeniz，瑞士）在硅油下测量眼轴的长度，除非有明显的白内障。

4.3 适应证

4.3.1 半永久性的填充

• 预防再出血，主要是在有增生性糖尿病视网膜病变（PDR）的眼中（参见第五十二章 2）。

• 维持视网膜（重新）附着。

• 预防在高风险的眼中 PVR 的发展。

• 预防在 RD/PVR/PDR 中发展出封闭的漏斗。

• 预防 PVR（包括巨大的撕裂）和 PDR 中的再增殖。

• 黄斑裂孔[27]。

4.3.2 永久性的填充

• 低眼压[28]或结核。

• 反复发生 PVR，如果移除了硅油，则会导致 RD。

—虽然不能取出硅油，但只要该脱离不牵涉/威胁到黄斑，则位于下方的 RD 就可以在硅油下留存[29]。

• 复发性的 VH。最常见于糖尿病患者；他们可能已经接受了全视网膜激光治疗，没有可见的增生，对糖尿病和血压的全身控制良好，但是除非眼内有硅油填充，否则玻璃体内出血仍会继续复发。

4.4 填充

• 考虑移除晶状体（参见第四章 5 和第三十八章）。

• 如果存在人工晶状体（IOL），则进行大规模的后囊切除术。

—后囊变得浑浊是不可避免的。

• 由于油会黏附在疏水性的 IOL 上（如硅胶质地），因此应将其移除。

• 与 BSS 相比，在空气中填充硅油的速度更快，在技术上也更容易（参见第三十五章 5）。

• 为达到真正的 100% 填充效果，请确保移除了所有的玻璃体、脉络膜上膜和

---

27 无法定位的患者和封闭裂孔失败的患者（参见第五十章 2.5）。一些医生使用硅油作为主要填充物。

28 通常小于 4mmHg。

29 也就是说，不一定有必要进行再次手术。

视网膜下液 / 血，并且切勿在前房过度填充粘弹剂[30]。

- 最快的方法是缝合巩膜切口，并直接通过连接在注射器上的短针头，经鼻上侧的位点注入硅油，同时用笛针通过颞上侧的巩膜切口排出空气。
- 最简单的植入方法是将装有硅油的注射器连接到旋塞上灌注套管的管上，这样管道较短。

—使用玻璃体切割机的"粘弹剂注射"模式（或让护士来操作[31]）。

—不要使用过高的注射压力，因为管道的两端都可能发生脱离，硅油会流失。如果一切顺利，则可以逐渐增加压力。

—当脚踩踏板进行注油时，由护士监视注射器和管道，以确保没有任何东西发生脱离。

- 同时用优势手持笛针，抽吸 PFCL（或 BSS）。在此情况下，抽吸从眼底开始。
- 如果眼内充满空气（被推荐的选项），从玻璃体腔的前部，通过颞侧巩膜切口进行抽吸。

—最初没有抽吸空气的必要性；它是可压缩的，而且即使装有阀门，空气也几乎总是会自发性地经套管泄漏出去。利用注油初始阶段的时间缝合鼻侧的巩膜切口。

> **小贴士**
>
> 缝合巩膜对于玻璃体视网膜手术医生而言，是难得的体验触觉反馈的机会。即使在肿胀的结膜下无法看见针头，术者也会感觉到巩膜对针头前进的抵抗力。但是，如果眼较柔软，则该反馈会消失，可以使术者确定针头是否确实与巩膜接触的唯一方法是尝试抬起针头。如果只穿透了结膜，则针很容易就能将其提起；如果巩膜也已被穿透，则将无法提起针的尖端。

—随着气泡变得越来越小，将会注意到，通过显微镜看见的图像变暗[32]。

—气泡减小的过程是不连贯的[33]；流体则显示出平滑的、持续性的减小过程。

---

30 前房中可能需要有粘弹剂，以防止硅油脱出。
31 这样就避免了对此相当昂贵的一次性用品的需求。
32 因为眼内的工作是在注入空气之前完成的，所以无须通过 BIOM 观察玻璃体腔内的注入硅油的情况。
33 换言之，其与注入的硅油量不成比例。

——剩余的小气泡可通过颞上侧的插管自发性地逸出[34]，或者如果该过程被阀门阻止，则可以用笛针将其移除。如果是有晶状体眼，请勿使用笛针[35]：取下套管并让空气经该口排出。

- 在完成填充硅油之前，缝合颞上侧的巩膜切口。
- 注入硅油以得到略高于正常值的眼压（约 30mmHg）。
- 用非优势手持握齿镊[36]，用优势手持握套管镊。用齿镊抓住并提起巩膜，这样在另一只镊子拔出套管时，可以立即使巩膜伤口闭合。

——将该镊子换成持针器，并进行"X"的缝合（参见图 14-3）[37]。

——如果缝线被内窥镜缠住（参见第十九章 1）或被粘布粘住，则缝线在收紧过程中可能会无意中被拉开。

——将针头穿过刚刚创建的线环，有助于使伤口立即闭合。

- 尽管采取了各种预防措施，但还是发生了硅油泄漏，则检查眼压是否仍然略高。

——如果眼压太低（硅油损失过多），通过重新插入的套管来注入更多的硅油。

——如果眼压情况理想，尝试去除结膜下的硅油。这会影响外观，且需要数年时间才能自发性地消失。如果存在硅油的话，它经常会被封装起来。最坏的情况是，在移除硅油时，刺穿这些含硅油的囊肿（图 35-2）。

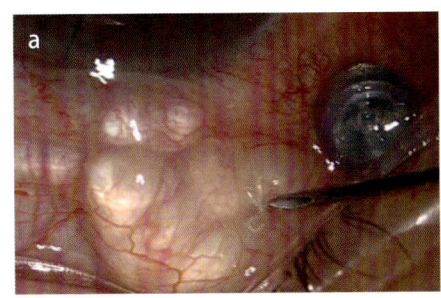

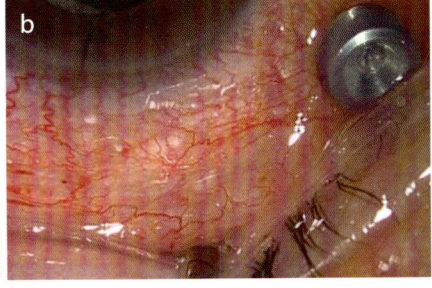

图 35-2　结膜下的硅油

注　图 a，结膜下有大量硅油逸出。存在多个液泡，需要术者使用 23G 的针头进行多次穿刺。然后使用肌钩将硅油推向穿刺孔（此处未显示）。图 b，大的囊肿已被排空，但术者不应指望能排干所有的硅油泡，也不要告知患者该操作将完全恢复眼原本的自然外观。

34　旋转眼球，使颞上方的区域成为眼球的最上部。
35　晶状体损坏的风险是很高的。
36　"Colibri"镊是用于实现这一目标的理想工具：其齿锋利且大，足以通过结膜抓住巩膜，同时又足够小，可以最大限度上减少造成组织损伤的风险。
37　在巩膜下方，缝线的形状看起来像"X"；其两条线在外表面上并排平行。

- 如果硅油进入前房，通常会发生在植入的过程中（见下文，术后硅油脱出）。
  — 较小的硅油滴耐受良好，无须将其清除。但较大的硅油滴，足以干扰患者视力或眼底检查，也有损坏角膜内皮的可能，因此应将其清除。
  — 在缝合了所有巩膜切口之后，制作一个暂时性的穿刺口，该穿刺口要比打算使用的套管稍大。
  — 将装在内有粘弹剂的注射器上[38]的钝套管插入至前房中，并将套管推至前房的另一端（图 35-3，参见图 14-5）。不要使用 BSS，因为它可能会向后逸出，或将更多的硅油推向前方；偶尔也可以使用空气。

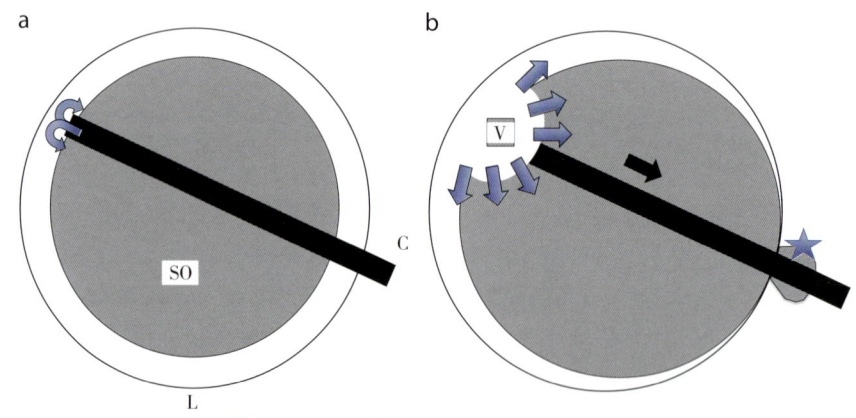

图 35-3 用粘弹剂将硅油从前房中压出

注 图 a，在注射粘弹剂之前，将套管推进至前房的远端（蓝色箭头）。图 b，随着注入的开始，粘弹剂开始沿任一方向将液泡推离前房外围。缓慢地拔套管（黑色箭头），随着粘弹剂不断进入前房，硅油则从前房（星星）中流出。确保前房被插管从其中部分开：如果套管偏向一侧（假设朝这张图中的 1 点钟的方向倾斜），则硅油会残留在其对侧（此处朝 7 点钟的方向）。C：套管；SO：硅油泡；L：角膜；V：粘弹剂。

  — 缓慢地注入粘弹剂，同时按下穿刺口的下唇，以使硅油逸出。
  — 请勿尝试移除粘弹剂，这将会导致硅油重新开始脱出。
  — 压缩瞳孔并不会减少硅油脱出的风险，它只是将硅油藏至视野之外了。
  如果为无晶状体眼，则应用一些特殊规则。
- 在进行 F-A-X 之前，准备一个位于 6 点钟位的虹膜切除术[39]，以预防闭角型青光眼[40]。

---

38 为避免对前房结构的覆盖；这将会降低眼压升高的严重性和持续时间。
39 在 F-A-X 之前进行虹膜切除术。如果玻璃体腔中的空气将虹膜向前推动，那么进行虹膜切除术的难度将大幅增加。
40 如果房水被错误地向后方引导，在硅油的后面，并使之被向前推动。

—将探头的端口朝上插入。

—确保端口在理想的位置上[41]。在切入组织之前先开始抽吸，如果出现少量出血，无须惊讶。除非存在虹膜红变，否则就无须使用透热疗法，因为透热疗法不仅不会有好的效果，还会引起组织收缩（参见表40-1）。

• 抽吸空气时，将笛针放在虹膜后面。一旦硅油到达虹膜平面后，停止注入。眼会比较柔软，但不久就会添加更多的硅油。

• 在前房中留下一个气泡，以防止硅油脱出。

4.5 硅油眼

4.5.1 一般注意事项

• 硅油不符合巩膜扣带术；如果使用了圆周扣带，则流体将以环状积聚在中心斜坡的底部。

• 在硅油下发生脱落的视网膜，将首先向前推动硅油（图35-4）。如果由于某种原因导致没有发生上述情况[42]，硅油将会引起视网膜牵拉性撕裂并进入视网膜下腔。视网膜的裂口将具有特征性的椭圆形状（图35-5，参见图14-4）。

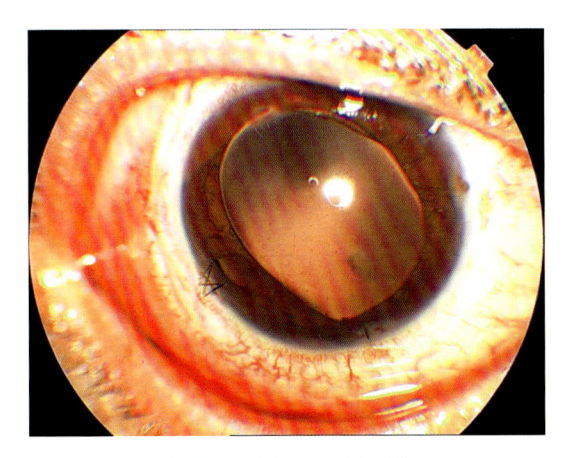

图 35-4　硅油被推向前部

注　除非眼具有与手术结束时相同的外观（这是极不可能的情况），否则在随访期间看到以上图像的医生，应立即怀疑已经发生了视网膜脱离，且正在将硅油推入前房中。需要进行（在本案例中并不确切是)6点钟位虹膜切除术。如果将其关闭，它仍然不是硅油脱出的原因，而是后果：当瞳孔开大时，虹膜基质可被压缩。

41　指虹膜的周围，远离括约肌。
42　无晶状体眼，且前房已经充满硅油，或者硅油无法在有（人工）晶状体眼中找到通向前房的通道。

- 在硅油-视网膜界面上,经常会形成非常薄的膜,通常仅能通过其表面反射的光线才能察觉到。不强制将其移除,且该操作通常是有风险的[43]。

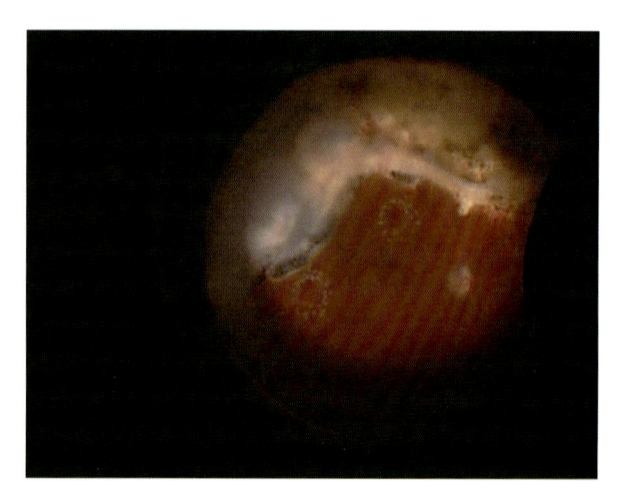

图 35-5　在硅油下形成的牵拉性视网膜撕裂

注　移除硅油后,视网膜仍保持重新附着状态。两个小的、特征为椭圆形的牵拉性撕裂已经被发现,并被激光光凝点包围。右侧的图像被气泡遮挡。

- 如果在普通硅油下发生了真正的增殖,通常位于下方。RD 将缓慢地向后极部发展。
- 是否需要在硅油下进行再次手术取决于诸多因素,其中最主要的是黄斑是否受到威胁。如果进行了再次手术,则先移除硅油,处理膜,重新附着视网膜,然后重新注入硅油。

问答

问：在再次手术的过程中首先移除硅油,而不是"在硅油中操作"的好处是什么？

答：第一,移除硅油后,真正的解剖结构将更加清晰,例如,牵拉力或视网膜缩短的位置和强度。第二,曲安奈德和染色剂可用于搜索玻璃体残留物和增殖膜。第三,如果视网膜下有硅油,可以将其移除。第四,如果必须重新注入硅油,那么现在就可以延长其寿命("乳化时钟"重新开始计时)。

43　临床经验是,如果视网膜长时间与硅油接触,则会更加脆弱。

4.5.2 硅油乳化

可能会在硅油填充的数周后或数年后发生，并带来许多不良后果。其原因可能是硅油的"自然老化"、质量低劣（即纯度低）或填充程度不足100%（可能是由于硅油在眼/头移动的过程中被摇动了）。

- 乳化的硅油无法实现其预期的功能，所需要的是单个大体积的硅油液泡。
- 降低患者和眼科医生的能见度。

> **小贴士**
>
> 即使在前房未见乳化的硅油（图35-6），也有可能存在位于裂隙灯视野之外的硅油泡。如果患者的视力良好，则询问患者在仰卧并仰望天花板时其视力是否较差。因为处于这一位置时，硅油泡会聚集在视轴上。出于同样的原因，当患者躺在手术台上时，一些先前未被发现的液滴会聚集在角膜顶点后方，从而更加明显。

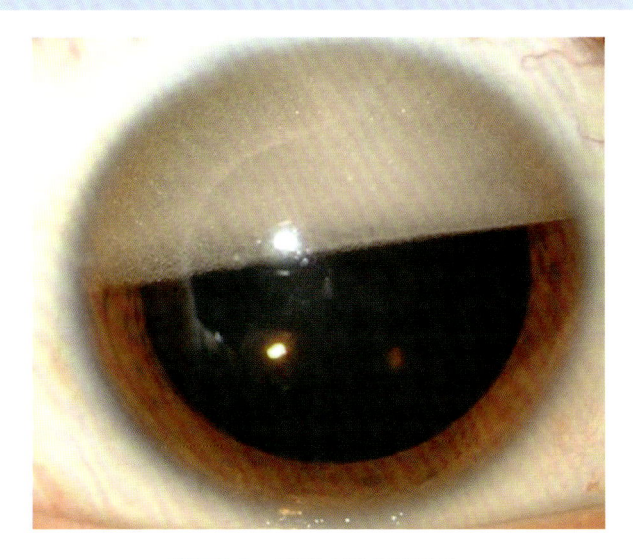

图 35-6　前房中乳化的硅油

注　前房中约40%的空间充满了乳化的硅油。如此大的量，很容易就可以识别，但是如果仅存有少量硅油液泡，则可能在裂隙灯下也会保持隐藏状态。

- 眼压可能会上升到无法通过保守治疗进行控制的水平[44]。

硅油液滴可以黏附到任一表面，如视网膜前膜、睫状突或虹膜的背面，尤其

44　由于对硅油的移除从未能够被完成，青光眼可能会持续数月。

是残留的玻璃体上（图 35-7）。

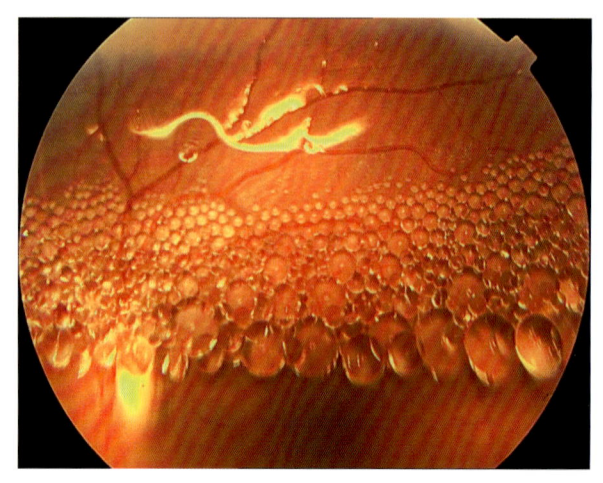

图 35-7　乳化的硅油黏附在视网膜表面

注　此眼中，在仍然存在的、较大的硅油液泡中间，有乳化的硅油液泡。移除时，术者至少应尝试移除附着在视网膜上的小液泡，但他首先必须检查前一名术者是否进行了不完全的 PVD。玻璃质的残留物具有很高的亲和力，能够"捕获"乳化的硅油液泡。

4.6　取出硅油

除少数病因方面的例外[45]，必须告知患者，在取出硅油后，存在视网膜（再）脱离的风险。

> **问答**
>
> 问：为什么取出硅油后发生的 RD，在某些手术医生的病例中很常见，而在其他手术医生的病例中却很少见？
>
> 答：可能的答案是玻璃体切割术的完整性。不应将硅油填充到未进行完全的 PPV 的眼中。眼中不再存在有硅油后，常见残留的玻璃体发生收缩或真正的增殖。术者切勿依靠硅油替代完全的玻璃体切割术，而应将硅油视为额外的武器。如果术者说："好吧，我会尝试去移除周围的玻璃体，但以防万一，我还是要用硅油"，那么他可能最终没有完整地完成工作。这是在潜意识中发生的事情，就像要一个人仔细打扫房间一样。如果告诉他，在他之后会再请另一个人来打扫房间，那么他仔细完成工作的可能性就会大幅降低。

45　例如，黄斑裂孔或玻璃体积血。

4.6.1 硅油的取出时机

硅油的取出时机通常取决于病因、眼的状况，以及是否发生了乳化[46]。指导原则如下。

- 如果是在黄斑裂孔手术中使用的硅油，则应在约 1 个月时取出。
- 在以 RD 为原始指征的眼中，如果 PVR 的风险为中等水平，则在约 4 个月时取出；如果 PVR 的风险较高，如严重创伤，则在约 6 个月时取出（参见第六十三章 12）。
- 对于复发性的玻璃体积血（VH）为原始指征的眼，必须由患者作出决定。

4.6.2 手术技巧

- 如果前房中只要很少或几乎没有硅油，则从后方开始取油。如果由于前房中有太多的乳化硅油，而无法观察到后方的操作，则先清理前房。

—制作一个穿刺口，其直径大于所需要使用的套管的直径。

—使用 BSS 将液滴冲出；与大的液泡不同，这些液滴很容易从眼中排出。可能会有液滴从玻璃体腔和后房中不断地补充到前房，因此，在进行后方的取油操作之前，可能必须重复冲洗前房数次。

—取出后方的硅油后，再冲洗一次前房。

从玻璃体腔中取出硅油包括以下几个步骤。

> **小贴士**
>
> 在连接灌注管路之前，先放置全部的 3 个套管，以防止在插入上方的套管时硅油进入硅胶管中。即使当今的玻璃体切割机中的眼压（IOP）设置已经改进，但将硅油从管中推回眼内也需要花费一些时间。

- 通过灌注套管进入眼内的 BSS 将代替硅油。

—确保灌注套管的位置能够使得 BSS 被导向硅油液泡的后方，而不是在硅油液泡的前方。

- 通过积极的抽吸以加快这一过程[47]。有些公司会提供一个短的金属套管，将

---

46 以及根据手术医生的个人理念。我倾向将油保持更长的时间。
47 被动清除也是一种选择。通过 20G 的巩膜切口（显然必须首先打开结膜），硅油会很容易地从眼中流出，但是这会使手术区域很不整洁。需要对眼表进行充分冲洗，以避免硅油困在结膜下。

其推动穿过套管[48]，有些公司则是提供放置在套管上的硅胶管。在后一种情况下，必须使用无阀门的套管。

—带有主动抽吸功能的长笛针（或玻璃体切割探头）也可以用于取油。为避免小号探头被硅油堵塞，需要不时地启动探头的切割功能。相反，如果必须将探头推入至视网膜下间隙，则避免进行切割。

• 通过颞上侧的巩膜切口移除硅油。

• 无论采用何种仪器或手术技术，由于硅油液泡会黏附在所有的眼内结构上，因此无法真正地、完全地移除硅油（参见第二十五章 2.5）。

• 取油过程中，偶尔会出现硅油液泡脱离套管的情况。尝试使用探头抽吸大的液泡（图 35-8）或抓住套管，旋转眼球，使其成为眼球内的最高点，然后让硅油逸出（图 35-9）。

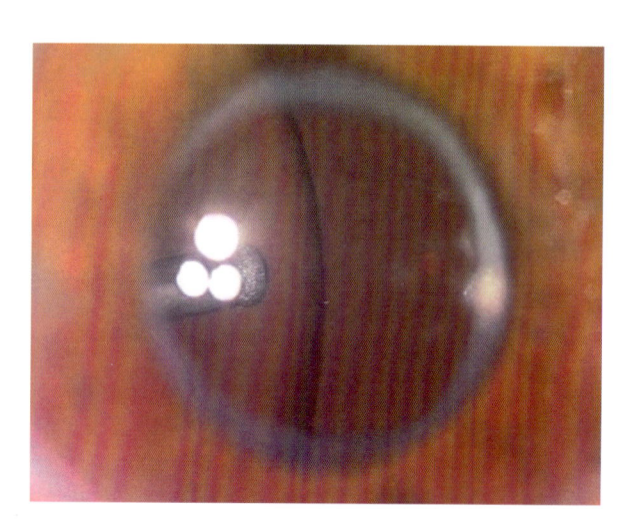

图 35-8 使用探头对一个残留的硅油大液泡进行抽吸

注 在移除过程中逃逸的、较大的硅油液泡，现在漂浮于玻璃体腔内。移除此类硅油液泡的一个选项是使用探头抽吸。随着液泡的减小，必须旋转眼球，以使探头的尖端保持位于玻璃体腔的最高点；否则，硅油会再次逃逸。在抽吸过程中，可能无法获得证明液泡缩小的视觉反馈；术者可能必须将探头向侧面旋转，并靠近液泡的边缘，以确保硅油流出。液泡形状的变化是一个明显的信号：如果有硅油排出，则会形成一个小的漏斗（另一个例子显示，如果要在玻璃体的前部进行操作，那么工具需要从颞侧插入玻璃体腔）。

48　这样就减小了硅油必须流经的通道的直径。

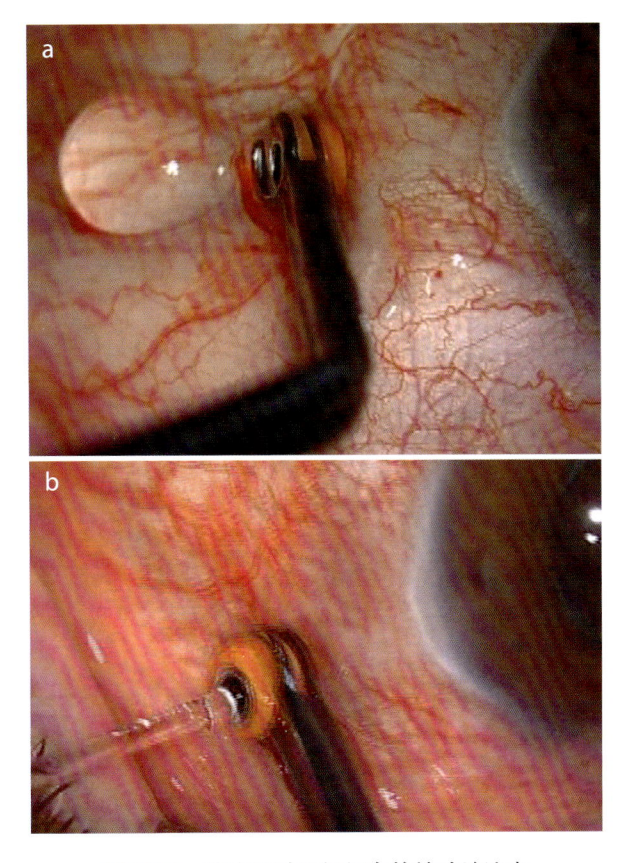

图 35-9　硅油通过无阀门套管被动地流出

注　图 a，用特殊的镊子抓住套管，然后旋转眼球，使套管的（不可见的）尖端位于玻璃体腔内的最高点。如果操作成功，则可以看到硅油液滴通过（显然是无阀的）套管排出。图 b，一旦排干了所有的硅油，所见的图像就会立即发生改变：BSS 的排出更类似于喷射流。

• 在经结膜玻璃体切割术（MIVS）中，每个上方的套管周围都会困有一个较小的硅油液泡；仅在仪器被推动穿过套管时，可以看见这些液泡（图 35-10）。

— 黏附在导光管上的硅油滴，可以轻松地用探头吸走。黏附在探头上的硅油则必须首先转移到导光管上，然后将其移除。该操作类似于磨刀，只是要注意与视网膜之间保持安全距离。

— 黏附在视网膜上的硅油滴[49]很难移除。可以尝试使用笛针进行被动抽吸[50]，但不要期望能够圆满完成该工作。

49　同样，确保视网膜表面没有残留的玻璃体。
50　需要经常进行冲洗。

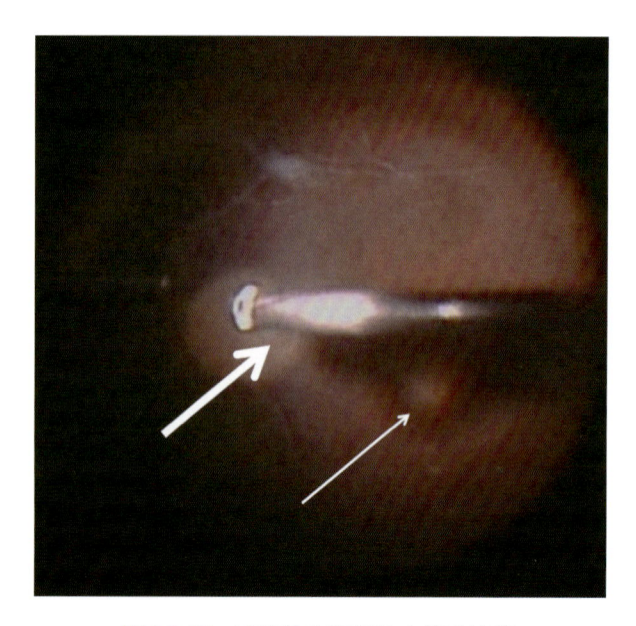

图 35-10　玻璃体切割探头上的硅油滴

　　注　粗箭头指向黏附在探头上的小油滴，细箭头显示其在视网膜表面所投射的阴影。首先将油滴转移到导光管上，然后用探头将其吸走。在 MIVS 中，该操作可能不得不重复数次，在无套管的 20G 手术中则不存在这样的问题。

> **小贴士**
>
> 　　如果使用的是重硅油，则可能不得不使用笛针从视网膜表面上收集液滴。由于这种油不具有黏附性，通常在没有主动抽吸的情况下会离开眼（端口面朝视网膜，因此可能具有潜在的风险）。然而，液滴也可能具有很强的黏附性，以致很难将它们移除。

　　─最好通过探头的主动抽吸功能来移除位于视网膜下的硅油。随着硅油液泡变小，残留物最终将会"冲破"阻碍，然后从玻璃体腔中被吸出。

　　• 轻柔地摇动眼球，并在可能的情况下，分别地摇动虹膜，以至少释放一些粘在其上的硅油液泡。轻柔地在后囊和人工晶状体表面上进行抽吸。

　　• 一旦移除了所有可见的硅油液泡，进行 F-A-X。使用探头（而不是笛针）[51] 来抽吸液体。

51　它可以加快处理这一进程并防止阻塞。

—将探头放在 BSS 表面的上方，不要使用完全的抽吸功率。将会看到硅油飘浮在水面上，就像工业漏油一样；仅撇去表面的油滴。保持探头的端口面朝中心（即视轴），这样可以看到浮油涌入端口。

—当弯液面非常靠近视盘时，使用笛针替换探头，并收集所有剩余的 BSS/油。将会看到微小的油滴涌向针孔。由于基本上必须接触到其表面，因此确保事先调整了 BIOM 的前透镜。

—可以重复进行 F-A-X，但即使如此，对硅油的清除程度也不会达到 100%。

• 必须告知患者，在术后的数月中都有可能会看到小的循环漂浮的黑色圆圈；它们是微小的硅油滴，无法被移除（无须再次手术，甚至进行了再次手术也只能得到一定程度上的改善），但它们无害。

• 尽管尽了最大的努力，结膜下仍可能出现硅油滴。这些油滴可能会使患者感到困扰，甚至需要进行清除（参见图 35-2）。

5　置换

表 35-2 提供了有关大多数常用的置换操作的合理性和技术上的细节，包括有关于"流体三明治"的问题。下面仅对与 RD 有关的眼进行讨论。

• 空气将向后方推动视网膜下液；PFCL 将向前方推动视网膜下液。

—原则上，如果裂孔位于中央，则首选空气；如果裂孔位于周边，则首选 PFCL。

—实际上，几乎在所有情况下都可以有效地使用空气（表 35-3）；但是对于初学者而言，这可能是一项技术上的挑战（参见第三十一章 1.2）。

• 如果 RD 较陈旧，则流体可能会非常黏稠[52]。

• 如果是有黄斑脱离的眼，存在术后将任何残留的视网膜下液压入黄斑下方的危险。需要进行"气体顶压"[53]，将气泡从附着的视网膜处带至黄斑区域。

6　若是无晶状体眼

玻璃体视网膜手术医生有时会碰到无晶状体眼或人工晶状体眼，以下是使用

52　可能需要使用探头主动抽吸视网膜下空间，这会增加捕获视网膜或伤害脉络膜的风险。
53　这必须向患者详细解释。该操作在第五十四章 6.3.1 详细介绍。

填充物时的一些特殊考虑。

- 空气：如果用空气充满前房，则必须调节 BIOM 前镜。如果计划进行 F-A-X，然后填充硅油，则应确保经常抽吸因为角度而被困住的 BSS[54]。

—由于气泡不能完全充满前房，因此很容易识别 BSS 的存在[55]。

- PFCL：不会在术中进入前房，但是如果无意中留下了气泡，则在术后该气泡会间歇性地出现在前房中。如果患者处于坐姿，则该气泡会总是位于下方。如果术者想移除该气泡，有两种选择。

—让已经充分进行麻醉的患者坐在裂隙灯处。护士应将患者的头固定在裂隙灯处，以确保患者不会移开。这样很危险，因为术者无法自己调整其逐渐劣化的图像质量，因此，他将要求患者将头压靠在杆上，并且由于刀片或针头已经固定在进入眼的位置上了，可能会发生无意的贯穿。穿刺口应该是位于颞下侧的小切口。

—如果法律上不允许在手术室之外进行该操作，且该眼为无晶状体眼，则在患者躺至手术台上之前使瞳孔收缩。调整手术台，使患者的额头高于其下巴（参见图 16-5b 中的示例，与图 16-5a 中的示例相反）。该移除是通过在颞侧的穿刺口进行的，患者的头部必须转向颞侧，以便使穿刺位于前房的最低位点。

表 35-2 玻璃体腔内的置换[*]

置换 起始为	置换 置换为	技术[a]	评论
液体[b]	空气（F-A-X）	详见第三十一章1	
液体	PFCL	关闭灌注，用笛针注入 PFCL[c]（参见有关注射技术，以及"流体三明治"的内容）	确保眼压不会升高，定期通过同一套管/巩膜切口排出 BSS[d] 为避免 RD，仅当 PFCL 位于裂孔前缘之前时，才应停止填充（参见第十四章4） 如果要使用硅油，建议进行 100% 填充，以免在眼球内出现"流体三明治"

---

54 另外，切记进行下方虹膜周边切除术（参见本章 4.4）。
55 即气泡的直径比角膜的直径小得多。

续表

| 置换 ||技术[a]|评论|
起始为	置换为		
液体	硅油	用笛针在眼底收集液体，并排干	弯液面不易被看到，并且使所有的液体积聚在眼底需要很长时间；首先切换到空气，然后进行空气—硅油置换
液体	重硅油	用笛针将液体排干，逐步将其从眼底向上移至前方	硅油可能会被困在视网膜的中央部位
空气	气体	详见本章 2.2	
空气	PFCL	用笛针注射 PFCL	注意：PFCL 将会蒸发并在后囊 / IOL 上凝结（参见第三十一章 2）[e]
空气	硅油	详见本章 4.4	通常会在前玻璃体中形成黑暗的"烟"，严重干扰眼底的可见性。因此需要在空气下，而非硅油下，进行激光治疗
PFCL	硅油	泵入硅油后，用笛针从眼底移除 PFCL	硅油的液面很容易被看见
PFCL-流体（"流体三明治"）	硅油	当硅油进入眼时，将笛针头保持在BSS中，就在 PFCL 的上方，并尝试尽可能多地抽吸，然后将笛针的尖端浸入 PFCL 泡中，在眼底收集。一旦移除了 PFCL，该过程就变成了流体—硅油置换	如上所述，最好能够避免这种"流体三明治"结构，因为这样会使交换过程变得更加缓慢且更加复杂[f]：首先用 PFCL 充盈玻璃体腔，然后填充硅油如果确实存在"流体三明治"，并且已经进行了 360° 视网膜切除术，则需要采取特殊步骤（参见表 33-1）

注 *除非另有说明，否则视网膜已附着。a, 除非另有说明，否则替代物会通过灌注套管进入眼球。b, BSS。c, 在注射器上；注射是由术者完成的。d, 也可以使用双筒针或无阀插管。e, 原则上，用 BSS "覆盖" PFCL 气泡可能足以消除此问题；但在实践中，这很难实现。f, "流体三明治"带来的是经济上的好处：只需要更少量的 PFCL。

- 硅油：参见本章 4.4。

表 35-3　视网膜下液的内部引流 *

步骤	评论
转动眼球，使最中央的视网膜裂孔处于眼中的最低位点 [a] 将手稳固地放置，以确保笛针的尖端保持稳定，并使之位于裂孔的正上方；保持笛针腔处于关闭状态	偶尔，即使不需要空气，视网膜下液也会排出。但是，在大多数眼中，是由空气将视网膜下液推向笛针的
仅当笛针的尖端稳固就位时，才打开空气，并从腔室开口处抬起手指	排液开始。如果视网膜移动性很高，笛针可能会卡住视网膜。在这种情况下，松开视网膜（反冲），然后小心地 [b] 将尖端通过裂孔推入视网膜下腔 [c]
即使起初视线被遮挡 [d]，也要使笛针保持在稳定的位置上	毛细管效益 [e] 可以确保，即使视网膜裂口不在眼球的最深处，只要液柱保持不间断 [f]，流体仍将继续流动 一旦液柱破裂，空气就会使视网膜裂孔的边缘塌陷到 RPE 上，视网膜下液将被困在其中心处 [g]
在排出仍存在于视盘前的玻璃体腔内 BSS 之前，完成对视网膜下液的抽吸	否则，进入的空气将会更容易地将剩余的视网膜下液推入至黄斑下腔
将笛针固定在视盘的前方，排出视网膜前的 BSS	如果要使用硅油，则耐心等待 [h] 已经覆盖于视网膜表面上的液体薄膜积聚在视盘上 [i] 如果计划填充气体，是否将最后一滴 BSS 排出并不是至关重要的

注 *参见第三十一章 1.2。a，裂孔处应有透热疗法的标记，以便在空气中进行识别（参见第五十四章 5.2.3）。b，以避免触碰脉络膜并引起出血。c，替代选项是使用 PFCL 来保持视网膜固定不动，但牢记 PFCL 发生蒸发的可能性和后果。d，在气泡聚集之前，空气会形成鱼卵形——这可能需要经过令人不悦的漫长时间。e，"液体在无外力帮助的情况下，朝向与重力相反的方向，流入狭小空间。"f，因此，排空时需要避免移动针尖。g，在这种情况下，有 3 个选项（参见第三十一章 1.2）。重新剥离视网膜并重复该过程（虽然不理想，但是可以接受）；制作一个中央视网膜切口，并通过该切口进行排出（不要选）；或者，如果液体很少，没有计划使用硅油，可以将液体保持排除在黄斑下腔外（碾压，参见第五十四章 6.3.1），不对其进行处理，RPE 会在几天内将其清除。h，完成此步骤需要几分钟时间。i，这是可以达到 100% 填充的方式。

第三十六章
黄斑下出血

血液，无论是由于老年性黄斑变性（AMD）[1]、创伤，还是其他病因，都会对光感受器细胞[2]造成严重的损害，并且在早期即开始；血液越浓[3]，其损害就越大。有数个可选的方法，包括观察。需要进行斟酌，如果血液长期存在，出血浓度低且量少，或在发生出血之前的视敏度就已经非常差了，则是合理的。

1 非手术方法：玻璃体内注射气体和 t-PA

目的是推压从中央凹下流出的液化血液。
- 向玻璃体腔内注入 100μg 的 t-PA。
- 向玻璃体腔内注入 0.3mL 的纯全氟丙烷（C_3F_8）气体。
- 将患者[4]保持固定体位 3d。

2 清除所有的血凝块

从技术上讲，血凝块并没有那么难以移除，也不需要像血凝块的尺寸一样大的视网膜切口。通常可以通过一个很小的视网膜切口，一次性地将具有弹性的血凝块移除。
- 完成玻璃体切割术（尤其是创建玻璃体后脱离）。
- 使用透热疗法在方便的位置上创造一个小的视网膜切口[5]。

---

1 不论如何治疗出血，都必须采用抗血管内皮细胞生长因子（VEGF）治疗。
2 最终血液可能变成瘢痕。
3 "厚"通常为 500μm 以上。
4 面部朝下是典型的建议，但是要求患者保持直立，以使血液在下方沉积会更加合理。
5 通常位于黄斑的颞上侧。

—视网膜切口应远离该区域的主要血管。

—视网膜切口应位于经结膜玻璃体切割术（MIVS）中的血凝块的正上方[6]。

—如果血凝块太大，则视网膜切口可进行些许的拉伸。

• 使用一个小的、钝的、成角度的套管[7]或尖端柔软的笛针在血凝块的上方，如果可能的话，则包括其下方，注入少量平衡盐溶液（BSS），以使血凝块与上方的神经视网膜和下方的视网膜色素上皮（RPE）分开[8]。

—注射应非常缓慢且应在低压力下进行。

—术者很难精确地掌控套管尖端的位置和注射的属性。最好使用一种工具（参见本章4），该工具允许护士来注射液体，同时由术者来监视套管尖端。

• 使用镊子抓住血凝块，然后慢慢将其取出。取出的过程中暂停动作，可能会有助于视网膜向后方滑动，与血凝块分离。

• 用 BSS 轻柔地冲洗视网膜下腔。

• 进行 F-A-X，并将空气置换成气体（参见图 35-1）。

使用这种方法的主要问题是，大面积的 RPE 可能会被意外切除，从而使预后无法预测。患者必须事先了解这一风险，并且知晓导致其发生的原因并不是术者的错误（咨询，参见第五章）。

> **小贴士**
>
> 必须事先告知患者，黄斑下出血被移除（或迁移）后的功能结果值得怀疑，但在大多数情况下，这仍可能是得到改善的最佳希望。

一个非常大的血凝块，需要一个大的周边视网膜切口进行移除；这通常发生在创伤中（图 36-1），尽管偶尔有患者的病因为 AMD。

6　如果可使用视网膜下镊（参见第三十二章4.1），则可能在20G玻璃体切割术中，可以在血凝块的边缘。

7　尖端弯曲约30°。不使套管倾斜意味着喷射流冲击 RPE 或血凝块，而不是在血凝块上方或下方产生劈裂。软尖的套管显然无法产生这样的角度，但是在 MIVS 中，巩膜中的套管会限制术者在器械方面的选择：套管必须小于所使用的规格，并且呈一定角度的远端必须非常短。

8　RPE 下的血凝块不应移除，只能移位；OCT 有助于区分两者。

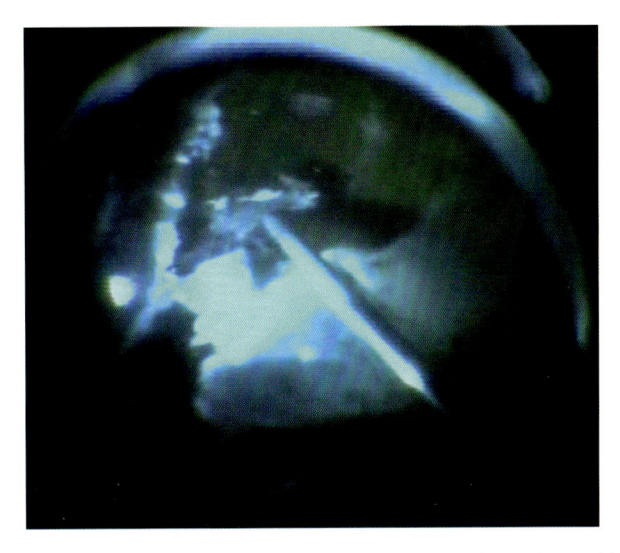

图 36-1 通过较大的周边视网膜切口移除一个较大的血凝块

注 在这只遭受了严重创伤的眼中,创建了一个 90° 的周边视网膜切口后,移除了该血凝块(20d 内血液没有发生液化)。视网膜向后折叠,然后使用 20G 的玻璃体切割术探头吸出血凝块,将其移入玻璃体腔内,然后将其切开并取出。

3　黄斑下冲洗[9]

- 完成玻璃体切割术(尤其是创建玻璃体后脱离)。
- 使用透热疗法在方便的位置上创建一个小的视网膜切口。
- 使用弯曲的套管或带有注射功能的特殊笛针(图 36-2),将 BSS 轻柔地注射至黄斑下方。

—使用套管意味着血液被冲入玻璃体腔内;需要将套管移除并排空玻璃体腔内的血液,然后重复该过程数次。

—使用特殊的笛针意味着护士必须注射 BSS 来冲洗视网膜下的空间,这将需要一定的技巧、注意力和奉献精神(参见第六章)。该过程将不得不重复数次。

如果在中央凹下有残留的血液,则可以注射 PFCL,尝试将血液从正中推向视网膜切口,与 RD 手术中移除视网膜下液的操作技术类似(参见第三十一章 1.2)。

---

[9] 相同的技术适用于其他类型的视网膜下液。

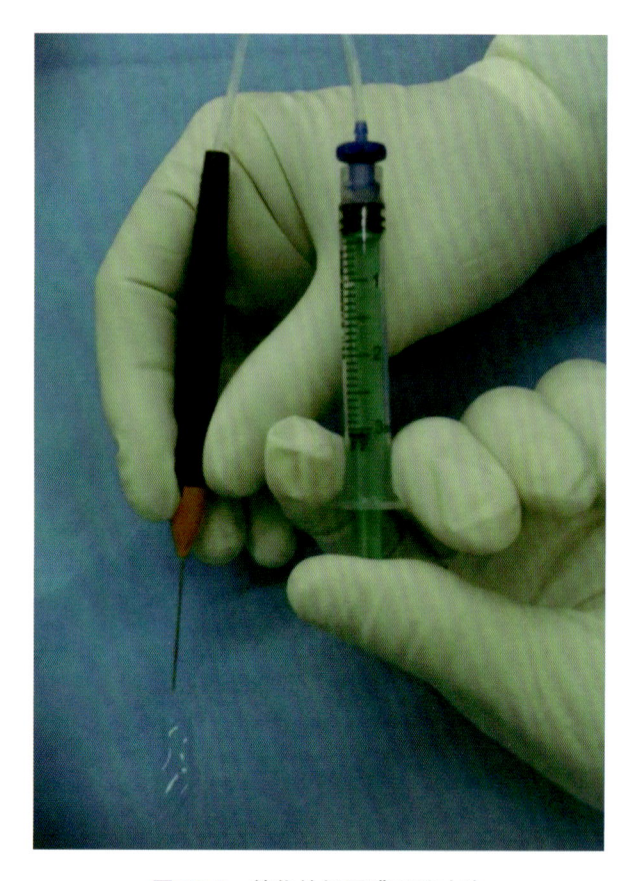

图 36-2　简化的视网膜下腔冲洗

注　这种笛针特别之处是，它可以与注射器相连接。当术者的示指阻塞硅胶腔的开口，并且激活了柱塞时，液体会通过笛针注入，该笛针具有柔软的尖端。此处未展示的内容：没有推动柱塞，并且术者的手指没有阻塞硅胶腔的开口，该设备恢复为一个正常的笛针，可从眼球中排出带血的液体。这种方法的优点是，不需要多次进行器械的更换即可实现物体的排出。这个想法源自我的一名护士 Barbara Slupcznska-Sowka。

4　简化的手术方法

- 完成玻璃体切割术（尤其是创建玻璃体后脱离）。
- 使用 41G 的微套管，在血凝块区域注入 50μg 的 t-PA。

——一种选择是等待 1h，让血凝块液化，然后冲洗血液，再进行一个 F-A-X，并用气体置换空气。通常建议患者采用俯卧体位。

——另一种选择是放弃冲洗，在注射 t-PA 之后，立即进行 F-A-X，然后用气体置换空气。

第三十七章
视网膜下活检

进行经玻璃体活检[1]的最常见症状是，后极部视网膜下的团块。医生无法从病灶的外观来确定，其面对的是肿瘤或其他症状，如陈旧性出血。

- 完成玻璃体切割术（尤其是创建玻璃体后脱离）。
- 仔细选择进行视网膜切开术的部位，该部位应位于病变部位，并尽可能远离主要血管。
- 考虑进行轻度的透热疗法[2]。

> **小贴士**
> 肿块可能是血管肿瘤；建议备好眼内透热疗法探头，出现取样后视网膜下出血的情况时使用。

- 用镊子[3]移取或通过23G的长笛针[4]抽吸取出一小块团块。

——通常，使用探头是较不理想的选项，因为这样可能会对物质造成损坏。如果需要使用探头，则应由护士使用连接到探头管路上的注射器进行抽吸。这避免了对物质的稀释。

- 通常，F-A-X不是必须的。视网膜切开术无须进行激光打磨[5]。

样本应根据实验室的要求送至病理医生处。在开始活检程序之前，医生和护士都必须已经知晓这些要求。

---

1 这里仅讨论术中进行的活检。
2 没有进行透热疗法，就会有发生出血的机会，不论这一机会多小。
3 移取较重的物体可能需要使用到剪刀。
4 与使用非手术"细针抽吸"技术相比，该方法取得的样品的量要大得多。
5 由于下面的团块，这种激光无论如何都是无效的。

如果需要进行玻璃体活检，则不需要完整的玻璃体切割术（参见第十七章4）。如果遇到凝胶玻璃体，最好使用小规格的探头，而不要使用针头，以免产生牵拉。无须进行灌注。

第三十八章
联合手术

将白内障摘除术（和人工晶状体植入术）与玻璃体切割术（PPV）结合起来的优势及劣势，参见表 4-2。本章主要介绍联合手术的技术问题。有关晶状体摘除技术类型的决策过程见图 38-1。

对于是否需要在没有（或仅有微弱）调节的眼中摘除透明的晶状体这一问题，尚无明确答案。如果晶状体的存在会干扰到玻璃体切割术的成功，则术者必须毫不犹豫地摘除晶状体；否则，他应该与患者进行讨论（参见第五章），尽管还有其他影响因素起到作用（参见第四章6）。

> **小贴士**
> 手术是否成功由视网膜和睫状体的状况决定，而不是由是否保留晶状体决定。

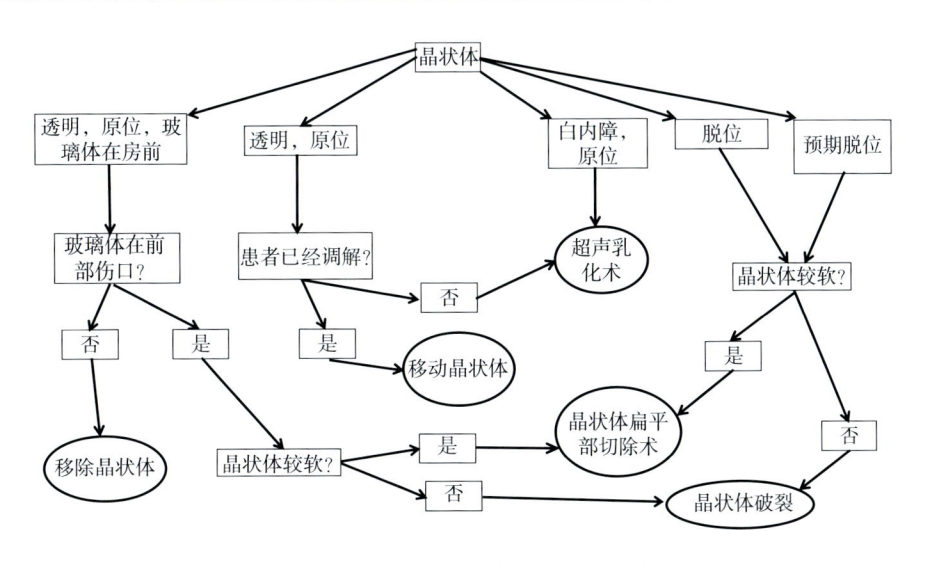

图 38-1　进行玻璃体视网膜手术的眼中有关于晶状体的决策树

1 超声乳化术

该操作的完成方式与在正常情况下的类似,此处仅给出一些特定的建议。除非存在特殊情况,否则白内障手术应在玻璃体切割术之前进行。

- 首先放置用于灌注的套管[1];两个附的套管是现在或稍后插入,取决于个人。在 PPV 开始之前,不需要连接灌注液管道。
- 不要使撕开的囊口大于 5mm。
- 某些情况下[2]最好将粘弹剂保持在前房(AC)中,直到完成 PPV。
- 在植入人工晶状体(IOL)后,务必进行后囊切开术。

2 晶状体切割术

如果晶状体囊也必须被摘除,则可以采用术者熟悉技术和操作路径[3]的睫状体平坦部晶状体切割术。只要晶状体质地柔软[4],就能有效地进行玻璃体联合晶状体切割术(PPL);否则,探针虽然能够去除皮质,但只能去除很少的核。

2.1 原位晶状体

- 始终使用颞上巩膜切开术进行通入。

> **问答**
>
> 问:为什么不使用鼻上巩膜切开术进行原位晶状体 PPL 或超声乳化术?
>
> 答:探头必须处于水平位置,如果被患者的鼻部阻碍则不可能处于水平位。术者应该用另一只手的手指将探头牢固地固定在适当的位置上(参见图 2-1)。

- 插入 23G 的针头,然后在赤道处将囊腔切开。目的是为钝的探头提供一个进入晶状体的无障碍入口[5]。

---

1 手术完成时,眼球会变得柔软,从而使套管的插入变得困难。
2 如浅前房,虹膜松软,瞳孔缩小,玻璃体积血(VH)向前渗出,硅油溢出。
3 分别指使用探头和通过套管进入眼。
4 截止的年龄段一般为 55~60 岁,但许多其他的因素(如眼内病理和设备类型)也起一定的作用。
5 否则,探头会趋向于将晶状体推开,从而在悬韧带上施加过大的压力。

- 将探头推入晶状体。侧向旋转端口，以免咬入两个囊腔中。
- 柔软的晶状体只需要抽吸即可；仅有当晶状体核较坚硬或材料阻塞了流出时，才需要激活切割功能[6]。
- 避免伤害到后囊十分困难。小块的晶状体可能会向后掉落，但在随后的玻璃体切割术中可以很容易地将其清除。

> **小贴士**
> 在 PPL 期间，后囊实际上是不可能被保存的。灌注不会直接使囊袋膨胀，因此，囊袋在摘除晶状体时就会开始塌陷，并逐渐靠近探头的尖端。这一距离与前囊和端口之间的距离不同，是无法被监控的。

- 如同在标准的超声乳化手术中一样，对皮质进行抽吸。
- 确定是否需要保留前囊[7]（参见本章 6）。如果是，则必须对其进行彻底抛光。

2.2　玻璃体中的晶状体[8]

- 首先完成玻璃体切割术，包括制造玻璃体后脱离（PVD）。
- 变更机器上的设置：将切割速率降低到 100～300cps，并根据需要增加抽吸 / 流量[9]。
  — 如果切割率高且晶状体质地坚硬，则无法堵塞端口，且晶状体的碎片将继续被推开。
- 柔软的材料[10]较易于被移除。
- 如果核质地坚硬[11]，将光导管最大效用化，作为"破碎机"使用，则有可能排除对超声的需求。
  — 仅使用抽吸功能，并将端口转向视网膜，将碎片提起至玻璃体腔，与视网膜保持安全距离。
  — 不要让脚离开踏板；继续抽吸，以使该碎片不会掉落。

6　探头的内腔要小得多，因此这种情况的发生频率比进行超声乳化时要高得多。
7　以及残留的后囊。
8　原位 PPL 过程中晶状体完全脱位或晶状体颗粒丢失。晶状体半脱位在第六十三章 6 中介绍。
9　这就是必须首先去除玻璃体的原因；否则，将无法避免发生玻璃体视网膜牵拉。
10　皮质，在年轻人中为核。
11　可能需要使用超声（参见本章 3）。

—将探头旋转 180°，使其位于晶状体颗粒的下方。

—使用光导管将晶状体碎片"强制送入"端口（图 38-2）。这些颗粒可能会堵塞探针，需要护士对其进行冲洗。

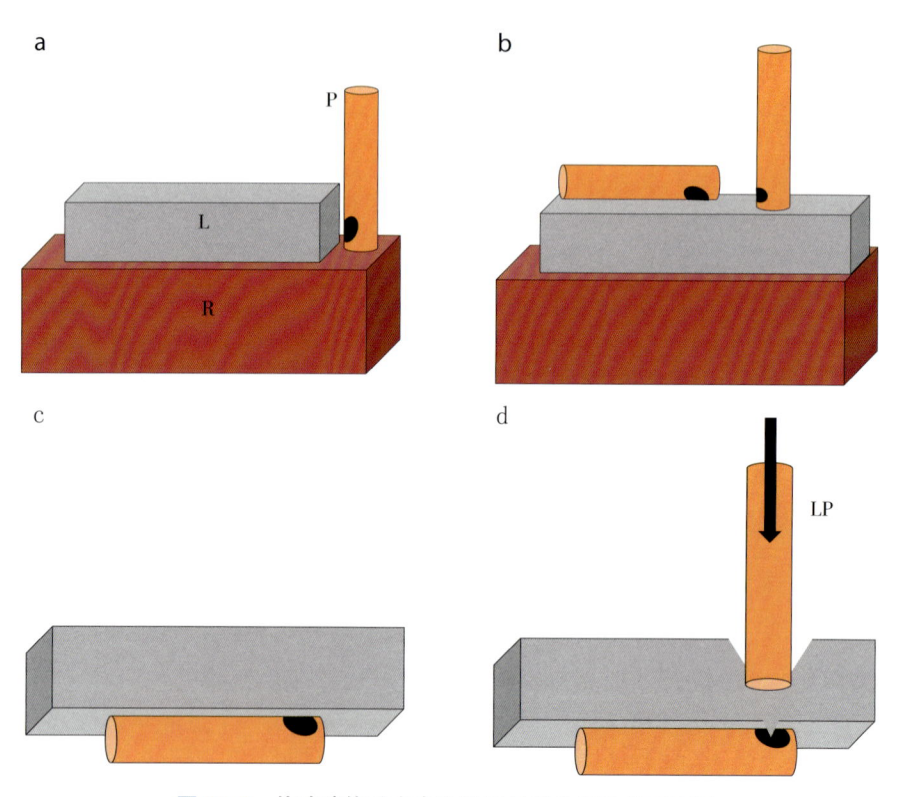

图 38-2　从玻璃体腔中去除硬质晶状体颗粒的示意图

注　图 a，探针（P）只有从晶状体颗粒尺寸最小的一侧对其进行操作的情况下，才能咬入晶状体颗粒（L）；但是，这样操作可能存在危险，因为探头的尖端可能会被推入视网膜（R）中。图 b，易于从上方（左手侧）接合颗粒，但是由于质地坚硬且表面积过大，因此无法咬入该颗粒。另外，高抽吸率使得在该位置进行切割存在风险。在右手侧，由于没有边缘，无论位于视网膜上的是晶状体还是一层玻璃体，切割器无法接合该组织。图 c，拾起颗粒并使其远离视网膜可以提高安全性。旋转探针，使端口朝向术者；因为维持着（高）抽吸 / 流量，晶状体颗粒不会丢失。然而，探头仍然无法咬入颗粒，因其坚硬的质地和过大的接触面积。图 d，导光管（LP）能够将颗粒推入端口。颗粒或是被逐渐"吃掉"（以较低的 cpm 速率），或更常见的是，被打碎成更小的碎片。这些碎片必须有至少一侧足够小，才可以被送入端口中。

—重复整个过程，直到所有碎片都被移除。

—或者在将硬质地的碎片带入玻璃体腔后，并将其固定，以便在 BIOM 关闭的情况下查看它，并将导光管换成镊子。抓住碎片，使其最小尺寸部位可以朝向探头，然后将其送入端口。

• 在清除了所有可见的晶状体颗粒后，冲洗玻璃体腔，以便观察并移除任何先前隐藏的或微小、流动的碎片，这些都会增加术后炎症。

3 晶状体粉碎术[12]

使用经睫状体平坦部摘除晶状体这一路径的指征与下面列出的 PPL 的指征相似，同样是利用颞侧巩膜切开术摘除晶状体的规则。

调整踏板的功能，以使机器在晶状体粉碎术的模式下进行操作[13]。

3.1 原位晶状体

• 首先放置用于灌注和临时性操作的巩膜切口的套管[14]；是否此时或稍后插入上鼻侧插管取决于个人。

• 做一个漂亮的前部玻璃体切割术[15]。

• 插入超声乳化粉碎仪并去除晶状体。

—使用"蚕食"技术，以小而渐进的方式推进探头，而不是在晶状体上制造一条条长的隧道。此操作会增加端口始终处于被阻塞状态的机会。

—尽量避免将大的核碎块丢失于玻璃体中；如果发生这种情况，建议遵循下述步骤（参见本章 4）。

—在进行 PPV 的期间，将清除掉所有丢失的皮质。

• 去除核之后，可以用探头取出残留的皮质。

• 作出是否保留囊袋的决定（参见本章 2.1 和 6）。

3.2 玻璃体中的晶状体

• 首先完成玻璃体切割术，包括创建 PVD。

---

12 当核对于探头来说过于坚硬时，甚至是无法将其碾碎时，则有必要使用超声。

13 我的设置类似于玻璃体切割术的设置：最初踩下踏板会启动抽吸/流动功能；进一步踩压将激活超声功能（不需要转动足部，参见第十六章 3）。

14 如果使用的机器能够进行 23G 的超声乳化粉碎；如果只能使用 20G 的超声乳化粉碎器，最好在玻璃体切割术完成之前，通过单独的切口进行操作并对其进行缝合。

15 在术前可能无法识别到后囊发生破裂；在术中很难识别到玻璃体脱出到晶状体中。该风险是抽吸前玻璃体时，对周围视网膜产生的牵拉力（参见第六十三章 6）。

—使用曲安奈德（TA）以确保视网膜后部没有残留的玻璃体。

—除去周围部的所有或至少大部分的玻璃体（次完全/完全 PPV）。

• 调整机器设置。

—不要使用超过 20% 的超声乳化功率。

—暂时增加灌注压力：如果超声乳化探头的尖端位于平衡盐溶液（BSS）中（即未被晶状体阻塞），则眼可能会塌陷。

• 插入超声粉碎仪。仅使用抽吸功能，从视网膜表面拾取晶状体颗粒，将其移入玻璃体腔中，然后才激活超声能量。使用最少量的超声。

—该技术与上文所述技术（参见本章 2.2）非常相似，不同之处在于，利用超声检查的能量，甚至有可能将坚硬的晶状体颗粒破碎成小块；然而，破碎有助于减少所需超声波能量的总量。

• 一旦取出所有晶状体，在巩膜顶压下检查视网膜周边区域，并（至少考虑）进行激光内环扎术以减少术后发生视网膜脱离（RD）的风险。

4 人工晶状体植入：是否植入及何时植入[16]

4.1 在白内障摘除结束时的"囊袋内"人工晶状体植入

这是在所有常规的超声乳化病例中执行的"默认操作"。

4.2 无人工晶状体植入

• 无植入时大致为正视眼的（高度近视的）眼球[17]。

• 失去中央和周边视觉潜能的眼。

• 无法预测是否可以移除所植入的硅油[18]。

4.3 延迟的人工晶状体植入[19]

• 术者在术前不确定眼后段的解剖情况是否可以支持植入的合理性。

• 在外围必须进行广泛的操作。

---

16 这些都不是绝对的规则。
17 "眼需要被划分开"这一古老格言不再是真理了。
18 一旦问题得到了明确回答，接下来就可以植入人工晶状体。
19 此处定义为，在 PPV 完成之后，但在同一手术中植入人工晶状体。

—没有人工晶状体边缘周围的视差所造成视觉干扰。

—人工晶状体可能会半脱位。

4.4 二次手术人工晶状体植入[20]

- 即使达成了最佳解剖学上的结果，术者也不能确定患者在视觉上的改善。
- 无法在术前预测人工晶状体的功效。
- 术后发展出增生性玻璃体视网膜病变（PVR）的风险很高。

5 移除囊膜

在某些情况下，最好的选择是移除晶状体囊膜[21]。

> **问答**
>
> 问：取下晶状体囊膜不是一个有争议的问题吗？
>
> 答：对于某些眼科医生而言，是的。但是我的经验是，即使该适应证不是绝对适应证，这在许多情况下是非常有益的。植入虹膜型人工晶状体进一步降低了选择移除囊膜的门槛。

5.1 适应证

- 半脱位的晶状体，无论是自发性的还是由外伤引起的。
- 预期会造成晶状体（半）脱位的全身性疾病[22]。
- 晶状体悬韧带较弱，可能无法牢固地固定囊袋/人工晶状体。
- 剩余的后囊不足以牢固地固定人工晶状体。
- 预计术后会出现严重的炎症，并伴有虹膜粘连。
- 术后发展为 PVR 的风险较高。

---

20 此处定义为，未来在另一次手术中植入人工晶状体。

21 请记住，默认目标不是在囊袋中植入人工晶状体。相反，其目的是对眼球解剖结构的其余部分尽最大程度的恢复。这需要长远的考量，这就是有可能必须牺牲囊膜或放弃植入人工晶状体的原因。

22 马方综合征、假性剥脱、高半胱氨酸尿症等。

5.2 手术技术

- 完成晶状体的移除。
- 无论存在哪种囊膜，均使用探头进行中央囊切开术。
- 取一只鳄嘴镊[23]，抓住囊膜，然后在以下操作中选取一种进行。

— 对于年轻患者[24]，通过另一个巩膜切口插入将探头，并用镊子将囊膜朝一个方向拉动；使用探针切断晶状体悬韧带，而不是将其撕裂。交换器械的位置后，在眼的对侧重复该过程（图38-3）。

— 对于年龄较大的患者，只需拉动囊膜，然后用另一只手将囊膜"压扁"，使悬韧带上的张力分布在更大的区域，从而延迟囊膜撕裂的时间。可能有必要在两侧的巩膜切口中重复抓取的操作。

- 为了安全起见，压迫巩膜，检查外周，并（至少考虑）进行激光内环扎术。

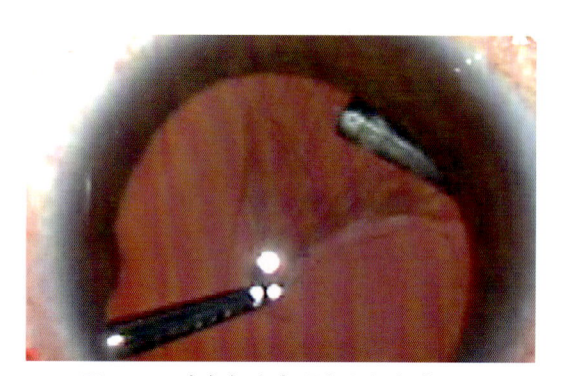

图 38-3　在年轻患者眼中进行囊膜移除

注　仅拉动晶状体悬韧带，确实会使它们与睫状突分离，但是其牵拉力传递到前部视网膜上的风险很高。使用探头切割悬韧带，而不是手动撕开，是消除该风险的一种选择。

6　虹膜型人工晶状体的植入[25]

6.1 优点

对于没有（足够的）囊膜支撑的眼，巩膜固定式或前房人工晶状体曾是唯一

23　这样就可以抓取尽可能大块的囊膜。
24　上限为30岁左右；由于悬韧带的强度，需要格外小心。其风险是，随着牵拉力传递到睫状突，它们可能会受损。
25　Artisan；又称虹膜夹式晶状体。

的选择。

- 用于将人工晶状体固定在巩膜上的缝合线容易随着时间推移而破裂。如果没有特殊的镊子,在巩膜中埋入人工晶状体袢,技术上存在难点。
- 在某些条件下不能植入前房人工晶状体,并且随着时间的流逝,内皮细胞的损失会形成威胁。

虹膜型人工晶状体具有以下优点。

- 可以(应该)将其放置在虹膜后面(图 38-4)[26]。
- 即使在虹膜已损坏且必须缝合的情况下,也可以使用它。
- 晶状体由虹膜牢固地固定住;在发生错位的情况下,重新放置的操作很简单。
- 瞳孔很容易散大。
- 植入操作耗时短,技术容易,且重装人工晶状体的操作也是如此。

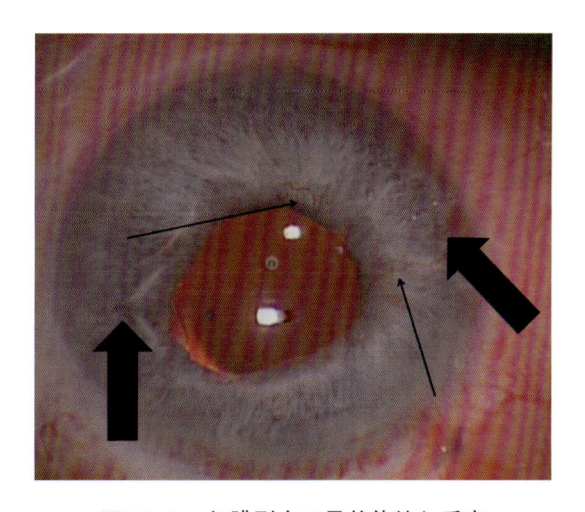

图 38-4　虹膜型人工晶状体植入后房

注　人工晶状体在虹膜上固定的部位由两个粗箭头显示。虹膜血管发生扩张(细箭头),但在移植过程中或术后均未发生出血。

6.2　手术技术

- 取出晶状体囊膜。
- 考虑使用探头进行一个小范围的虹膜切除术[27]。

26　应使用 116.5 而非 115.4 的 A 常数(Holladay 2 或 SRK/T 公式)。
27　并非所有的医生都会这样做;瞳孔阻滞性青光眼确实很少见。但是,如果晶状体的平坦表面紧贴虹膜,则强烈建议进行虹膜切除术。

- 准备一个小的、暂时性的穿刺，以便稍后插入细长的刮刀。
- 打开结膜并准备进行巩膜切口。
— 长度：常规版 6mm，折叠版 3mm。
— 位置：巩膜隧道或角膜缘。在切口部位周围使用透热疗法，以防止血液渗入前房中。
- 在前房中注入粘弹剂以保护内皮层。
- 翻转晶状体，使其凸面面对玻璃体腔（图 38-5）；将其插入前房，将晶状体旋转 90°，然后使用镊子将其滑至虹膜后面。

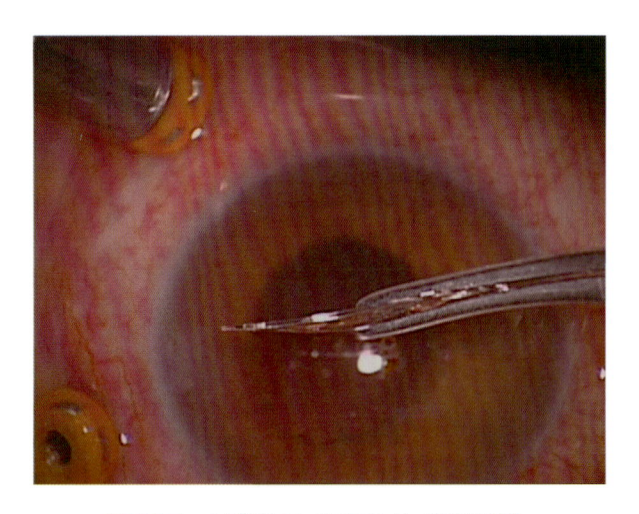

图 38-5 虹膜型人工晶状体的"解剖学"

注 该图从侧面展示晶状体；将人工晶状体植入虹膜后，则其凸面应面向玻璃体腔。

- 插入刮刀。确保人工晶状体保持理想的位置上[28]，向上倾斜其远端（鼻侧）的袢，同时将虹膜推入袢间；与虹膜接合的位置在约 3 点钟位和 9 点钟位上。
— 轻轻拉动晶状体，以确保其牢固地固定住；确认镜片仍处于理想的位置上。
— 将刮刀拉出一半，以便在颞侧重复该过程。
— 再次检查确认人工晶状体在两个位置上都牢固地与虹膜接合。
- 缝合角膜缘（巩膜）的伤口。
- 如发生小规模的出血，冲洗玻璃体腔[29]。

---

28 人工晶状体居中定位；由于需要将爪固定在虹膜上，因此很容易不经意地在水平面上移动晶状体。

29 术后发生玻璃体积血的情况并不少见，但其规模很小，无须干预。

6.3 继发的虹膜型人工晶状体半脱位（脱位）

该晶状体的优点之一是非常容易重新放置。仅当其卡爪在移出人工晶状体造成创伤而损坏（扭曲或严重错位）时，才必须进行更换。

6.3.1 晶状体半脱位

- 为刮刀创建一个颞侧穿刺口。还需要一个上方的透明角膜切口供镊子插入。
- 使用刮刀将人工晶状体从垂直位提起至虹膜的后方。
- 用镊子抓住晶状体，然后将其爪重新固定到虹膜上。

6.3.2 晶状体脱位

- 创建3个巩膜切开口并接入灌注。
- 如上文所述，创建穿刺口和透明角膜切口。
- 用玻璃体切割镊抓住人工晶状体；该镊子应通过颞侧套管插入。将人工晶状体移入中部玻璃腔。
- 关闭BIOM，然后使用晶状体镊将人工晶状体移入前房，确保其平坦面朝向虹膜。如果从颞侧穿刺口中取出第一个镊子，并插入刮刀，将方便该操作。
- 在人工晶状体上方注入粘弹剂；以后的操作程序与上文所述相同（参见本章6.2）。

第三十九章
前房的基础知识

1 前房穿刺术

作为一种经常被应用的操作，前房穿刺术既不复杂也不困难，但是牢记几条基本规则，可以使术者的操作更加轻松、高效。

- 仔细选择位点。

—对于前房内操作，最方便的是在颞上象限选取进入点。灌注（前房维持器）最好放在颞下方的位置。

- 使用锋利的刀片来创建切口[1]。

—显微玻璃体视网膜手术（MVR）刀片优于"15°刀片"，使用MVR刀片时可以精确地知道切口的大小，而使用"15°刀片"时切口大小则取决于其被推入前房的深度（图39-1）。

> **小贴士**
>
> 尝试固定眼进行前房穿刺术时，请勿用镊子抓住结膜。结膜是可移动的，抓住结膜并不能牢固地将其固定，组织也可以发生撕裂或出血。用示指支撑眼的鼻侧（图39-2），或使和压板或角膜固定环。

- 刀片进入的角度[2]应使伤口能够自行密封（这倾向于接近正面的平面），但能允许术者使用多种器械在前房中进行操作，而不会使角膜变形（这倾向于更加下指的角度）。
- 如果打算使用圆形工具[3]，应考虑到工具横截面的面积，并使其穿刺点略大于

---

[1] 除了为虹膜牵开器或从前房中移除全氟化碳液体（PFCL）液滴的穿刺术之外，不使用针头（参见第三十五章6）。

[2] 相对于虹膜平面进行测量。术者要记住视差现象的影响（参见第二十五章2.2.3）。

[3] 如套管。

该工具的直径。

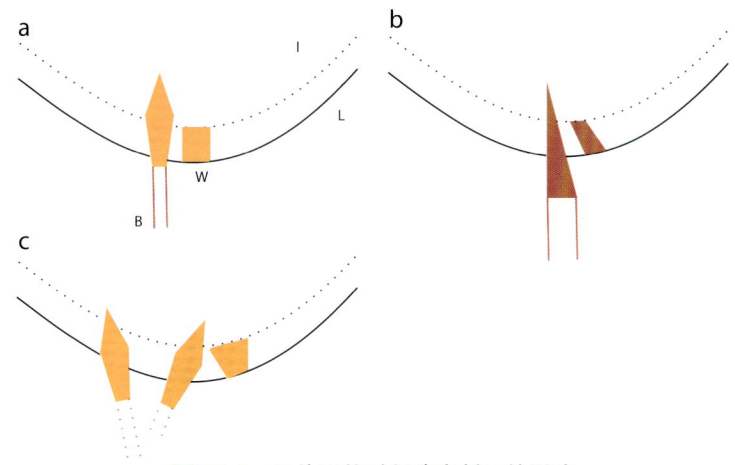

图 39-1 刀片形状对创造穿刺口的影响

注 图 a，使用已知尺寸的 MVR 刀片用于制作穿刺口。通道的内侧与外侧开口的宽度相同，与刀片的最大直径相匹配。图 b，使用"15°刀片"，通道的外侧开口比内侧开口宽（这在临床实践中是不需要的；但是相反的情况，即内宽外窄，反而经常需要），而且无法确切地得知其宽度，这取决于术者使用该刀片穿刺前房的深度。图 c，如果需要在远离穿刺点和在穿刺点两侧的方位上进行操作，则术者可以将 MVR 刀片的正面向两侧转动，并加宽隧道的内侧开口。这样，可以轻松地在不使角膜变形的情况下进行操作，而无须加宽外侧隧道开口。I：一条假想的线，好像它是圆形的，沿着隧道内侧出口的轨迹；L：角膜缘，隧道的入口；W："15°刀片"造成的伤口。

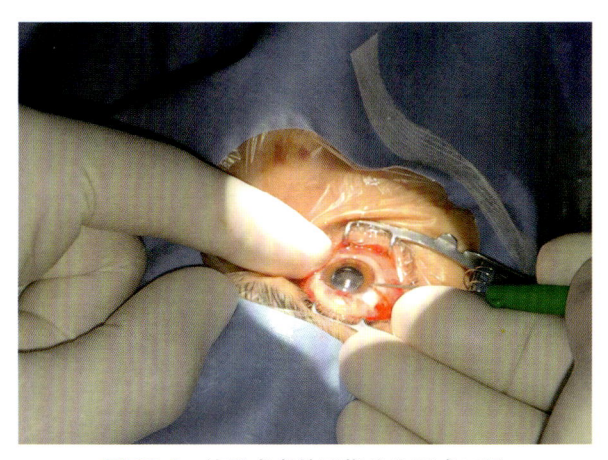

图 39-2 使用术者的手指作为手术工具

注 在进行穿刺术时，可以使用术者的手指来固定眼球，防止其移动。在颞侧使用 MVR 刀片制作切口；该工具本身由术者的拇指、示指和中指进行支撑。无名指和小指压在中指上，并放在患者的额头上。术者的另一只示指固定住眼球的位置；这只手的其余手指也压在患者的额头上，以防止眼或工具发生轻微的移动。

- 建议在颞下象限准备前房维持器的穿刺点。
  —选择此位点是因为套管不应位于视轴内。
  —角膜内通道的方向应能使套管位于虹膜之上，其角度不应太接近前房较浅的位置。
  —套管最好是带螺纹的，以防止在眼球旋转的过程中脱落。
  —灌注管线应以与通过睫状体平坦部的相同的方式固定在手术单上。重要的是要留出足够但不过分的松弛度，以消除在眼球运动中套管尖端撞击晶状体或内皮的风险。
  —出于相同的原因，不建议使用锋利的（"蝴蝶"）针头来代替套管。

2　虹膜脱出

在绝大多数情况下，应将虹膜重新放置，而不是切除。首先必须对其表面进行物理性的清洁[4]，以去除所有潜在的感染性材料以及碎片和干细胞[5]。

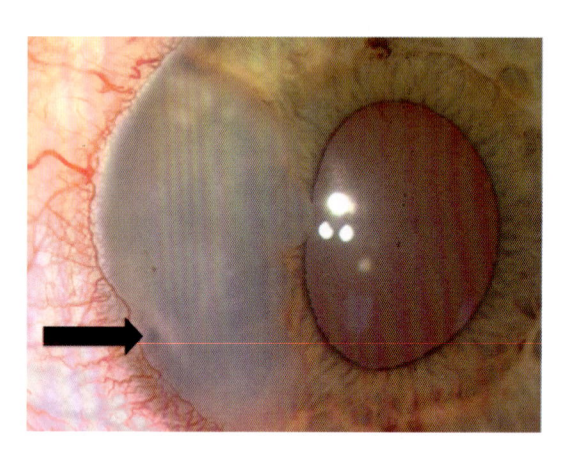

图 39-3　前房中的上皮囊肿

注　该患者有极大的困扰着他的"美容"问题。使用镊子，很容易地就将囊肿整块移除了。箭头指向一个小的、木质的眼内异物，患者后来回忆，这是他在 20 多年前的伤。无角膜进入点：该物体穿透角膜缘，将有活性的干细胞移植到眼内。

- 除非伤口和脱出的规模很小，否则不要将虹膜推回原位。

4　使用 Wechsel 海绵和来自注射器的含有抗生素的喷射液流。
5　为了防止形成上皮囊肿（图 39-3）。

—在极少数情况下，当确实需要将虹膜推回去时，要使用钝性工具，如刮刀。

—注射粘弹剂，尝试将虹膜推回原位是徒劳的。

• 要将虹膜拉回到前房中，请在方便的位置单独创建一个穿刺口[6]。

—插入长而钝的刮刀，然后将虹膜小心地拉回至前房中。

—使用这种技术不仅能够在造成最小创伤的情况下将虹膜复位，还可以防止再次打开伤口；这样保证可以维持前房的深度，并消除对粘弹剂[7]的需要（即使丢失了一些房水，也会迅速得到补充）。

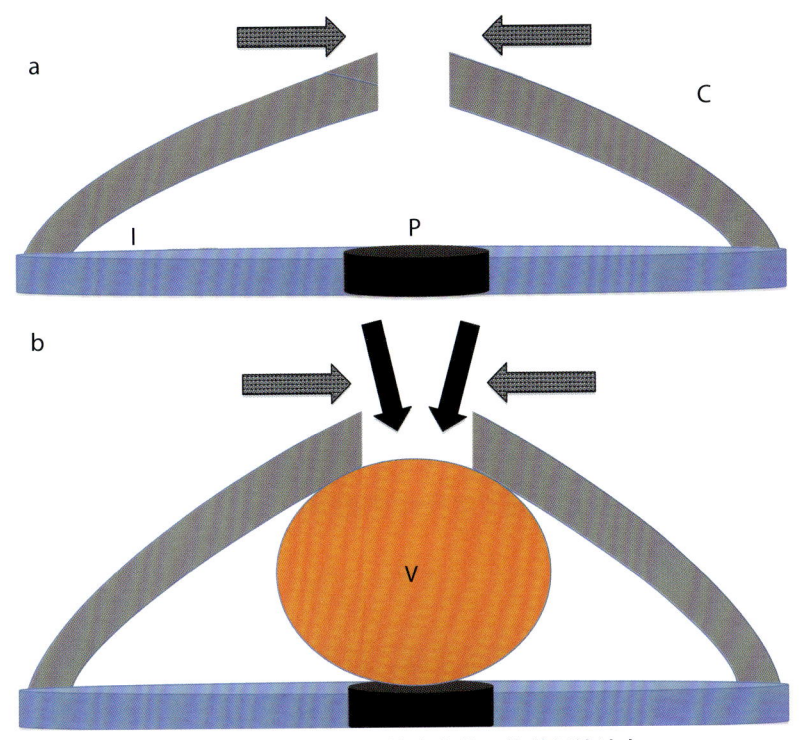

图 39-4　在角膜伤口缝合中使用粘弹剂的缺点

注　图 a，几乎所有伤口都会自行闭合，并且前房至少会恢复一定的深度。在不使用粘弹剂的情况下，角膜的轮廓接近正常。只需在缝线上施加很小的张力，即可实现足够的压缩效果，并且这种效果主要在前表面（灰色箭头；伤口，总是行闭合，此处出于演示目的显示为较宽的开口）。图 b，注入大量粘弹剂（这是临床实践中常见的错误），角膜隆起，需要在缝合线上施加额外的张力（过紧）才能实现足够的压缩效果。缝合线不仅要使伤口的边缘在前表面上接合，而且要抵抗粘弹剂在矢状面上造成的效果，从而导致永久性的角膜变形，进而导致散光。C：角膜；I：虹膜；P：瞳孔；V：粘弹剂。

6　距离脱出部位 90°～180°。距离太近会降低可操作性。

7　避免使用粘弹剂，以免使角膜轮廓变形（图 39-4）。

3　虹膜前粘连

并非所有的虹膜粘连都需要或应该被松解。

• 如果遇到急性虹膜粘连，使用钝的刮刀（不要使用粘弹剂，为减轻技术难度，要付出降低控制力的代价）将虹膜与角膜分开，并注入一个气泡以防止再次粘连。如果想要防止虹膜脱出并进入伤口，注入气泡也是有效的。

• 如果虹膜与角膜的粘连是慢性的，且范围小，那么最好不做处理，以防止出血或组织损伤，如撕裂虹膜根或 Descemet 膜。

• 如果虹膜角膜粘连是慢性的，且范围大，要考虑风险收益比。如果有很强的论点[8]支持松解虹膜粘连，不要尝试使用钝性分离（参见第十三章 2），而是使用剪切（如果存在或怀疑有血管形成，建议进行内透热治疗）。可能有必要进行某种类型的深层的板层角膜移植术，但这超出了玻璃体视网膜手术医生的能力范围。

• 如果存在真正的瘢痕组织，则不对其进行处理。

4　后粘连[9]

松解虹膜囊或虹膜 – 人工晶状体粘连的最常见原因是为了使瞳孔能够扩张（参见第二十五章 2.2.1），偶尔是为了治疗虹膜炎症。

> **小贴士**
>
> 相同的规则适用于后粘连和前粘连：在新发病例中（当组织间的凝聚力强于组织间的粘连时）使用钝器，在慢性病例中（当粘连强于凝聚力时）使用锋利的解剖工具。粘弹剂的使用是有争议的，虹膜后通常禁忌使用粘弹剂。

如果需要在有晶状体眼中保留晶状体囊，则可以在粘连任一侧的虹膜和晶状体囊之间注入少量的粘弹剂。这为插入玻璃体视网膜剪刀的刀片留出了足够的空间，以加强附着力。如果必须切除虹膜本身，则应尽量恢复隔膜，以达成解剖结构和功能上的目的（参见第四十八章）。

8　如畏光，影响美观，异位瞳孔，需要植入虹膜型人工晶状体。
9　详见第二十五章 2.2.1。

5 前房中的物质

有关玻璃体脱出的内容在第二十七章 5.3 和第六十三章 6 介绍，有关血液的内容在第四十七章介绍，有关脓性物质的内容在第四十五章介绍，有关眼内异物的内容在第六十三章 7.1 介绍。

第四十章
术中主要并发症的处理

1 出血[1]

在所有可能出现的术中并发症中，出血是最具有威胁性的。

> **小贴士**
> 玻璃体切割术（PPV）是封闭性手术，因此不会发生真正的排出性出血（暴发性脉络膜上腔出血，ECH）。然而，大出血会严重干扰最初的手术目标，并造成严重的组织损伤。术者可能被迫完全改变其原有的计划，甚至放弃手术。

在 PPV 期间眼压较其他情况时更高，因此脉络膜发生大动脉出血极为罕见。如果该情况发生，则必须立即升高眼压[2]以止血。术中出血及处理见表 40-1。

> **问答**
> 问：接受抗凝或抗血小板治疗（阿司匹林，氯吡格雷，华法林）的患者，术前是否应该中断此类治疗？
> 答：没有绝对的答案。即使继续用药，也可能会发生术中出血；反之，如果停药，则可能会导致严重的全身并发症。继续服用阿司匹林可能是安全的，但对于其他药物，术者最好（亲自）咨询患者的内科医生并作出判断。这是针对择期手术的建议。如果患者正在使用华法林，我不会因此而推迟紧急手术（如眼内炎），但会告知患者在紧急情况下进行（或不进行）手术的风险。

---

[1] 慢性脉络膜上膜出血的处理参见第六十章。
[2] 无论进行哪种类型的手术，如果存在开放性伤口，则首要的目标是关闭伤口（参见图 63-9）。这是一个需要事先进行计划的事项（如何预防及一旦发生应如何应对），但是当其发生时，术者的反应必须是本能的：没有思考过程，没有策略的制订，只有立即进行伤口闭合操作。

第四十章 术中主要并发症的处理

表 40-1 术中出血及处理

组织		评论和处理[a]
葡萄膜	巩膜切口处[b]	出血量通常很少，这种情况一般无须干预。如果出血严重，从外部或内部使用透热疗法进行止血[c]
	虹膜	最常见的是伴随虹膜切除术出现[d]。为了防止这种情况，术者可以考虑使用透热疗法，但仅在怀疑虹膜后有新生血管组织时使用。出血量通常很少，在这种情况下无须干预。如果出血严重，则使用透热疗法，但要注意，实际的出血点几乎无法被看见，所以此时是在盲目地进行透热治疗
	睫状体	大量的出血可能导致无法找到确切的出血点。切换至高压空气，尝试定位出血点，然后对其进行透热治疗（参见第三十二章 5）
	后脉络膜	最常见的是医源性损伤；出血通常是自限性的[e]，在这种情况下，除了随后通过抽吸或使用镊子清除血块之外，无须干预。如果出血严重[f]，则使用透热疗法，但要确保使用高功率且持续较长时间，从而不会因透热探头尖锐的端头而造成更严重的出血。可能需要对血液进行冲洗（参见第三十六章 3）
视网膜	主要血管	实际上，这一直是医源性损伤的结果。切换至高压空气，看是否能停止出血。如果不行，则尝试注入全氟化碳液体或硅油来控制出血。请注意，需要清除血块，但这可能会导致重新出血。可以使用轻度透热疗法，但注意不要完全封闭血管，因为这会导致另一类术后并发症
	小血管	最常见于内界膜剥离。出血量通常很少，一般无须干预（参见第三十二章 1.3）
增生/新生血管[g]	虹膜	当移除粘连的膜或晶状体囊膜时发生。如果出血严重，可使用透热疗法，但要注意，出血的血管无法从前方看见，所以此时是在盲目地进行透热治疗
	睫状体	出血可能起源自睫状体本身或新形成的膜中；在后一种情况下，滋养血管可能埋在很深的地方。大量的出血可能导致无法找到确切的出血点。切换至高压空气，尝试定位出血点，然后对其进行透热治疗

续表

组织		评论和处理 [a]
增生/新生血管 [g]	视网膜/玻璃体内	通常大血管更容易产生出血，且持续时间更长，但这并不意味着较小的血管不会产生大量的出血，特别是在具有前部增生组织的眼内，滋养血管可能比病变本身更靠近前方。切换至高压空气，尝试定位出血点，然后对其进行透热治疗。注意，需要清除血块，但这可能会导致重新出血
	脉络膜	术者提起膜，是非常危险的（参见第三十二章 4.2）[h]；如果正好是滋养血管，可导致大量的出血。在处理脉络膜新生血管之前，应在术前进行抗血管内皮细胞生成因子治疗，并在手术期间提高眼压；因为知道出血会重新开始，所以如果有出血，等待出血停止再清除血块。通常不建议在此位置进行透热疗法

注 a，在每个病例中，术者都应考虑将升高眼压作为初始步骤；出血越严重，则越应当紧急升高眼压，且眼压应当越高。因此，未在此表中提及使用平衡盐溶液升高眼压。b，通常于再次手术期间发生，并且可以怀疑其下方存在新生血管增生。c，后者需要进行巩膜顶压，如果是有晶状体眼，则不能进行。d，与在裂隙灯下进行虹膜切除术相比，在进行 PPV 时的发生率更高，原因是手术期间血流量增加。e，组织弹性，意味着出血通常是自限性的。f，即使如此，因为它不是动脉出血，所以其出血量是相当有限的（不是"逼出性"的出血）。g，异常血管中发生的出血更加危险，因为自行止血的可能性相对小。h，如前所述，患者在同意进行该手术之前，必须充分意识到其风险；患者必须事先理解术者，因为这类出血并不是因为术者的过失而发生的。

内科医生可能会建议，从口服抗凝药转为肌内注射，使用短效肝素或依诺肝素。如有疑问，随时可以检查 INR 水平（应低于 3）；血小板计数应高于 $50 \times 10^9/L$。

2 视网膜撕裂

其风险主要与无法在术中识别撕裂有关。有关处理的建议见图 40-1。与在 20G 手术中不同，经结膜玻璃体切割术的破裂位于玻璃体基底部的后方：套管可防御会发生在玻璃体基底部的风险，因为该器械不会反复地穿过凝胶。但是，因玻璃体后脱离而导致的风险仍然是相同的。

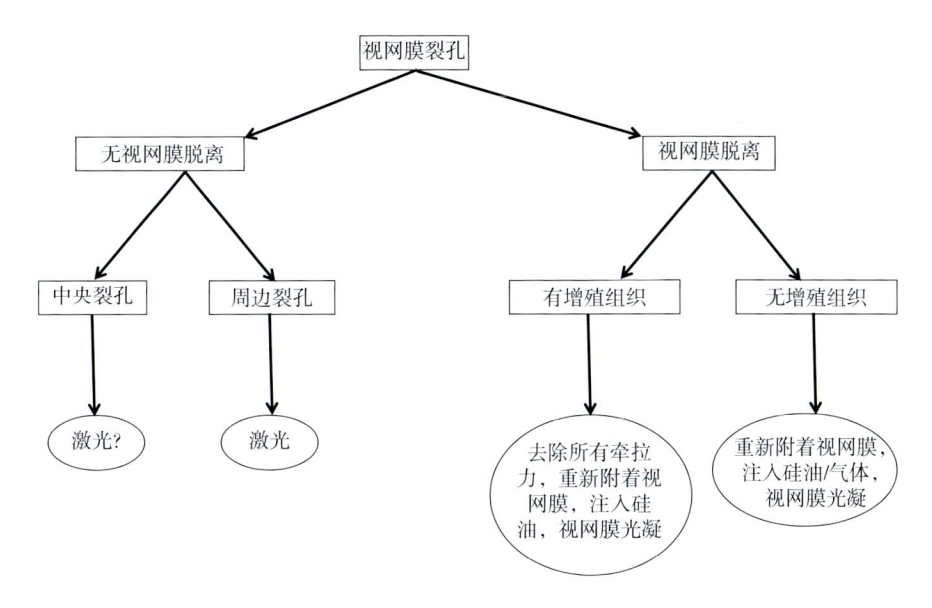

图 40-1　有关医源性视网膜撕裂术中处理的决策树
注　参见第二十六章、第二十七章和第三十章。

3　重新打开的后巩膜伤口

如果伤口较大，未缝合，且完成玻璃体的时间是很早以前（参见表 63-1），则该后方伤口可能会重新打开。可以通过大的辐射状皱褶来识别这类伤口[3]，这是由已进入眼眶并从后方挤压眼的平衡盐溶液引起的[4]。
- 停止灌注。
- 改用硅油，而无须先使用气体。
—不要使用全氟化碳液体。
- 停止手术。眼眶内的液体可能会在第 2 天消失，然后可以继续进行手术。

小贴士

如果眼压未升高，并且术者未触及伤口边缘，则后方的伤口不太可能重新打开。

3　这些不是视网膜或脉络膜的皱褶，而是巩膜的皱褶。
4　视网膜不可能被"吹"入眼眶中。

- 还有一个选择是，从内侧缝合巩膜伤口。

—需要进行双手手术，插入吊灯。

—仅使用足够的灌注液来保持眼球膨胀，但尽量不要使更多的平衡盐溶液进入眼眶。内聚粘弹剂可被用于覆盖整个区域。

—对伤口边缘周围的视网膜和脉络膜进行透热治疗，以防止术中出血和术后增生（参见第三十三章）。

—使用 9-0 尼龙缝合线和两个止血钳来闭合伤口并进行缝合。

——旦闭合伤口，即可继续进行玻璃体切割术。

4　晶状体/人工晶状体创伤

经验丰富的医生很少发生真正的术中晶状体创伤，即使发生了，其后果也并不可怕。其处理取决于是否仅发生了触碰或是否侵犯到了囊膜（参见第二十五章2.3.1）。

人工晶状体可能会发生脱位，这是另一种非常罕见的并发症（参见第四十四章和第三十八章6）。如果有足够的囊膜支持，并且人工晶状体仅处于半脱位状态，或许可以重新放置人工晶状体。一根插入前表面的针头（图 40-2），将有助于防止在进行前部操作时，人工晶状体脱入玻璃体中。

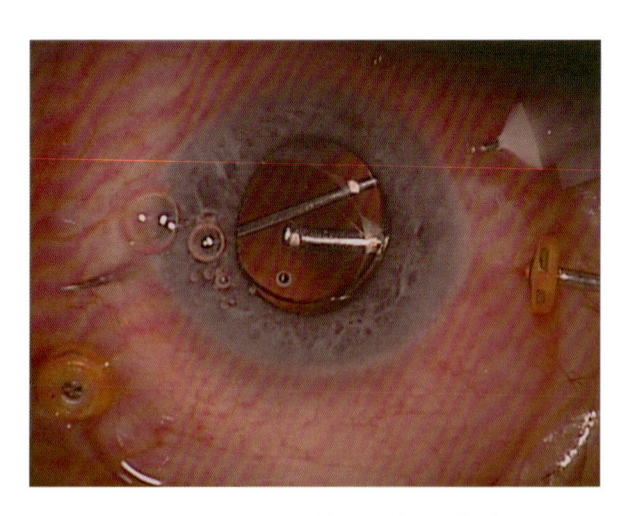

图 40-2　人工晶状体脱位的预防措施

注　27G 的针头通常在其圆锥形尖端的正后方有一弯曲部位，插入并穿过整个睫状体平坦部。在进行前玻璃体切割术时，它为人工晶状体提供了机械性的支撑，从前房及后囊残余部分的后方移除凝胶。一旦将人工晶状体牢固地重新定位（如果囊膜不足以支撑，则将其移除），即可将该针头拔出。

第四十一章
儿童患者

儿童不是小号的成年人。表 41-1 和表 41-2 列出了玻璃体视网膜手术医生在对儿童患者[1]或成年患者手术时，应牢记的一些重要差异。

表 41-1 依据年龄而改变的巩膜切开术的位置

年龄	距离（mm）
<6 个月	1.5
7～12 个月	2.0
1～2 岁	2.5
2～6 岁	3.0
>6 岁	3.5

表 41-2 儿童的眼和玻璃体视网膜手术医生

变量	评论
对人和对眼球的检查都比较困难	怀疑其病史时，尝试寻找目击者，以防有创伤 不要穿白大衣 考虑约束不守规矩的或坐立不安的儿童，可使用短效麻醉，以进行检查
弱视—干预的时机	眼通常在 5 岁时达到完全的视力；在 8 岁以下的儿童中，缺少的清晰图像[a]将导致剥夺性弱视 这对幼儿的治疗更具有紧迫性，而对于年龄较大的儿童和成年人而言就不那么紧急了

---

1 界定儿童是否成年的年龄段并非一成不变的。术者应观察自出生起直到约 21 岁之间，屈光度达到其正常的最终值时，连续的屈光情况。在 2 岁时，眼的轴长会发育到其 85% 的长度，并且继续以每年 1% 的速度增长；正视眼在 12 岁以后停止发育。出生时的轴向长度为 18～19mm，会在 3 年内增加至 23mm。

续表

变量	评论
治愈能力和对异常情况的耐受性更高	发生于成年人的睫状体损伤会导致低眼压或结核，但上述两者可能不会发生在儿童
术后炎症较重，纤维蛋白反应更常见	这对所有人都是如此，但对于有色素沉着的眼尤其如此。抗炎治疗的强度要高于正常水平
眼眶和眼球都很小	眼内通路比（大多数）成年人的更加困难。术者对开睑器的选择可能会受到限制（参见第十九章）
角膜：比较柔软	与成年人相比，缝合线会更快松开，并且需要更早拆线
晶状体：前囊更薄	撕囊更加困难；对于有囊膜瘢痕的眼通常需要使用剪刀
晶状体：悬韧带更强	如果需要去除后囊膜，则必须切断悬韧带，而不要撕裂（参见第三十八章5.2），并且必须始终在摘除囊膜前进行前部玻璃体切割术
晶状体：肿胀	如果囊膜破裂，则可能会迅速发生肿胀，并导致非常高的眼压
晶状体：白内障摘除	始终应进行后囊切开术和前玻璃体切割术
晶状体：核较软	使用抽吸就足以将其移除
晶状体：植入人工晶状体	年龄段[b]存在争议 无法预判人工晶状体将带来的效果
睫状体平坦部：更靠近前部	参见表40-1
玻璃体：对晶状体后囊的黏附程度更强	如果需要去除后囊，则必须在此前审慎地进行前部玻璃体切割术
玻璃体：对后部视网膜的黏附程度更强	创建玻璃体后脱离可能很危险，甚至不可能进行；考虑使用奥克纤溶酶（ocriplasmin）[c]
剥离内界膜	从技术上来讲，难度更大，有可能无法完成
增生性玻璃体视网膜病变	风险更高；病理上更具侵略性，出现较早，且复发频率更高。如果发生增生性玻璃体视网膜病变，儿童丧失视力的可能性比成年人高数倍 通常也涉及睫状体，引起结核的风险十分高

注 a，屈光度是在完全的视力调节麻痹后确定的；其风险范围在1D～2D的远视和>3D的近视之间。b，低于适应年龄段的患者不建议接受植入。c，ThromboGenics（Leuven，比利时），是一种非常昂贵的药物。

第四十二章
高度近视眼

1 如果做白内障手术，有视网膜脱离的风险

对患者而言，一个关键的问题是白内障的发展，去除白内障会进一步增加发生视网膜脱离（RD）的风险：最安全的治疗选择有 3 种。

• 传统方法：即使人工晶状体（IOL）为 0D，也要进行标准的超声乳化术和 IOL 植入（参见表 3-3）。此选项忽略了 RD 的风险[1]。

• 传统方法＋激光环扎术：至少在摘除白内障的前 1 个月，对前部视网膜进行治疗（参见第三十章 6），以抵抗现有的和将来的牵拉力。但是，白内障可能会干扰视觉，从而影响治疗的完成；此外，激光瘢痕可能不足以抵抗玻璃体视网膜的牵拉力。尽管如此，与传统方法相比，此选项降低了 RD 的风险。

• 非传统方法：晶状体切割术、玻璃体切割术和激光内环扎术，这是迄今为止最复杂的手术，且有明显的术后发生增生性玻璃体视网膜病变的风险。然而，一旦消除了增生性玻璃体视网膜病变的威胁[2]，发生 RD 的风险将接近于零。可能根本不需要植入 IOL[3]，但如果植入了 IOL，术者应考虑移除囊膜并植入虹膜型 IOL（参见第三十八章）。

2 近视眼玻璃体切割术

较大的轴向长度对玻璃体视网膜手术医生具有重要意义（表 42-1）。

---

1 这是玻璃体视网膜手术医生的问题。
2 玻璃体切割术后约 3 个月（参见第五十三章 1）。
3 如果在无晶状体的状态下可以达到正视或接近正视的情况。

表 42-1　高度近视眼和玻璃体视网膜手术医生

发现[a]	评论
轴向的长度对某些仪器而言过大	尤其是探头；在超过 32mm 的眼中，要么探头不可能到达后极部，要么必须大幅度地顶压眼球壁。这会使图像变形，并使玻璃体后脱离 PVD 的创建更加困难
更差的血液循环（视网膜和脉络膜变薄的促成因素）	可能是导致 RD 风险增加的另一个原因，并且可能解释了发生黄斑脱离会导致永久性的视觉恶化提早发生的原因
眼球壁太薄	球周麻醉或巩膜扣带术时，更容易在不经意间刺穿巩膜术后变薄[b] 及变成蓝色的巩膜[c] 并不少见
剥离内界膜（ILM）	更加困难且风险更大，因为视网膜比正常情况下要薄很多，而且即使染色成功，在视网膜色素上皮中损失的色素也可能意味着较低的对比度
植入人工晶状体（IOL）	如果不需要校正屈光不正，则有可能是不必要的（参见第三十八章 4.2）
激光环扎	无论玻璃体切割术的病因 / 适应证是什么，始终都应当考虑使用此类激光以降低术后发生 RD[d] 的风险
晶状体：前移位	从技术上讲，切除前玻璃体表面可能会更容易
玻璃体后脱离（PVD）	特别是在患有 RD 的眼中，术者必须努力去创建 PVD[e]，而不是放弃
巩膜切开部位	应该更加靠近后部（约 4mm）
葡萄肿—横跨 RD	参见第五十六章

注　a, 禁止在这类眼中通过创建巩膜隧道来固定束带（参见第五十四章 4.2.6）。b, 特别是在再次手术之后，尤其是，但不限于在 20G 手术中。c, 很明显，这是脉络膜的颜色，可透过薄的巩膜看到。d, 实际上，如果对眼进行白内障摘除，则应当考虑使用激光环扎术；摘除晶状体为术后 RD 的发展又增加了一个危险因素。e, 我未见过有完全自发性的 PVD 的高度近视；他们都罹患玻璃体劈裂症，即使在术中，甚至在使用曲安奈德的情况下，也可能很难观察到视网膜后部的玻璃体团块（参见第五十六章）。

3　葡萄肿上方的后部视网膜脱离

详细内容参见第五十六章。

第四十三章
玻璃体内注射

这不是一个眼科手术操作，虽然在许多国家中，这一操作必须在手术室内完成。由于其操作量持续增加，我摘录了一份简短的待办事项清单（表43-1）[1]。其操作技术与在眼内植入缓释药物的非常相似，不同之处在于，手术中使用的是一种特殊的给药装置而非注射器。

玻璃体视网膜手术何去何从？

玻璃体内注射对玻璃体视网膜手术医生有着额外的影响，因为有了更多的玻璃体内注射药物用于治疗更多的疾病。能够提供有关于治疗模式功效的"一级证据"的研究，是非常昂贵的；自然而然，制药公司会倾向于支持那些测试他们正在生产的药物的研究。如果发现有效，则"将它们投入市场"，这是能够理解的。但是，这引起了一系列的影响。

医生很快发现，一旦治疗患者所患疾病的某种药物面世，则患者将不再拥有选择权；现在这种药物就是治疗的选择。由于制造眼科手术设备的公司无法提供同等级别的经济支持来资助一项能够反映针对同种疾病的手术的效果，因此玻璃体视网膜手术医生面临着两个事实。第一，曾经由他（且经过了严格的训练）来治疗的疾病，现在由其在这一领域的专业知识明显有限的同事来治疗（使用玻璃体内注射来治疗由黄斑前膜引起的黄斑水肿的普通眼科医生）。第二，他本人将可能被迫慢慢从一名玻璃体切割者转型为一名注射者。（整体的）行业前景中出现了一些问题，但这不在本书中讨论。

---

1 这也使得各机构在物流、基建、财务上极度紧张。

表 43-1 眼内注射技术

步骤	评论
咨询	向患者解释所有的步骤；告知患者有可能会有压力感（但无疼痛）。与患者讨论观察在注射后的视力和疼痛水平（眼内炎！）及眼压 P[a] 的重要性
术前抗生素滴剂	除非（注射前和注射后）使用时间不少于 5d，否则无益[b] 如果有睑板腺炎或慢性睑缘炎，建议在注射前治疗该病[c]
注射前患者的准备	局部滴镇痛剂[d] 眼周皮肤和睫毛上使用 10% 聚维酮碘 结膜囊中使用 5% 聚维酮碘 无菌窥器[e]
注射[f]	用某种工具固定眼[g]。如何完成此操作主要取决于术者的经验 准备 27G 的注射针头或给药器。注射器中物质的量不要超过需要向眼内注射的量 从距角膜缘 3.0～3.5mm 的位置刺穿巩膜[h]；最常用的位置在颞下侧[i]，与巩膜之间的角度约为 30°，并且针应平行于角膜缘推进 一旦进入眼，转动注射器并对准玻璃体腔的正中位 确保能够看到其尖端 注射速度不要过快[j] 完成后拔出针头，并通过直接测量或经双目间接检眼镜检查视盘上血液循环的通畅性，以检查眼压
如果眼压高	使用刀片（次优选项为 27G 针头，参见第三十九章 1），并让少量房水从前房中逸出。该操作在显微镜或裂隙灯下进行（次优选项为放大镜）
术后管理	无须填补 抗生素的使用 类固醇滴剂：应使用几天

注 a，显然，对重复接受注射的患者无须做过多的解释。b，较短的疗程并无治疗方面的益处，但确实会增加产生细菌耐药性的风险。c，无菌擦巾（如 Blephaclean, Labtician Ophthalmics, Oakvile, ONT, 加拿大）在注射前 3d 应由患者使用，以清洁眼睑边缘。也可以使用热湿敷，任何感染都可以用抗生素软膏进行足够长时间的治疗。d，也可以在结膜下注入溶液。然而，无论如何，这都需要在注射前滴镇痛剂，并且其形成的气泡可能会使对进行玻璃体内注射的确切位置的选择（用针刺穿巩膜）更加困难。e，铺巾并非强制性的要求。f，如果患者仍感到疼痛，则将棉签浸入无菌镇痛剂中，并将其尖端压在结膜上进行注射的位置处。如果溶液不是无菌的，则再次使用倍他定冲洗结膜囊。g，卡尺，棉签，压板或术者的手指（参见图 39-2）。h，在接受玻璃体切割术的眼中，可能需要更稳定地推动注射器。i，位置可能会有所不同，特别是在进行重复注射时。j，注射曲安奈德可以让术者看到如果过快地推动柱塞，可产生多强的喷射流。

第五部分
玻璃体视网膜手术中的组织策略

导言

　　该部分的重点是最常见的情况下玻璃体视网膜手术特定的组织策略，包括脱落的核和人工晶状体（IOL）、眼内炎、各种类型的视网膜脱离、从裂孔到水肿等多种黄斑疾病、增生性玻璃体视网膜病变（PVR）、增生性糖尿病视网膜病变（PDR）和创伤。某些主题可能涉及玻璃体视网膜手术医生专长范围之外的内容，但在其日常实践中是至关重要的，例如，虹膜重建术和巩膜成型术也包括在内，这也是对术后护理中最重要问题的总结。每章中的内容按适应证进行了分组，类似一个清单，因为在前文中已十分详细地介绍了各个操作（如视网膜切除术、激光内环扎术）。但是，本书都在十分真诚且努力地为读者提供了为什么推荐某一特定步骤的基本原理，而不仅仅是如何以及何时去进行这一步骤。

第四十四章
坠核和人工晶状体脱位

坠核是一个经常使用的术语,但该材料通常是包裹在(一些)皮质中的核。

1 一般疗法

1.1 坠核[1]

越早将晶状体移除,患者的焦虑就越少(参见第五章 1 和表 9-1),并且减轻了眼面临的炎症反应。如果有可用的玻璃体视网膜手术医生,白内障手术医生最好能立即向他咨询,如果可能的话,立即由玻璃体视网膜手术医生进行手术。如果无法完成上述内容,则需要大剂量的局部类固醇治疗,并在数周内完成手术。

白内障手术医生切勿尝试从玻璃体中捞出晶状体颗粒。

> **问答**
> 问:白内障手术医生在完成玻璃体切割术(PPV)之前植入人工晶状体(IOL),是否合适?
> 答:这样没问题。

1.2 人工晶状体脱位

无须紧急进行移除;更为重要的问题是,该 IOL 是否可以被重新复位或需要进行更换。

---

[1] 关于外伤导致晶状体半脱位的内容在第六十三章 6 中进行介绍。

问答

问：如果白内障手术医生想在一只 IOL 发生了脱位且尚未被取出的眼中植入一个 IOL，是否合适？

答：这样不好。脱位的 IOL 会对患者造成困扰，且随着时间的进展可能引起视网膜糜烂；另外，这样也会使移除脱位的 IOL 变得更加困难。

2 手术技术

2.1 坠核

- 完成玻璃体切割术（PPV），包括创建玻璃体后脱离。
- 检查是否也发生了玻璃体脱出到前房中的情况（参见第六十三章 6）。
- 确定是否可以使用探头（PPL）移除晶状体材料。如果可以，则在不使用超声的情况下完成该操作（参见第三十八章 2.2）。
- 任何对于探头而言过于坚硬的材料，都必须通过超声粉碎进行移除（参见第三十八章 3.2）。

2.2 人工晶状体脱位[2]

- 完成 PPV，包括创建玻璃体后脱离。
- 确定是否需要移除 IOL。如果可以将其放置在囊袋中或沟中，则按照下列步骤进行操作。

—用镊子[3]抓住 IOL 的上侧襻[4]，并将其带入玻璃体前部。使用非优势手来操作。

—移除导光管，然后使用优势手插入另一只镊子。抓住其下侧襻，使镊子位于晶状体的下方[5]。

---

2 虹膜型 IOL 脱位，参见第三十八章 6。
3 在患者眼中接近 12 点钟方位的那只。
4 更优的解决方案是使用内部探头，但是在经结膜玻璃体切割术中没有。
5 如果镊子（桑德兰型；Grieshaber，沙夫豪森，瑞士）可以轻松地随着手指的操作进行旋转，而无须旋转手部，则可以直接抓住下侧襻，然后将镊子旋转 180°，这样 IOL 将位于镊子的上方。

—将上侧袢和晶状体放置到前房中，或将其直接放置在囊袋内部／上方，然后再放置下侧袢。

如果需要移除IOL[6]，按照下列步骤进行操作。

- 通过抓住上侧袢或使用上文所述的技术，将脱位的IOL带入前房中。
- 在角膜缘上准备一个用于移除IOL的切口或准备巩膜隧道。
- 用粘弹剂将晶状体包裹，然后通过切口移除IOL。
- 植入新的IOL。

—IOL的类型和植入的位置取决于囊袋的完整性和术者的个人喜好（参见第三十八章）。

小贴士

无论术者是将质地柔软的IOL切成两半，还是制作较大的切口，主要取决于植入新的IOL所需切口的大小。如果植入可折叠式的晶状体，则切口的大小取决于术者的个人喜好。如果要将IOL切成两半，则内皮需要额外的粘弹剂提供保护。

---

6 原因包括：它已经损坏了，在沟内放置了错误类型的IOL，囊袋的支撑不足等。

第四十五章
眼内炎

1　概述

1.1　病因

眼内炎可能是术后的[1]、创伤后的、内源性的；它主要是由细菌引起的，但也可能是由真菌引起的。

> **问答**
> 问：封闭式手术后，会发生眼内炎吗？
> 答：原则上不会，临床实践中会。对于这个悖论的解释是，在巩膜扣带术（SB）或斜视手术中，针头意外地刺穿了巩膜。

绝大多数病例是急性的[2]，慢性病例通常是由真菌或有机物如白内障手术后的痤疮丙酸杆菌引起的。

创伤后眼内炎在临床表现上是独一无二的，因为其典型症状往往会被伤口掩盖，从而使诊断更具挑战性。有机物通常具有更强的毒性，因此，更重要的是紧急进行干预，并努力进行一个完整的手术（CEVE，见下文）。

1.2　临床诊断

以下是典型的症状和体征[3]。

1　包括与滤过泡相关的病例。
2　本章专门介绍这些急性病例。其与慢性眼内炎之间的不同在于，对于后者的手术治疗并不紧急，而且一般需要摘除囊袋/人工晶状体复合体；因为微生物会藏在囊袋内。
3　在给定的病例中，并不需要出现上述所有症状。在创伤病例中，其他病症可能会将其掩盖。

- 视力急剧下降。
- 疼痛。
- 角膜水肿。
- 前房中的积脓和纤维蛋白。
- 小瞳孔。
- 红光反射减少或消失。
- 如果视网膜完全可见，则可观察到弯曲的有鞘血管，压力性出血，以及弥漫性水肿。

通过检测从前房中获取的样本或玻璃体液，可以确定诊断[4]。

1.3 治疗时机

在眼科，没有哪一种手术指征像眼内炎一样，需要紧急地开始治疗。

> **小贴士**
> 在急性眼内炎患者的治疗中，最简单的部分是治疗时机。在医学上和法律上，无论选择哪一种治疗途径，都没有延迟治疗的理由。

作为治疗的一部分，眼科医生应该警告患者，切勿躺在床上。保持直立可以降低脓性物质沉积在黄斑上的风险。

1.4 治疗选项和管理理念

眼内炎的治疗有两个基本选项：药物治疗和手术治疗[5]。在第一种情况下，眼科医生选择"安全"的路径，遵循"循证医学"的建议[6]：如果视敏度大于光感，则在玻璃体内和眼周使用抗生素，但不全身性地使用抗生素，且不进行手术治疗。

我认为，眼内有脓液代表了一种手术指征[7]。另外，眼内炎作为一种能迅速、不可逆转的致使视力丧失的疾病，眼科医生要利用能支配的一切方法来治疗[8]，包括全

---

4 问题在于术者是选择先进行手术，还是玻璃体腔内注射。如果选择了前一种方案（这是我推荐的），则在手术前取样是没有意义的；在手术过程中将会收集到大量的感染物。
5 实际上，"手术"是指玻璃体切割术联合药物治疗。
6 参见第四十三章。
7 哪儿有脓，就挤哪儿。
8 特别是因为起初并不知道这种微生物是什么，也不知道是否会发生暴发性感染。

身性使用抗生素。此外，最主要的是手术治疗。

只要患者的全身情况允许，玻璃体切割术（PPV）就是我默认的选项[9]。唯一的例外是早期的眼内炎，此时仍可以看见视网膜的细节。在这种情况下（最有可能，表45-1），我愿意选择药物治疗，但是要严密观察患者的情况：让患者每小时自我检查1次[10]疼痛和视力恶化的情况（决策过程见图45-1）。

表45-1 眼内炎的药物治疗*

给药途径及给药时间	药物名称	剂量
玻璃体内[a]，初次注射需在手术前或手术结束时进行，按需再次给药	万古霉素	2mg（0.1mL）
	头孢他定	2.25mg（0.1mL）
	地塞米松	0.4mg（0.1mL）
静脉给药，每12h 1次	万古霉素	1g
	头孢他定	1g
结膜下给药，每天1次或按需给药	万古霉素	25mg（0.5mL）
	头孢他定	0.1g（0.5mL）
	地塞米松	12mg（3mL）
局部给药，每小时1次或按需给药	莫西沙星	0.5%
	氧氟沙星	0.3%
	妥布霉素	0.3%
	类固醇药物	取决于可用性，使用效果最强的
	扩瞳药	阿托品，托吡卡胺

注 *根据培养结果对所用的药物进行调整。a，玻璃体切割术中，如果需要加入抗生素和类固醇药物（计划进行硅油填充），可以使用表中的药物浓度。

问答

问：在这样一种早期的情况，是否有患眼不需要这么早接受玻璃体切割术（即接受药物治疗就可以得到改善）？

答：是的，有些眼可以通过单纯的药物治疗痊愈，但在早期阶段，一般无法预测患眼是否属于此类。在等待中，术者放弃了对病情的掌控（并冒着预后更差的风险）；另外，越早进行手术，在技术上也越容易，也意味着手术的风险是非常低的。

---

9 如第五章所述，患者本人必须基于眼科医生提供的公正信息，选择这一选项。
10 患者住院治疗，护士每小时检查患者1次。夜间也按照同样的频率进行检查。

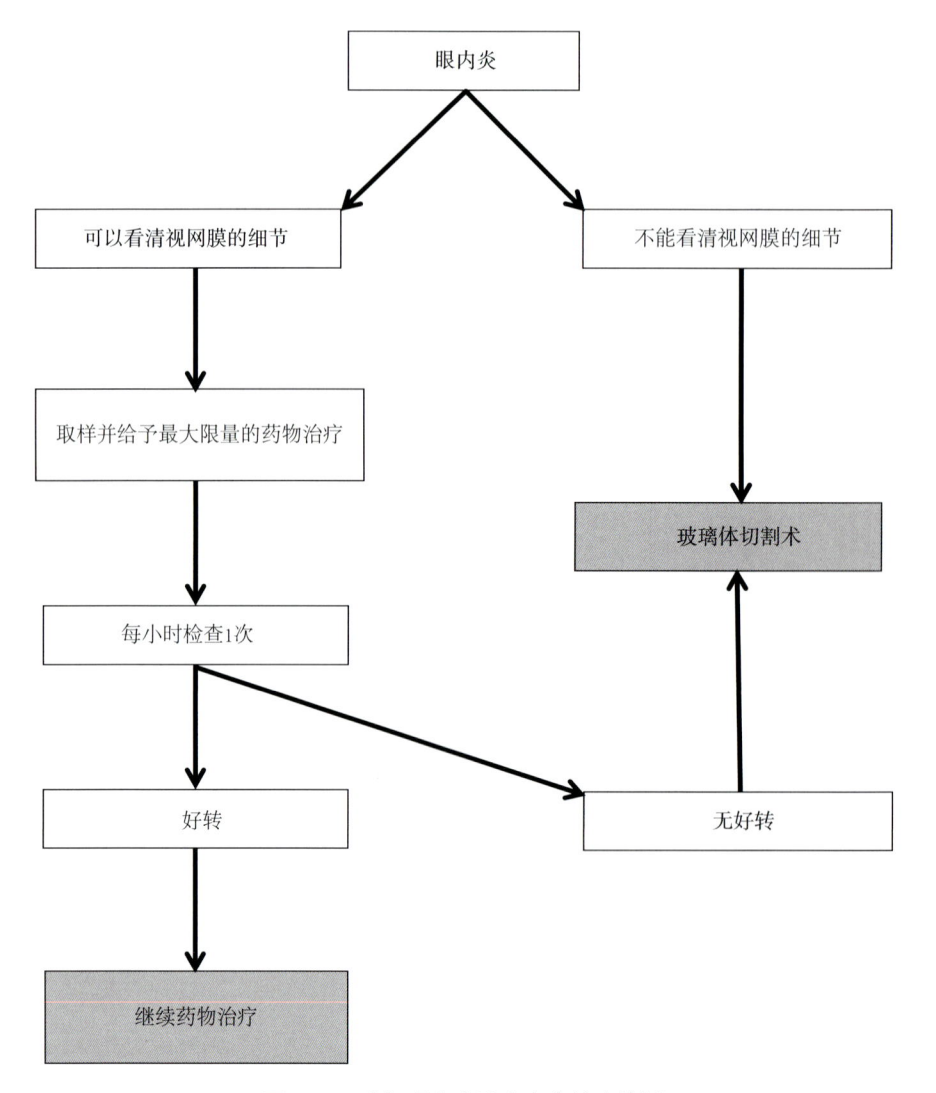

```
                    ┌─────────┐
                    │  眼内炎  │
                    └────┬────┘
            ┌────────────┴────────────┐
            ▼                         ▼
  ┌──────────────────┐      ┌──────────────────┐
  │ 可以看清视网膜的细节 │      │ 不能看清视网膜的细节 │
  └────────┬─────────┘      └────────┬─────────┘
           ▼                         │
  ┌──────────────────────┐           │
  │ 取样并给予最大限量的药物治疗 │           │
  └────────┬─────────────┘           ▼
           ▼                  ┌──────────────┐
  ┌──────────────┐            │  玻璃体切割术  │
  │  每小时检查1次  │            └──────────────┘
  └──────┬───────┘                   ▲
      ┌──┴──┐                        │
      ▼     ▼                        │
  ┌──────┐ ┌──────┐                  │
  │ 好转 │ │ 无好转│──────────────────┘
  └──┬───┘ └──────┘
     ▼
  ┌──────────────┐
  │  继续药物治疗  │
  └──────────────┘
```

图 45-1　选择眼内炎治疗方案的决策树

注　即使进行了玻璃体切割术，仍需继续进行药物治疗。

如果手术因其他因素需要延期，即使会降低术后培养的阳性率，也要给予充分的药物治疗。接受手术并不能免除药物治疗。一旦患者检查显示，需要减轻角膜水肿和眼的炎症反应，就必须开始大量的局部类固醇治疗。

如果角膜模糊不清，不能保证安全地进行 PPV[11]，这种情况下，术者仍有一些

11　使用双目间接检眼镜（BIOM）对治疗眼内炎特别有帮助，让许多需要进行临时人工角膜 – 玻璃体切割术或内窥镜下玻璃体切割术的眼能够进行完整的手术。

选择（表 45-2）[12]。

表 45-2　PPV 术中因眼内炎导致角膜浑浊[a]而影响视觉效果的处理方案

选项	眼内炎（中晚期）[b]	眼内炎（晚期）
完全放弃手术	只有在不发生快速进展（发展为晚期眼内炎）的情况下才可以接受	产生严重损伤的危险（丧失视力和眼球）
推迟手术，直到角膜恢复透明[c]	只有推迟的时间很短时才能接受。角膜的浑浊度有效降低的机会不是很高	即使仅延迟数小时[d]，也会有对眼内造成严重损伤的危险
进行有限的手术操作	也许可以接受，但仍有迅速发展为晚期眼内炎的可能	进行部分玻璃体切割术比不进行治疗更可取。如果术者造成严重的医源性损伤，视力不佳不是借口
临时人工角膜（TKP）	比上述所有的选项都要好，但可能不是必要的（"过度损伤"），因为角膜最终会自发性地恢复透明	最优解决方案，因为无论如何，将来都可能需要进行 PK 操作。移植物的存活率在 90% 以上
内窥镜下玻璃体切割术（EAV）	最优方案，但术者必需对此操作有非常丰富的经验	最优方案，尽管将来可能需要进行 PK 操作

注　a, 此处角膜浑浊不是指由于细菌浸润引起的——如果是，那么唯一可行的治疗方法为 TKP-PPV。b, 不再是早期，但也还不是晚期。c, 如果局部使用类固醇，将会加速病程发展。必须立即开始全面的抗菌（真菌）治疗。d, 在眼内炎的晚期病例中，即使每隔几分钟局部使用 1 次类固醇，角膜水肿也不可能在几小时内完全消退。

玻璃体切割术的完成程度是成功的关键。如果没有创建玻璃体后脱离（PVD），或者黄斑表面没有清除干净，微生物的毒素和酶，以及炎性碎片（由自身免疫反应所产生）将继续损伤视网膜（图 45-3）。

12　罪魁祸首可能是堆积在前房中的物质；一旦清洗了前房，可视度将大幅提高（参见图 45-2）。但问题是，这一点在手术前可能无法确定。

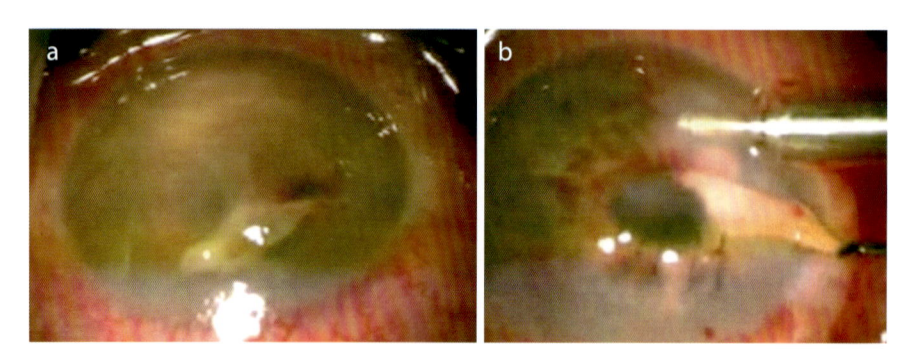

图 45-2 清洁因创伤引起眼内炎的前房

注 图 a，该患者有 3d 的创伤性眼内炎病史，患者在受伤后角膜伤口未被缝合。前房内充满了不透明的物质；无法确定在玻璃体切割术中，角膜会对可视性产生多大的影响。图 b，角膜伤口用全层缝合，刮除角膜上皮，并放置了一个前房维持器。纤维膜正被钳子移除，可见虹膜，且此时距拍摄照片（图 a）仅过去了数分钟的时间。

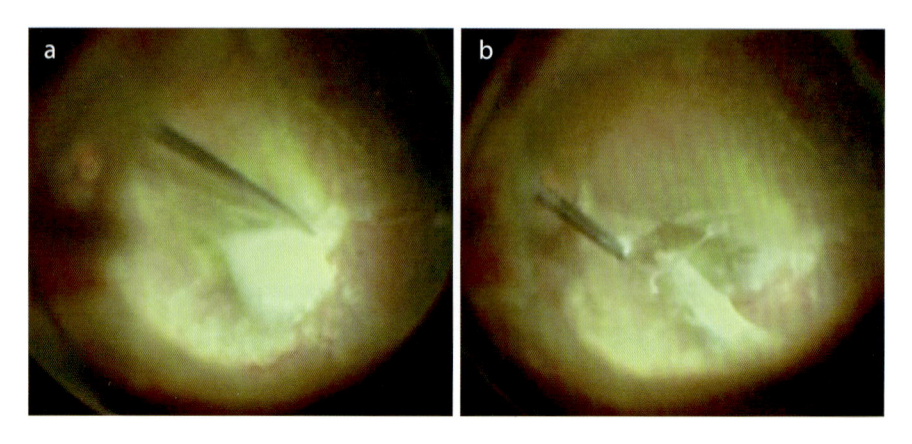

图 45-3 晚期眼内炎的后极部

注 图 a，"黄斑积脓"：在卧床数日的患者眼中，其最深处有纯性脓液堆积。图 b，即使受伤已达 3 周，仍未发生玻璃体后脱离。如果不创建 PVD，就不能清洗视网膜后极部的表面。创建 PVD，以及清除在该图像上表现为白点的细菌菌落，在晚期这种情况下都是高难度的，且预后很差。

2　手术技巧

理想的解决方案是 CEVE。目标是在安全的前提下，尽可能多地移除脓性物质，并在得出诊断后立即进行治疗。

表 45-3 提供了关于手术步骤的详细信息，无论手术是提前还是延迟，其步骤都是相同的。然而，手术在病程的早期是非常容易的，在晚期则很难；无论选择

何种手术方式，尤其对于晚期病例而言，术者必须从前部到后部，一步一步地进行操作。跳过任一步骤都会使手术变得更加困难和危险。

表 45-3　治疗眼内炎的 PPV 手术步骤

步骤	评论
术前准备	准备好用于诊断（用于培养）的设备[a]
	将灌注套管从睫状体平坦部放入眼内，除非能确定/看到其尖端在玻璃体腔内，否则不要将其打开；使用前房维持器（参见下文）
角膜	刮除上皮细胞[b]。它经常会水肿，并影响手术视野
	如果基质也出现水肿，将一块干海绵压在上面，或局部使用高浓度葡萄糖溶液（参见第二十五章 1.4）
	如果 Descemet 膜中存在皱褶，冲洗前房，然后尝试用粘弹剂填充前房（参见下文）
前房	其中总是存在有细胞和纤维蛋白膜，即使是真正的积脓也无法看见[c]
	准备两个穿刺点：
	第一个在颞下方——经此处装入前房维持器
	第二个在颞上方——用于抽吸所有的细胞成分
	冲洗后，放入镊子或探头，抓取或抽吸纤维蛋白膜。膜附着在组织上，需要一定的力量才能使其分离，但它也是有弹性的，所以通常是整块脱落
	陷阱：虹膜很"危险"，且容易出血
	确保将纤维薄膜从夹角上移除
	特别在儿童中，手术过程中特别容易再次出现脓性物质和膜，可能需要再次进行切除
瞳孔	确保它尽可能地散大，可以尝试使用肾上腺素、粘弹剂或虹膜拉钩（参见第二十五章 2.2）
晶状体	很少需要取出在正常位置的晶状体以完成 PPV；然而，如果晶状体干扰了手术的成功，就必须将其摘除
人工晶状体（IOL）	很少需要将 IOL 取出。只在患有慢性眼内炎的眼中才作为"常规"进行取出
	彻底清洁 IOL 的两个表面（参见第二十五章 2.3.2）
后囊	进行一个较大的囊膜切除术，并冲洗囊袋
玻璃体腔（可以看到视网膜）	按常规病例一样进行操作（P-A PPV）。确保创建 PVD，并用笛针对黄斑表面进行抽吸

续表

步骤	评论
玻璃体腔（视网膜不可见或仅勉强可见）	先按先前再后的顺序操作，只有在已经创建了 PVD 的情况下才反转顺序 先冲洗晶状体后面的区域，再冲洗中央玻璃体，以上"井"的创建应在鼻侧进行。视网膜可能会脱落和坏死：即使被仪器咬切也不一定会出血（参见第六十二章 3） 人工创建 PVD[d]，用笛针吸干黄斑表面（参见第二十五章 2.7.2）。视网膜非常脆弱，很容易受损。如果部分玻璃体非常牢固地附着在玻璃体表面上，不要强行使其脱离 同上文所述，用笛针吸干黄斑表面 一旦完成对大部分玻璃体的清洁，继续在周围进行玻璃体切割术。在这里，需要极其谨慎细致地进行操作。通常在那里会有一个白色的、不透明的化脓性玻璃体环，最好是通过巩膜顶压来进行观察，但看不到位于其后的视网膜。最好能够减少玻璃体的厚度，但在此之后将其保留

注 a，最好事先与实验室商定有关样品将被送到何处的相关细节。b，即使患者有糖尿病，除非因为其他某些原因而不建议这样操作。c，如果在裂隙灯下能够看到一个小的 (1～2mm) 前房积脓，一旦患者躺下，可能就无法看到它了。d，永远不要认为后玻璃体是自行脱离的。

> **小贴士**
>
> 眼内炎真正可怕的地方并不是引起视网膜脱离的风险，而是弥漫在视网膜上的、与微生物有关的和有毒的、化脓性的物质。

如果发现或怀疑存在视网膜裂孔，或者存在视网膜脱离，则手术的完成情况就不同了。

- 向灌注瓶中注入抗生素和类固醇。计算剂量，使瓶[13]中液体的浓度与玻璃体内注射液的浓度相同。
- 使用这种浓度的灌注液体完成玻璃体切割手术，以便足够全面、持久地冲洗玻璃体腔。
- 用硅油填充玻璃体腔。
- 向硅油中注射抗生素和类固醇，其剂量为常规的 1/3。

---

13 这些药物很贵。少量（如 50mL）的输注就足够了，因为到目前为止，大部分的手术已经完成了。

3 创伤性眼内炎

与创伤相关的眼内炎所独有的特征如下。
- 可能更加难以诊断，因为眼内炎的体征和症状可以被创伤的体征和症状掩盖。
- 微生物经常是有毒性的，应尽早开始进行干预。
- 默认干预选项为 CEVE。

—可以接受在与手术本身的某些要素上进行妥协[14]，但是不能延后手术：创伤性眼内炎绝对是紧急情况。

- 必须使用全套的抗菌治疗设备，除非该微生物是真菌，否则也应该在玻璃体内注射类固醇药物。

14　即从坏死的视网膜表面完全去除附着的玻璃体。

第四十六章
飞蚊症

1 概述

玻璃体腔内的不透明物质在视网膜上形成投影；物质越接近视觉组织，其阴影就越局限（较不模糊）。该视觉干扰不是客观性的，更主观性的是个体大脑对它的处理方式。有些人会被一个小小的漂浮物困扰，而有些人甚至不会察觉到眼科医生很容易就能够在裂隙灯下看到的漂浮物质。患有闪辉性玻璃体液化症（星状玻璃体病变）的人可能有太多的钙或胆固醇小体，以致于无法对其眼底进行详细的检查（图46-1），但患者并不会对此进行抱怨，而且其中有许多人会拒绝接受手术治疗。

- 玻璃体切割术的意外后果之一是，进行无玻璃体切除、最小程度切除或中心切除（参见表27-2），残留的玻璃体（由于正常老化过程或由手术本身引起）可发展出飞蚊症，有可能需要再次行玻璃体切割术，而如果第一次就进行了完成度更高的玻璃体切割术，则可以避免这种情况。
- YAG囊膜切除术是诱发飞蚊症的潜在原因。

1.1 手术适应证

许多受飞蚊症困扰的患者，其视力检查结果完全正常[1]；因此，眼科医生经常会拒绝提供手术，声称风险—收益比能够为其论证。基于两点原因，该论点是误的。第一，视觉取决于不透明物质是否在视轴上。如果漂浮物在视轴之外，视敏度确实是较好的，但随着玻璃体移动，在一瞬间之后，视敏度可能会显著下降。第二，患者是唯一能够断定这种波动的视力是否对其造成了困扰的人。

---

[1] 在视力正常的眼上进行手术的风险很大，无论是对术者还是对患者而言都是如此。手术后视力不会得到改善；即使是在最好的情况下，其结果也一样。然而，患者能够在视力表上看清多少字母只是所需考虑的适应证的指标之一。

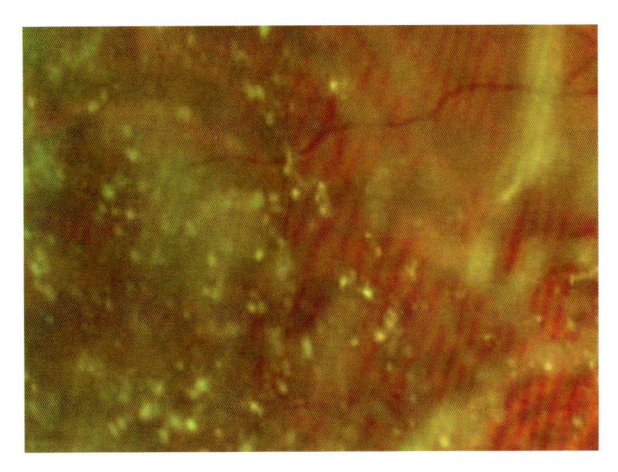

图 46-1　玻璃体浑浊物干扰对眼底的可视化

注　某些患者，特别是闪辉性玻璃体液化症患者，不会受到阻碍眼科医生看到视网膜的细节的飞蚊症困扰，这是不可思议的。

每一名眼科医生或玻璃体视网膜手术医生都有权拒绝对飞蚊症患者进行玻璃体切割术。但随后不得不转介患者给一名愿意客观地与患者讨论手术损益，并且如果患者仍然坚持，能够为患者进行手术的同事。

> **小贴士**
>
> 关于玻璃体漂浮物的一个典型的问题是，"谁是眼睛真正的主人？"患者才是。只要恰当地向患者解释了玻璃体切割术的风险，并且患者能够接受它们，就不应该因为眼科医生认为飞蚊症不重要而拒绝手术（参见第五章 5）。相反，玻璃体视网膜手术医生可能会因为看不到视网膜细节或无法进行激光治疗，而产生移除闪辉性玻璃体溶化症患眼中浑浊的玻璃体的冲动。

1.2　手术时机

跟所有择期手术一样，选定一个医患双方都同意的时间。

2　手术技巧

在后部皮质玻璃体分离的情况下，进行一个标准的玻璃体切割术。没有必要进行全玻璃体切割术。

第四十七章
前房积血

1 概述

1.1 进行手术切除的原理

出于数个原因，应该认真对待前房中存在的血液，特别是当出血因全身疾病（如镰状细胞病）而加重时。出现继发性并发症的风险与目前的出血量大致成正比。再次出血的情况下，会增加出血的负面影响。

- 青光眼的风险。
—出血也可能是（新生血管性）青光眼导致的结果。
- 角膜血染的风险（参见第二十九章1.5）。
- 发展出后部和（或）周围虹膜前粘连（参见第三十九章3和4）。
- 患者视力下降。
- 眼科医生难以观察视网膜，如果前房积血是由创伤引起的，这将是一个特别令人担忧的问题：因为此类眼中，有一半以上在后段有严重的病理改变。

应用药物治疗的目的是防止继发性的并发症和再次出血的风险。如果无效，则需要手术，特别是在无法控制眼压的情况下。

1.2 药物治疗

- 抗青光眼药物治疗（β受体阻滞剂、碳酸酐酶抑制剂、口服乙酰唑胺等）。
- 抗纤溶剂（氨基己酸、氨甲环酸）。
- 扩瞳药物。
- 局部使用皮质类固醇药物。

2 手术技巧

如果已知患者有虹膜红变，则在手术前一天向前房内注射贝伐单抗。

2.1 液态的血液

术者可在单手或双手操作技术之间进行选择。

2.1.1 单手操作的技术

- 在便于操作的位置进行穿刺术（参见第三十九章1）。穿刺口应比套管略大一些。
- 在5mL或10mL的注射器上插上套管。
—也可以使用较小的注射器，但这会增加套管再次插入前房的频率。
- 冲洗前房；用套管向下按压切口的下唇，使切口张开。

> **小贴士**
> 在冲洗前房时，切勿用过强的喷射流冲洗，也切勿使喷射流正对角膜内皮。

—在有晶状体眼内，注意不要损伤晶状体。如果血液很浓，完全挡住了观察晶状体的视线，那么要避免对晶状体造成损伤可能会有难度。

——旦排出了大部分的血液，仔细冲洗后房。它能像蓄水池一样，在手术后释放出更多的血液。

2.1.2 双手操作的技术

- 插入前房维持器并打开灌注。

> **问答**
> 问：哪种前房维持器是最佳选择？
> 答：只要能提供足够的灌注量，那么这就并不重要。但是，"螺纹"型（参见第三十九章1）可以减少因为术者在冲洗过程中旋转眼球而导致意外脱落的风险。

- 如上文所述，准备颞上方的穿刺口。
- 如上文所述，插入套管并冲洗前房。

2.2 凝固的血液

只有双手操作是可行的（图 47-1），这里的"双手操作"指在前房内放入两种器材。

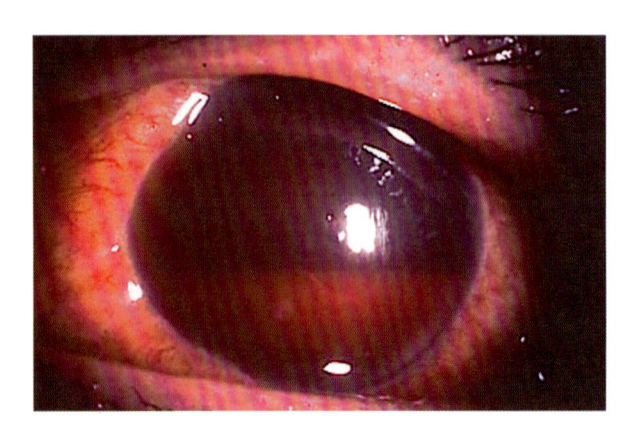

图 47-1　前房中的血液已经部分凝固

注　虽然冲洗会清除部分出血，但沉积在下方的血液需要使用探头进行处理。

- 如上文所述，插入前房维持器。
- 如上文所述，准备颞上方的穿刺口。
- 插入探头[1]。

—始终保持在正确的平面上，避免碰到前方的角膜内皮和后方的虹膜/晶状体（参见图 2-1）。

—转向并保持探头的端口朝向侧面，绝对不要朝上或朝下。

—先启动抽吸功能，在牢牢抓住血块之前（端口完全堵塞），不要启动切割功能。这样避免了眼压骤降而引起前房塌陷，同时也防止了切入虹膜或晶状体。

—从中心处，即前房最深处，开始沿着 360° 逐渐向房角移动。

- 在取出前房维持器前，对前房进行冲洗。

前房中部分血液发生凝结。虽然冲洗会清除部分的出血，但沉积在下方的血液需要使用探头进行处理。

1　用镊子清除血块是徒劳的。

第四十八章
虹膜异常

1 概述

1.1 虹膜的重要功能[1]

- 调节到达视网膜的光线的量。

—瞳孔永久性散大（而视网膜功能正常）的人，会抱怨畏光，这可能是非常麻烦的事情。

- 将眼前部和后部分隔开。

—过去，这一功能起到防止类血管内皮细胞生长因子（VEGF）进入前房，从而促进新生血管向前房生长的作用；现在的主要功能则是防止硅油接触角膜。

- 虹膜被当做一个用于搭载人工晶状体（IOL）的稳固平台（参见第三十八章6）。
- 最后，但同样重要的一点是虹膜起着美观作用。

—尽管美观对许多人来说有着相当的重要性，但有关美观的问题经常被忽视。

虽然虹膜组织是因创伤或治疗干预而受损，但玻璃体视网膜手术医生经常是需要对虹膜隔进行修复的人[2]。本章详细讨论了3种情况。

1.2 虹膜重建的时机

过早收缩瞳孔或使它变得太小，可能影响医生对眼后段的后续检查或手术。除一个例外情况外，通常虹膜手术应该推迟，直到医生推测视网膜的情况为"最终状态"。这一例外是指与创伤相关的虹膜"消失"（图48-1）。

---

1 瞳孔的形状、大小、位置和移动度与虹膜的状况是不可分开的。
2 水平子午线上的激光强度过高（参见第三十章3.3）或在超声乳化过程中受损。

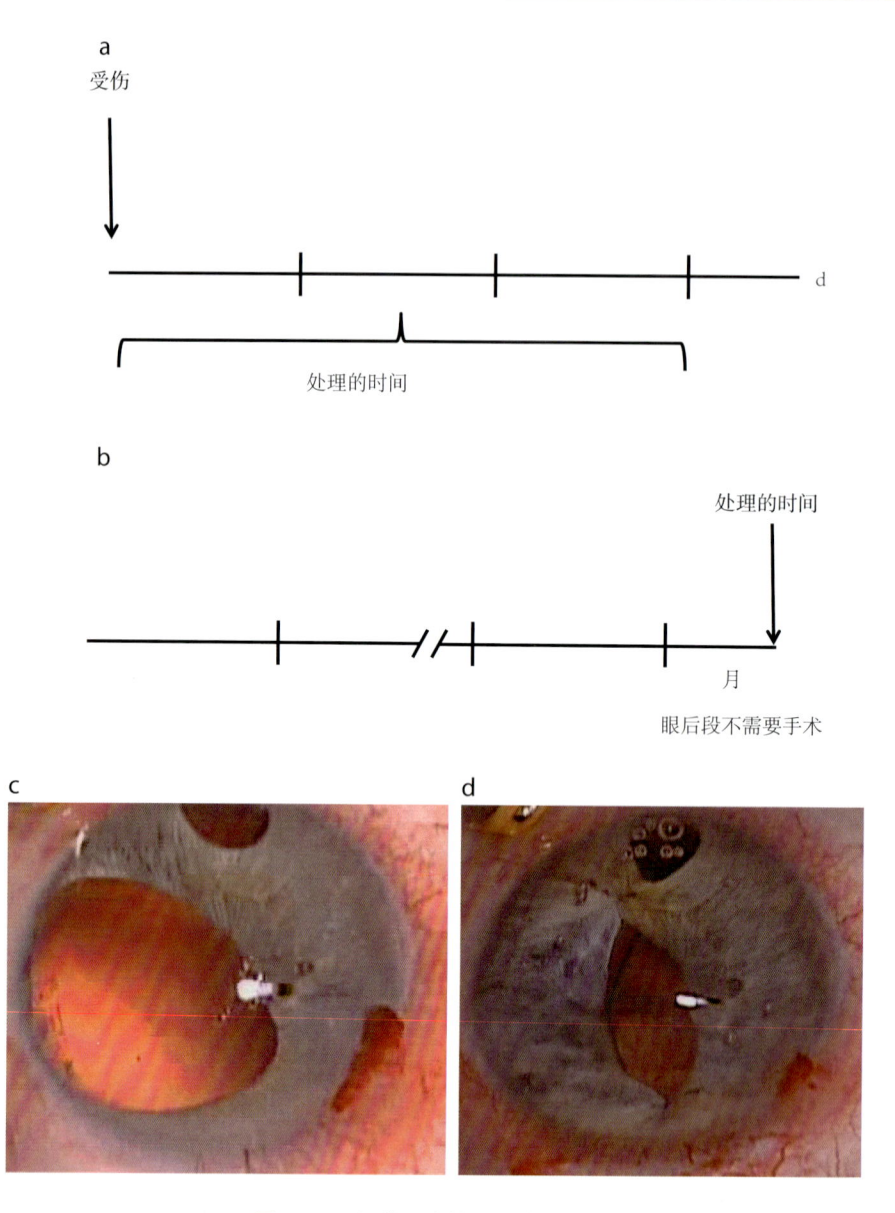

图 48-1 虹膜重建的"双峰"时机

注 图 a，对于由创伤引起的虹膜"消失"的眼，应该极早进行干预，以打破使组织收缩的纤维蛋白膜，用镊子将虹膜拉向中心。图 b，在其他瞳孔过大的病例中，最好等眼后段的情况到了"最终状态"，在这之后再缝合扩张的虹膜；这可能需要几周或几个月，甚至可能是在几年后。图 c，创伤后"虹膜消失"的病例；该眼在多年前因增生性玻璃体视网膜病变（PVR）而填充硅油。图 d，在最初的手术中，给予了非常早期的干预（用镊子轻柔地拉出虹膜），从而使虹膜在外观和功能上尚可接受。取出硅油后，缝合虹膜。

> **小贴士**
>
> 在一次严重的眼球开放伤后消失的虹膜可能已经被驱赶到周边了。然而，它通常是无法被看见的，因为它从视野中缩回了。这是一种需要尽早得到解决的情况；否则，将虹膜拉至其根部的纤维蛋白膜可能会纤维化。术者可以用镊子轻柔地将虹膜拉向中心，呈360°。一旦虹膜纤维化，唯一的解决方案就是植入虹膜假体。

2 手术技巧

最常用的缝合线是10/0（偶尔是9/0）聚丙烯线，连接在长直针（STC-6）或曲线针（CIF-4）上[3]。前者较难操作，因为目标组织距穿刺位置通常较远。针的尖端距离角膜缘上的支点越远，发生于外部的小幅度运动就越会在内部引发大幅度的运动（图48-2）。

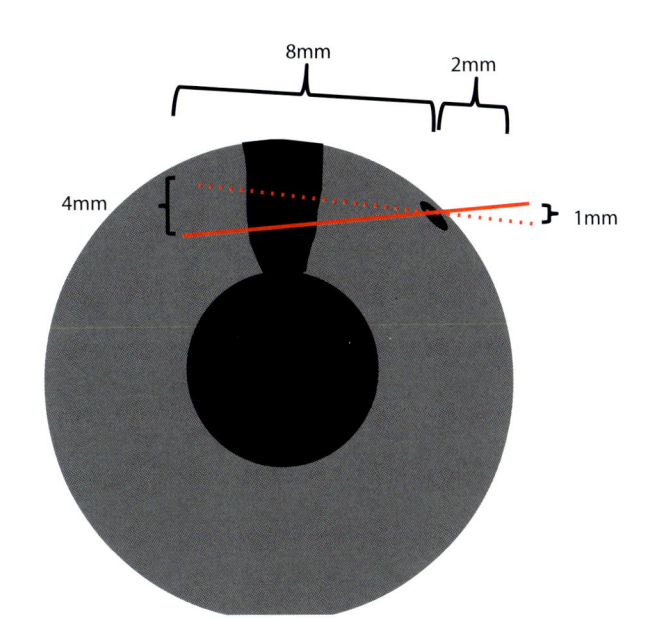

图 48-2　虹膜缝合中与缝合针相关的难点

注　如果针在前房内部的长度是角膜缘外部的4倍，那么针向外部移动1mm，将导致针尖移动4mm，而且在现实生活中，这是一个三维问题（此处将针按比例进行呈现）。

3　Ethicon/ 强生，新不伦瑞克，新泽西州，美国。本章将介绍关于这些缝线的应用。

> **小贴士**
>
> 虹膜没有伤口，因此无法愈合。术者切勿使缝合线处于张力状态，而导致缝线撕开虹膜组织；缝线必需托住虹膜"直到永远"。

2.1 虹膜撕裂[4]

针从损伤的一侧进入前房（图 48-3）。入针点应与角膜缘保持一定的距离。

- 用针从损伤的一侧，再到损伤的对侧，将两侧的虹膜提起；一个单针缝线足够了。
- 从损伤另一侧的角膜缘的中央离开前房，位置与入口点呈镜像。
- 在损伤的上方做一个穿刺口，大致与虹膜接合点等距。

——一旦两根针都安全地离开前房，就可以剪断针上的缝线，但不能在拔针之前剪断。保留较长的缝线，以备需要进行第二次的缝合。

- 用小的玻璃体切割镊[5]或带刺的针[6]取出缝合线。
- 小心地在缝线上打数个结，剪线[7]，然后松开虹膜[8]。
- 取决于损伤的大小，可能需要多个缝合（图 48-4）。

---

4 在有晶状体眼中，建议在虹膜下，预计缝合针将穿行过的区域，注射少量粘弹剂，以避免损伤晶状体囊膜（参见第三十九章 4）。

5 如果缝线离穿刺口太近，镊齿将无法打开（参见图 13-3）；除非穿刺术的隧道做得很长，否则必须是柄轴，而非镊齿，在角膜开口内。

6 确保钩子足够大，以免在试图将针退出前房时丢失缝合线。

7 留下一小部分，不要在线结处裁切。

8 虹膜具有非常大的弹性，在大多数情况下，虹膜可以承受在尝试进行缝合时被拉到穿刺口处的拉力。如果无法做到，则可以尝试向下推角膜，同时打/剪切线结。由于虹膜没有固定，滑动结无法起到作用；唯一的备选项是使用两个穿刺口，反复抽出一根线来打结。这是一个相当烦琐且冗长的过程。

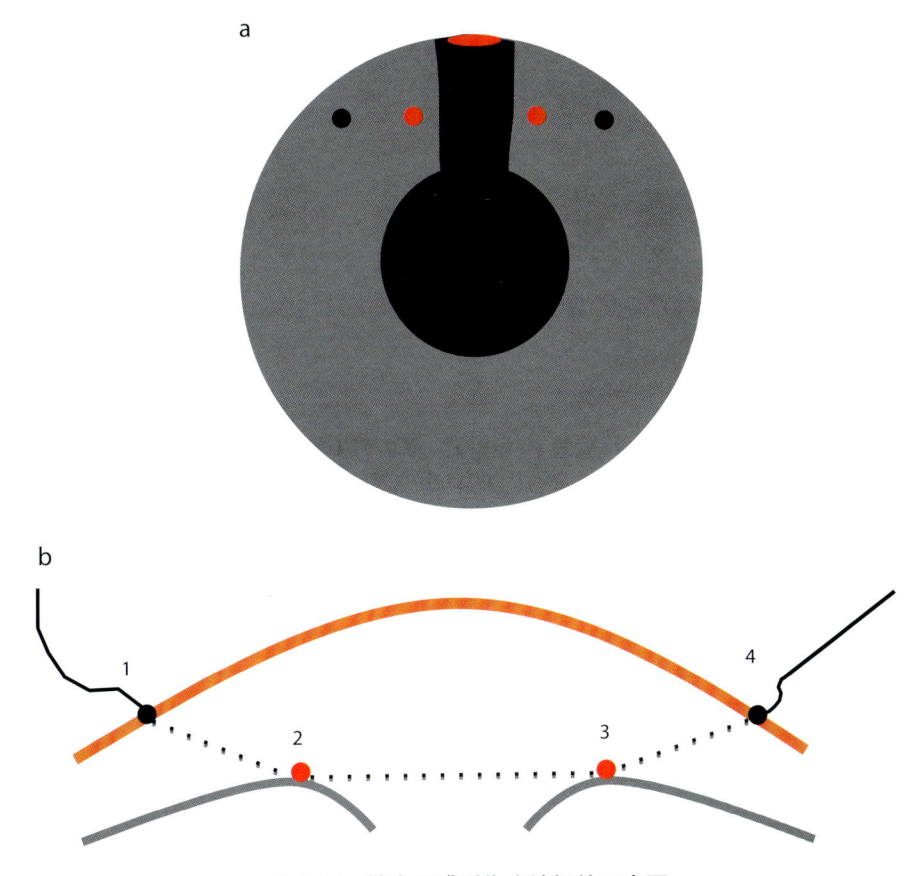

图 48-3　缝合虹膜裂伤或缺损的示意图

注　图 a，从术者的视角看：红色椭圆表示收回缝合线的位点，黑点表示角膜上缝合针的入/出针点，红点表示虹膜上的接合点。图 b，在横断截面图上展示了相同的操作。角膜入口（1）和出口（4）的位点相当接近虹膜接合点（3,4）的原因是，在前房中用虚线表示的缝线，是与虹膜平面成一定角度的，而不是平行于虹膜平面的（传统上，建议在角膜缘处设置角膜入针点/出针点；然而，在这种情况下，由于角膜和虹膜接合点几乎在同一额面上，因此缝线很难抓到虹膜）。虽然这会使直针引线变得更加困难，但它使接合变得更加容易。如果进针点是在上方或颞侧，这一点就不那么重要了，但如果进针点是在鼻侧或下方，则是非常重要的。

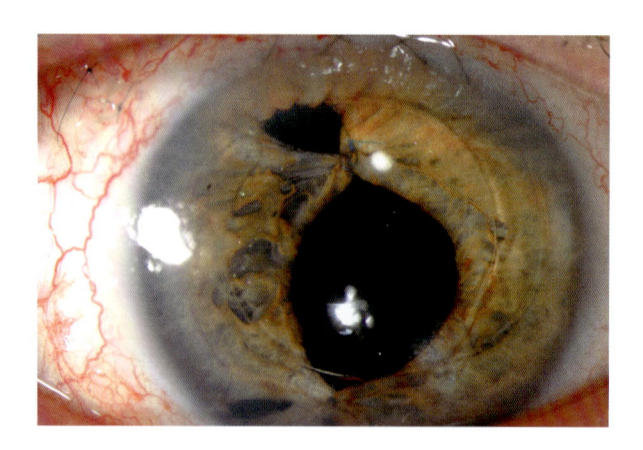

图 48-4　已缝合 10 年以上、较大的下部虹膜损伤

注　缝线仍然可见；由于以前填充了硅油，也可以看到缺损。在虹膜重建时，也植入了前房型 IOL。

2.2　虹膜根部离断

- 在虹膜损伤处的附近切开结膜。
- 使用双针缝线法。在损伤的对侧行穿刺术（图 48-5）。

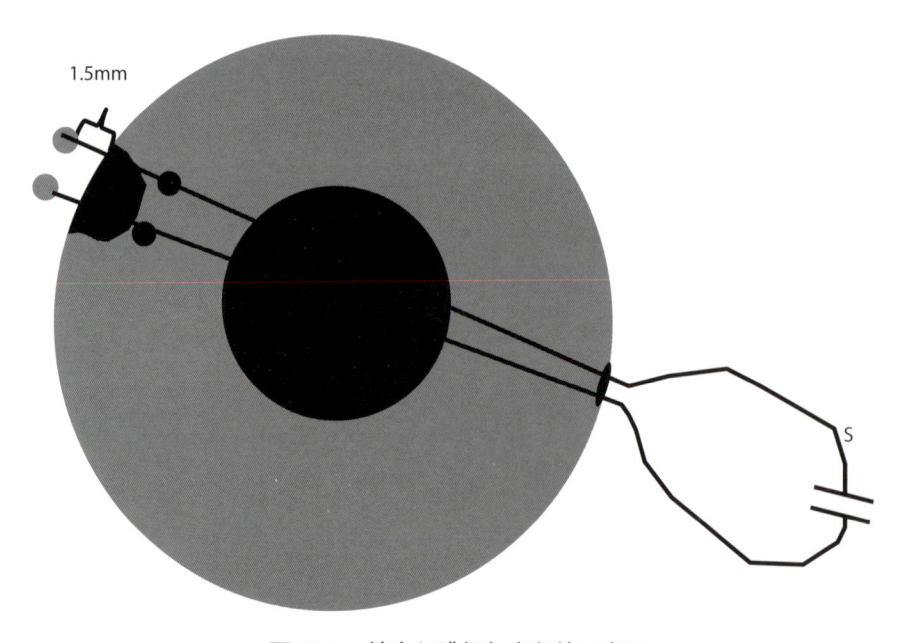

图 48-5　缝合虹膜根部离断的示意图

注　穿刺点在损伤的对侧。使双针缝线，在靠近虹膜边缘的位置上与其接合。从距角膜缘约 1.5mm 处出针，并打结（此处按比例展示了针头的长度）。黑点表示在虹膜中的进针点，灰点则表示在巩膜中的出针点。S：缝线。

- 一定要确保缝合针是通过穿刺口，而不是通过角膜，进入前房；锋利的针很容易钩住角膜组织。晃动针头：如果针在伤口内，则可以自由移动；如果困在角膜内，则不会移动。
- 在靠近虹膜撕裂的边缘上将其钩起，然后从距离角膜缘约 1.5mm 的巩膜处出针。
—此处可能需要预先准备一个有一半厚度的巩膜植床，以覆盖线结[9]。
—针的长度可能不够，不能到达对侧出针点；应由护士顶压巩膜上的出针点，这样术者就能够抓住针并将其拔出。
—用另一根针重复进行同样的操作。"关键点"是当缝合线环到达穿刺点时，如果任意一根针意外地穿过了角膜组织，那么缝合线就会卡在这里，如果需要重复整个过程，则必需将其丢弃。
- 收紧线结，修剪缝线（如果线结大小能够进入巩膜内通道，则将其收入内部），并关闭结膜。

取决于损伤的大小，可能需要进行多次缝合。

另一种手术方式是在损伤的上方打开巩膜，直接缝合虹膜。显然，这种手术方式有较高的发病率。

2.3 永久性散瞳

术者有两种选择。如上所述的一些缝合（参见本章 2.1）在两个相对的位置上，可能会使瞳孔收缩，但瞳孔将不会是呈圆形的（参见图 48-1d）。一种更优雅、但技术上非常困难的缝合方法是荷包缝合或虹膜环扎缝合术（图 48-6）。

- 做 4 个穿刺口（在 3 点钟、6 点钟、9 点钟和 12 点钟位上）。
- 小心地进入其中一个穿刺口，如上文所述，摆动针头（参见本章 2.2），并在象限内，与该穿刺术相邻的 2～4 个位置上，通过连续缝合法来缝合虹膜（可以从任何一个方向开始）。可用非优势手持一个玻璃体切割术镊子轻轻地拉起虹膜或引导缝合针。
- 缝合针从象限远端的穿刺口离开前房。
—经穿刺口插入一根 27G 的针头，并将缝合针取出，如此使缝合针的尖端埋入 27G 针头的针孔内，避免其穿入角膜组织中。
- 在全部 4 个象限内重复以上操作。
- 如上文所述，打结并修剪缝合线。

---

9 我不再这么做了。

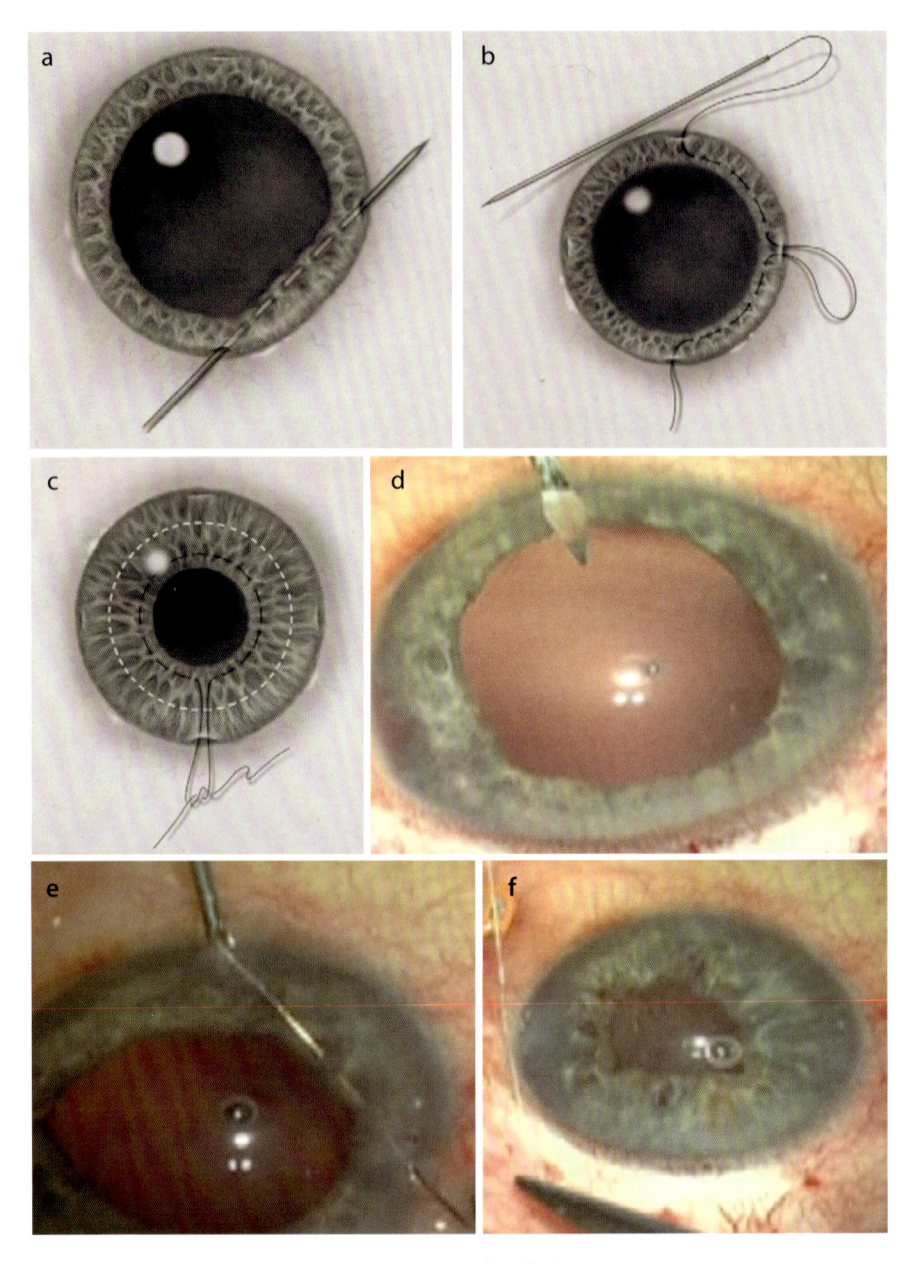

图 48-6　虹膜环扎术

注　图 a～图 c，手术示意图。图 d，患者受到严重挫伤后瞳孔维持散大。使用显微玻璃体视网膜手术（MVR）刀片制作第 4 个穿刺口；这样隧道内部将变得更宽（此处未显示，参见图 39-1c）。图 e，缝线已缝入第一象限的虹膜中；在 6 点钟位，用一根 27G 的针将缝合针引导出前房。图 f，这个线结被用来永久性地收缩瞳孔。

第四十九章
黄斑病变：水肿

1 概述

1.1 病因

黄斑水肿可能是由局灶性病变引起的，如牵拉（参见第五十章），局部症状如白内障摘除，全身性疾病如糖尿病，以及局部和全身性疾病的组合，如葡萄膜炎。可能的诱因有很多。

如果确定了病因，治疗病因应当是首要目标。然而，这一基本原则仍然留下了一个未解决的问题，即如何最好地、直接地治疗水肿本身。

1.2 手术还是非手术治疗

对于关键问题，其答案在几个层面上都是存在争议的。即使在眼科学界，也没有达成共识，而治疗方案越来越多地受到保险公司、政府卫生机构、药品制造商，甚至政客的影响（参见第四章 6 和第四十三章）[1]。在此我只提出几点，以指导决策的过程。

• 焦点（栅格）激光、激光黄斑固定术（参见图 30-2）和全视网膜激光（参见第三十章 3.2），在患者患有糖尿病或静脉阻塞等情况下，始终应考虑是单独使用或与药物和（或）手术治疗相结合。

• 在大多数的病例中，眼内注射代表着一线治疗，但它们对于永久性的问题，如糖尿病等疾病而言，是一种临时性的治疗方案。在较长的时间内必须重复进行注射，这就涉及以下内容。

—患者的负担：因为视觉功能的持续起落，所以必须多次返回某一家医疗机构接受眼内手术。不能忽视视力如过山车一般的变化所带来的生理上的和心理上

---

[1] 试想一下，在许多国家中，关于"使用雷珠单抗还是阿瓦斯丁"的持久战。

的影响（治疗人或治疗组织，参见第五章 1）。

——医疗机构的负担[2]：需要安排时间、人员、手术室、手术器械（订购和储存）、患者日程、现金流和报销等。随着更多的药物进入市场，适应证的列表持续扩大，患者和注射操作的数量似乎从未停止增加。

- 没有"一级证据"的研究着眼于对比手术和药物的结果。所有的研究都是评估对比药物 A 与药物 B，关于其剂量或用途，基于呈现的视敏度水平。
- 手术并发症的风险和严重程度，无疑要比注射的更大。然而，在手术与单次注射之间比较并发症的风险是错误的。没有患者会只接受一次玻璃体内注射来治疗黄斑水肿。
- 手术与药物的剂量相比，更加难以明确地定义。如果证明了某一外科手术治疗是无效的，那么"手术不起作用"这一笼统的说法，并不比如果发现某一种药物无效就说"药物不起作用"更加正确[3]。正确的结论应该是，"这一种手术不起作用"或"手术在这种疾病的晚期不起作用"。
- 手术不应该被认为是最后的手段[4]。在黄斑遭受不可逆转的损害之前就进行干预，其预后是最好的。

——如果手术做得早[5]且做得好，很有可能一次性治愈。

——如果手术失败，仍然有其他的治疗方案可选择。

2 手术技巧[6]

- 如果可行，则在术前减轻黄斑区的水肿[7]。
- 进行玻璃体切割术，使用曲安奈德确认玻璃体后脱离。

---

2 这一切都可以用"后勤"一词来概括，即对一系列复杂操作的详细协调，其涉及诸多人员、设施和物资，以及资金筹措过程。

3 任何理智的人，都不会基于其驾驶菲亚特乌诺汽车的经验而宣称，"汽车的行驶速度不可能超过 200km/h。"每个人都知道驾驶保时捷 911 是一件完全不同的事情。

4 当其他方案都失败时。

5 手术被认为是最初的治疗方案。病情尚处于早期阶段，且视力尚保持良好。在我所治疗过的、接受玻璃体切割术（PPV）合并内界膜（ILM）剥离和激光黄斑固定术的大量患者中，如果其术前视力达到 0.6 或更高，则在术后无须接受针对黄斑水肿的治疗。

6 另见第五十章和第五十二章 2。此处描述的手术技术最适用于类似于糖尿病、静脉阻塞、葡萄膜炎等病症。

7 玻璃体内注射抗血管内皮细胞生长因子或曲安奈德。

- 在黄斑区进行染色，并移除内界膜[8]。

> **小贴士**
> 有慢性黄斑水肿的视网膜是不健康的：所进行的操作必须比对健康组织的操作更加精细（例如，黄斑裂孔是内界膜剥离的指征）。

——从远离中央凹的地方开始剥膜（图 49-1）。

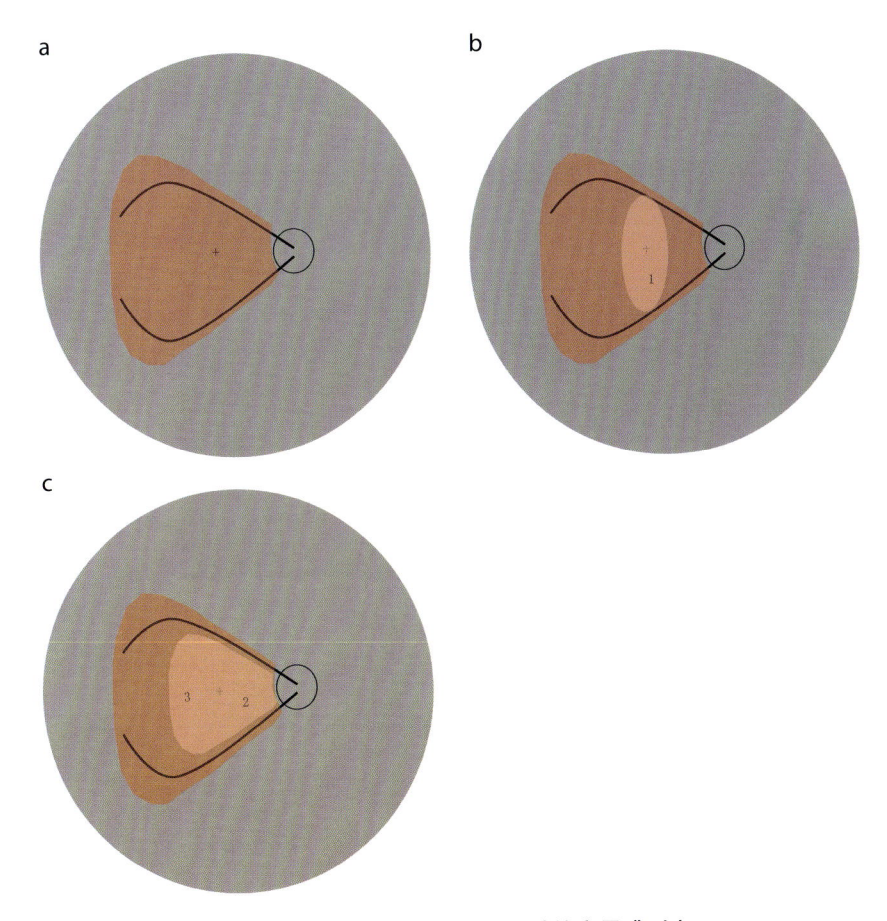

图 49-1　严重糖尿病性黄斑水肿的内界膜剥离

注　这是我的操作技巧。图 a，红色区域为水肿的范围。图 b，最初始的剥离横跨中央凹（1），从上方开始。图 c，随后是两个半圆型的（2,3）。没有必要剥离整个存在有水肿的区域，尤其是颞侧方向。

8　参见第三十二章 1 和第三十四章 3。

—在中央凹上方进行剥离时，动作要非常缓慢，特别是如果存在有一个较大的囊肿[9]：囊肿的顶部非常薄，必须要避免掀开其顶部[10]。

—如果 ILM 附着得很紧，它可能会使视网膜轻微地抬高（隆起），ILM 被抬起的部分和在原位的部分的分隔边界上，可以看到一条细小的白线（图 49-3）。如果存在这样的白线，应该更加小心地进行操作，且剥离的矢量方向应该更平行于视网膜（图 49-4）。

—视网膜有一个凸起的轮廓，而不是凹陷的：当朝向中央凹进行剥离时[11]，务必牢记要提起镊子（更加靠近你自己，图 49-5）。

—剥离至血管弓。

• 考虑在所有被牵涉到的区域内进行激光治疗（参见图 30-1）。

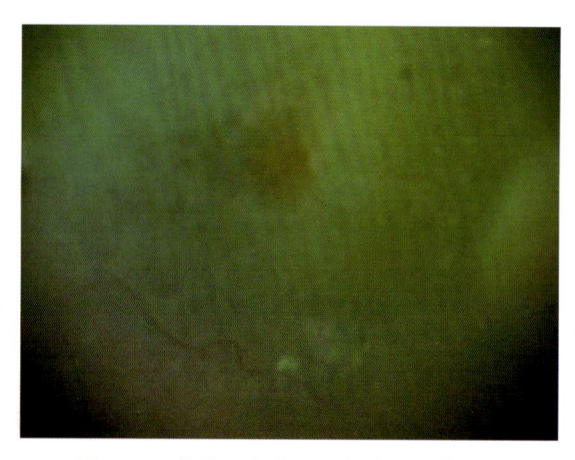

图 49-2 有黄斑水肿患眼中的视网膜囊肿

注 含有黏性液体的囊肿呈现为一个黑色的圆圈，在这一术中图像中尤其明显，其位于黄斑中央凹的颞侧。

9　在术者看来，囊肿呈现为灰色的圆圈（参见图 49-2）。
10　如果确实发生了这种情况，则可以看到少量带有些许黏性的液体进入玻璃体腔。
11　镊子的尖端平行于视网膜表面移动，并使之非常贴近于表面。

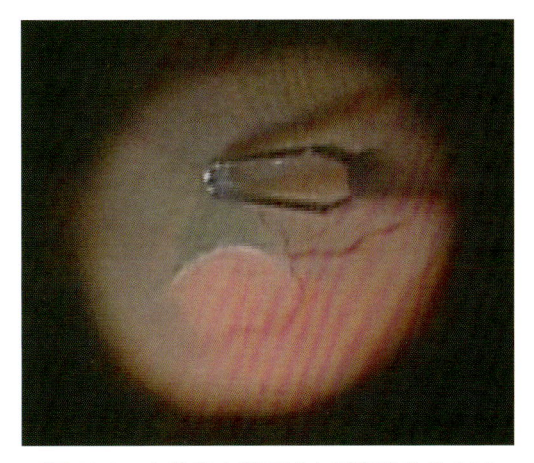

图 49-3 在黄斑水肿区域上剥离粘连的 ILM

注 位于 ILM 下的视网膜，比没有发生水肿的眼中的视网膜更加脆弱。当镊子拉动 ILM 时，视网膜会像帐篷一样隆起；术者发现了一条蜿蜒地垂直于主要剥离方向的白线。这一场景应使术者更加小心，以避免撕裂视网膜或掀开囊肿。

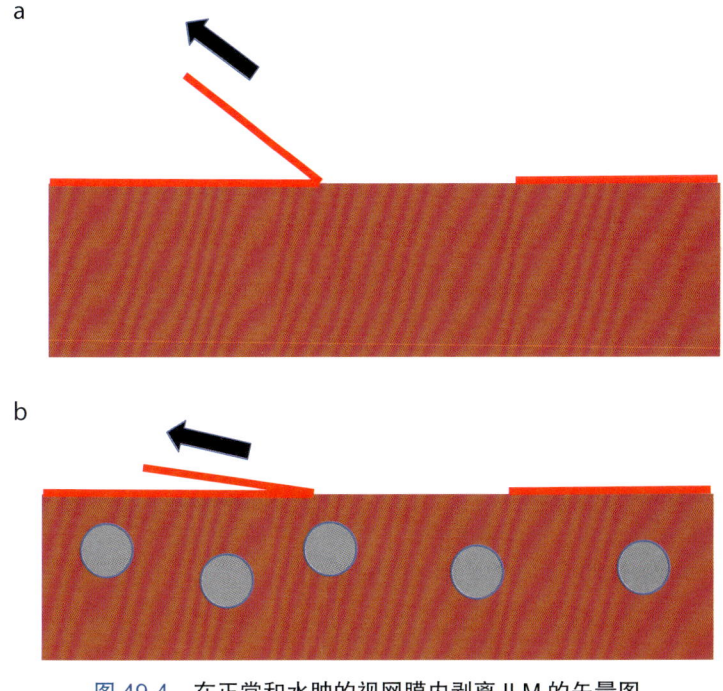

图 49-4 在正常和水肿的视网膜内剥离 ILM 的矢量图

注 图 a，在视网膜健康的眼内，剥离的矢量是接近 30° 的（箭头）。ILM 由红线表示，此处没有显示镊子。图 b，如果视网膜是水肿的，特别是存在囊性水肿的（由灰色圆圈表示），其矢量必须更加接近于与视网膜平行。需要记住，其表面是凹陷的，要避免镊子与视网膜发生碰撞（参见图 32-6）。

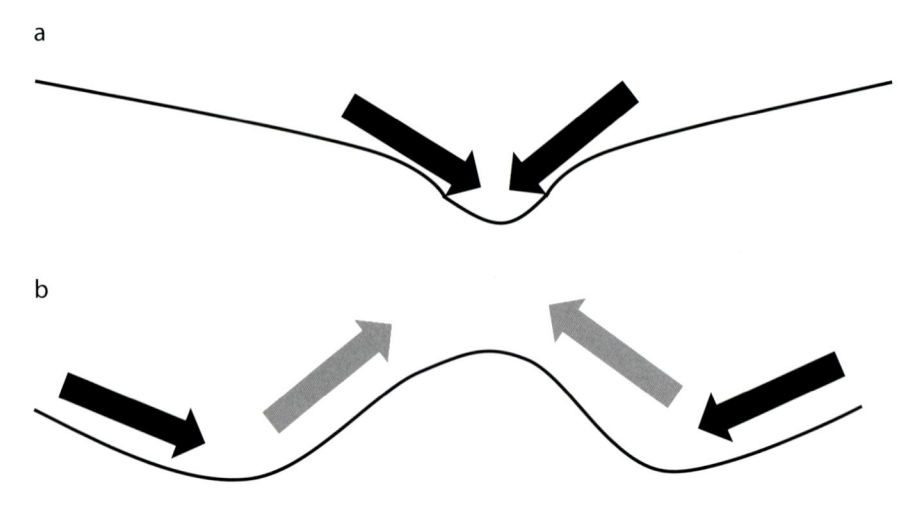

图 49-5 在凸起的表面上剥离 ILM 的横截面示意图

注 图 a，正常黄斑轮廓是凹陷的；当朝向中央凹（向心方向）剥离 ILM 时，镊子的尖端会进一步远离术者（"下坡"，黑色箭头）。图 b，严重水肿时，黄斑的轮廓类似于高低地。当朝向中央凹剥离 ILM 时，镊子的尖端必须朝向 / 靠近玻璃体中腔；从术者的视角来看，朝"上坡"（灰色箭头）剥离。由于术者是从上方俯视的，所以很难察觉到黄斑的实际"地形"变化。在视网膜厚度正常的眼中，其 ILM 与术者之间的距离，约 4 倍于在黄斑中央凹厚度为 600μm 的眼。

第五十章
与牵拉相关的黄斑疾病：玻璃体黄斑牵拉综合征、玻璃纸样黄斑病变、黄斑前膜、黄斑裂孔

1 概述

关于黄斑病变是否需要进行手术干预的决定，既不应基于后极部的外观，也不能基于视力（VA）水平[1]。外观上的欺骗性可以是双向的：看起来相当可怕的解剖结构，可能仍然拥有良好的视觉；相反，即使是一个看起来很小的异常，也可能导致严重的视觉丧失。

> **小贴士**
> 与牵拉相关的黄斑疾病中，对于视力而言，视物变形通常会对患者的生活质量产生更为重要的影响；因此，在确定病情的严重程度时，眼科医生有必要不仅仅只关注视力。这也有助于避免以任意设定的VA值为区分标准作为进行或拒绝手术的理由，这是一个可悲的普遍习惯（参见第五章）。

1.1 玻璃体黄斑牵拉综合征（VMTS）

该病的特征是玻璃体后脱离（PVD）异常，中央视网膜残留有明显的局灶黏附。中央玻璃体可能会通过玻璃体后皮质的开口脱出，并黏附到中央凹。OCT是一种

---

[1] 例如，眼科医生不应该说："手术通常是为视力低于20/40的患者保留的。"

显示术前病情和手术结果的好工具（图 50-1）[2]。皮质后玻璃体外观呈片状，可一直延伸至玻璃体基底部。因此，问题并不局限于后极；还增加了在整个眼底的范围上引发视网膜裂孔的风险。

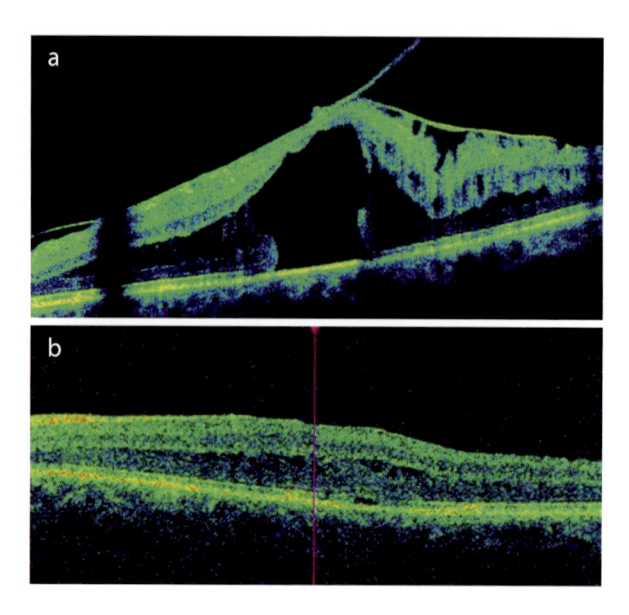

图 50-1　VMTS 的 OCT 图像

注　图 a，术前图像显示中央凹处存在严重的牵拉。视网膜被抬高并显示出囊样改变。后皮质玻璃体的劈裂可以清楚地被看到（在图像的右侧，形成了一个玻璃体劈裂腔）。图 b，术后 1 个月的图像显示，视网膜的轮廓得到了明显的改善；然而，功能上的改善则主要取决于病变持续的时间。如果较迟进行手术，那么视力将几乎无法得到改善。

在 VMTS 中，玻璃体内重组微纤溶酶（酶促玻璃体溶解）具有相当高的成功率，特别是当玻璃体黄斑粘连的面积小于 1 500μm² 时[3]。

1.2　玻璃纸样黄斑病变

这里定义为"表面皱褶性黄斑病变"，它可能是一个独立的病变，也可能是后期形成黄斑皱褶的初始步骤。没有可见的瘢痕组织，但视网膜表面（内界膜）是起皱的（图 50-2），患者可能会体验到视物变形。

---

[2] OCT 图像可能显示出与中央视网膜脱离（RD）相似的特征（参见第五十六章 1），而白内障摘除术可能会通过增加玻璃体的运动空间而使牵拉加剧。

[3] 注射是非常昂贵的；当在观察、注射和手术之间作出决定时，还必须考虑到上述这一点和成功率。

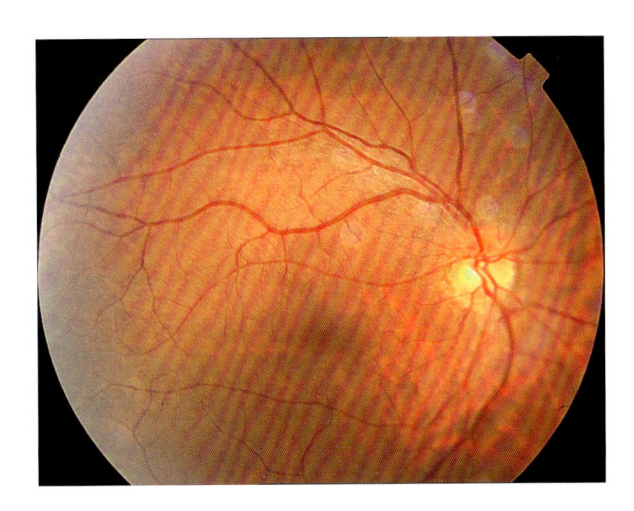

图 50-2　玻璃纸样黄斑病变术前眼底图

注　可见内界膜（ILM）细微折叠，特别是在颞上区域。此处的皱褶不如涉及黄斑前膜（EMP）的皱褶那么厚。

1.3　黄斑皱褶

在这种症状中，黄斑表面会形成真正的瘢痕，这就是为什么许多手术医生将其称为"迷你 PVR"。瘢痕会收缩并引起解剖结构上的异常（水肿、视网膜皱褶、出血、异位、血管的螺旋状结构等，参见图 50-3）和功能异常（视力下降、视物变形）。膜主要由胶原蛋白形成，细胞相对较少。它们可能是继发于某一疾病[4]或治疗[5]的，但在大多数情况下，它们都是特发性的。

一些眼科医生开始给 EMP 患者的眼内注射抗血管内皮细胞生长因子（VEGF）药物（参见第四十三章）。如果水肿是导致视力降低的"罪魁祸首"，那么这种药物确实可以暂时性地缓解症状。然而，水肿的复发是不可避免的，任何类型的药物都无法解决表现为视物变形的视网膜改变。唯一明确的治疗方案就是手术治疗[6]。

1.4　黄斑裂孔

玻璃体视网膜和切线（表面）上的牵拉力会导致视网膜向中心收缩，通常会

4　例如，视网膜脱离、玻璃体积血和创伤。
5　例如，巩膜扣带术、全视网膜激光。
6　重组微纤溶酶并非可行的选择，因为该症状不是由 VR 牵拉引起的，并且患者到院时，绝大多数已经有了自发性的 PVD。

伴有 EMP[7]。

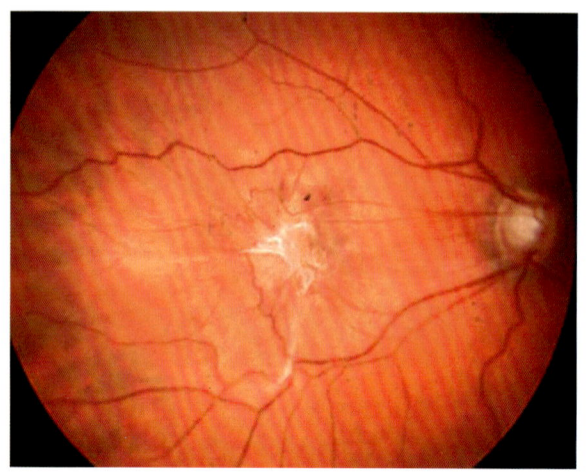

图 50-3　EMP 引起黄斑的解剖结构发生严重改变

注　这是一个非常靠近中央的瘢痕，可以理解其是造成视力损失的原因。瘢痕收缩施加在视网膜上的牵拉力，也解释了它为何引起了视物变形，导致了全层皱褶、出血和血管扭曲。

2　手术技术[8]

2.1　VMTS

- 在后极部前方进行玻璃体切割术，并在黄斑正前方创建一个小囊袋。
— 中央凹已受到严重牵拉：一旦开始抽吸后，立即开始切割[9]。
- 注入最小剂量的曲安奈德，以便清楚地区分出玻璃体—黄斑界面。
- 后玻璃体与视网膜之间的附着严重。
— 如果后皮质玻璃体已形成结实、分离的薄片，则可能需要使用剪刀进行操作。如果使用剪刀进行剪切，对操作的掌控程度将会更大。无论如何，探头的使用会受到限制，因为没有可进行操作的边缘，不可能将探头的"利齿没入到膜中"（参见图 38-2b，右侧）。

7　如果后者不涉及中央凹，则称为假孔；OCT 使眼科医生可以确定存在的是真孔、局部增厚或是假孔。

8　详见第三十二章。

9　禁止在未同时进行切割的情况下进行抽吸，尤其是在进行 PVD 的期间。

- 一旦黄斑与所有玻璃体粘连脱离后，紧接着是仔细地进行玻璃体后脱离（PVD）。

—如上文所述（参见本章 1.1），后玻璃膜状皮质和视网膜之间的牢固粘连可以存在于任何地方。进行 PVD 时要缓慢操作，且不要试图将其向前部推进得太远；即使如此，视网膜和皮质玻璃体之间的粘连也像两张被胶水粘在一起的纸一样。在尝试分离玻璃体时，会出现小规模的出血，这将显示出粘连的强度，并迫使作出以下选择：冒着在术中形成视网膜撕裂的风险继续进行 PVD，或者冒着术后发生视网膜撕裂的风险而不对粘连进行处理[10]。这一困境类似于在第三十二章 3.1.4 中所提到的内容，除一点不同，即在 VMTS 病例中，视网膜切除术不是任何一名手术医生都会愿意选择的选项。

—需要注意，如果该症状已存在很长时间了，则中央视网膜可能是凸起的，而不是凹陷的[11]。需要牢记这一点，其对于创建 PVD 和剥离 ILM 而言，都是相当重要的。

- 尽可能多地修剪残余的玻璃体。
- 将 ILM 染色，并剥离至血管弓区域。

—视网膜可能很脆弱，尤其是发病时间较长的情况下。

- 考虑预防性激光环扎术（参见第三十章 3.3）。

2.2 玻璃纸样黄斑病变

- 建议进行玻璃体切割术，其范围为最小程度（10%）到次完全的程度（180%）。
- 染色（使微皱褶更加明显，见图 50-4）并去除黄斑区域的 ILM。

> **问答**
>
> 问：为什么染色后，ILM 的皱褶会比染色前更清晰？
>
> 答：染料在皱褶表面的"谷"中积聚，而嵴部仅有微量染料（参见第三十四章 3）。

—切勿在镊齿平行于皱褶方向的情况下抓取起皱的 ILM，仅可以在其垂直于皱褶方向的情况下进行抓取（参见图 34-3 和图 32-12b，c）。

---

10 两者都不是令人满意的选择。你的逻辑会告诉你，在术中出现问题是较有利的，因为至少不会留下任何玻璃体，并且可以立即开始治疗裂孔。但是，玻璃体与视网膜的分离，可能真的是无法完成的，而且这样只会使问题恶化。

11 非常类似患有严重黄斑水肿的眼（参见图 49-5）。

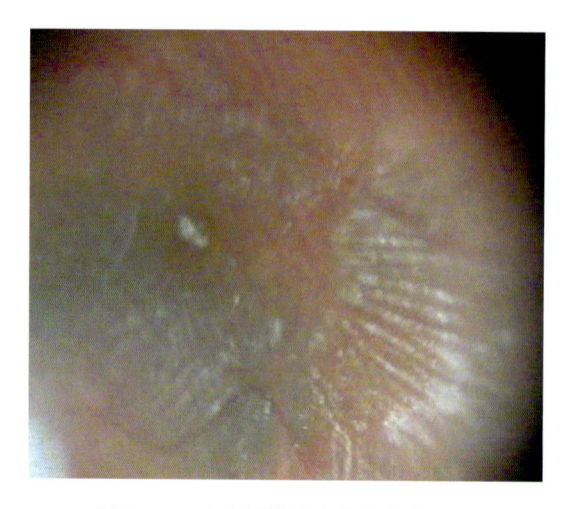

图 50-4　玻璃纸样黄斑病变术中视图

注　将 ILM 染色后，其皱褶更加清晰可见；剩余的曲安奈德晶体粉末也有助于显示部分视网膜皱褶。

2.3　黄斑皱褶

- 这些眼中的大多数已经存在有 PVD；但是，仍然需要确认是否真的发生了 PVD。
- 进行 PPV，其范围为最小程度（10%）到次完全的程度（80%）。
- 剥除黄斑前膜（参见第三十二章 2）。

—如果要查看膜的真实尺寸，将导光管换至另一侧的手中；现在，光线来自不同的角度，可以更好地观察膜[12]。

- 染色并移除 ILM。

—虽然这并不是绝对必需的步骤，但可以确保在表面上没有遗留的增生组织[13]，且没有出现复发。

问答

问：移除 EMP 之后，是否需要注入气体？

答：如果已剥离 ILM，那么气体"填充"和体位固定并不是必要的。使用上述操作并没有错，但是除外一种情况，即当膜在中央引起了真正的视网膜升高并牵拉了视网膜。此情况下若使用气体，可能会导致视网膜皱褶。

12　最优的解决方案是使用裂隙灯显微镜对皱褶进行移除（参见第十七章 2）。
13　要牢记，EMP 可能是多层的。

2.4 黄斑裂孔

- 在后极部前开始玻璃体切割术，并在黄斑上方形成一个小袋。
- 创建 PVD。
- 进行 PPV，其范围为最小程度（10%）到次于完全的程度（80%）。
- 染色并移除 ILM。

—通常黄斑组织是健康的，使得对 ILM 的移除相对容易进行。

—但是，如果牵拉力施加在边缘上，裂孔则可能会扩大；始终朝向心方向而不是离心方向进行剥离（图 50-5）。

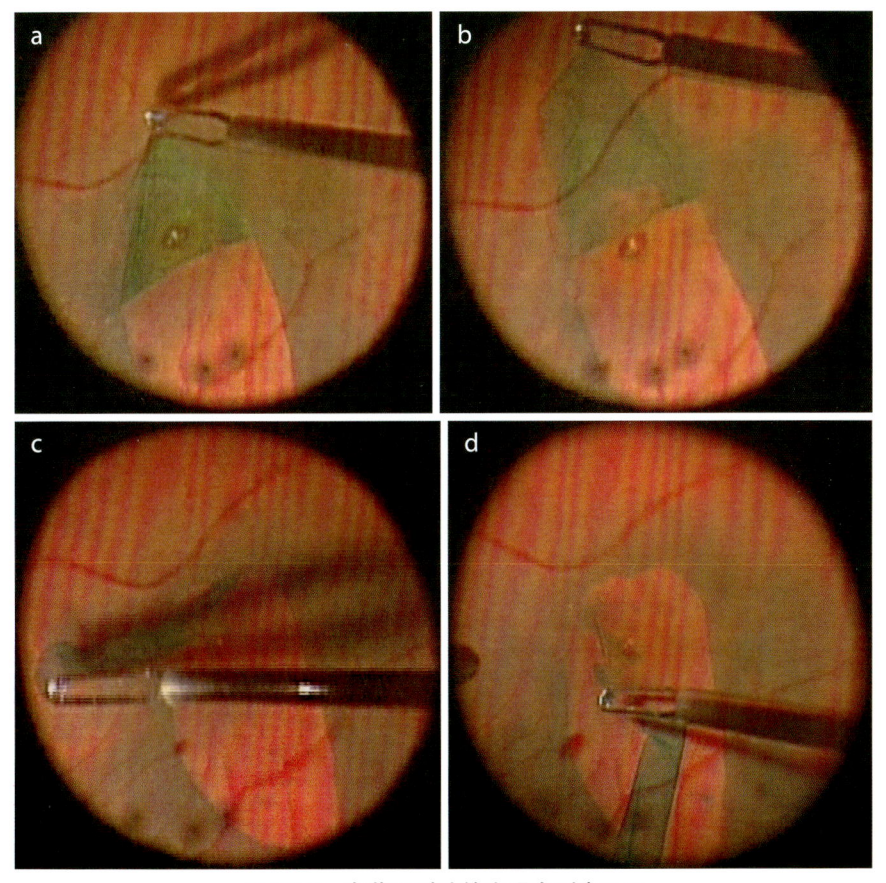

图 50-5 在黄斑裂孔的患眼中剥离 ILM

注 图 a，初始步骤是朝着裂孔（向心方向）揭起一条垂直的、条状的膜。图 b，对 ILM 的剥离，当靠近中央凹时这一操作应非常缓慢，到达裂孔处时，剥离应立即停止。图 c，剥离的方向原本为从 12 点钟至 6 点钟位，改变为横向（从术者的角度来看，是从 9 点钟至 3 点钟位）。图 d，一旦剥离了裂孔下缘处的 ILM，再次改变剥离的方向，并将 ILM 拉向 12 点钟位。通过此动作，与裂孔相邻的 ILM 已完全被提起；然后可以将剥离的区域向血管弓延伸（此处未显示）。

—ILM 可能会在靠近裂孔周围的区域消失。

—将剥离的区域扩大至血管弓[14]。

——些手术医生会使用此技术的一种变体，该方法仅在裂孔的一侧进行剥离，将 ILM 仍然连接的部分翻转，利用这一部分膜覆盖裂孔（"翻转瓣"）。

• 进行 F-A-X。

—我会使用一根软头的挤压针来排出残余的视网膜下液（"袖扣"）；这也可以防止靛氰绿在视网膜下持续存在（参见第三十四章 3.3）。这种排液操作仅能在手术视野最优时进行，即需要对 BIOM 调整进行[15]。切勿使视网膜色素上皮（RPE）与硅胶管发生接触；使其尖端保持在裂孔的上方，切勿伸入裂孔内（图 50-6）。

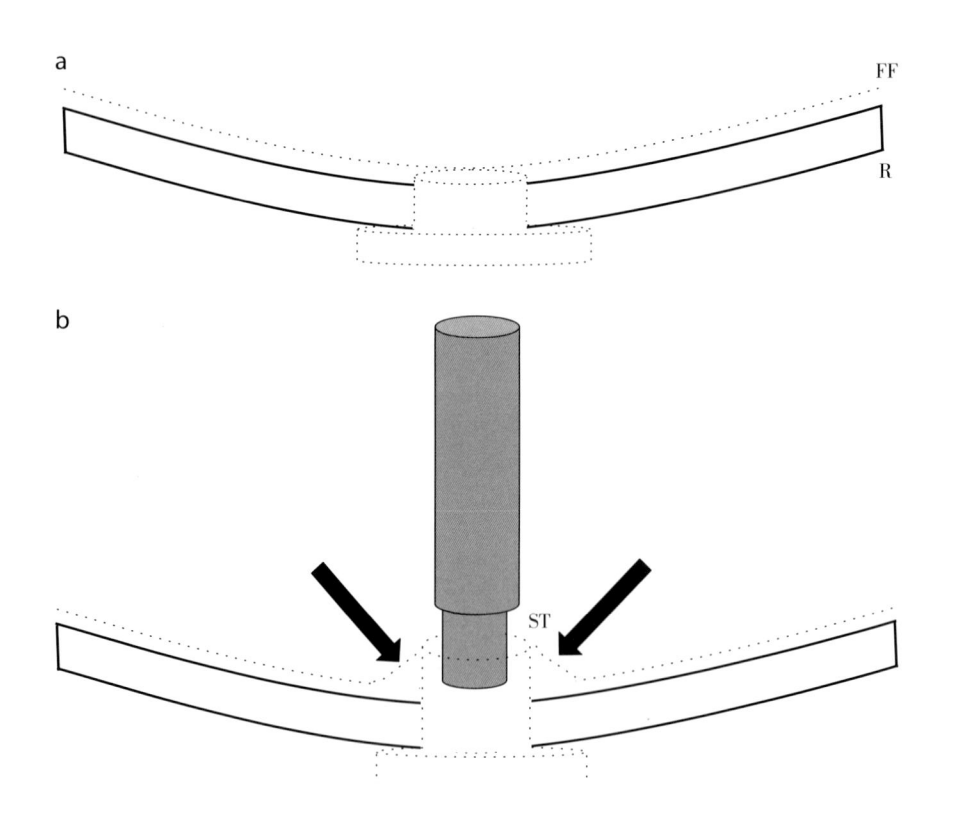

---

14 一些手术医生剥膜的面积要比这小得多。事实上，当裂孔在首次手术后没有关闭，并且由同一名术者在再次手术中进行更大规模的剥膜时，他们会提出，如果在首次手术中就进行更大规模的剥膜，本可以避免使首次手术失败。

15 将前部镜头向上方移动（参见第三十一章 2）。

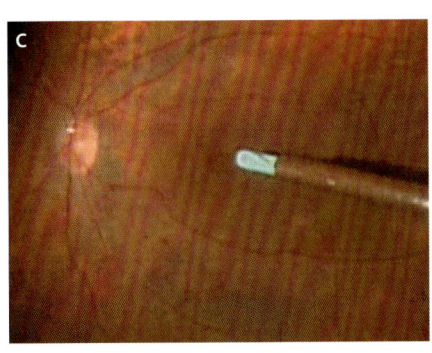

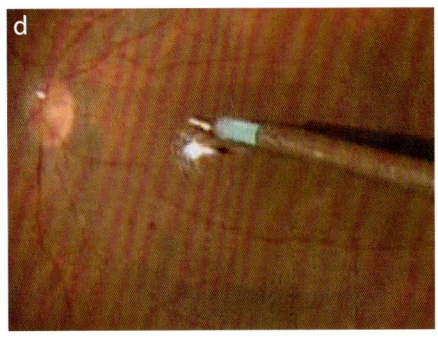

第五十章　与牵拉相关的黄斑疾病：玻璃体黄斑牵拉综合征、玻璃纸样黄斑病变、黄斑前膜、黄斑裂孔　　425

图 50-6　**通过黄斑裂孔排出视网膜下液**

注　图 a，进行 F-A-X 后，一层薄的液膜（FF）仍然覆盖视网膜表面（R）。裂孔内以及裂孔周围的视网膜边缘下方（"袖扣"）也存在有液体。图 b，将软头的套管（ST）浸入上方的液体弯月面中。笛针的毛细管作用可以达到即时排液的效果。液体膜的轮廓从纯粹与视网膜平行的变为围绕硅胶管的凹形轮廓（箭头指向隆起的液体的"肩"），显示出管和液体之间的内聚力。图 c，术中图像，显示术者如何识别硅胶套管的尖端是否"触水"或仍在空气中，如图所示。图 d，一旦笛针的软头到达液膜并且其轮廓发生了变化，光线就会从液肩上反射回来，这一信息立即使术者得知，他不得继续将套管推向更深处。只要保持该位置，液体就会排出。然而，由于液体会不断从整个视网膜表面流向中央凹，因此必须重复进行该操作数次。

—由于抽吸的作用，裂孔通常会在手术中关闭。
- 使用气体填充，并于术前向患者复述有关保持体位的事项。

> **小贴士**
>
> 　　我会要求患者面部朝下 1 周的时间。持续更短的时间可能也可以，但是我会向患者解释，面部朝下 1 周是他们对自己的病情得到治愈所作出的贡献。万一失败了，患者也不必在手术后自责："如果我当初确实延长了保持体位的时间……"

—通常，很容易就能够确定患者是否遵循了医嘱，如果他保持了固定体位，则在角膜内皮上可以看到碎片（位置性角膜病变，见图 50-7）。
- 如果患者无法或不愿意保持固定体位，则可以使用硅油作为填充剂。
—硅油也许可以在几周内移除。

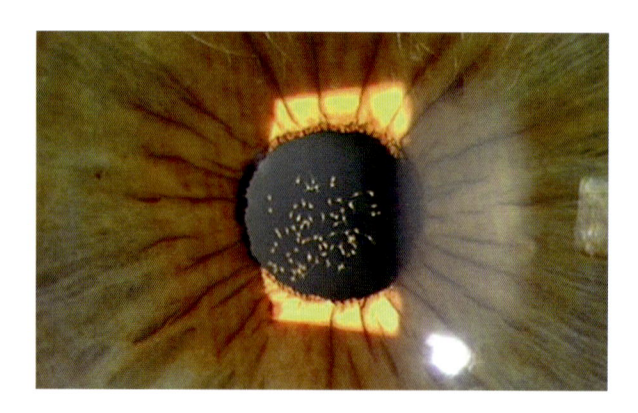

图 50-7　位置性角膜病变

注　碎片较重，并且倾向于沉积在角膜的最深处。对于手术医生而言，其存在位置标志着患者保持了其体位固定，以及患者的头部是否确实被固定在水平面上。如果患者"作弊"了，其头部的固定位与水平面呈锐角，那么碎片将更多地积聚于下方。

2.5　如果黄斑裂孔手术失败

即使拥有最好的技术和配合最好的患者，也会存在不成功的初次手术。以下是遇到这类情况时，我使用的技巧。这一路径在约 2/3 的病例中是成功的。

- 重新对 ILM 进行染色，以确保完全将其剥离。

—如果该眼早先经历过使用了翻转瓣技术的手术，我会移除整个黄斑区的 ILM，然后像进行初次手术一样地完成该程序。

- 排出视网膜下液。

- 取一根 23 ~ 25G 的针，并在裂孔周围做 6 ~ 8 个放射状的切口，其直径约 0.5mm（图 50-8）。

—切口仅采用最小深度。

—此操作的目的不是移动视网膜，使裂孔在平面上闭合，而是要造成刚好足够的创伤，从而促使形成非常细微的胶质增生，这将使裂孔闭合。

- 进行一个细致的 F-A-X，然后将空气换为硅油。

—无须固定体位。

- 在 1 个月左右取出硅油。

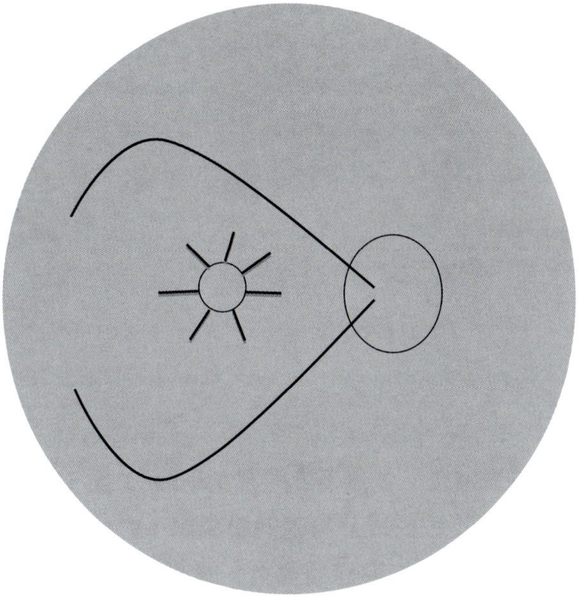

第五十章 与牵拉相关的黄斑疾病：玻璃体黄斑牵拉综合征、玻璃纸样黄斑病变、黄斑前膜、黄斑裂孔 427

图 50-8 再次手术，黄斑裂孔周围的放射状切口

第五十一章
视盘小凹

1　概述

在该情况下，流体通过位于黄斑下方的视盘小凹[1]（图 51-1）进入视网膜[2]，其极可能是液态的。视网膜下液的成分与视网膜脱离（RD）中的成分不同，尽管出现浆液性脱离，但仍可长期保持良好的视力。然而，最终会出现广泛的视网膜色素上皮（RPE）异常和永久性的视力丧失（图 51-2）。

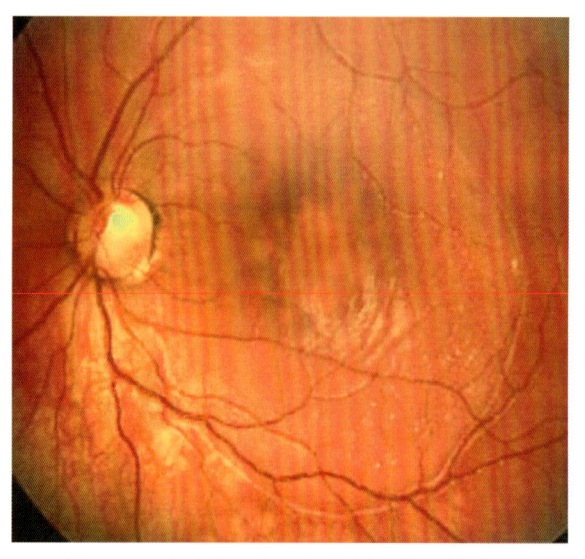

图 51-1　视盘小凹及相关的黄斑浆液性脱离

注　小凹上可见小的灰白色区域，邻近视盘血管的颞侧，导致了长期性的黄斑脱离。脱离的边界被清楚地显示出来；该病的慢性表现为中央凹周围的继发性色素变化和视网膜下沉淀的存在。

1　全称是"视神经盘小凹"。在临床中常使用简称"视盘小凹"。
2　这是导致某些作者将其称为"视网膜劈裂症"的原因。实际上，这仅仅是水肿，而不是劈裂：神经连接没有被切断，没有绝对的盲点，并且如果及时治疗是可以得到改善的。

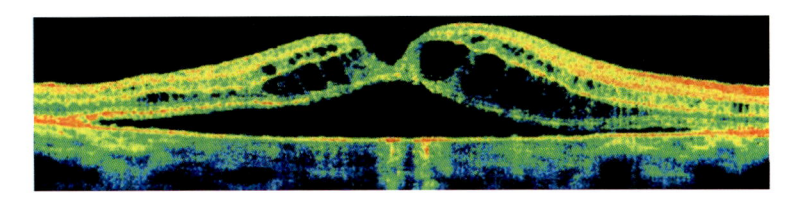

图51-2　患有视盘小凹的黄斑变化的OCT图像

注　存在视网膜下积液和视网膜内积液。显然，这种情况不是真正的视网膜劈裂症，只是大面积的（融合性的）视网膜囊肿。

> **小贴士**
>
> 视力的急剧下降，意味着原先干燥的黄斑下突然积聚了液体，通常会伴随有变形；强烈建议视盘小凹的患者不要进行瓦氏动作。

因此，选择进行一段时间的观察是合理的，但是长期[3]持续的或经常复发的视网膜下液，则强烈地提示需要进行手术，黄斑裂孔的发展也是如此。该手术具有多种不同的类型。下面要介绍的手术技术，有着非常高的机会能够取得永久性的成功。

2　手术技术

- 进行次全的玻璃体切割术（PPV）并创建玻璃体后脱离（PVD）。

— 在这些眼中创建PVD并非易事[4]，但仍必须仔细地完成。

- 在视盘边缘进行激光治疗（图51-3）。

— 进行激光治疗的目的是"关闭通道"，并防止液体从小凹进入视网膜下和视网膜内的空间。没有进行适当的激光封闭，会有更高的复发率。

— 在长期（数月，甚至数年）患有视网膜下积液的眼中，积液非常黏稠，且历经数月也不会被吸收，因此，激光治疗是无效的。在这类眼中，有必要在黄斑区内、中央凹的颞下侧，创建一个小的视网膜切口，并积极地抽吸液体。

3　数月。

4　广泛的、强烈的后部玻璃体视网膜粘连，使得多名手术医生提出，玻璃体视网膜牵拉在病理中起到了作用。但是，这种现象更可能从患者较年轻的年龄中得到解释。在其他疾病中，牵拉很少会导致视网膜下液的积聚。

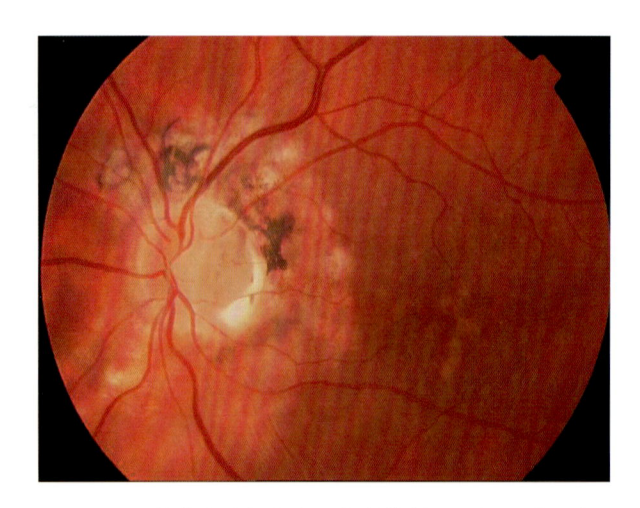

图 51-3　激光治疗视盘小凹相关的黄斑区视网膜脱离

注　处理应包括交界区，至少两排，并在 6 点钟位至 12 点钟位之间（在此图片的 11 点钟位至 7 点钟位之间）超出垂直线将视盘平分。如果区域（仅半圆形）处理较小，则液体可能会绕过它并导致复发。

——激光不应太强；如此得以保留神经纤维，且患者所承受的唯一后果就是盲点增大。

- 应当考虑气体填充，以帮助向下方推动视网膜下液（图 51-4），以迫使其离开视觉中心和邻近视盘颞侧的区域（参见第三十章 3.1）。

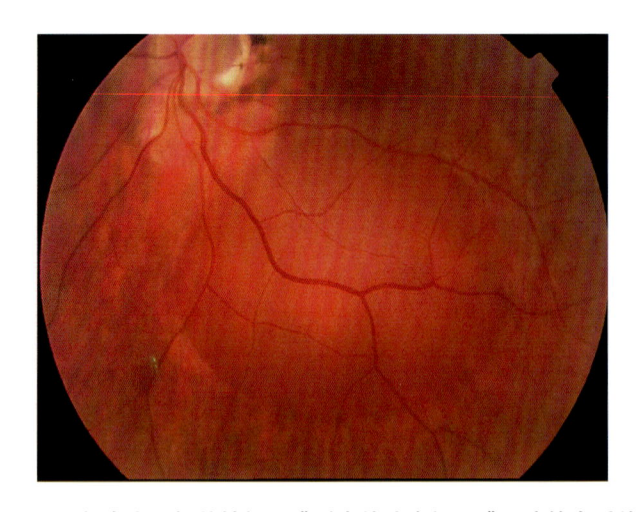

图 51-4　视盘小凹相关性视网膜脱离伴残余视网膜下液的术后外观

注　气泡（不再可见）已成功将液体推出了乳头黄斑束，但液体仍存在于下方。如果黄斑下液复发，则术者知道，在初始手术中本应包括通过一个小的视网膜切开术对视网膜下液进行引流的操作。

第五十二章
增生性糖尿病视网膜病变

1 概述

1.1 指征

糖尿病患者有数种可能的玻璃体切割术（PPV）指征：黄斑水肿（参见第四十九章）、玻璃体出血（参见第二十五章 2.7.1 和第六十二章），以及增生性疾病，其新形成的膜有可能或事实上导致了牵拉性视网膜脱离（TRD）。

在 TRD 涉及到黄斑[1]的眼中，较容易作出手术决定；当黄斑本身没有被涉及，视敏度完好（参见第四十六章 1.1），但眼科医生注意到 TRD 正逐渐接近中心时，此时的情况反而更令人左右为难。基于广泛的咨询，患者必须在两种选择之间进行抉择，然而这两种选择都不令人放心。

• 等到黄斑区也发生脱离时，视力已经下降，而且即使手术过程中一切顺利，可能无法完全恢复视力。

• 在黄斑发生脱离之前进行手术。视力可能仍然是完好的，显然手术带来的威胁要大于疾病。

> **小贴士**
> 一般情况下，越早在患有增生性糖尿病视网膜病变（PDR）的眼中进行手术，在解剖和功能上取得良好预后的机会就越大。

---

[1] 在具有组织良好的筛查和治疗方案的发达国家中，这种疾病很少能够进展到这一程度，但在其他大多数的地方，这种情况却是相当普遍的。

1.2 术前注意事项

- 对所有患有增生性疾病的眼，均应进行全视网膜激光治疗[2]。
——一旦患了TRD，就应该只针对没有膜[3]的区域进行治疗，以免引起牵拉膜的医源性收缩。
- 术前2～3d，应在玻璃体内使用抗血管内皮细胞生长因子（VEGF）药物（如贝伐单抗）。
——主要目的是降低术中出血的风险，另外该类药也会使对增殖膜与视网膜的分离操作更容易进行。
——为避免注射后出现反弹的现象，要警告患者，必须按计划进行手术。无论是何种原因导致必须推迟注射，应该每隔1周左右重复注射1次，直到可以进行手术。
——监测患者的全身状况（血糖控制、血压等）是患者管理的关键部分。
- 通常，手术指征是TRD、黄斑水肿和玻璃体积血的组合。必须告知患者，即使手术很成功，但以上任何一种症状都可能会复发。玻璃体积血尤其容易复发，即使没有出现可治疗的病理变化（参见第三十五章4.3.2）。

小贴士

有糖尿病视网膜病变的患眼中，病变的血管壁是产生玻璃体积血的原因。即使没有新生血管的形成，血管可能也无法抵抗升高的血压，这也解释了为什么患者经常会在醒来不久后发生再出血。即使血压得到了良好的控制，也有可能发生"晨起出血"。

---

2 手术技术

大部分的内容已经在第三十二章3.2中进行了阐述，此处仅对手术的某些方面进行讨论。

患有增生性糖尿病视网膜病变（PDR）的眼，其后段的典型外观是相对而言

---

2 我的经验是，在进行性的非增生性疾病中，也应尽早进行这种全视网膜治疗。
3 显然是附着在视网膜上的。

得以幸免的黄斑[4]，其主要血管被厚厚的白膜包围。该膜可能是血管化的，并且在某些部位与视网膜具有很紧密的结合。根据膜的可收缩特性，可以形成 TRD 和继发性视网膜裂孔（参见第五十五章）。该膜通常会阻挡对 TRD 进行实际的观察。

手术中，术者必须首先决定的是手术位置的顺序。我认为最有用的技术选项如下。

• 在黄斑上方的中央区域做一个开口，释放沿黄斑区的牵拉力，以及作用在沿着血管弓的主要粘连上的切向力。

• 在血管弓前方，沿 360° 切入厚的、白色的膜（图 52-1）；该操作将主要的增生与其余部分的玻璃体和视网膜分开，并有助于减少作用于前部和后部视网膜上的牵拉力。

—记住，几乎总会处理玻璃体劈裂症。刚刚所切割的组织，是裂隙腔的前壁。

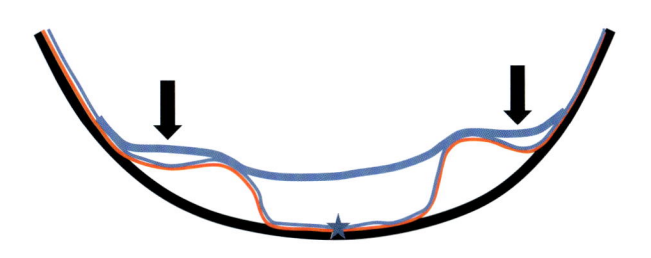

图 52-1　增殖膜在有 PDR 的患眼中引起 TRD 的示意图

注　视网膜（红线）与眼球壁（粗黑线）之间部分脱离。牵拉力主要由位于中央的增殖膜（粗蓝线）施加，该膜在大多数位置上与视网膜之间保持有一定的距离。该膜引起的牵拉力主要为前后方向的。然而，虽然对于术者而言不太明显，可是也存在有另一种牵拉力（细蓝线）。该膜引起大部分切向的牵拉。它代表仍附着的后部皮质玻璃体，该膜非常牢固地黏附在视网膜上，而较厚的增殖膜又在其前部重新插入。因此形成了数个玻璃体劈裂。箭头表示增殖膜与视网膜之间将会发生分离的初始位置。如果脱离涉及黄斑区（蓝星），则第一步是将其分离，以使在手术过程中不可避免的牵拉不会涉及黄斑区。

• 将玻璃体切割术一直延伸到外周。使用巩膜顶压，在基底部上完成玻璃体切割术。

—这样仍会在视网膜上留下玻璃体皮质。

• 一并移除玻璃体前界膜。

• 返回后部视网膜，并处理厚的、白色的增生组织：使用多种器械，进行分层

4　黄斑被一层薄的视网膜前膜所覆盖（通常是未分离的透明玻璃体表面），但免于被厚的、白色的、血管性增殖膜覆盖。

或分割。

- 无论是沿着离心方向还是向心方向对这些膜进行处理，请确保处理玻璃体劈裂腔的后壁。这是仍附着在视网膜上的细微的膜，可以一直延伸到玻璃体基底部。

—与厚的、白色的增殖膜相比，这种膜通常更加难以处理。它可能会撕裂视网膜，甚至使视网膜发生脱离，操作时需要格外小心。该膜也可能是多层的（图52-2）；除非识别并提起了最靠近视网膜的那一层膜，否则将难以完成玻璃体切割术。

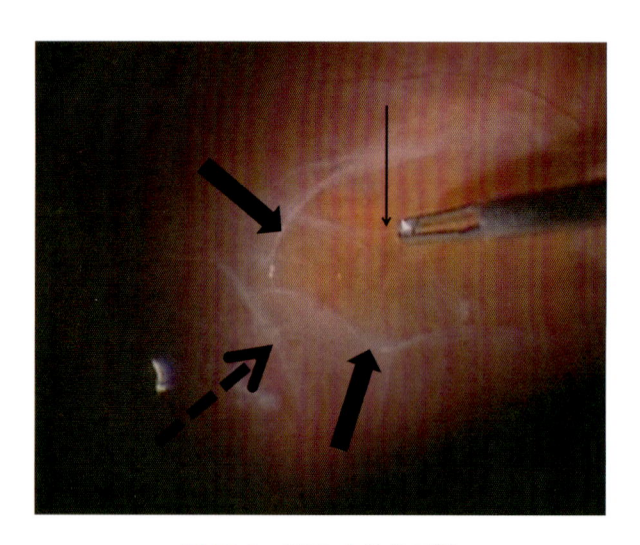

图 52-2　PDR 中的多层膜

注　在该图中可见 3 层增殖膜。最靠近视网膜的膜（细箭头）非常细腻，并且完全附着在视网膜上，代表后皮质玻璃体；此时正在使用镊子进行移除。中间是一层形成得更好的膜（粗箭头），此处显示该层膜也黏附于其他两层膜，并且通过其下面的一层膜黏附于视网膜。最表层的膜（虚线箭头）最厚，这是最明显且最容易剥离的一层膜。

—如果早先接受过功率过强的激光治疗[5]，皮质玻璃体和视网膜会被"烧伤"为无法分离的组织（参见第三十章 1），在这种情况下是不可能进行 PVD 的。

- 即使已经使用了抗 VEGF 药物治疗，新鲜的出血也不罕见。我宁愿烧灼这些血管（参见第十二章 1.10），也不愿仅仅期待它们在术中停止出血且不会在术后复发（参见第三章 2）。
- 完成对所有牵拉的处理后，进行全视网膜激光治疗。

5　可以通过大面积黑色素沉着和缺乏可见的视网膜结构来辨认。

- 即使黄斑区无水肿，也要考虑移除内界膜（ILM）[6]。
  — 如果黄斑是水肿的，则在这些眼中，ILM 通常有严重的粘连（参见第四十九章 2）。
  — 如果视网膜局部缺血且较薄，我不会剥离 ILM。
- 结束手术时使用气体或硅油填充，后者具有防止玻璃体积血复发的优势。

此外，还需要牢记以下问题。

- 在某些位置上，可能无法将膜与视网膜分开。确保完全处理好剩余的牵拉部分，以免在将来引起牵拉。
  — 如果 ILM 与视网膜之间具有极强的黏附，施加强大的牵拉力，放弃剥离。

小贴士

对非常紧密地附着在视网膜上的膜进行剪切，需要使用剪刀，通常是与视网膜平行的或弧形的；不承担将剪刀锐利的尖端刺入视网膜和脉络膜的过度风险，这些操作都不容易进行。相比之下，探头提供了一种更简单的技术；术者将探头移至膜组织前，先启动切割功能，然后在接近膜组织时启用低抽吸/流量。

- 如果还存在视网膜裂孔[7]，则术后视网膜脱离的风险会增加：从牵拉中释放出来的视网膜越多，其风险就越高。
  — 即使造成医源性视网膜裂孔远非理想结果，但仍优于遗留有牵拉力未处理。假如存在有裂孔，那么至关重要的是消除所有的牵拉力。
- 如果存在较大的视网膜裂孔或需要进行视网膜切除术，则应考虑进行预防性脉络膜视网膜切除术，以降低发生增生性玻璃体视网膜病变的风险（参见第三十三章 3）。
- 考虑使用硅油填充（参见第三十五章 4），以实现/维持视网膜附着和（或）预防（复发的）玻璃体积血（参见第六十二章 4）。

6　参见第四十九章 2。
7　无论是术前存在的还是在术中产生的。

第五十三章
增生性玻璃体视网膜病变

1 概述

增生性玻璃体视网膜病变（PVR）是玻璃体视网膜（VR）手术医生的"头号公敌"，是导致视网膜脱离（RD）手术失败的最常见原因，而且是每次玻璃体切割术后都存在的潜在威胁，无论其所对应的是哪一种适应证。涉及眼后段的炎症和玻璃体积血（参见第六十一章和第六十二章）是导致PVR发展的危险因素。

> **问答**
>
> 问：玻璃体视网膜手术医生如何解释PVR是导致手术失败的原因？
>
> 答：PVR并不是手术医生的错，这是人体正常的瘢痕形成反应。瘢痕对于皮肤伤口的治愈而言是有用且有必要的，但若发生在眼球内部则是极不受欢迎的。是否发展为PVR，既不是手术医生造成的，也不会受到患者（生活方式、饮食、环境）的影响。激素因素决定了PVR，但即使在同一个体中，这也可能随时间推移而发生变化，或者在两只眼分别带来不同程度的风险（即仅仅因为它发生在一只眼中，并不意味着在另一只眼中会产生类似的反应；反之亦然）。

- 如果玻璃体中充满色素（PVR A，见图 53-1），则患有 RD 的眼发展出 PVR 的风险较高。这是一个比视网膜裂孔伴翻转瓣更恶劣的信号（PVR B）。
- 在有慢性 RD 的患眼中，PVR 的发展在一定程度上受到了限制。
- 在手术后（或由于手术）有可能会发展 PVR。这样的 PVR 可能有中等程度的进展率，但也可能会非常激进。
- 创伤后发生的 PVR，通常会表现出最激进的转归形式，尤其是在年轻患者中

（参见第四十一章）。

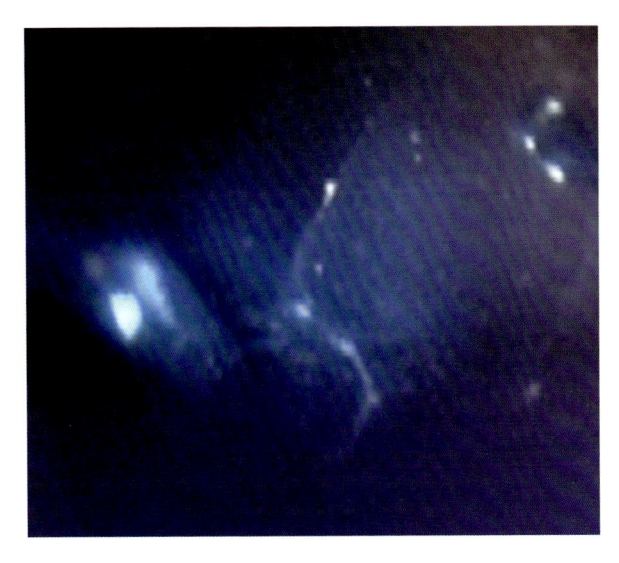

图 53-1　有 PVR 的患眼玻璃体中的色素

注　在裂隙灯下观察到的色素块的存在（此处显示为术中图像），应引起注意，怀疑发生了 RD 或至少是一处视网膜裂孔。这一发现（称为 Shafer 征）也很重要，因为它增加了术后发生 PVR 的风险。

1.1　手术时机

PVR 有一个发展周期，通常约为 3 个月。如果在此"最后期限"过去之前就对进行中的 PVR 进行了手术，则 PVR 的进程可能仍会继续进行。这在时机选择上提出了一个难题：不顾存在这种已知风险而进行手术，还是遵循 PPV 的基本规则并尽早进行手术？

- 延迟手术在技术上是有益的，因为在这之后，将处理的是可见的且成熟的膜。相反，这一进程中涉及黄斑，存在导致永久性视力丧失的风险。
- 尽早进行手术增加了需要进行再次手术的机会。如果发生了，这并不是 PVR 的复发，而是该疾病正在完成其"未竟事务"。

要平衡这两个极端情况绝非易事。应根据实际情况和患者的意愿作出个人的手术时间决定。

1.2　PVR 的复发

初次手术后的数周或数月内有可能会复发。一般出现得越早就越严重。最终，PVR 复发的趋势会减弱并最终消失。但是，此时视网膜可能已经遭受破坏。

> **小贴士**
> 手术医生治疗有 PVR 的患眼的最佳机会是初次手术。每进行一次手术，任务都会变得更加困难，预后也更差（"手术越多，视力越差"）。

2 手术技术

下面介绍的是一些原则（详见第三十二章 3.1 和第三十五章）。

- 必须始终执行完整的玻璃体后脱离 PVD。
- 必须移除所有的视网膜前膜；如果通过空气试验，确定视网膜下膜不会在术中干扰视网膜的重新附着，则可将其保留下来（参见第三十一章 1.2）。

——弯曲的针头是从表面提取膜的绝佳工具（参见图 13-8e，f），特别是在具有星状皱褶的区域（参见图 32-14），但要谨慎[1]。

——通过染色（参见第三十四章）或注意到表面的光反射来识别细小的、未成熟的膜；这样通常需要改变照明的角度。最好使用刮刀来提起未成熟的膜。

——看起来像是视网膜下的增殖条索（即可以看见一条白线）的部位，可能只是一个视网膜皱褶（参见第三十二章 4.1）。

- 空气测试（参见第三十一章 1.2）应在密切的视觉控制下进行。缩短的视网膜将无法适当地拉伸，并且可能会被空气撕裂。如果视网膜似乎在抵抗空气的作用，则停止交换并处理视网膜缩短的问题。
- 前部的 PVR 比后部的 PVR 更难处理。
- 由于结核，前部的 PVR 不仅能造成视力的丧失，而且还能使眼球丧失[2]。
- 硅油填充和脉络膜视网膜切除术是唯一可以降低 PVR 风险的有效治疗手段，因此，使用硅油而非长效气体有诸多好处（参见表 35-1）。

---

1 与使用刮刀时相比，使用锋利工具在活动性的视网膜上进行操作引起全层医源性撕裂的风险更高。视网膜移动离开时，术者必须"跟随"它，结合两个矢量：一个垂直于表面，另一个平行于表面；第一种是跟随活动的视网膜，第二种是将膜提起，同时尽可能地避免撕裂视网膜本身。矛盾的是，所移除的膜越多，任务就变得越难，这恰恰是由于视网膜的移动性越来越强造成的。

2 这就是在有视网膜脱离的患眼中，对玻璃体基底部和睫状体的清理是如此重要的原因（参见第三十二章 5）。

—如果使用硅油，十分重要的一点是不要在视网膜表面留下血液，这一危险因素是术者能够干预的。

—与在平衡盐溶液或空气下相比，在硅油下从视网膜表面移除血液的操作可能会更加容易。

- 在外周，可能无法将玻璃体与视网膜分离，或者可能使视网膜缩短[3]。

—如果玻璃体与视网膜之间密不可分，则术者可能会选择尽可能多地修剪玻璃体，进行视网膜切除术，或使用环扎带来抵抗现有或发展中的牵拉力。

—如果还有玻璃体和（或）膜留在后部（剩余的）视网膜上，切勿进行视网膜切除术（参见第三十三章1）。

- 必须始终在所有的前部视网膜裂孔周围施加激光。相反，由于没有玻璃体视网膜的牵拉力，后部裂孔可能不需要任何激光"固定"（参见第三十章3.5）。

—始终考虑使用360°的激光环扎术，以提高安全性（参见第三十章3.3）。

—但是，PVR 的作用力仍可能使接受过激光治疗的视网膜发生脱离。

—沿视网膜切除术的边缘进行激光治疗是有益处的，因为它可以密封视网膜，以免随后的液流引起视网膜脱离（参见第三十章3.5）。但是，这也增加了视野的损失，并且该操作无法阻止由 PVR 引起的视网膜再次脱离。

- 在复发的情况下，剥离内界膜可以防止新形成的膜生长至黄斑上。
- 使用常规硅油填充后，视网膜脱离的复发会位于下方。
- 对于患有 PVR 或有较高风险发生 PVR 的眼，不应在早于4个月的时间内移除硅油。将硅油在眼内保持更长的时间，其风险比早期将硅油取出的风险要小得多（参见第三十五章4.6.1）。
- 如果需要再次手术，且眼内仍有硅油，考虑将移除硅油作为再次手术的初始步骤（参见第三十五章4.5.1）。

小贴士

PVR 的患者都"嫁给了玻璃体视网膜手术医生"：至少在术后的第一年内，患者要定期返回医疗机构接受随访。

---

[3] 在后一种情况下，视网膜切除术是最佳选择（参见第三十三章1）。

第五十四章
视网膜脱离

视网膜脱离（RD）[1]是指神经视网膜与视网膜色素上皮（RPE）发生分离的情况。根据病因和特征，可分为几种类型，见表54-1。

表 54-1 视网膜脱离的类型和特征[*]

视网膜脱离	评论
孔源性（"RD"）	存在视网膜裂孔（"破损"），但主要原因是动态的[a]玻璃体视网膜（VR）牵拉力 结构外形是凸起的
牵拉性（"TRD"）[b]	存在非常强的 VR 或视网膜下牵拉力，但是没有裂孔。牵拉力是静态的[c] 结构外形是凹陷的
孔源性和牵拉性合并	尽管也存在裂孔，但牵拉力仍占主导地位。牵拉力的存在先于裂孔的形成 结构外形是凹陷的
中央（后部，葡萄肿性）[d]	尽管存在 VR 牵拉力[c]，但"罪魁祸首"是葡萄肿；刚性内界膜（ILM）不允许原本具有弹性的视网膜顺应巩膜凸起 可能存在黄斑裂孔，但这可能是后果，而不是导致 RD 的原因 结构外形是凸起的还是凹陷的，取决于葡萄肿大小和 RD 的高度
渗出/浆液性	不存在牵拉力，仅是分泌的液体进入了视网膜下腔。液体量太大或太黏稠，视网膜色素上皮（RPE）无法将其移除，如视盘小凹（值得手术干预，参见第五十一章）和中心性浆液性脉络膜视网膜病变（非手术指征） 结构外形是凸起的
出血性	不存在牵拉力，出血通常是源于外伤或与老年性黄斑变性（AMD）相关 结构外形最初是凸起的，但随着血液开始被吸收，可能会变得不均匀

注 [*]如果进行了玻璃体切割术（PPV），那么这种情况几乎不会发生（参见本章5.2.4）。a，换言之，其方向和强度取决于眼球和头部的运动，并随其发生变化。如果头部的位置发生了改变，则脱离的结构外形也会发生改变。b，参见第五十五章。c，换言之，其方向和强度独立于眼球和头部的运动，不会随眼球和头部的运动而改变（或仅发生微小的改变），并且头部位置的改变不会影响脱离的结构外形。d，参见第五十六章。e，没有玻璃体后脱离（PVD）。

---

1 RD 的重要临床意义，与之相关的众多争议，以及不少于3种可用的治疗方案，本章比该部分中其他章的篇幅长，因此需要详细讨论（即使如此，由于篇幅限制，我不得不相当简短地撰写本章）。注意，本章仅涉及到孔源性视网膜脱离。

1 视网膜脱离[2]的病理生理

神经视网膜与 RPE 的分离曾被认为是一种致盲性的疾病[3]。因此，出现了许多与这种疾病有关的误解。尽管现在对 RD 病理生理的认识更加深入（表 54-2），但仍然存在不少误解。

在绝大多数情况下，无论病因如何，导致 RD 发展的事件级联是相同的[4]（参见第二十六章 1.2 和图 54-1）。尽管动态的 VR 牵拉力是形成裂孔的原因，但裂孔的类型对即将发生的事件，包括管理（表 54-3），都具有重要意义，而玻璃体和 VR 界面的状况也是如此（参见图 26-1 和图 54-2）。

表 54-2　RD 病理生理和治疗：传统上和改进后的观点 *

变量	传统上的观点	改进后的观点
PVD，老年患者，视网膜附着的眼中	很可能存在	可能存在或不存在
PVD，正在进展，视网膜附着的眼中	发展出 RD 的风险最高	正确，除了 PVD 可能异常之外
如果在裂隙灯或 OCT 上未看到玻璃体视网膜牵拉	没有玻璃体视网膜牵拉	仍然可能存在玻璃体视网膜牵拉，但利用当前的方法和技术是无法检测到的
术前诊断为 PVD	只要存在以下至少一项就可以直接进行诊断： 1. 在生物显微镜（或 OCT）可见一个远离后部视网膜的表面 2. Weiss 环	无法作出肯定的诊断： 1. 在生物显微镜（或 OCT）看到的，位于远处的表面可能确实是 PVD，但也可能是玻璃体劈裂腔的前壁 [a] 2. Weiss 环表明玻璃体在视盘处脱离，但在后极部的其他部位上，并不一定也发生脱离
PVD，在患有 RD 的眼中	一直存在	可能是完全的、部分的或完全不存在的
RD 中的主要病因、病理	视网膜裂孔（RD 是"孔源性的"）	玻璃体视网膜牵拉（RD 是"玻璃体生成的"），视网膜裂孔继发于牵拉

2　关于非孔源性视网膜脱离的讨论参见第五十一章、第五十二章、第五十三章、第五十五章和第五十六章。

3　1912 年，一项大型研究显示该手术的成功率为 0.1%。

4　一个值得注意的例外是，外伤引起直接的视网膜病变：此处的裂孔形成要先于玻璃体的变化。然而，即使在这类眼中，玻璃体的变化也会早于 RD 的发展。

续表

变量	传统上的观点	改进后的观点
导致裂孔/RD发展的事件级联中的初始因素	PVD	脱水收缩
视网膜裂孔是否会导致RD	取决于裂孔的大小（也可能取决于玻璃体视网膜牵拉力的强度）	取决于玻璃体视网膜牵拉力和RPE泵的强度、光感受器间基质（IPM）的强度，以及视网膜本身的抵抗力（拉伸强度） 流入液体的量必须要超过RPE将其移除的能力
裂孔盖的存在[b]	具有强烈的牵拉力信号，因此有显著的RD风险	提示过去存在较强的牵拉力，因而RD风险已经降低
PVD，在高度近视眼中，合并后部的RD[c]	存在	看起来是PVD，实际上是玻璃体劈裂
PVD，在PDR眼中[d]	存在，前部（"台面"RD）	存在的是玻璃体劈裂，而不是PVD
患有RD的眼中，玻璃体视网膜界面	裂孔形成后存在一个完整的PVD，但裂孔形成前玻璃体完整地黏附于视网膜上	有关"裂孔发生后有PVD，裂孔发生前无PVD"的陈述可能适用于刚检查过的眼 PVD也可能不完整（异常）或不存在
与PVD相关的[e]视网膜撕裂	位于玻璃体基底部的后缘	位于玻璃体基底部和赤道之间，偶尔甚至会更加靠近后部
主要治疗目标	视网膜裂孔	玻璃体视网膜牵拉
PPV中，针对RD使用气体	其效果是填充，应牢记两个目标： 1. 防止液体进入视网膜下方 2. 将视网膜压在RPE上，直到"固定"生效	部分效果是填充，但也会减少流体剪切力 通过占据玻璃体腔中的空间，限制了液体在视网膜表面产生的剪切，从而降低了视网膜与RPE分离的风险 将视网膜压在RPE上，直到"固定"生效
有RD的患眼中，玻璃体切割	在外周进行完全（全）玻璃体切割术至关重要	有数个至关重要的步骤： 创建一个PVD，如果之前未存在 在外周进行全玻璃体切割术 移除前部的玻璃体表面

注 *还包括有非孔源性的RD。a，玻璃体劈裂的前（内）壁是具有活动性的（因此其外观与PVD相似），但其后（外）壁是静态的（参见图26-2）。b，指现在漂浮在玻璃体中的一片视网膜（即早先撕裂的），与视网膜的其余部分没有直接的连接。c，即使存在黄斑裂孔，也不是真正的孔源性视网膜脱离。d，显然，这只患眼没有孔源性视网膜脱离（参见第五十二章）。e，PVD，可能是真正的PVD或异常。

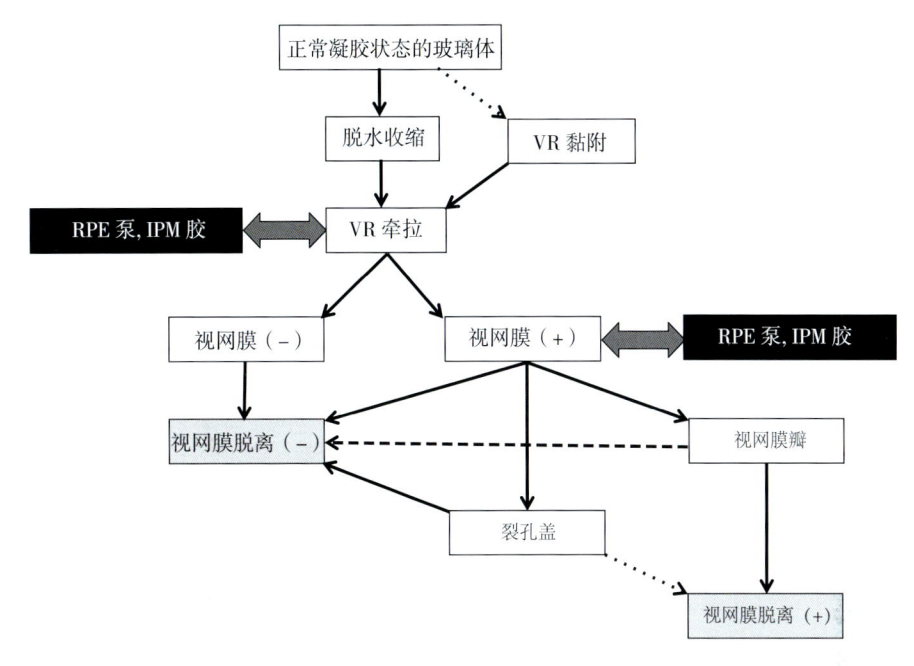

图 54-1　导致 RD 的事件级联[5]

注　在玻璃体视网膜黏附区域，液化的玻璃体会引起玻璃体视网膜牵拉，但由于 RPE 泵和 IPM（加上视网膜自身的拉伸强度和眼压，未在此处显示）能够克服动态牵拉的影响，因此不会无法避免地导致视网膜破裂。即使确实发生了破裂，RPE 泵和 IPM 仍有抵抗动态牵拉的影响的可能。如果撕破的视网膜形成了裂孔盖，RD 的风险会大幅降低，但并不能完全被消除，因为在裂孔周围的视网膜上仍可能存在玻璃体视网膜牵拉力。仅当牵拉力超过 RPE 泵和 IPM 的作用时，才会产生 RD。

表 54-3　视网膜破裂的分类及其对治疗的意义

破裂[a]	评论	管理的意义
裂孔，圆形	坏死型：视网膜溶解。也可能存在临床上可检测到的牵拉力。这是当孔位于网格退化区域时的情况	巩膜扣带术（SB）是一种有效的治疗方法
裂孔，黄斑	由于在孔周围仅存在一小环的视网膜下液，因此不能将其视为真正的 RD（"液体袖扣"[b]	需要一场特别的手术（参见第五十章 2.4）
裂孔，黄斑，高度近视眼	患中央 RD 的风险很高；实际上，RD 经常（如果不是总是）会在发展出孔之前就形成了	需要一场特别的手术（参见第五十六章 2）

5　此处讨论的是孔源性 RD 而非牵拉性 RD。

续表

破裂[a]	评论	管理的意义
渗出	通常由挫伤引起，视网膜在锯齿缘处分离；玻璃体在受伤时是健康的，因此向 RD 的进展通常是慢的[c]	SB 和 PPV 是同等有效的治疗方法，两者都有自己的优势、风险和不良反应
撕裂，马蹄形/皮瓣	由玻璃体视网膜牵拉引起，视网膜上的开口朝向后极部（皮瓣的基底在前部）。这是导致 RD 的最常见原因	取决于位置、牵拉强度、玻璃体中色素含量以及许多其他变量，SB 和 PPV 可能是或可能不是同等有效的治疗方法。如果进行了 PPV，则必须移除瓣以完全减轻其产生的牵拉力
巨大撕裂	平行于角膜缘的撕裂，长度超过 3 个钟点位；中央边缘经常是反转的	PPV 是首选治疗方法；添加扣带可能会增加滑动的风险[d]。由于增生性玻璃体视网膜病变（PVR）的高风险，必须完全剪切卷曲的中央边缘并进行硅油填充

注 a，此处破裂的定义为神经视网膜连续性的中断。b，参见第五十章。c，换言之，健康的玻璃体可以填塞裂孔；一旦由于脱水导致玻璃体的移动成为可能，发生 RD 的风险就会急剧增加。d，中央视网膜的边缘向后部移动，阻止视网膜重新附着。

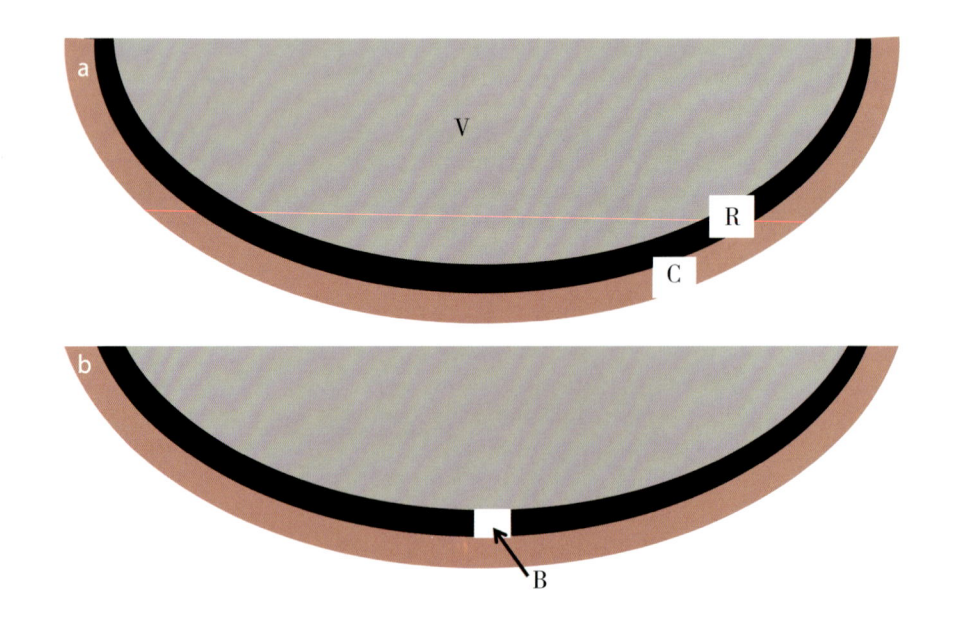

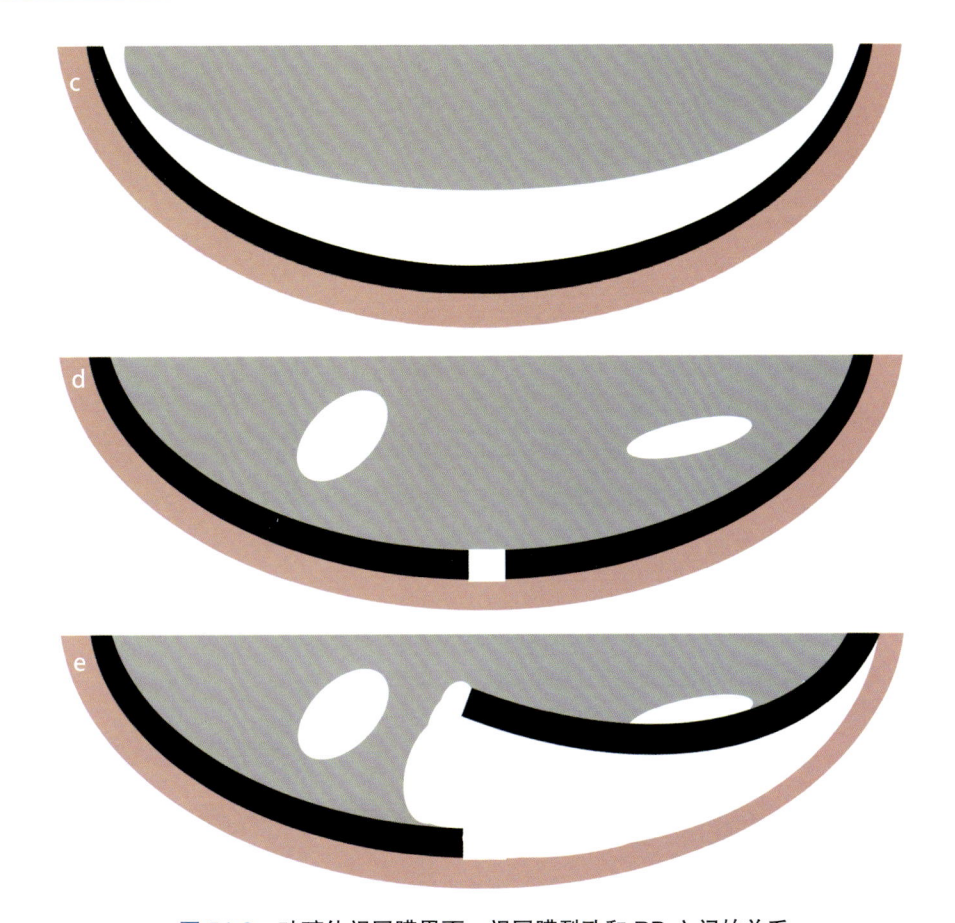

图 54-2 玻璃体视网膜界面、视网膜裂孔和 RD 之间的关系

注 图 a，如果玻璃体凝胶是健康的，并且没有视网膜裂孔，则不会发生 RD。图 b，即使确实发生了视网膜裂孔（箭头），只要玻璃体凝胶是健康的，则不会发生 RD[6]。图 c，即使确实发生了视网膜裂孔，如果存在完全的 PVD，则不会发生 RD。图 d，在视网膜裂孔和玻璃体液化同时存在的情况下，裂孔的边缘存在牵拉的风险。图 e，如果玻璃体视网膜牵拉力克服了将视网膜保持在原位的力之和（主要是 RPE 泵和 IPM），则会形成 RD[7]。V：玻璃体；R：视网膜；C：脉络膜；B：视网膜裂孔。

1.1 由马蹄形或巨大撕裂导致的 RD

初始步骤是玻璃胶体结构的改变（参见第二十六章 1.2）。玻璃体腔同时包含胶体和充满液体的囊袋，使胶体有可能变成可移动的。随着眼球或头部的每一次运动，牵拉力会通过所有的玻璃体视网膜黏附部位作用于视网膜上（参见第二十六

---

6 玻璃体在裂孔处起到栓塞般的作用。
7 玻璃体起到"螺旋开瓶器"样的作用。

章 1.1）[8]。

引起视网膜撕裂的牵拉力也能够使视网膜裂孔保持打开状态，从而使来自玻璃体的液体可以直接进入到（目前还是实质上的）视网膜下腔[9]。一旦进入液体的量超过了 RPE 将其清除的能力，就会发生 RD。

> **小贴士**
>
> 视网膜撕裂形成裂孔盖，意味着位于裂孔部位的牵拉力本身已经不复存在了。被撕扯下来的视网膜碎片悬浮在胶体中，或"游动"于玻璃体液化囊袋的液体中（图 54-3）。如果附近没有其他牵拉力，视网膜将保持附着状态，但如果在视网膜边缘有足够强的牵拉力，视网膜可能会脱离。因此，裂孔的盖是预防性激光的相对禁忌证而非绝对禁忌证（参见本章 2.4）。

巨大撕裂的方式发展相同，但能定义为巨大撕裂的，其规模至少达 3 个钟点位的长度。意义在于，对其进行治疗所需的手术技术[10]不同，同时其存在增加了 PVR 的风险。

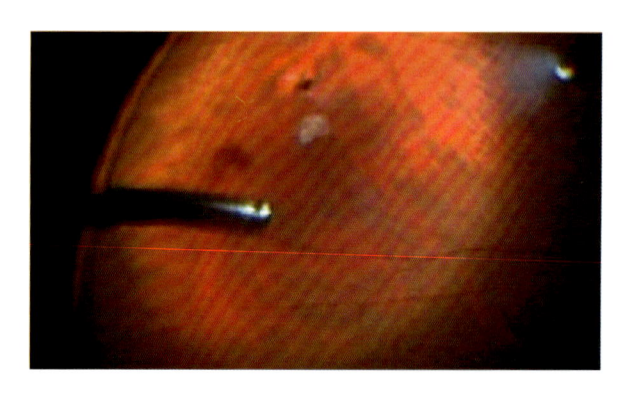

图 54-3　玻璃腔中的盖

注　可以看见盖呈现为一个灰白色的小点，其在视网膜上投射的阴影见探头端口的正上方。通过色素沉着，可以明显地分辨出有一小部分视网膜被撕裂了的变性区域。

8　曾有一例患者问我，他是否可以滑雪？因为他在眼前有闪烁感后，接受了对其两处视网膜裂孔的激光治疗。在激光治疗后，该患者眼内有许多漂浮物，所以仍然可以看到闪烁。我告诉他，与滑雪相比，因阅读引起的 RD 风险更高。在阅读或现场观看（不是在电视上）网球比赛时，会有大量的眼球运动，而在滑雪时则仅有很少量的眼球运动。
9　想象一扇保持打开状态的门，允许从外界进入到房间内。
10　视网膜裂口的中心边缘卷曲或倒转，视网膜后可能还存在玻璃体。

1.2 渗出导致的 RD

最常见于钝挫伤后，视网膜在与玻璃体密不可分的锯齿缘处发生撕裂。玻璃体胶体起初看起来可能是健康的，但随着时间的推移，它开始发生变性，并随着动态牵拉力的增长，逐渐使附着的视网膜脱离。

1.3 圆形裂孔导致的 RD

至少半数情况下，有明显的、可见的玻璃体视网膜拉引[11]。即使在其他的情况下，除非产生了牵拉力，否则不会产生 RD[12]（患者通常注意到有闪光），或是 RPE 泵存在缺陷（参见第二十六章 3.1）。

1.4 葡萄肿导致的 RD

通常这是一个非孔源性的脱离[13]（参见第五十六章）。

2 有关视网膜脱离的其他信息

在决策过程中，任何眼科医生，特别是玻璃体视网膜手术医生，都应牢记以下几点。

2.1 病史

• 典型的，也是唯一一个具有病理学意义的，患者的主诉是眼前有窗帘遮挡感，这是由于已发生脱离的象限造成了相对应的视野损失。

• 如果玻璃体积血（VH）伴随着视网膜撕裂的发生，则会突然失去整个视野。约 20% 的 RD 伴有 VH。

• 很少有患者主动提到有闪光感，但这一症状经常在询问时得到证实。闪光感是由动态的玻璃体视网膜牵拉力引起的，无论其是否作为 PVD 的组成部分[14]。

• 患者偶尔会描述有小型漂浮物。很少源于裂孔的盖，通常是小规模的出血或仅仅是玻璃体浑浊。

---

11 该孔在栅格样变性的内部或边界处。
12 如前所述，一旦玻璃体失去其正常的胶体结构，就会存在动态牵拉力。
13 即使存在黄斑裂孔，也常是 RD 的结果，而非诱因。
14 不管是哪种刺激，视网膜唯一的反应就是看到光（光幻视）。

- 约 10% 的患者有双侧 RD，但这些患者中仅有 20% 会同时发生。这些结果可以作为预防性地治疗另一只眼的论证（参加本章 2.4.2）。

2.2 检查[15]

- 甚至在眼科医生检查视网膜之前，前部玻璃体中色素团块的存在（参见图 53-1）就可能增加了视网膜裂孔，甚至是 RD 的可能性。
- 在新发的 RD 中，视网膜可能鼓起大疱且其表面相当光滑；然而，它也可能是折叠的。后者造成了存在视网膜下纤维束的假象。甚至在术中，在术者使用器械接触视网膜之前，将其进行区分也是十分困难的（参见第三十二章 4.1）。
- 慢性的 RD 可通过以下情况的存在进行识别[16]。
—高水位线：色素沉着线，表示过往发生的脱离过程暂时性地停止。
—视网膜内囊肿。
—后极部中的草酸钙晶体[17]。
—约 40% 的眼中存在多个裂孔。
—由于葡萄膜流出增加，典型者会出现低眼压。
—视网膜变薄，这类似于视网膜劈裂[18]。
- RD 的结构形态可以提示发生撕裂的位置所在（图 54-4）。

2.3 临床病程

如属于以下情况，病情可能会加速发展。

- 位于上方的裂孔（重力的作用[19]）。
- 较大的裂孔（更大的牵拉力，增加液体流入的量）。
- 具有大量结构崩塌（更多的牵拉力）的玻璃体胶。
- 玻璃体切割术后的眼（无玻璃体填充支撑视网膜）。
- RPE 泵和 IPM 的功效不佳（减少了液体的流出量和视网膜的附着性）[20]。

---

15 这里仅提及通过筛选的、较少讨论到的体征。
16 显然，下述体征不会同时出现在同一只眼内。
17 这些是位于视网膜内和视网膜下的小黄点，表明视网膜发生变性。
18 在新发生的 RD 中，由于水肿，视网膜会变厚。
19 这是最重要的因素。裂孔越靠近上方，越快发展出完全的 RD。从理论上讲，位于 12 点钟位的视网膜脱离是最糟糕的。
20 这些大都是未知因素。

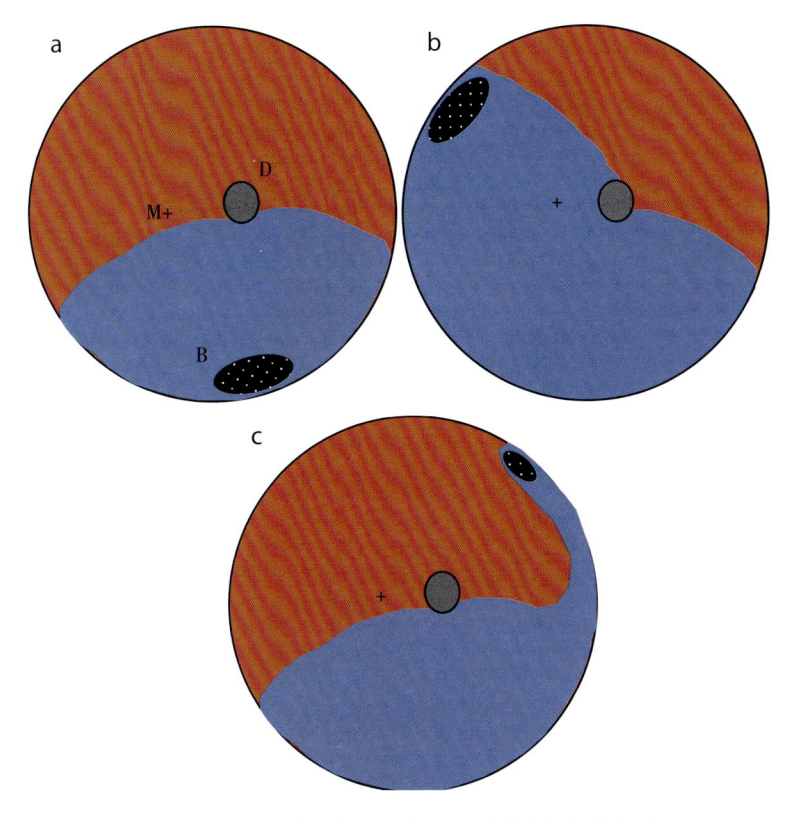

图 54-4　RD 的结构形态和视网膜裂孔的预期位置

注　图 a，如果脱离位于下方，且仅在视盘其中一侧进展至稍高一些的位置上，则可能在 RD 较高的一侧，靠近中心的下方发现裂孔。图 b，如果脱离位于下方，且其中一侧进展远高于另一侧，则可能在较高侧上发现裂孔。裂孔很少位于发生脱离的视网膜的边缘上；其通常被完全脱离的视网膜所包围[21]。图 c，偶尔，视网膜未显示出大面积的脱离，并在裂孔的中央保持附着；双侧的、位于下方的视网膜脱离，具有手指状的、位于外周的突出部分，并指向上方。这使得裂孔很难被发现，并且也说明了为什么必须始终将激光治疗的范围一直延伸到锯齿缘。D：视盘；M：黄斑；B：裂孔（该区域由带有白点的黑色区域显示）。红色表示附着的，蓝色表示脱离的视网膜。

- 缺乏强力的脉络膜视网膜附着（例如，通过瘢痕固定视网膜）。

偶尔，RD 的进程会自行停止。然而，更常见的情况是 RD 持续进展，并且如果不加以治疗，会导致增生性玻璃体视网膜病变（PVR）的发展（参见第五十三章）。

21　即在视网膜裂孔上方存在一小部分视网膜脱离的区域。

2.4 使用激光预防 RD 的发展

激光治疗是指封闭视网膜裂孔的边缘。而对预防的解读，是指对未来可能导致 RD 的病理所在区域或健康的视网膜[22] 使用激光。

2.4.1 在受影响的眼内的预防措施（RD，现有的或过往的）

• 术者可以选择仅对可见的视网膜病变进行治疗。对于这种方法的论据是，在多达 20% 的视网膜仍附着的眼中，可以检测到视网膜裂孔。尤其是当裂孔保持为无症状，且长期随访证明产生 RD 的风险仍然很小时。

—在进行这种局部治疗后，对患者的"观察"通常意味着每 3 个月进行 1 次详细的眼底检查。这是对患者、眼科医生和机构的负担。而且没有任何可靠的科学依据：为什么是 3 个月，而不是 2 个月或 5 个月[23]？

—出于其他原因，裂孔不一定需要治疗这一论据是错误的。对于现在或曾经患有 RD 的眼，如果玻璃体视网膜牵拉力未被消除，则未来发展出 RD 的风险可能会增加。

—我的首选是在手术期间始终进行 360° 激光环扎术（参见第三十章 3.3），并且我向每例虽然目前视网膜附着但有 RD 病史的患者推荐进行此治疗。视网膜裂孔的存在与否不影响该方案，因为 RD 通常起源于先前看起来处于健康状态的区域。这是反对"仅进行局部激光"的预防措施的最终论点。

2.4.2 对侧眼的预防措施

如果一只眼患有 RD，而另一只眼具有相同的发展出 RD 的风险[24]，不在另一只眼内进行预防性的激光治疗就很危险。表 54-4 汇总了我关于预防性激光治疗的指导原则。

表 54-4 对于一只眼中有视网膜裂孔且对侧眼中有多种疾病问题患者的 RD 预防措施[*]

变量[a]	对侧眼	评论[b]
圆形裂孔，无症状[c]	无病理/病史	不进行治疗
	RD	激光环扎术、局部激光、观察

---

22 必须提到的是，也可以通过激光之外的方法进行预防：预防性 SB 的应用相当普遍，甚至偶尔会进行 PPV，例如，需要为高度近视患者进行白内障手术（参见第四十二章）。

23 详见下文。

24 两者的近视程度相当；两者都是人工晶状体眼；两者都具有相同的玻璃体视网膜变性等。

续表

变量[a]	对侧眼	评论[b]
圆形裂孔，有症状	无病理/病史	激光环扎术、局部激光、观察
	RD	激光环扎术
渗出	无病理/病史	激光封闭
瓣状（马蹄形）撕裂，无症状	无病理/病史	局部激光、观察
	RD	激光环扎术
瓣状（马蹄形）撕裂，有症状	无病理/病史	激光环扎术、局部激光、观察
	RD	激光环扎术
巨大裂孔	无病理/RD	激光环扎术[d]

注 *此处仅涉及没有 RD 或仅存在有临床症状的 RD，且眼内存在撕裂的情况。a，此处未列出其他危险因素（高度近视、人工晶状体眼、遗传性玻璃体视网膜变性等）；然而，当眼科医生考虑选择进行治疗或观察时，上述因素也应考虑在内。b，如果列出了多个选项，我是选择所列出的第一个选项，其余选项按降序排列。而实际的决定则取决于患者。c，眼科医生在解读"无症状"时，应始终保持谨慎。有相当多的患者尽管有症状，但自己并没有注意到，直到具体向其询问时才有所察觉（"您是否曾经有过在黑暗的环境中移动视线/眼时，看到闪光的情况？"）。d，或 PPV，不可能不存在 RD。

小贴士

除非患者有单侧疾病（如人工晶状体眼、高度近视、外伤），否则另一只眼具有相同的发展出 RD 的风险，应始终进行仔细的检查。需要告知患者相关的风险，必须提出进行预防性治疗的事宜（参见第三十章 3.3），详细说明风险和益处。

2.4.3 有视网膜裂孔病史的患者（无 RD）

我的论据与上文所述的相同。即使没有 RD 病史，视网膜裂孔也意味着存在牵拉力，即存在发展为 RD 的风险[25]。激光环扎术具有足够高的成功率，足以抵消其并发症所带来的风险。因此，我会向患者提供这一预防措施，但如果患者拒绝接受治疗，只要他理解了其中的含义我也能接受。第一，局部治疗不能降低 RD 的风险；第二，患者在余生中，应每隔几个月就进行 1 次详细的眼底检查。

25　尤其是裂孔有症状时。

问答

问：为什么使用激光环扎而不是局部激光？

答：临床经验表明，RD 通常起源于在先前检查中显示为正常的区域。与观察相比，局部治疗并不能为患者提供额外的保护。

3 治疗原则

3.1 手术时机[26]

原则上，应尽快治疗，但某些其他因素也必须纳入决策过程。

问答

问：如果 RD 患者在周五下午到达，该怎么办？

答：除极少数例外情况外，可以安全地将手术推迟到下周一早晨进行，届时一切条件都可以满足，使手术的成功率最大化。如果患者不愿在术前保持卧床，则必须了解其中的风险（参见第五章）。

- 同时包扎双眼会给患者带来极大的不便，但是这样限制了眼/头部的移动，从而极大地降低了脱离高度。如果进行了玻璃体切割术（PPV）则不太重要，但是如果术者计划进行巩膜扣带术（SB），则非常有益于大泡状 RD 的患者。
- 如果黄斑附着，则患者应保持适当的体位，使液体不会进入黄斑。
- 视杆细胞也可很好地恢复，即使 RD 长期存在[27]。
- 视锥细胞不能很好地恢复，但是即使黄斑脱离数日，仍然有 70% 的机会恢复视力。
- 最紧急的情况是，即将发展到中央凹的 RD。

26　参见本章 2.3 和表 9-1。
27　即视野。

3.2 手术目标

无论进行哪一种类型的手术，术者的手术目标均应包括以下几条。
- 解决牵拉力[28]。
- 使神经视网膜与 RPE 贴合。
- 防止液体通过裂孔再次进入视网膜下腔[29]。

术者可以在 3 种不同的治疗方案中进行选择[30]。SB 和充气性视网膜固定术是大部分位于外部[31]的手术；PPV 则是完全位于内部的手术。表 54-5 对 SB 和 PPV 进行了比较，有时会将这两个手术结合起来使用。

表 54-5 对 RD* 进行 SB 与 PPV 的对比

变量	SB	PPV
手术是否合理	否：通过外部操作解决内部问题。眼球壁被推向分离的视网膜，导致眼球壁的轮廓永久变形	是：通过内部操作解决内部问题。将分离的视网膜推向其正常状态下所处的位置，眼球壁保持其原始轮廓
手术的主要目的	减弱牵拉力，直到其不再起到有效的牵拉作用	消除牵拉力
是否能解决非孔源性 RD	否或伴有强烈的并发症（在高度近视眼中导致的后部裂孔或葡萄肿性 RD）	是
如果存在严重的 PVR 或视网膜下液，是否可以使用	否	是
如果巩膜较薄	切勿缝合巩膜；如果不能避免巩膜扩张症，则应禁用 SB 或事先放置巩膜片	不应选择巩膜上较薄的区域作为切开巩膜的部位

---

28 如上所述，除非是非常罕见的情况，玻璃体视网膜牵拉力是导致 RD 的根本原因。因此，这必须是手术的主要目标（上述三个选项中的任意一个），其次才是关闭视网膜裂孔。

29 类似于将房门关闭、锁上，从而防止从外界进入到房间内。

30 还有第四种选项，一种临时扣带（气球），但是如今已经不再受欢迎了。

31 除了一点，即气体填充总会应用于充气性视网膜固定术，也经常应用于 SB。在后者中，排液操作也使其成为一个眼内手术。

续表

变量	SB	PPV
是否需要进行详细的术前检查（以识别玻璃体视网膜牵拉力和裂孔的位置）	是	否
如果存在严重的 VH，是否可以进行手术	否	是
在术中识别玻璃体视网膜牵拉力的难度	有些困难或非常困难	简单
位于多个象限中的多个裂孔	导致手术决策上的困境和技术上的困难	不会改变手术的计划或手术的本质
术中识别视网膜裂孔的难度	在囊膜浑浊的人工晶状体眼中是不可能的，尤其是裂孔较小时	几乎总是可以的
分离玻璃体和视网膜	不需要	手术的主要目标，但在某些情况下是不可能的
排出视网膜下液	外部，如果进行了该操作	内部，几乎总是通过最初的裂孔中进行
完全排出视网膜下液	可能有困难或无法做，并有视网膜下出血的风险	几乎总是能够实现
是否能同时处理黄斑裂孔、EMP 等并发问题	否	是
冷凝	尽管是一个导致 PVR 的危险因素，但在引流不完全或无法使用间接检眼镜激光时，则可能有必要实行（参见第二十九章）	否（改用激光）
玻璃体内气体（空气）填充	有造成继发性视网膜裂孔的风险	简单直接
中央凹下残留的液体	相当普遍	否
PVR 的风险	低（如果没有应用冷凝或恰当地完成）	低，但可能高于使用 SB 治疗的风险
PVR 的预防	不可能	使用硅油、脉络膜视网膜切除术和避免使用冷凝治疗可能会有帮助
防止将来形成黄斑前膜的可能性	无	有

续表

变量	SB	PPV
不良反应	眼球壁永久性变形（近视，散光）	有晶状体眼中的白内障（即使是年轻患者，最终也会发生）
术中并发症	较多	较多
术后并发症 a	较多	较多
完成理想手术的难易程度	高（这是一门艺术）	高（这是一门艺术，不是"蓝领工人的工作"）
患者的倾向	没有	是的（手术期间和术后眼都更舒适）

注 *尽管这已经是一种趋势，但我无意在此建议术者放弃 SB 而改用 PPV。每名术者都必须根据自己的倾向、论据和舒适圈，以及病例的具体情况作出决定。此表是帮助决策过程，而不是青睐于某一选择多于另一个选择的论点。a，如 EMP，可能会在 1/2 接受 SB 的眼中和 1/3 接受 PPV 的眼中发生。如果在最初的 RD 手术中移除了 ILM，则后者可以防止这种并发症的发生（参见第五十章 2.3）。

问答

问：在对 RD 进行 PPV 时，加上 SB 的论据是什么？

答：实际上，并没有。研究表明，添加扣带并不会改善结果。如果正确地进行了 PPV（不遗留下任何玻璃体视网膜牵拉），则 SB 就变得多余了。潜意识的思考过程也发挥了作用：执行 PPV 的术者知道将要添加一个扣带时，就有可能无法完成一个真正的完全的 PPV（其玻璃体切割术欠佳的质量将由扣环进行补偿；参见第三十五章 4.6.1）。

表 54-6 列出青睐于某一选择多于另一个选择的传统观点[32]，充气性视网膜固定术是初始成功率最低的手术，但即使失败了，它也是足够"良性的"，不会恶化再次手术的预后。

---

32 下面将详细讨论这 3 种手术程序。

表 54-6　针对 RD 的手术治疗选择

变量	SB	充气性视网膜固定术	PPV
严重的玻璃体出血	−	−	+
轻度（"无"）玻璃体视网膜牵拉力 [a]	+	+	+
明显的牵拉力 /PVR 的早期症状	−	− − −	+
PVR 达 C 级或更高	−/+ [b]	−	+++
下方裂孔	+	−	+
多处裂孔	+ [c]	−	+++
后方裂孔	−	+	+
圆形裂孔	+++	+++	+
巨大裂孔	− [d]	−	+
渗出性裂孔	+	−	+
人工晶状体眼	−/+	−	+++
高度近视眼	−	−	+
RD 的边界就在小凹处	−	−	+ [e]
开放性的眼球损伤	−/+	−	+++
巩膜薄	−	+	+

注　a，实际上，没有牵拉力等同于没有 RD。b，仅作为额外的（对 PPV）元素，而不作为独立的操作。c，如果这些与角膜缘等距。d，在 PPV 期间进行该操作，会增加视网膜倒滑的风险。e，术者必须避免造成视网膜皱褶，因为这会严重干扰患者的视力，且一旦形成就难以治疗。

3.3　预后

在进行初次手术时，SB 和 PPV 均有约 80% 的视网膜永久性再附着率[33]。在失败的眼中，"罪魁祸首"是 PVR（约 2/3 的眼）或视网膜裂孔[34]。如果增殖是失败的原因，那么 PPV 自然是再次手术的选择（参见第五十三章）。如果是视网膜裂孔导致的，则任一选项都可以。

33　这是一个非常粗略的数字。许多因素对手术后视网膜是否能够永久附着有着重要的影响（例如，RD 持续的时间、术者的经验）。

34　通常称为"新发的或早先未识别出来的"。这种区分是学术上的，因为永远无法确定裂孔是哪一种，并且其对治疗没有影响。

4 巩膜扣带术[35]

4.1 术前

- 检查巩膜有无结构性变薄的区域（参见图 21-3a）。当存在变薄的情况时，禁止使用 SB[36]，即使这样操作时需要将扣带放置在其他位置上。
- 仔细检查，以确定玻璃体视网膜牵拉的强度和范围，以及视网膜裂孔的位置。
  — 使用 90D 透镜和（或）三面镜进行裂隙灯检查。
  — 使用巩膜顶压，经双目间接检眼镜（IBO）进行检查[37]。
- 绘制示意图，并标记出所有的主要发现[38]。
- 确定需要使用的扣带类型及数量（表 54-7）。

表 54-7 巩膜扣带的主要类型

类型	评论
环绕式，不同尺寸的硅胶环扎带[a]。最常见的宽度是 2mm	主要目的不是向单个视网膜裂孔提供支撑，而是在支撑玻璃体基底部，因此经常被作为预防措施。一些玻璃体视网膜手术医生会在 PPV 期间使用，以实现巩膜顶压的效果
环绕式，带有轮胎纹路[b]的硅胶环扎带	此处添加的、较宽的元件，能够更好地向视网膜裂孔提供支撑
分段式，硅胶海绵[c]	与角膜缘平行的顶压具有聚焦作用，向裂孔提供支撑
分段式，带有凹槽的硅胶海绵	此处添加的、较宽的元件，能够更好地向视网膜裂孔提供支撑
径向式，硅胶海绵[d]	扣带的方向垂直于角膜缘
径向式，带有凹槽的硅胶海绵[e]	此处添加的、较宽的元件，能够更好地向视网膜裂孔提供支撑
组合式	在径向的海绵顶部使用了环形带

注 a，有些术者会使用被切成两半的海绵。这需要完全不同的技术来使其生效：带子在缝线放置到位之后收紧，而海绵在每次绑扎缝线之前收紧。带子会造成均匀分布的顶压；在使用海绵的情况下，两个缝合线之间的每一个收紧都有不同的顶压效果（顶压效果还会受到咬合宽度等其他因素的影响）。b，扣带有多种形状和尺寸。c，海绵有各种形状和尺寸。d，如果在不同位置有多个裂孔，一些术者会更青睐于使用多个径向扣带。e，凹槽元件具有各种形状和尺寸。

---

35 参见第二十六章 2 中提示的一些重要的解剖学上的事实。
36 特别是在患有将会持续一生的全身性疾病的病例中（参见第三章 1）。
37 这样可以动态地评估玻璃体视网膜牵拉力，尤其是在视网膜裂孔的边缘上。放大倍率较小，而且患者可能会感到疼痛。
38 不需要绘制一幅艺术品，仅需指示出病变区域或脱离，以及关键的视网膜和玻璃体视网膜病理即可。

- 如果 RD 是大泡状的，应与患者讨论，于手术前一两天内卧床，将双眼包扎起来，以降低脱离的高度。

> **小贴士**
> 当患者的眼和头部无法移动时，RD 表现出的行为是表明玻璃体视网膜牵拉力的重要性的最好实证：视网膜几乎能够重新附着，而且通常十分迅速。

4.2 术中[39]

4.2.1 初始步骤

- 确保如果使用了局部麻醉，其镇痛作用是充分的；手术，尤其是涉及眼外肌的操作，会使患者非常痛苦[40]。
- 打开角膜缘处的结膜，然后做径向切口。

—如果计划进行分段式的扣带术，则确保开口足够宽，以露出至少 2 条眼外肌。如果要使用环形带[41]，则需要在角膜缘处切开整个结膜。无论是哪种情况，都需要两个长度约为 10mm 的径向切口。

—直接解剖结膜，得到对裸露巩膜的良好可见性，并且能够在整个手术区域内不受阻碍地接触到所有暴露的直肌。

- 使用带孔的肌肉拉钩[42]将收缩缝线[43]放置在每条裸露的肌肉[44]下方。

—将止血钳夹在每个缝线上，这可使对眼球的操作变得更加容易。

- 定位视网膜裂孔，并用无菌笔在巩膜上对每一个裂孔进行标记。

—如果裂孔较大或呈径向，需标记后缘：扣带必须延伸到该点之后（图 54-5）。

---

39 部分手术医生的手术中，某些步骤的顺序可能会有所不同。最常见的是，在排液之前放置扣带；我不喜欢这样做，因为视网膜裂孔最终静止时所在的位置可能与预期位置不同，特别是当脱离的程度很高时。放置扣带后再进行排液的主要原因是，担心引流后出现低眼压。我会通过向玻璃体内注射平衡盐溶液（BSS）来恢复眼压。

40 这是患者青睐于 PPV 而非 SB 的原因之一。

41 在许多国家中被称为"环扎"。

42 在其顶端有孔，可将缝线从中穿过。

43 如 2-0 丝线；应是黑色的，以便于识别。

44 或者，也可以使用带有缝合线的针头，但将其倒转，使其钝头（缝合线）端朝前，在肌肉下方推进。

尽量避免对大泡状 RD[45] 进行处理的原因是，其裂孔看起来比实际情况更靠近后部。

——如果发生巨大裂孔或渗出，应在裂孔两端以及裂孔中部的中央边缘上进行标记。如上所示，如果渗出的范围较窄，则无须对其向中央的延伸进行标记。

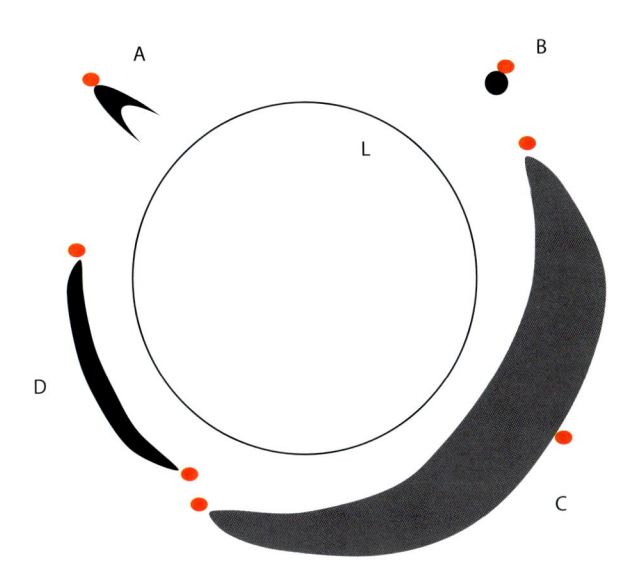

图 54-5　在巩膜上标记视网膜裂孔的位置

注　如果是有盖的裂孔（A）或圆形裂孔（B），则单个标记（红点）就足够了；标记应在裂孔的后界。如果遇到巨大撕裂（C）或渗出（D），则应确定其长度（宽度）和其向中央延伸的最终位置。如果进行 PPV，应在视网膜上对完全相同的位置处使用电凝进行标记。L：角膜缘。

问答

问：SB 时如何获得最佳的手术视野？

答：手术显微镜可提供最佳视野，增加操控性，从而提高安全性。另外，对内部结构（裂孔定位等）操作使用 IBO，而外部操作（缝合等）可直接用肉眼，最好是使用放大镜。

4.2.2　使脉络膜视网膜附着

术者可以通过冷凝（参见第二十九章 2）或激光（参见第三十章 3.4）使脉络膜视网膜附着。通常首选激光，因为它可以降低发展出 PVR 的风险；然而，必须

45　卧床休息，并进行双眼包扎或引流。

首先使视网膜附着。术者可能会选择先排出视网膜下液，然后再使用激光治疗。

相反，即使视网膜脱离，且顶压的深度只达到 RPE，也可以使用冷凝术。然而，其效果更加难以监控，这导致冷凝术只是一个比较不受青睐的选择（参见表 29-1）。

4.2.3 排出视网膜下液

有些手术医生一直都会进行该操作，有些则从不；而大多数手术医生会视病例的情况而定。

- 找到 RD 的最高部位。
- 如果条件允许，在进行透热疗法时，使用电凝针，尽可能靠近后部直接刺穿巩膜和脉络膜。

—如果手头没有电凝针，则做一个 1～2mm 长的径向巩膜切口，对脉络膜使用透热疗法处理，然后使用小针头或刀片刺穿脉络膜[46]。

- 使用棉签或肌肉拉钩/巩膜压迫器，将视网膜下液从远处的区域向切口部位进行挤压。
- 完成后引流[47]，缝合巩膜或使其保持开放[48]。
- 随着流体的排出，眼压下降。可能需要向玻璃体内注射 BSS，以降低眼内出血的风险，以及降低在柔软的眼球中缝合巩膜的难度（参见第六十三章 5）。

还有一种引流技术是将针头（25～27G）[49]倾斜地直接插入视网膜下腔。通过 IBO 对针尖进行持续的监控，以便在视网膜变平时将针头取出。该操作有可能导致使脉络膜出血（参见第三章 2），而且如果视网膜下液很黏稠，则有可能阻塞针头。

4.2.4 选择及置入扣带[50]

目的是放置扣带，使视网膜裂孔位于其脊上或稍微靠近前部的位置上。如果扣带放在错误的位置上，则裂孔处仍保持开放状态，玻璃体内的液体仍能进入视网膜下间隙，如此就无法形成脉络膜视网膜间的附着，而 RD 会继续存在。

扣带的放置和缝合有可能在无须他人帮助的情况下完成，但是如果能够得到训练有素的护士的协助，那么情况会远远优于独自操作，尤其是在缝合过程中。

---

46 脉络膜是有弹性的。如果开口较小，即使仍然有"愿意"被排出的视网膜下液，脉络膜也可能自发性地关闭（参见图 21-10）。
47 视网膜完全附着或残余的视网膜下液过于靠近后方而无法被排出。
48 如果切口很小且将会位于扣带的正下方，则可以不进行缝合。
49 为了便于操作，将针头与活塞已经被取下的注射器相连接：排液是被动的。
50 再次声明，这是可能的选择之一；其他术者可能会使用不同的操作技术。

> **小贴士**
>
> 为了消除牵拉力，顶压的高度比宽度更重要。为视网膜裂孔提供坚实的机械性基础，扣带的宽度至关重要：术者必须确保整个裂孔（即RPE裸露的区域）都能得到支撑。

- 如果使用环扎带，需用两把解剖镊[51]来放置扣带。使用一把镊子将扣带推进肌肉下方，再使用另一把镊子把扣带从另一侧拉出。
  — 确保扣带没有扭曲。
  — 扣带的两端必须在术者选择的象限内相交。可以选择一个较容易接触到的（如颞下侧）或视网膜裂孔所在位置。
  — 将环扎带的两端插入大小适当的套筒中[52]。放置好缝线后，恰当地收紧扣带，将多余的末端剪断，并保留约1mm的多余部分。
- 如果使用分段式的海绵，则有两种选择：一种是按上述顺序操作；另一种是先缝线，然后将海绵依次放入肌肉、缝线的下方。

> **小贴士**
>
> 确保肌肉可以在海绵上自由地移动。如果使用了非常厚的海绵，则必须将其深埋（即其压痕应很高）。

- 如果使用径向式的海绵，则不会与肌肉发生接触；应首先放置缝线。

"高而宽"的扣带会带来严重的并发症。

4.2.5 缝合

牵拉缝线是旋转眼球和提供通路的理想选择，但它们不能使眼球充分固定，以便将针插入巩膜中，这严重地阻碍了针的通过。

- 始终用齿镊抓住巩膜来牢固地稳住眼球，并选择一处位置，针应在其邻近位点进入巩膜。
  — 如果有可能，在针头的后方抓住巩膜（针头前进的方向远离抓握位点）。与在出针口的远侧抓住巩膜相比，这种抓取方式提供了更强的操控性，且不会干扰局部的解剖结构（图54-6）。

---

51 最好使用带有弯曲的尖端的，以便于进行操作。
52 套筒镊的反作用。

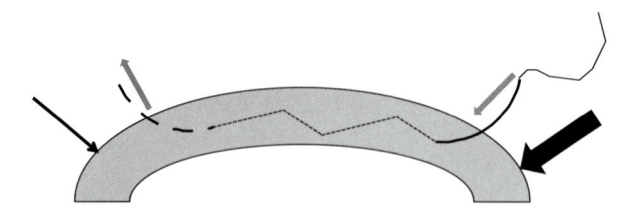

图 54-6　牢固地抓住巩膜并进行巩膜缝线

注　抓住巩膜的理想位置是在入针口的后方（黑色粗箭头），而不是在出针口的前方（黑色细箭头；灰色箭头表示针的方向）。这使术者可以在不改变巩膜轮廓的情况下，施加适当的反作用力，特别是当巩膜较薄时，这一点尤为重要。针头呈锐角插入巩膜，有助于其沿着两个单独应用的向量在巩膜内前进：略微向前和向上（向外）以及略微向前和向下（向内）[53]。原则上，针在巩膜内通过的路径越长，则越牢固，从而减少了在缝合线收紧时撕开巩膜的风险。

- 在前部进行手术时，术者可轻松地接触到手术区域。然而，当手术区域越是靠近后部时，如需要使用到长的径向扣带，手术操作的难度也就越大，护士必须能够很好地协助术者。

— 护士用一只手操控牵拉缝线，从而使眼球旋转[54]。

- 护士的第二只手握住眼眶压板，以使眶隔脂肪远离巩膜。压板不得干扰到缝合操作。当术者推进针头时，必须移动眼眶压板，以便从出针口处拔出针头。所有操作都需要术者和护士进行协同作业，所以护士必须能够看到术者的实际操作[55]。

问答

问：为什么无经验的手术医生在 SB 中进行缝合很困难？

答：因为缝合线既不能太浅（太浅在收紧缝线时会撕裂巩膜）也不能太深（太深会刺破巩膜）。将其放置在"正好"的位置上是非常困难的，因为无法通过一次性的、连贯的动作来完成该操作。巩膜是凸的，而针是凹的。术者必须通过往复移动的方式向前推进针头（图 54-6），而且操作时无法看到针尖。即使在巩膜正常的眼中操作，也非常困难，而在巩膜较薄的高度近视眼中进行操作，则是极大的挑战。即使是正常巩膜也会很薄，放置扣带（缝线）的区域也不会超过 0.5mm，参见第二十六章 2。

53　在此示意图中，将实际结构进行了一定程度上的形变，以帮助展现针头的运动和路径。针头制造出的巩膜内通道的长度不可能超过针头自身的长度。

54　偶尔可以通过将两个相邻的止血钳夹在铺巾上来替代。

55　这是为什么最好能够通过显微镜来查看 SB，以及为什么护士应该拥有属于自己的目镜。

- 如果出针时针头上有黑色素，则针头明显穿刺过深。仅当视网膜下方有液体，且眼压足够高，能够将液体压出时，才对视网膜下液进行排出。
- 缝线应是褥式缝合（图 54-7），而与扣带的方向无关。

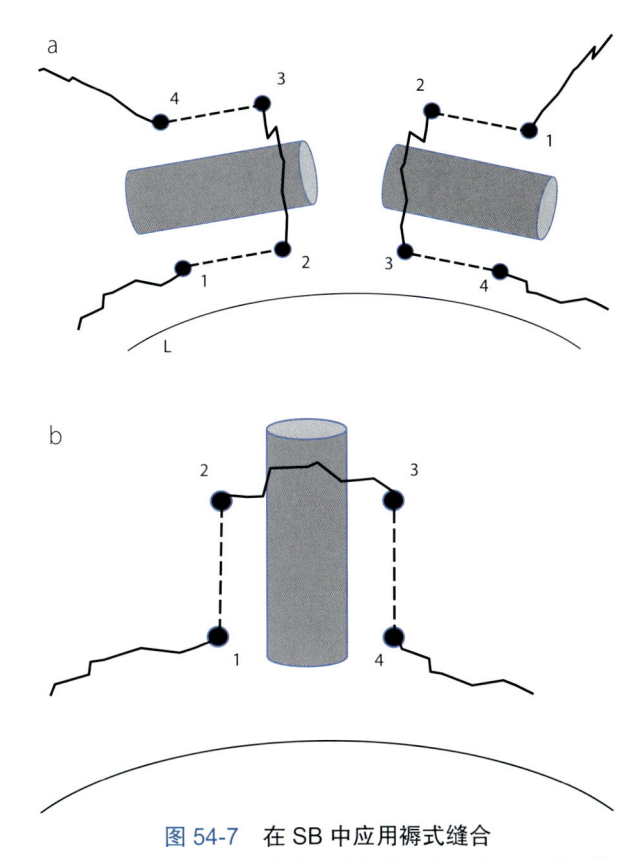

图 54-7　在 SB 中应用褥式缝合

注　图 a，在与角膜缘平行的分段式扣带中，在扣带的每一侧，巩膜入针口（1，3）和出针口（2，4）位点都与角膜缘平行。无论缝合是自扣带的前部还是后部[56]开始进行，都没有区别（即 2 和 3 是可以互换的）；同样，初始的缝合是背向还是朝向术者，也都没有区别[57]。相同类型的缝合也用于固定环扎带。图 b，在径向扣带中，术者从扣带的哪一侧开始操作，也没有区别（1 和 4 是可以互换的）。然而，术者应始终从角膜缘末端开始操作，这样当术者打结时，线结也就更靠近于他[58]（这一点在前部进行操作时不那么重要，但在最远的部位打结时，则会变得非常重要）。L：角膜缘。

56　即点 2 和点 3 可以互换。

57　但是当情况属于后者时，很重要的一点是需要让护士知道：她必须在相应的位置上移交持针器。通常，缝合线是朝向术者的（图像中的右手侧）；如果初始入针点位于点 1（图像中的左手侧），则术者应要求护士将持针器在远离的位置上将持针器移交给他。

58　这一点在靠近前部进行操作时并不那么重要，但在最靠近后部的位置上打结时非常重要。

- 如果使用了环扎带，并且同时使用了"双褥式缝合法"，也可以对玻璃体基底部提供支撑（图 54-8）。

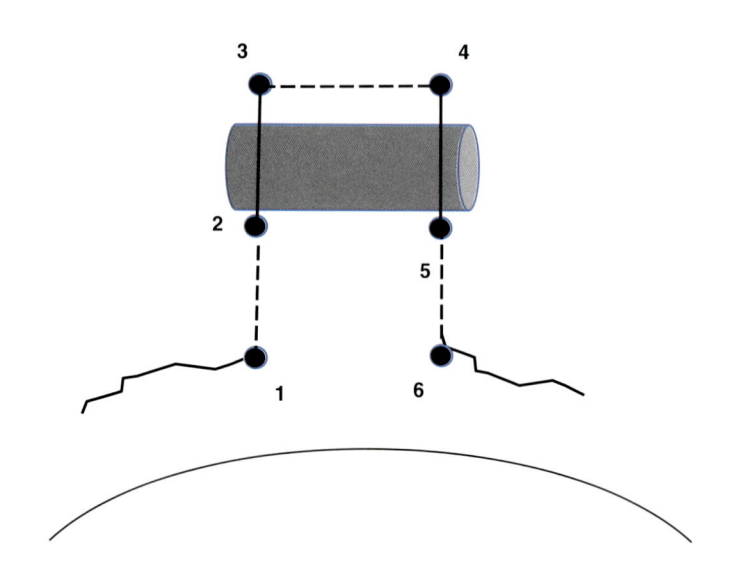

图 54-8　双褥式缝合法

注　缝线既能支撑环扎带，又能支撑其周围的玻璃体基底部。如果使用这种缝合方式，则缝合必须相当紧，使得对扣带紧度的调节与常规的单褥式缝合相比更加困难。数字代表缝合的顺序。

- 缝线咬合的位置应与扣带材料的侧面相距约 2mm[59]。
—在既定的缝线张力之下，咬合点距离越远，顶压的效果就越高。
- 缝线的材料必须是不可吸收的，其规格最好是 5-0，并且缝针是带有切削头的铲状针。

取决于所用的是扣带还是海绵，缝线的功能存在根本上的差异。
- 使用环扎带，缝线的作用仅仅是将扣带固定到位。缝线不紧，因此扣带产生的顶压效果仍保持有可调节性。
- 使用海绵时，需要通过缝线的张力产生顶压效果，因此需要使缝线深埋于巩膜，并做一条尽可能长的巩膜内通道。

59　一些手术医生建议使缝线咬合位点间的宽度应超过扣带宽度的 50%。对于较宽的扣带/海绵而言，是否需要按比例而使用更宽的缝合线位点间距，其论据值得怀疑。

4.2.6 固定的扣带的替代方法

巩膜袋和巩膜隧道也可以用来固定扣带。它们唯一的优点是不需要进行缝合[60]。然而，这一优点已被其缺点所抵消。

- 在许多情况下，该方法不适用，包括高度近视眼（参见表 42-1）。
- 在巩膜中做巩膜隧道比放置缝合线更为复杂和危险。
- 其位置是永久性的，无法进行调整；而缝线很容易就能重新定位。
- 扣带下方的巩膜床很薄，内部腐蚀更普遍[61]。

4.2.7 调整带扣

有两个用于确定 SB 功效的特征：位置和高度。

> **问答**
>
> 问：顶压的高度应达到多少？
>
> 答：应足以使视网膜重新附着（完全抵消玻璃体视网膜牵拉力），但不应太高，从而导致因使用环扎带而产生前段局部缺血，使用径向扣带而产生严重的散光，使分段式扣带而产生鱼嘴状视网膜裂孔。这一操作做起来比较难，尤其是考虑到在放置扣带时，视网膜通常已分离，并且在收紧缝线（扣带）之前，眼压可能较低。当眼压恢复正常时，上述因素都会对眼球壁的最终轮廓产生直接影响。

- 一旦放置好环扎带、缝线和套筒后，逐布拉紧环扎带，同时反复检查视网膜。
—可以将顶压的程度调整得更高（拉紧环扎带）或更低（放松环扎带）。
—只能通过更换缝合线来更改其位置。
- 若使用海绵，在收紧缝线之前，是不可能知道顶压的最终效果的，在缝线收紧之后，如果不移除并更换缝线，则顶压的位置和高度都是无法调整的。
—护士应抓住海绵的两端并轻轻将其拉伸。术者将缝合线与最初的方结或三重结绑在一起；护士用光滑的镊子抓持住线结，直到第二个方结到位。这样可以

---

60 在未来几个月或几年内，缝线都不会有松解的风险（这种情况很少发生）。但是，即使在使用上述传统技术的病例中，确实发生了这种情况，顶压也不会消失：在扣带周围形成的瘢痕组织能够使巩膜轮廓保持不变。海绵与扣带相比，能产生出更多的瘢痕组织。

61 我确实曾经从玻璃体腔内取出过几个扣带。的确，通常情况下外部（经结膜路径）扣带腐蚀很少在巩膜袋中发生，但是与内部腐蚀相比，外部腐蚀的危险性要小得多。

防止在打结时线结松动。最后再打一个结（方结或单结）以保证绝对不会松动。

—然后在每一个缝合时重复此过程。护士必须小心，不要拉动海绵从已经就位的缝线圈中穿出。

4.2.8　关闭结膜

使用薇乔缝线；仅当在行巩膜切开术引流，且切口在扣带之外时，才需要（单次）缝合。在这种情况下，尝试预先放置缝合线[62]，并在引流完成后立即系好。

4.2.9　气体填充

将气体注入仍含有大量凝胶的玻璃体腔内。所注入的纯气体不应超过 0.5mL，监测眼压，并要求患者摆好体位，利用气泡的浮力将裂孔周围的视网膜推向 RPE（参见第三十五章 2.3）。

不应通过下方的位点注入气体，以免形成鱼卵样的气泡并堆积于视网膜下（图 54-9）[63]。最好将针头保留于正在扩大的气泡内。

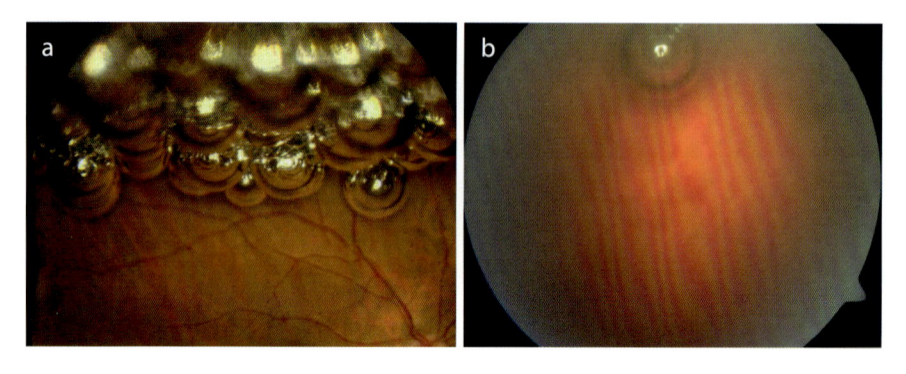

图 54-9　注入气体导致的并发症

注　图 a，玻璃体腔中的气泡，针头在眼内的穿刺点过于靠近下方。图 b，因在附着的视网膜下的一个小气泡。气泡不需要被移除，其会被自行吸收；尽管如此，最好能够通过正确的方式注入气体，以避免这种并发症发生。

4.3　SB 的术中并发症

SB 主要的术中并发症见表 54-8。

62　这样就不要在眼比较柔软的时候缝合巩膜。

63　与使用空气相比，使用气体时该情况发生的概率较小（参见第十四章 2）。

表 54-8　SB 的主要术中并发症

并发症	评论
前段缺血[a]	原因是环扎带/扣带过高（且有可能过宽）
鱼嘴	原因是扣带过高；裂孔的位置在扣带后侧的倾斜上
高眼压	原因可能是下述之一： 环扎带/扣带过高 向已经具有较高眼压的眼中注入气体 注入的气体过多，导致迅速膨胀
扣带放置错误	视网膜脱离的位置较高，视网膜裂孔的最终"栖息点"与最初判断的位置不同
视网膜嵌顿	在引流操作期间，快速的液体流出可能会一并拖曳视网膜。除非巩膜切口和脉络膜开口很大，否则视网膜不会外露。通过 IBO 和由引流部位放射出的视网膜皱褶，可以识别出这种症状。建议进行脉络膜视网膜切除术（参见第三十三章 3）
沙漏形眼[b]	原因是环扎带/扣带过高（图 54-10）
缝合针穿透巩膜	有脉络膜出血的风险 如果视网膜脱离，则会无意之中引流视网膜下液 如果视网膜附着，则可能导致视网膜裂孔（少数情况下也会发生出血）
巩膜撕裂	在巩膜较薄或缝合过浅的眼中，收紧缝合线时可能会看到巩膜豁开
视网膜下气体（鱼卵样）	如果裂口较大且位于上方，且术者以很小的增量注入气体，则气泡可能不会聚集（图 54-9a），并且气泡可能会进入视网膜下腔（图 54-9b）
视网膜下出血	SB 手术最严重的术中并发症。在引流过程中或缝合过深的眼中，始终存在发生此类出血的风险。通过立即增加眼压，通常能够止血。必须将患者的头部固定在适当的位置，使血液不会进入到黄斑下

注　a，这是术后并发症，而不是术中并发症，在此处提及是因为需要将扣带收紧至适宜的松紧度，通过术中措施来防止此并发症的发生。b，我曾为这样的眼进行再次手术，由于环形顶压的程度极高，在其玻璃体腔中移动手术器械是非常困难的。

5　玻璃体切割术

如上所述，有更多的论据倾向于 PPV 而非 SB（参见表 54-5）。不过，我无意说服读者选择玻璃体切割术，仅描述我的 PPV 技术。

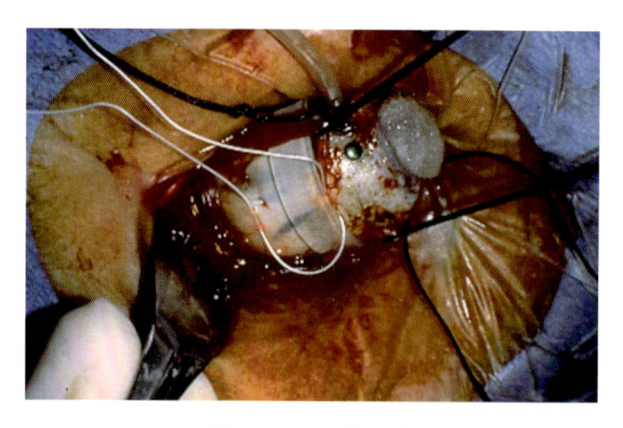

图 54-10　扣带过高

注　此眼极有可能发生前段缺血，产生（严重的）近视，并且会由于宽的扣带被拉得过紧而呈沙漏状。这种轮廓扭曲的眼带来的技术问题是，在其玻璃体腔内有许多区域无法被术者触及。

5.1　术前检查

- 这一步可以按最低限度进行：作出诊断[64]。SB 和充气性视网膜固定术之间形成鲜明对比的是，其细节部分可以在术中进行确定[65]。
- 但是，重要的是确定黄斑区是否脱离（时机，参见本章 3.1），如果是，则是否仅涉及部分的（以避免引起黄斑折叠，参见第三十一章 1.2）。

5.2　手术步骤

5.2.1　巩膜切口

裂孔的位置不影响进行巩膜切口的位置。如果 RD 是大泡状的，则注意不要将套管插入视网膜下方（参见第二十一章 6）。

5.2.2　玻璃体切割

- 确定介质是否足够清晰，能够看见视网膜后部。在极少数有严重 VH 的病例中，假定探头就在视网膜前方，谨慎地从前到后进行操作；否则，使用标准的 P-A 操作。
- 玻璃体切割必须完整（参见第二十七章），从 PVD（使用曲安奈德标记）开

64　病史（眼前闪光感、眼前窗帘样遮挡等）；裂隙灯 /IBO 检查；在浑浊的屈光介质遮挡眼底的情况下进行超声检查。但请记住，在多达 1/5 的有 VH 的患眼中，所作出的 RD 诊断可能是错误的。

65　这些细节也比任何在术前检查中取得的更加准确。

始[66]，并应将其尽量向前部延伸。在超过半数的眼中，不会有位于视网膜裂孔后方的 PVD。

> **小贴士**
> 手术成功的关键是切除整个玻璃体。在没有 PVR 的情况下，再次脱离几乎都是由残余玻璃体产生的牵拉力引起的。

—当激活抽吸 / 流量功能时，若视网膜朝向探头移动，则可以间接证明有玻璃体存在于视网膜裂孔后方。相反，如果存在的是胶体而非液体，在将探头推向脱离的视网膜时，视网膜将背向探头移动（参见第二十七章 3.1）。

> **问答**
> 问：分离玻璃体与视网膜时，应多么靠近前部？
> 答：原则上，越靠前越好。在部分眼中，其赤道部的视网膜与玻璃体是密不可分的；而在其他眼中则会更加靠近前部。使用两种器械（例如，将导光管作为第二种器械）可以帮助分离，但最终分离操作会无法进行，或者会带来过高的代价，因此会形成视网膜撕裂。以此为界，必须留下玻璃体，但是要尽可能多地将其剔除，仅保留与视网膜相离较近的玻璃体（比较激进的方法是视网膜切除，参见第二十七章 2 和第三十三章 1）。

- 玻璃体可能非常牢固地附着在未脱离的视网膜上，以至于如果尝试通过高抽吸 / 流量进行分离，上述的两个组织不会分离，反而会导致脉络膜的脱落[67]。
- 如果视网膜的移动性很高，即使在低流量 / 抽吸的设置下使用高切割率，探头咬切视网膜的风险也很高。巩膜顶压和（或）全氟化碳液体（PFCL）的使用有助于减少视网膜的运动。而排出视网膜下液则无效，因为 IMP 已经破裂了（参见第二十六章 3.2）。

---

66 除非术者积极地在后部视网膜上寻找玻璃体的存在，否则无法发现缺少 PVD。
67 如果发生这种情况，必须立即放弃分离。脉络膜会随着时间推移重新附着在巩膜上；无须进行任何特殊的干预。脉络膜脱离在严重损伤或视网膜下的增殖条索（参见第三十二章 4.1）被牵拉时更为常见。

- 如果存在裂孔盖，必须将其切除[68]，以使剩余的视网膜边缘齐平。整个区域必须是无牵拉力的。
- 360° 巩膜顶压被应用于协助完成周边玻璃体切割术。即使是有晶状体眼中，只要在正确的位置上进行巩膜切开术，也可以在不危及晶状体完整性的情况下，相对容易地做到这一点（参见第二十一章 2）。气动玻璃体切割术（参见图 14-1 和第二十七章 3.2）是一种安全而有效的技术，可以最大程度地移除玻璃体基底部的胶体。
- 最后，必须从晶状体的后方移除玻璃体（参见第二十七章 5.3）。

完成玻璃体切割术后，术者必须决定是否剥离 ILM（表 54-9）。

表 54-9　在患有的 RD 眼移除 ILM

问题	评论
是否移除	由于 RD 和手术本身，发生 EMP 的风险高达 10%；此外，发生 PVR 的风险为 5%～10%。被剥除了 ILM 覆盖物的黄斑可以避免发生以上两种表面增生的情况
病例是否都需要移除	移除 ILM 而导致并发症的风险虽然非常低，但并不为零。因此，我仅在黄斑区发生脱离的眼中剥离 ILM[a]
手术技术、原则	在尽可能大的区域中剥除 ILM。通常，更容易将 ILM 与已发生脱离的视网膜进行分离，根据我的临床经验，上述两者之间的附着力似乎不如在未发生脱离的视网膜上的强。困难在于，脱离的视网膜会随着对 ILM 的剥离而发生移动
手术技术、练习	参见第三十二章 1.6

注　a，在这一方面，我可以预见未来我的理念发生的变化，并且在每一病例中都将移除 ILM。

在玻璃体切除过程中，大泡状视网膜是一个挑战，因为有视网膜进入探头的风险。低流量/抽吸、高切割率、巩膜顶压，以及保持视网膜与导光管之间的距离，都有助于降低风险。

> **小贴士**
>
> 位于视网膜下方的裂孔本身并不是放置下方巩膜扣带或使用硅油的指征。如果巩膜切口位于适当的位置上（参见第二十一章 2.2），并且已消除了所有裂孔周围的拉力，则该病例发生再次脱离的风险并不会高于发生了上方裂孔的病例。

68　显然，如果存在任何桥接裂孔和视网膜的血管，都必须先对其进行烧灼。

5.2.3 术中视网膜复位

有关排出视网膜下液（F-A-X）的信息，参见第三十一章 1.2。此处仅提及一些其他的相关问题。

- 我会用热凝法标记所有视网膜裂孔的后缘[69]，以便在充满空气的眼中轻易地看到它们[70]。

— 标记后缘的原因是为了标记出需要进行激光处理的、最靠近中心的位点（在空气中完成），以便在其后多放置至少两行激光治疗点。

— 如果裂孔较大，则还必须标记其正平面的延伸，与图 54-5 中所示的标记相同。

> **问答**
>
> 问：PFCL 是否应该被常规应用于视网膜脱离手术？
>
> 答：这是术者的个人决定。PFCL 确实能够使引流视网膜下液等操作更容易，除非裂孔位于非常靠近中央的位置上，而且，尤其是当裂孔仍受到牵拉的状态下（参见第三十五章 3.1.1）。但是，PFCL 的价格昂贵，并存在无法被完全清除的风险。当裂孔非常靠近周边时，作为特例，我会使用 PFCL。

- 对 RD 进行 PPV 的好处之一是，术后罕见[71]有中央凹下持续存在视网膜下液的情况（图 54-11）。

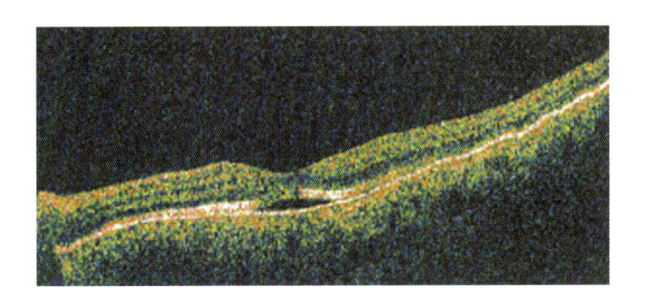

图 54-11 通过 SB 成功地使视网膜重新附着后，仍有中央凹下液

5.2.4 激光视网膜固定术

在我的实践中，激光有以下两个目的。

---

69 除非它们成簇并且与锯齿锯缘等距；在这里，单个标记就足够了。
70 除非它是一个巨大的裂孔，否则在空气中，裂孔往往会变得不可见。
71 这在 SB 中更为常见。

- 第一，用 2～3 行融合的激光点围绕裂孔，以密封其边缘[72]。
- 第二，使用激光环扎术（参见第三十章 3.3）在赤道和锯齿缘之间形成一道屏障，用以抵抗任何残余/发展中的玻璃体视网膜牵拉力的影响。

> **小贴士**
>
> 在形成脉络膜视网膜附着的操作中，冷凝与激光一样（不亚于）有效。然而，即使没有过度使用（有些手术医生会这样做，以"达到最大的瘢痕强度"，并因此将 RPE 细胞释放到玻璃体中），而且正确地围绕裂孔操作，未对裸露的 RPE 进行冷凝，冷凝术也仍然会引起炎症。这是一个已知的 PVR 危险因素。激光始终比冷凝更受青睐（参见第二十九章）。

5.2.5 眼内填充

在大多数情况下，短期的"填充"（参见本章 5.2.6）就足够了。当气泡允许大量的液体在玻璃体腔中聚集时，病变将被激光治疗所密封住。如果需要进行长期填充，我更倾向于硅油而非长效气体，如 C_3F_8（参见第三十五章 4 和表 35-1）。

> **问答**
>
> 问：RD 手术中，应在什么时候使用硅油而非气体填充？
>
> 答：硅油需要进行第二次操作进行移除，但它有许多优点：从第一天起就可以看到视网膜；视网膜将保持附着状态，直到激光光凝点达到最大强度；如果需要额外的激光，可以轻松地添加硅油；如果填充率达 100%，则降低了 PVR 的风险；如果发生了 PVR，硅油还能阻止视网膜迅速塌陷形成封闭的漏斗。

如果晶状体与硅油接触，可能很快就会变浑浊。为了在眼内存在有硅油的全过程中使视网膜保持可见，在填充硅油之前摘除晶状体有一定意义。

---

72 以防万一遗留有少量的玻璃体；可能随后会收缩，抬高视网膜边缘。然后，由眼/头部运动引起的剪切力，可以使视网膜重新脱离。

> **问答**
>
> 问：使用重硅油的依据是什么？
>
> 答：通过将 PVR 的发育位置改换至上方，以保护下方视网膜。遗憾的是，对上方视网膜进行手术比对下方视网膜进行手术要困难得多。

移除硅油的时机更加具有争议性。除了某些不得不进行硅油移除的情况[73]，我是不会在填充后的 4 个月内移除硅油的。我曾经见到在 3 个月时移除硅油后发展成 PVR 的病例。有些医生则倾向于较早地移除硅油。

5.2.6　术后固定体位

- 如果确实完整地完成了对玻璃体的移除，则充满气体的眼不需要进行体位固定[74]。然而，如果术者不肯定是否有残余的牵拉力，那么进行数天的体位固定可能是有益的[75]。

—但是，笼统地给出"面部朝下"的指示是错误的，因为随着气泡缩小，保持该体位将很快暴露出赤道部的裂孔。对每一病例，术者都应仔细考虑，采取哪一种头部位置可以尽可能提供最长的气体/裂孔接触时间。

- 无论使用的是气体还是硅油，无论是有晶状体眼或无晶状体眼的患者，都应避免仰卧位，尤其是在最初的数日内[76]。而对于人工晶状体眼的患者而言，这一点则没有那么重要。

5.3　术后随访

典型病例中，视网膜重新脱离的风险有两个高峰。第一个通常较早，在气体被吸收时；这一个 RD 与裂孔相关[77]。第二个是数周之后，随着 PVR 的发展而来。应告知患者这一信息，以及会发生于脱离之前（眼前闪光感）或伴随（眼前幕布样遮挡）脱离发生的症状。

73　由于过度充盈（几乎从未发生）、随后的眼内出血（极少发生）、早期乳化（很常见）而导致的高眼压。如果在计划进行硅油移除的时间之前就发生了乳化，则表明需要更换硅油。

74　使用气体的主要目的不是为了填塞裂孔；相反，气体占据了玻璃体腔中的空间，消除缓慢积聚的玻璃体内液在视网膜裂孔边缘处所产生的剪切力（参见第十四章1）。

75　需要记住，这种体位固定对患者是非常不便且不舒服的。

76　以尽可能延缓在有晶状体眼中白内障的发展，避免硅油脱位进入无晶状体眼的前房。

77　然而在某些情况下，残余牵拉力需要更长的时间才能打开裂孔并引起 RD。

5.4 预后

如果黄斑未脱离，则有望获得极好的结果。如果黄斑脱离，则术后的功能难以预测，因为它同时受到多种因素的影响，包括脱离持续的时间、脱离的高度、排出所有黄斑下液的能力以及个人因素，如患者的体循环情况、近视程度等。

5.5 移除硅油后的 RD

在硅油取出后的几周内，约 1/5 的眼会再次发生视网膜脱离[78]。通常会在再次手术时发现一个小的视网膜裂孔（参见图 35-5），这通常是由残留玻璃体引起的。如果没有可识别出的裂孔，那么术者必须怀疑是否是 RPE 和（或）IPM 有病变。如果是后一种情况，则必须重新注入硅油。

6 充气性视网膜固定术

手术操作的原则是在裂孔周围形成脉络膜视网膜的附着，通过冷凝或激光来达成该目标，并利用一个纯净的气体泡来使视网膜重新附着。

6.1 概述

- 与 PPV 不同的是，玻璃体视网膜的牵拉力并未被消除。
- 如许多术者所言，充气性视网膜固定术并不能解决玻璃体视网膜牵拉力的说法是错误的。与 SB 非常相似，该操作减弱了导致视网膜裂孔的牵拉力，但与 SB 不同的是，它也会在其他位置上产生牵拉力。

> **小贴士**
>
> 向仍含有玻璃体胶体的眼中注入膨胀的气体泡有两个后果。裂孔区域的玻璃体视网膜牵拉力会减弱，就如同长时间处于扩张状态的橡皮筋，会失去一部分弹性。相反，气体会压缩整个玻璃体腔中的胶体，从而加速脱水过程，一旦气泡消失，就会为胶体的运动提供更多的空间。其结果是在术后带来更多的玻璃体视网膜牵拉力，这解释了为何由于（"新的或先前未诊断出的"）裂孔而引起的再次视网膜脱离有较高的发生率。

---

78 这是每例患者必须事先知道的风险。

6.2 患者选择

充气性视网膜固定术无法成功地处理玻璃体视网膜牵拉力，限制了其能够被应用的病例类型。以下几种情况可以选择该操作[79]。

- 如果患者了解固定体位是至关重要的，如果没有保持体位[80]，将会对手术的成功产生重大负面影响。
- 在仔细的生物显微镜检查中发现了极小的玻璃体视网膜牵拉力。
- 仅发生在单个象限上的 RD。
- 位于上方的一个裂孔[81]。
- 很小的一个裂孔。
- 一个裂孔，或聚集在 1 点钟位上的多个裂孔。

6.3 手术选择

6.3.1 冷凝，然后注入气体

- 在气体注入前做一个穿刺口，有助于防止眼压升高。
- 最常用的气体是 0.5mL 的 SF_6。
- 注入气体时，必须避免形成鱼卵样气泡。
- 最好将气体注入视网膜未发生脱离的象限中，并使用"碾压"[82]操作将视网膜下液压入玻璃体腔，而不是黄斑下方。

6.3.2 注入气体，然后激光光凝

一旦视网膜裂孔附近的视网膜重新附着，就在裂口周围进行激光光凝。患者的头部保持固定，避免气泡干扰激光操作。

7 再次手术

无论进行哪一种类型的 RD 手术，都有进行再次手术的概率。手术失败的原因

---

79 拥护这一操作的医生，逐步扩大其潜在适应证。
80 固定体位，并且只要气泡仍然存在或手术医生认为还有必要，患者就必须一直保持固定体位。在使用填充术时，就是如此。
81 在 10 点钟和 2 点钟位之间。
82 先将患者的头部固定，然后旋转，使气体最初与附着的视网膜接触，在此之后，才开始移动至脱离的视网膜上。随着气泡向裂孔所在的、已脱离的视网膜前进时，它能将视网膜下液推入玻璃体腔。

可能是原发性的（视网膜附着不完全，几乎不会在使用 PPV 的情况下发生）或继发性的（再次脱离，最常见的是充气性视网膜固定术）。

万一第一次手术失败，表 54-10 提供了一些与手术类型有关的指南。

表 54-10　如果首次手术失败，需要为 RD 进行再次手术

首次手术	充气视网膜固定术		SB		PPV	
首次手术的失败是由于	RB	PVR[a]	RB	PVR	RB	PVR
再次手术推荐：SB	+	−	+	−	+	−
再次手术推荐：PPV	+	+	+	+	+	+

注　RB：视网膜裂孔。a，这是非常罕见的。

第五十五章
牵拉性和混合性视网膜脱离

1 一般注意事项[1]

1.1 视网膜脱离的特征

通过视网膜前或视网膜下间隙的存在，以及视网膜脱离的特殊形状可以识别牵拉性视网膜脱离。膜[2]施加的牵拉力是恒定的；视网膜脱离的高度和形状不会随眼/头部的位置/移动而变化。

这种与膜有关的牵拉力也是混合性视网膜脱离形成的主要因素；视网膜裂孔的存在并不能决定视网膜脱离的外观形态，但确实具有一定的特殊意义。

- 如果眼没有手术，则继发性裂孔通常很小，且通常隐藏在视网膜下。
- 在手术眼[3]中，新形成的裂口通常较大，为椭圆形（参见图14-4）。

1.2 视网膜脱离的管理原则

因为牵拉力不是动态变化的，所以通过静卧和双侧修补不会改变牵拉形成的膜分离的高度或大小。出于同样的原因，即使出现中断，视网膜脱离的进程也很慢。因此，牵拉性视网膜脱离的手术不如孔源性视网膜脱离那么紧急；但是与孔源性视网膜脱离相比，在患有牵拉性视网膜脱离的眼中完全消除视网膜前牵拉力更重要。视网膜下膜不需要完全去除，将它们分成两层可能就足够了，那些具有足够延展性进行视网膜复位的膜，尽管存在，但它们可能会被保留下来（参见第

---

1 如第五十四章和表54-1所示，即使是孔源性视网膜脱离也几乎是由牵拉引起的，但是传统上，"牵拉性视网膜脱离"被认为是视网膜的前面或下面有清晰可见的膜或股线。无须视网膜裂孔的存在，这些弹性结构也可导致视网膜脱离。
2 为便于描述，所有这些结构，无论其大小和形状如何，在本章中都称为"膜"。
3 也就是说，复发性视网膜脱离。

三十二章4）。

> **小贴士**
> 与视网膜下膜相反，视网膜前膜的增殖过程具有更高的扩散和复发趋势。

如果膜已血管化，术前2～3d应玻璃体内注射贝伐单抗（参见第五十二章1）。

2 手术技术[4]

- 尽量进行全玻璃体切割术。
- —根据病因，玻璃体后脱离（PVD）可能是完整的、异常的或不存在的。
- 识别出所有视网膜前膜并将其全部去除。
- 在尝试去除视网膜下膜之前，请确保已去除所有的视网膜前膜。如果需要进行视网膜切除术，这一点尤其重要。

> **小贴士**
> 视网膜活动性的增加，使孔源性视网膜脱离的手术在技术上来说更加困难，但这是牵拉性视网膜脱离的好征兆，这表明牵拉力已经消除。

- 在周围可能无法将玻璃体与视网膜分开。在这种情况下，必须在没有分离线的中心进行视网膜切开术，并且需要去除周围整个的视网膜—玻璃体—膜复合物（参见第三十三章1）。
- 必须彻底清洁睫状体，以降低瘢痕组织破坏睫状体并导致结核的风险（参见第三十二章5）。
- 如果视网膜缩短，应考虑视网膜切除术和巩膜扣带术。
- 一旦在接受牵拉性视网膜脱离手术的眼中造成了医源性裂孔[5]，就必须去除该裂孔附近的所有牵拉力，尽管可能会造成更多的裂孔。
- 除非分离很浅，否则应通过现有的或新近形成的视网膜切开术造成的缝隙排

---

4 更多详细信息，参见第三十二章、第五十二章和第五十三章。
5 也就是说，使其成为混合性视网膜脱离。

出视网膜下液。

> **问答**
>
> 问：选择引流性视网膜切开部位的标准是什么？
>
> 答：它应高于水平子午线，其位置应足够靠近中心，以便在手术过程中完全引流，但又应足够靠近周围，以使患者无法注意到操作产生的绝对暗点。它应尽可能远离主要血管（参见第三十二章 4.1）。

—请尽量使用透热疗法进行视网膜切开术。它不仅可以防止出血，而且可以轻松识别充气眼中的裂孔。

- 空气测试（参见第三十一章 1.2）有助于确定视网膜下膜是否会阻止视网膜重新附着。
- 对于填充物，硅油应该是首选[6]，因为它至少具有以下优点（参见第三十五章 4.3）：

——预防术后出血。

——从术后第 1 天开始就可以清晰地观察视网膜。

——降低复发率。

——防止视网膜再次快速塌陷。

---

[6] 如果视网膜脱离仅涉及一个很小的区域，并且没有裂孔，则无须使用硅油。

第五十六章
中心型视网膜脱离

1　一般注意事项

患有后巩膜葡萄肿的眼，内界膜阻止原本有弹性的视网膜沿着巩膜隆起方向伸展形成凹形轮廓（图 56-1）[1]。分离通常在葡萄肿形成的整个区域发展，并且也可能最终形成继发性黄斑裂孔。

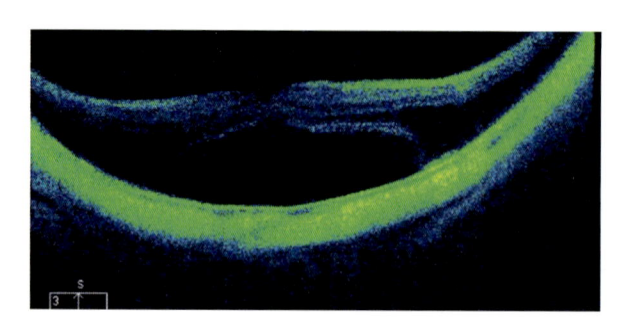

图 56-1　在后巩膜葡萄肿上方有中心型视网膜脱离的 OCT 图像

注　视网膜无法跟随巩膜向外隆起，并且由于视网膜下空间内存在浆液，视网膜神经纤维层从脉络膜/视网膜色素上皮脱离。高反射视网膜色素上皮层的曲线是由于后巩膜葡萄肿形成的。

> **小贴士**
> 在所有其他形式的视网膜脱离中，主要原因是在视网膜前方（玻璃体视网膜牵拉），在视网膜下方（视网膜下牵拉或肿块），偶尔在视网膜内部（缩短）或液体产生（视盘）。而此处的原因是眼壁解剖异常。

上述情况有一种手术选择是在黄斑上方扣上带扣。我更喜欢在这种情况下执

---

[1] 除了没有巩膜膨出外,玻璃体黄斑牵拉综合征可能会有相似的OCT图像(参见第五十章1.1)。

行玻璃体切割术，主要目的是减轻作用于视网膜中央的两种力，它们阻止视网膜的重新附着：后皮质玻璃体[2]和内界膜。

2 手术技术

- 进行玻璃体切割术。
- 创造玻璃体后脱离。

—在这些眼中发现玻璃体分裂症，而不是玻璃体后脱离。

—即使使用曲安奈得，也很难观察到皮质后玻璃体，因为白色晶状体与后皮质之间几乎没有反差。视网膜和脉络膜的色素含量很低，通常巩膜的白色反射是主导的背景。后巩膜葡萄肿形成的视网膜脱离可能是用靛氰绿染色玻璃体后皮质的一种适应证（参见第二十七章3.3和图34-1），这可能让手术医生真正看到玻璃体确实仍然附着在视网膜上。

—与没有后巩膜葡萄肿的眼不同，至关重要的是要让探头的端口可以在某些位置直接面对视网膜（参见第二十四章1），在尝试创造玻璃体后脱离时可能会造成视网膜损伤。玻璃体之间非常紧密，视网膜很薄，即使在视网膜附着的区域，阻止视网膜脱离发展的力也可能比较弱（参见第二十六章3）。

—如果不缩进眼球壁，则用标准尺寸的探头可能无法到达后极（参见表42-1）。

- 进行360°激光环扎术，以降低周围撕裂引起的术后视网膜脱离的风险（参见第三十章3.3）。
- 用靛氰绿染色内界膜。

—将染料在眼中停留20s，以实现最大限度的染色。

—在尽可能大的区域中剥离内界膜。我一直在尝试剥离至后巩膜葡萄肿边缘，甚至超过它的边缘。

2　与传统描述相反，它们在这些眼中并没有脱离。

> **问答**
> 问：为什么在高度近视眼中剥离内界膜非常困难？
> 答：有几个原因：视网膜表面可能仍存在皮质玻璃体；内界膜也许会染色得很好，但是由于白色背景，对比度仍然很差；视网膜可能薄至只有正常厚度的 1/3；内界膜撕裂的可能性很高。

- 如果存在真正的黄斑裂孔，请使用一根软头的笛针小心地排出黄斑下液。

—如果没有黄斑裂孔，请勿进行视网膜切开术，无须处理视网膜下液。

- 使用气体填充，并要求患者只要在有气体的情况下，就要严格保持面部朝下的俯卧位休息，至少持续 5d。

如果手术不成功，可以考虑填充硅油或使用巩膜扣带术。

第五十七章
视网膜劈裂症

1　一般注意事项[1]

1.1　解剖与病理生理

典型的双侧病变出现在颞下象限，偶尔在颞上象限，并在视网膜神经纤维层分裂[2]和神经连接断裂[3]时造成绝对暗点。

慢性视网膜脱离并没有表现出视网膜劈裂症类似"被捶打过的金属"的外观，故此对这种疾病的临床识别有些困难，它与慢性视网膜脱离具有一定的相似性。OCT 在鉴别诊断中给出了明确的答案。

视网膜劈裂症可以是静止的或进行性的；后者可以部分归因为这些眼极少具有玻璃体后脱离（PVD），导致持续的、动态的牵拉力作用在眼球内壁上。如果视网膜裂孔的前壁和后壁均出现破裂，则视网膜脱离也可能发展（图 57-1），视网膜脱离也可能是进行性的。

1.2　预防性激光治疗

很难反驳视网膜劈裂症隔离的概念（参见第三十章 3.4），因为这种激光治疗非常有效。无论是视网膜劈裂腔增大还是由此引起的视网膜脱离，病情进展都可能导致严重的视力丧失，手术预后也很差。

激光视网膜固定术的目的是在正常视网膜上形成牢固的脉络膜视网膜粘连，以防止病理学上的劈裂。这需要用相当强的激光点进行治疗，这样视网膜内层也会合并到瘢痕中。

1　此处讨论的是老年性（变性）而非青少年型视网膜劈裂症。
2　在外部丛状层。
3　这就是为什么"视网膜劈裂症"不应该用于有视神经窝的眼上（参见第五十一章 1）。

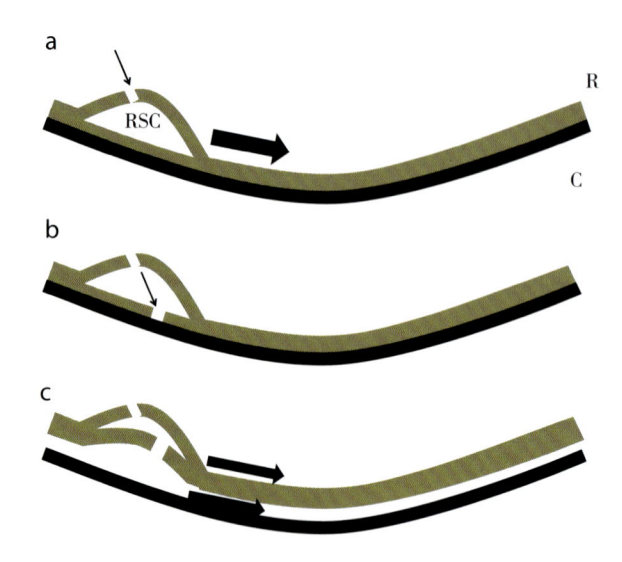

图 57-1 视网膜劈裂症进展的示意图

注 图 a，在视网膜裂隙腔内壁有一个裂口（细箭头），有可能使病变向黄斑（此处未显示）扩散（粗箭头）。图 b，在视网膜劈裂症裂隙腔的外壁有一个额外的裂口（细箭头），存在着来自玻璃腔的液体通过视网膜扩散到视网膜下腔的危险。图 c，在图 b 中的唯一威胁已成为现实；现在，黄斑区同时受到视网膜裂隙形成和真正的视网膜脱离（粗箭头）的威胁。RSC：视网膜劈裂腔；R：视网膜；C：脉络膜。

如果视网膜劈裂症本身或视网膜脱离向黄斑部发展，则手术是唯一的选择。这是相当困难的操作，因为后皮质玻璃体非常牢固地黏附于玻璃体腔的内壁。玻璃体后脱离是一种相当常见的术后并发症，因此，玻璃体视网膜手术医生在患者咨询过程中应该持比较悲观的态度。

> **小贴士**
>
> 视网膜劈裂症最好是避免进行玻璃体切割术（PPV），而不是推荐使用 PPV。但是，病理进展可能使 PPV 不可避免。

2　手术技术

- 进行全玻璃体切割术或次全玻璃体切割术。
  — 尝试创建一个玻璃体后脱离。完成视网膜劈裂症手术可能非常困难或完全不可能。

——可能需要去除腔内壁以消除视网膜的牵拉力[4]。

- 如果存在，则排干裂隙腔及视网膜下液（气液交换）。
- 将激光同时应用于隔离型和整个裂区，后者使用比通常情况更强的激光点，从而尝试合并至视网膜内层。
- 用硅油填充。

---

4 一旦去除了硅油，即使没有玻璃体后脱离的发展，牵拉力也可能导致状况恶化。

第五十八章
视网膜静脉阻塞

1 一般注意事项

视网膜静脉阻塞（RVO）的原因包括被血栓阻塞，偶尔被外界压迫所致的阻塞，或者是涉及静脉壁的疾病（如血管炎）。

1.1 治疗方案

无论累及视网膜静脉分枝还是视网膜中央静脉，受阻塞影响的视网膜都会出现出血和水肿。视力丧失的原因可能是玻璃体出血、黄斑水肿、伴随性的局部缺血和（或）随之而来的新血管形成；牵拉性视网膜脱离也可能发生。新生血管可同时存在于视网膜和前节；后者可能导致新生血管性青光眼，这是视力丧失的另一个潜在原因。

对视网膜静脉阻塞有多种治疗方式，从观察[1]到格栅样和（或）全视网膜激光光凝，玻璃体腔内注射药物[2]，放射状视神经切开术以及玻璃体切割术（PPV）。表 58-1 提供了不同治疗方式的建议。下面描述的技术反映了我在临床工作中使用的常规方法；本书不讨论其他治疗方案。

表 58-1　RVO 中的治疗选择

治疗方式	评论
格栅样/扇面激光光凝	对视网膜静脉分枝阻塞（BRVO）来说，此治疗方法比观察好
全视网膜激光光凝	在预防新生血管性青光眼方面有效
玻璃体内注射/植入类固醇药物	有效，但仅暂时性地治疗黄斑水肿

1　在决定选择眼内注射或手术时，便捷性或便利性不应成为主要标准（参见第八章 2）。
2　类固醇药物，抗血管内皮细胞生长因子（VEGF）药物。

续表

治疗方式	评论
抗 VEGF 药物注射	有效，但仅暂时性地治疗黄斑水肿
放射状视神经切开术	关于适应证和疗效存在争议
玻璃体切割术	通常认为对破坏的眼球解剖结构有改善，但不一定对功能改善有效[a]。PPV 的优点请参见相关章节

注 a，大多数研究的问题是，玻璃体切割术是最终手段，而不是治疗早期的武器。

1.2 玻璃体切割术的选择

尽早进行玻璃体切割术最有效，而不是在其他所有方法都失败后使用。与玻璃体内注射不同，PPV 的优点包括：通常来说它是一次性的干预；它避免了玻璃体腔注射药物的患者随着注射药物带来的视力波动而产生情绪波动（参见第四十九章 1.2）。此外，在 PPV 不成功这种相对少数的情况下，玻璃体腔内注射药物仍是可行的选择。

玻璃体切割术能够减轻或治愈黄斑水肿，并使得在术中进行适当的激光治疗成为可能[3]。及时切除玻璃体还可防止某些视网膜中央静脉阻塞的眼发生严重的纤维血管反应。一旦发生牵拉性视网膜脱离，预后就很差，PPV 就成了唯一的选择。

2 手术技术

- 在计划手术的前 3 个月、2 个月和 1 周给予玻璃体内注射抗血管内皮细胞生长因子（VEGF）药物（或类固醇药物）。
— 如果在玻璃体积血的眼中存在或怀疑存在增生膜，则在手术前 2～3d 进行抗 VEGF 药物注射。
- 进行全玻璃体切割术或次全玻璃体切割术。
— 玻璃体切割术的眼中氧气含量增加，因此建议尽可能多地去除玻璃体凝胶。
— 玻璃体后脱离通常没有，即使存在，也可能是异常的。在具有明显玻璃体积血的眼中，玻璃体后脱离的存在通常是使手术过程困难且危险：在某些地方，玻璃体后皮质附着力可能非常强。如果医生认为玻璃体后已经完全脱离，在不够

---

3 这是一个重要的优点，因为视网膜中央静脉阻塞（CRVO）的眼经常具有无法吸收的玻璃体积血，从而使激光治疗无法进行或不必要地延迟。

谨慎的情况下进行手术，则可能会引起视网膜撕裂或术中视网膜脱离。

> **小贴士**
>
> 在视网膜中央静脉阻塞（CRVO）后没有接受手术或接受晚期手术的眼中，严重的纤维血管增生并不罕见。这可能会发生牵拉性视网膜脱离，一旦发生这种情况很难解决，因为视网膜经常是缺血性的，所以视网膜很脆弱；分离这种未分离的后皮质玻璃体几乎不可能。

- 对于具有增殖膜和牵拉性视网膜脱离的眼，需要考虑使用硅油植入玻璃体腔。
—如果视网膜新生血管长入玻璃体中[4]，则可切断其周围的增殖膜，但不要动这些新生血管。
- 剥去黄斑上的内界膜（参见第四十九章2）。
—对于患有BRVO的眼，如果动脉位于前方，也应在动静脉交叉处剥去内界膜；纤维膜还可能需要用刀片或锋利的[5]针进行切割（热切开术）。
- 进行激光治疗[6]。
—如果视网膜出血很多，需要在大部分血液经过治疗被吸收之后再进行激光治疗。
- 如果形成了牵拉性视网膜脱离（参见第五十五章），则必须在做得太多（如果无法分离玻璃体黏附，可能会切除大部分视网膜）与太少（保留大部分玻璃体，二期再切除玻璃体，但后面可能会增殖牵拉）之间找到一个折中方案。

---

4 增殖缓慢地将视网膜血管拖到视网膜表面；由于这个过程缓慢，血管有时间适应。即使当"血管环"从负责拖拽它的膜上释放出来，血管也不会重新插入视网膜。

5 针上无倒刺。

6 格栅样激光光凝适用于治疗BRVO，全视网膜激光光凝适用于治疗CRVO。

第五十九章
巩膜成形术

1　一般注意事项

尽管进行经结膜玻璃体切割术（MIVS）后发生巩膜软化症的可能性比 20G 玻璃体切割术少得多，但玻璃体视网膜手术医生还可能因为其他原因[1]而必须面对如此薄、以致有破裂危险的巩膜。

> **小贴士**
> 　　巩膜变薄是反对使用巩膜囊固定屈曲元件的最有力论据（参见第五十四章 4.2.6）。

如果需要在有巩膜变薄区域的眼上进行玻璃体切割术，即使不在需要放置套管的区域内，玻璃体视网膜手术医生也必须考虑使用贴片（参见第二十一章 2.4 和图 21-3）。他可以从几种材料[2]中选择，但应用方法是相似的。

2　手术技术

- 如果可能的话，请使用全身麻醉，以免因眼周注射所用的针头以及由于将液体注入眼眶而对眼球施加额外压力造成直接伤害的风险。
- 切勿压缩眼球。
- 在整个操作过程中，请避免对眼球施加任何外部压力。
- 在足够大的范围内打开角膜缘的结膜。做两个放射状切口，使整个变薄区域，

---

[1] 自身免疫性疾病、高度近视眼、慢性青光眼等。
[2] 同源巩膜、骨膜、硬脑膜等。

加上两侧足够宽的健康巩膜边缘暴露出来。

—解剖结膜时要格外小心，始终使用钝剪刀。

• 使用透热疗法，最好使用钝头的探头，以缩小脱出的葡萄膜。这可能需要重复多次，因为膨胀可能会再次发生。

—过多的收缩可能会导致瞳孔不规则，因为葡萄膜可能被拉向透热部位。不要透热过度！

• 测量补片面积，每边增加约 2mm，根据大小和形状切取移植组织。

> **问答**
>
> 问：移植物邻近角膜时，该怎么办？
>
> 答：移植物必须经过裁剪，以使其终止于角膜缘。10-0 尼龙缝线将用于固定移植物。必须正确地掩埋所有的结。

• 将移植物放在薄的巩膜上，没有伤口是提前准备好的（图 59-1）。

• 使用间断的 7-0 或 8-0 的缝线将移植物固定在巩膜上。

—首先进入受体巩膜，入点在距植片边缘约 2mm 处，然后穿过植片，针头不穿过巩膜的薄部。该技术使缝合无须用镊子抓住供体组织，减少了对组织的创伤。当针头进入然后离开移植物时，通过将镊子的钳口放在组织上将其按住，并使针头在镊子的钳口之间离开，将移植物固定到位（参见表 63-3）。

• 确保植片没有被缝合线拉伸。

—Vicryl 缝线的结不是必须要被掩埋的。

• 用眼球筋膜鞘和结膜仔细覆盖植片。

—在移植物与其相邻的角膜缘，留下一条 1mm 的结膜带延伸到角膜上。这将随着时间的推移而自然消失。

• 严格控制术后炎症和眼压。

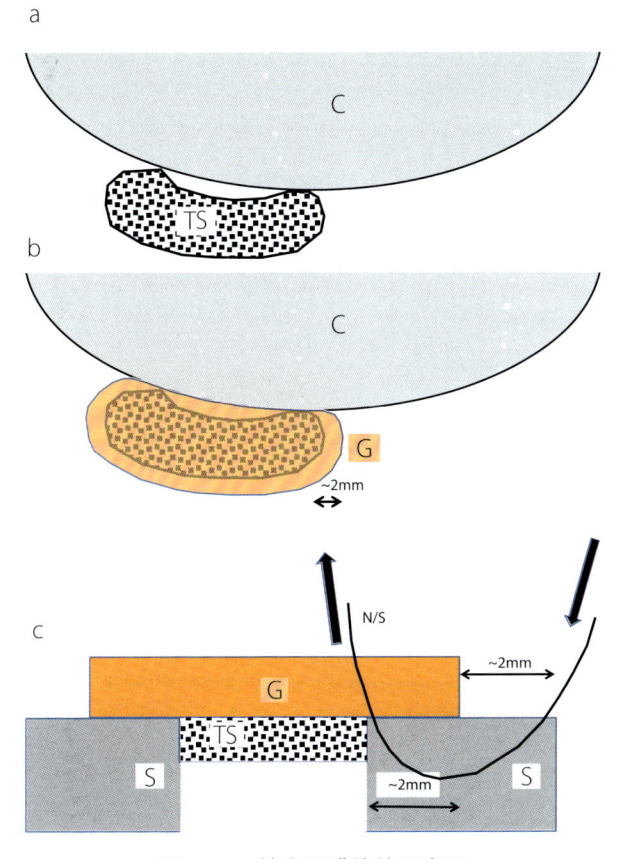

图 59-1　缝合巩膜片的示意图

注　图 a，巩膜薄区毗邻角膜缘。图 b，贴片的造型应使其覆盖角膜缘以外约 2mm 的薄区域（与实际情况不同，此处显示了薄区域以用于演示，即使将移植物放置在巩膜上也是如此）。图 c，横截面图，显示了采用丙烯酸缝合线固定移植物。粗箭头指示缝线的方向。C：角膜；TS：薄巩膜；G：移植物；N/S：针缝合；S：巩膜。

第六十章
脉络膜上腔出血

1 概述[1]

1.1 手术适应证

如果在手术过程中发生暴发性脉络膜上腔出血（ECH）（参见第四十章1），那么这种动脉出血会对视力造成威胁。如果在脉络膜上腔的间隙内有一定量的血液，则需要首先进行澄清的问题是：是否有必要进行手术治疗。如果存在以下情况，则应当考虑引流（和玻璃体切割术，PPV）。

- "吻状"脉络膜：出血涉及相对的象限，它们抬高视网膜，以至于出现视网膜与视网膜之间发生接触的现象（图60-1）。

> **小贴士**
> 如果不在视网膜之间，发生接触后及早进行手术，那么两个表面之间的粘连程度将会迅速变强，以至于无法进行分离。

- 高眼压和医学上无法控制的眼压，伴或不伴有剧烈疼痛[2]。
- 突破性出血：玻璃体内有血液，无法看到视网膜。
- 脉络膜上腔出血，累及黄斑下区域。
- 前部视网膜位移，可能伴有晶状体接触。
- 视网膜脱离。

---

1 本章主要介绍慢性脉络膜上腔出血的治疗。
2 由于睫状神经可被实性肿块牵拉，即使眼压不高，患者也可能存在难以忍受的疼痛。

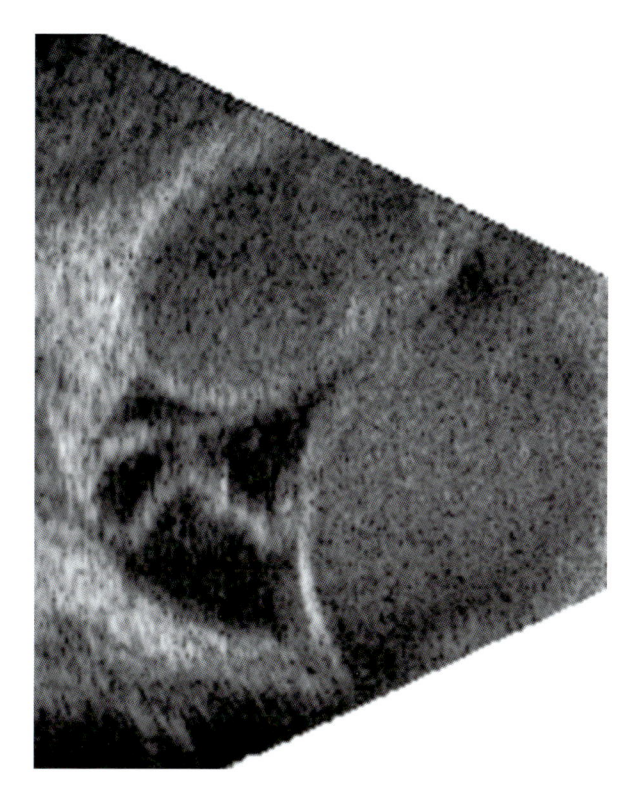

图 60-1　脉络膜上腔出血后的超声检查影像

注　"吻状"脉络膜伴随视网膜脱离（RD），排出血液是治疗的必要步骤，但也需要进行玻璃体腔内手术，此图中尽管无法确定 RD 的部位是否真的是一处脱离（或是不完整的玻璃体后脱离）。

1.2　手术时机

有一个不建议进行手术的窗口：一旦血液发生凝固，就很难或不可能将其移除。因此，治疗干预必须是即时的[3]，或将其推迟至血液发生液化后，而这一液化过程通常需要 10d 左右。超声检查有助于确定是否确实发生了液化。

如果血液已经凝固，但仍必须进行移除，则需要一个大的巩膜切口，以及用于刮除血块的探头[4]。

3　当患者在手术台上时，发现出血。
4　这是一个相当危险的操作，因为脉络膜就位于血块下方。

2　手术技术

- 在术前确定视网膜抬高的最高位点[5]。
- 放置灌注器，切勿在未对眼球进行持续加压的情况下进行引流。
  — 如果脉络膜上腔的血液位于锯齿状缘的后方，或者能够看到套管，则建议选择标准的睫状体平坦部位点；在其余情况下，使用前房维持器。
  — 在有晶状体眼中，也是有可能进行前房灌注的：液体会经过晶状体悬韧带流入后方（参见第十七章 1）。不过，如此操作后，晶状体会被推至相对于正常情况下更加靠近后方的位置上。
- 在脉络膜脱离最严重的象限上，行球结膜环状切开术。考虑在相邻肌肉下方放置回缩缝合线（参见第五十四章 4.2.1）。
- 使用刀片，在巩膜上做一个尽可能靠近后部的放射状切口（图 60-2a）。
  — 切口的长度应至少 2mm。
- 使用透热针或刀片，最好能够使用前者来打开脉络膜。
  — 使用齿镊来打开伤口，应会排出巧克力色的液体（图 60-2b）。

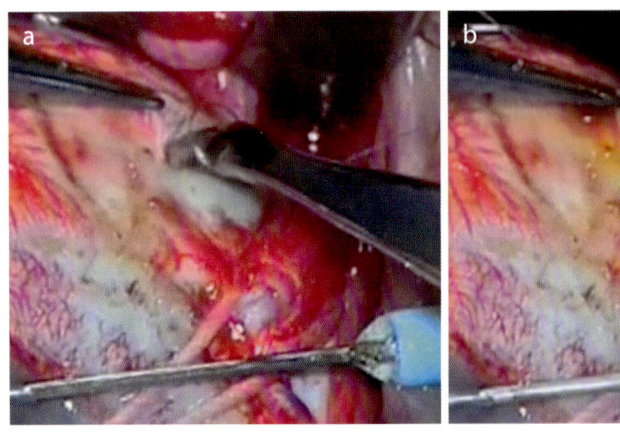

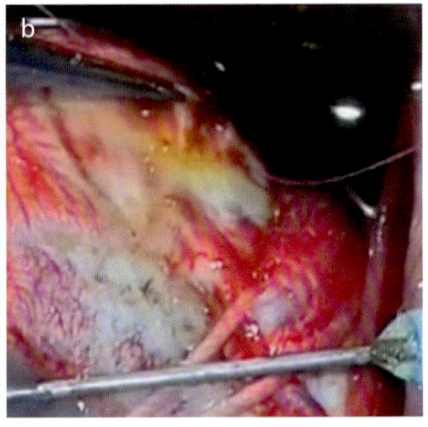

图 60-2　脉络膜上腔出血的引流技术

注　图 a，在巩膜上做了一个放射状切口。在下方可以看见前房保持器。图 b，巧克力色的脉络膜上腔血液正在排出。用镊子打开巩膜切口。切口很小，不需要缝合。

- 使用巩膜压迫器或肌肉钩，在距切口一定距离处压入巩膜，并将器械朝切口

5　如果无法直接观察，则使用超声检查。

方向滚动，使更多的血液流向切口。

- 根据需要，在其他象限中重复该过程。
- 如果出现玻璃体积血或视网膜脱离，则进行玻璃体次全切除或全切除。

——如果以前曾使用过前房维持器，一旦可以看到套管，就立即切换到标准的睫状体平坦部灌注（参见第二十一章6）。

——如果灌注是经睫状体平坦部进行的，可以使用空气（如果脉络膜上腔的血液更加靠近后方）或全氟化碳液体（如果脉络膜上腔的血液比较靠近前方）。

——在玻璃体腔内进行的具体操作是由眼内病理决定的。

问答

问：如果存在"吻状"脉络膜，并且发生了视网膜与视网膜间的接触，该怎么处理？

答：一旦从已脱离的视网膜前面将玻璃体移除，就寻找一些空间，以在两个视网膜之间的新月形中插入一个钝的刮刀。缓慢地将刮刀移动到接触区域内，并尝试将其分开。如果粘连还不太强，就能够成功地分离；一旦形成了真正的粘连，那么该操作将不起作用，可能必须要进行视网膜切除术。其预后极差。

- 对过于靠近后部而无法通过外部操作移除的脉络膜上腔血液进行内部引流，是一个很有吸引力的主意。但其挑战在于，此操作需要进行视网膜切开术和脉络膜切开术。脉络膜是有弹性的，如果用透热法将其打开，则会发生收缩；但是如果不使用透热法，则会有发生出血的风险。

第六十一章
脉络膜炎

脉络膜炎（又称后葡萄膜炎）的病因有很多，但不管是由哪一种原因导致的，能够造成视力丧失的后果[1]都是非常相似的。

- 异常的眼压，包括高眼压和低眼压。
- 白内障[2]。
- 玻璃体浑浊，包括飞蚊症、出血等。碎屑可能会卡在晶状体囊上。
- 黄斑前膜（EMP）。
- 黄斑水肿（ME）。
- 视网膜脱离（RD）：牵拉性，渗出性，偶尔为孔源性。

传统治疗方式为药物治疗：局部[3]类固醇治疗，玻璃体内类固醇药物注射和植入，全身类固醇和免疫抑制药物治疗。玻璃体切割术（PPV）在通常情况下没有被列为选项之一（仅在当其他选项都失败后，方才选用的末位选项），尽管该操作有着明显的优势。

- 产生诊断样本。
- 移除玻璃体凝胶[4]。
- 治疗几乎所有共存的或继发的疾病（玻璃体积血、ME、RD 等）。
- 减少复发的频率和严重程度，通常甚至能够做到完全消除。
- 可以停用全身性药物，或维持较低的使用剂量[5]，这类全身性药物通常有非常严重的不良反应。

---

1 解剖和功能上的异常，其严重程度的范围相当广泛。
2 治疗（类固醇药物）也可能在这里起到了一定的作用。
3 局部，结膜下，球周。
4 贮存炎症碎片的容器，包括介质和免疫活性细胞。
5 参见附录2。

> **小贴士**
>
> 通过 PPV 治疗葡萄膜炎，成功的关键是尽早进行治疗，而非在没有其他治疗方法的情况下作为最后手段，或在已经发生了严重牵拉性视网膜脱离后才进行。

手术非常简单，这里只介绍几个注意事项。
- 手术前必须加强全身性治疗，以免不适宜进行眼手术。
- 为了避免反弹效应，应缓慢地减少全身性药物的使用量。
- 玻璃状凝胶似乎具有更多的结构，清除所需时间长于通常情况。
- 玻璃体切割术应为次全切除或全切除。

——移除后皮质玻璃体和所有的视网膜前膜、前皮质玻璃体（可能存在增厚），以及所有覆盖睫状体的膜（图 61-1）[6]。

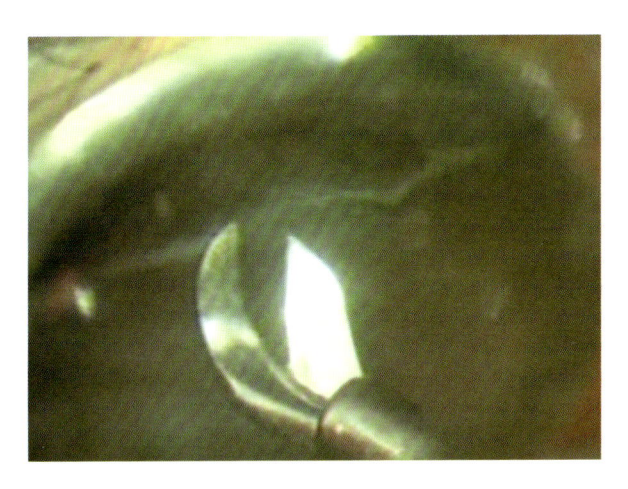

图 61-1 对睫状体进行减积

注 使用剪刀（以及镊子和探头，该两项均未在此处显示）从睫状体上分离出睫状体炎性假膜（可见为白线）。在组织上留下这样的膜，可以发生收缩或发展成真正的瘢痕组织，这可能是导致低眼压和结核的原因。此处使用的剪刀是 20G 的垂直剪刀；具有长刀刃，且轴柄不是弯曲的。

——在靠近视网膜表面操作时，要格外注意：避免造成医源性视网膜损伤，因为这样将会增加增生性玻璃体视网膜病变（PVR）的风险[7]。

6　这些可能相当严重，能够导致睫状体脱离；随着时间的推移，房水的产生将会停止。

7　在这些眼中，PVR 可能是非常严重的，快速地造成不可逆转的损害，甚至在其第一次出现时就已无法进行手术。本临床观察证实了炎症在 PVR 发病机制中所起的作用。

—有关是否移除视网膜下膜或渗出液的决定并不那么简单直接，这需要作出个人的决定（参见第三十二章4），特别是因为这样可能会需要进行视网膜切开术。
- 考虑进行破坏性的激光治疗或冷凝疗法，尤其是在玻璃体基底部。
- 进行硅油填充的门槛较低。
- 手术结束时，将类固醇药物留在玻璃体腔内，作为注射物或缓释植入物。

第六十二章
玻璃体积血

1 概述

不论是何种原因导致的，存在于玻璃体腔内的血液都会对视线造成干扰并妨碍眼科医生直接观察视网膜。玻璃体积血（VH）[1]可能会出现一系列继发性并发症，从铁质沉着症到血影细胞性青光眼，甚至增生性玻璃体视网膜病变（PVR）。

尽管如此，除非该出血是由横跨视网膜裂孔的血管被撕裂引起的[2]，或者此VH与开放性眼球损伤有关[3]，否则并不需要对血液进行紧急清除。如今玻璃体切割术（PPV）的风险已经很低，因此不应将其作为早期手术的禁忌证[4]。

进行玻璃体切割术的眼也可能发生出血[5]；在这种情况下，血液吸收的速度通常，但并非总是会比凝胶仍然存在的情况下的要快。

> **小贴士**
> 有无法治愈的全身性疾病的患者必须了解玻璃体切割术（和血液清除术）有可能降低术后发生出血的风险，但并不能完全将其消除。为了降低风险，应在眼内填充硅油（参见第三十五章4）。

治疗VH的手术通常非常简单直接，但并不是没有注意事项。

---

1 该术语是指玻璃体腔内有血液存在。血液可能在玻璃体内或后方，极少情况下会存在于前玻璃体表面和后晶状体囊之间。
2 当病变可见时，一个完整的视网膜血管将裂口与视网膜连接。这种情况很容易导致视网膜脱离（RD）。
3 在有严重VH的眼中作出RD的诊断是相当不可靠的（参见表7-1）。
4 传统策略，"等待3个月，让血液自行吸收"，尤其值得怀疑：为什么要等3个月？
5 事实上，这在那些因全身状况（如糖尿病）而导致容易发生出血的人群中相当普遍。

- 年轻患者[6]发生大量出血进入玻璃体凝胶，可能会使手术变得非常困难。
- 一般来说，出血越陈旧，其颜色越有可能从红色变为黄色。然而，夹在玻璃体凝胶层之间的血液可能会保持红色长达数月。
- 部分玻璃体后脱离（PVD）可能会诱使术者将操作进行得过快，结果发现隐藏有强力的玻璃体视网膜粘连（参见第五十八章2）。这在视网膜中央静脉阻塞（CRVO）中尤其常见，而且术前超声检查也有可能无法向术者提示这一危险。
- VH可伴有视网膜内（Terson综合征患者的膜下囊肿[7]）或视网膜下出血（脉络结膜新生血管）。术者在病因未明的情况下，必须准备好应对这些情况。这也是我不同意"治疗VH的PPV是一个简单的手术"这一说法的原因之一。

> **小贴士**
> 多种症状可能同时共存于同一只眼中：糖尿病患者也可能发展为视网膜静脉阻塞（RVO），或高血压的患者同时患有RD。玻璃体视网膜手术医生不应基于病史或术前检查的结果而假定已经知晓了在该眼中发生VH的病因，他必须接受这一事实，即所有的仅仅是（强烈的）怀疑，而证据只有在手术中才能够被取得。

上述问题表明，PPV的指征和时机仍有争议（但如上所述，在开放性眼球损伤或产生视网膜裂孔的情况下除外）。在其他所有情况下，有必要与患者进行密切的协商（参见第五章），但不应人为地设定任何最后期限（"如果出血在3个月内没有得到解决"）。手术的风险非常小，可能小于让血液在眼内持续留存数月，同时其潜在的益处是显而易见的[8]。

2 手术技术

- 如果出血足够严重，导致无法看到视网膜，则在前后方向上进行操作。
—从在玻璃体腔中央的玻璃体切割术开始，并尽量靠近晶状体。
- 逐步在更靠近后部的位置上进行操作，并小心地做PVD。

---

6 这种情况最常见于外伤。

7 出血位于内界膜下。

8 患者得到即时的视觉康复，治疗病因及该症状带来的后果：黄斑水肿、黄斑前膜等。另一只眼的情况会对决策带来明显影响：如果另一只眼的视力不佳，则早期的视觉康复将会变得更重要。

—做好准备，可能会遭遇到位于意外位置上的、强力的玻璃体视网膜粘连。

—视网膜后部可能被血液覆盖。如果可以很容易地将其抽空，那么就可以确定存在PVD。如果无法将血液排出，则是因为仍然存在玻璃体凝胶（参见第二十五章2.7.1）。

—如果大量的血液被困在玻璃体下[9]，一旦在后皮质玻璃体上做了一个开口，就将其排干。这将会使制作PVD的操作更加容易进行。

• 在移除位于周围的、被血液浸润的玻璃体凝胶时，需要谨慎操作，因为在开始操作时，无法看见视网膜。

• 处理导致出血的病症，尽管通常情况下该病症可能是无法发现的[10]或不适于直接接受治疗的[11]。

3 年轻患者严重出血

术者可能无法从视觉上对玻璃体层和脱离的视网膜进行区分（图62-1）[12]。

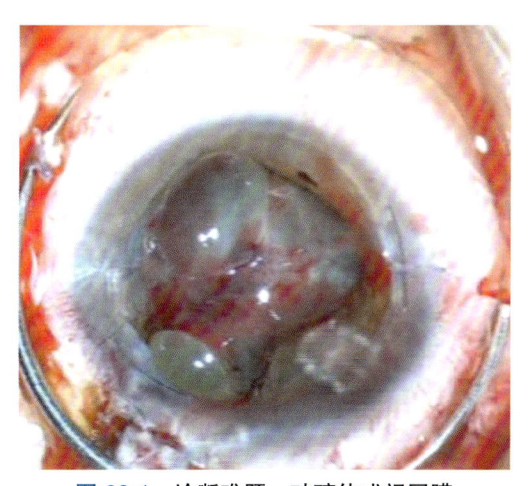

图 62-1 诊断难题：玻璃体或视网膜

注 为了进行说明，此处展示了一个尚未放置临时人工角膜（TKP）的开放眼球的图像（当以标准的、闭合球体的方式进行手术时，将更加难以区分视网膜和玻璃体）。无法绝对确定的是，该肿块是单纯由玻璃体构成的，还是也包括了视网膜。

---

9 在糖尿病患者中相当常见。
10 例如，高血压或糖尿病，其确切的出血来源（位置）仍然是未知的。
11 例如，视网膜中央静脉阻塞（CRVO）。
12 玻璃体腔内是如此混乱，即使是超声检查也不能肯定地回答最重要的问题：是否存在RD？

- 玻璃体层内可能有红血丝，因此，类似于视网膜。血液被困在玻璃体层之间，当探头到达这样一个液池并将血液释放出来时，该场景给术者带来的印象是造成了新的视网膜出血。
- 视网膜可能阻塞了血管，当被探头触碰时不会出血，因此，类似于玻璃体。在术者意识到探头现在位于视网膜下间隙之前，探头可能已经吃掉了大量视网膜。这就是为什么"通过在前平面移动探头，并逐渐深挖，小心地逐层取出玻璃体"[13]这一建议，初听合理，但实际上却非常危险。

多年来，我一直在使用与之相反的技术，我称为垂直挖掘（图62-2）。在鼻侧制造一个漏斗或井，直到可以见到视网膜为止。如果无意间造成了一个视网膜切口，也是相对而言较小，且位于视网膜上较不重要的部位上。一旦确定了视网膜的位置，就可以按正常情况的条件进行手术，随后照常对视网膜裂孔和脱离进行治疗。

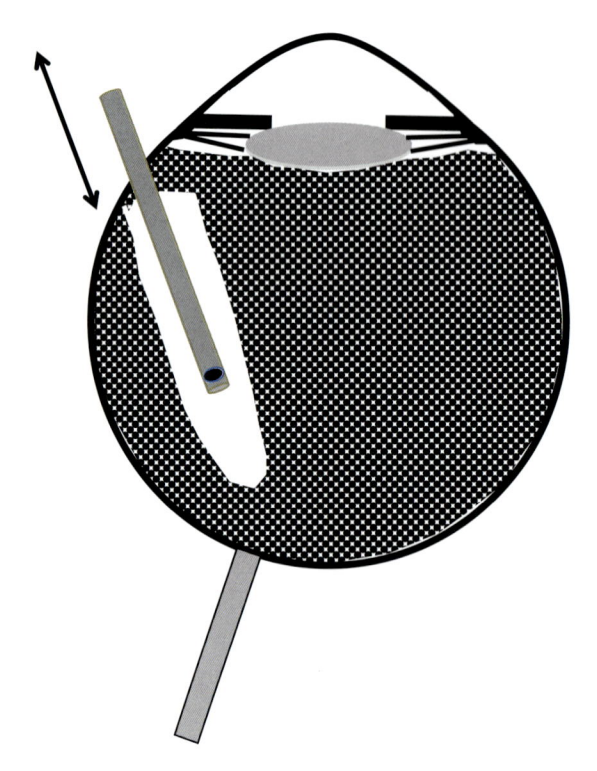

图 62-2　垂直挖掘

注　探头主要的初始移动由双箭头显示。

13　我将该操作称为横扫。

4　接受了玻璃体切割的眼内再次发生出血

这种情况并不少见，尤其是在患有糖尿病等无法治愈的全身性疾病的患者中。血液可能会自动消失，或需要进行清除；后者可以通过两种方式完成。

•灌洗。用一个充满空气的注射器将空气注入玻璃体。选择一个靠近下方的入口侧[14]，在注入一些空气后，抽出液体。接着进行更多的空气注射和液体移除，直到注射器内充满血色的液体：基本上是进行了一个"外部"的 F-A-X。

•标准的再次 PPV。这个选择为术者提供了一个确定和治疗出血源的机会。如果需要，也可以填充硅油，以减少将来出血的风险。

14　患者侧卧，因此，颞部平面位置实际上位于下方。

第六十三章
眼外伤

眼外伤是眼科学中最激动人心、最具有挑战性的一个分支学科。由于其专业性，大部分眼外伤是由（且应当由）玻璃体视网膜手术医生[1]治疗的，在许多情况下，玻璃体切割器械都可能是必要的。本章仅对数个选定的主题进行详细说明，有关前房积血的讨论参见第四十七章，虹膜参见第三十九章 2 和第四十八章，晶状体参见本章 6 以及第三十八章和第四十四章，脉络膜上腔出血参见第六十章，玻璃体积血（VH）参见第六十二章，视网膜脱离（RD）参见第五十四章和第五十五章，视网膜下腔出血参见第三十六章，增生性玻璃体视网膜病变（PVR）参见第五十三章，眼内炎参见第四十五章。

1 手术时机

这是一个比最初看起来要复杂得多的问题。表 63-1 提供了一些指导原则，术者可以根据这些指导原则，针对特定的患者作出决策。

表 63-1 为伤眼进行手术的时机

变量[a]	评论
儿童 / 老年患者	一般来说，越早越好
眼内炎，高风险	需要紧急进行手术：同期进行伤口闭合和玻璃体切割术（PPV）。某些有机物[b]，仅需数小时就能从"无症状"发展为暴发性的、能够破坏视网膜的感染
眼内炎，已经存在	需要紧急进行手术：同期进行伤口闭合和 PPV

---

[1] 在 1998 年，出版了一本 360 页的关于外伤性玻璃体切割术的书，更不用说专门讨论眼球损伤的一般书籍了（参见延伸阅读）。本章只非常简短地讨论了一些特定的问题。

续表

变量[a]	评论
全身麻醉，可用性	如果患者在 6h 内有进食或饮水[c]，术者应与麻醉师讨论可选方案。无论出于什么原因，如果麻醉师不能为患者进行全身麻醉，而且手术是紧急的，则应该使用局部麻醉（参见第十五章）。应由术者进行眼周注射
前房积血	在成人患者中，其主要的因素是视网膜是否可见，以及眼压是否能保持在正常范围内。存在有前房积血的情况下出现高眼压，是一个紧急的指征，术者应早期干预
低眼压	早期移除玻璃体、纤维和睫状体表面的残留囊膜[d]可以预防瘢痕形成，而瘢痕形成是不可逆的
眼内异物（IOFB）	已经造成了一些机械性的损伤，但是有发生感染的即时危险（如果物体是铜质的话，还要考虑铜质沉着），由于身体产生瘢痕的反应而造成进一步的机械性损伤，以及化学性创伤（铁质沉着）的长期威胁
人工晶状体（IOL）植入术	对于处在弱视年龄的儿童，这可能是紧急的（在 2 岁以下的儿童中，角膜接触镜可能是更好的选择[e]）。在几乎所有的其他情况下，延迟植入可能是更好的选择
虹膜，收缩（"虹膜缺失"）	越快越好。一旦纤维蛋白膜变成瘢痕组织，该情况就不可逆转了
晶状体，对任一个囊造成损伤	在成年人中，没有紧迫性 在儿童中，晶状体可能在数小时内发生肿胀，导致瞳孔阻塞性青光眼，眼压极高；需要紧急摘除晶状体
晶状体，白内障	在成年人中，主要的因素是视网膜是否可以被看到；否则没有紧迫性 在儿童中，弱视是关键因素：儿童的年龄越小，对视力的复原就越紧迫
贯通伤	需要立即或早期进行手术，以预防 PVR 和视网膜嵌顿
PVR	如果黄斑受累或受到威胁，建议早期手术；否则最好延迟 PPV，直到 PVR 的循环完成
RD	有进行 PPV 的迫切性，但不一定是紧急的
破裂	尤其是当伤口位于肌止端的后部时，需要立即或早期进行手术，以预防 PVR 和视网膜嵌顿
视网膜下腔出血	通常不需要采取任何行动，除非血液在黄斑下。如果是该情况，则应尽快进行清除，或至少进行置换

续表

变量[a]	评论
脉络膜上腔出血	如果在术中发生，必须立即闭合伤口，升高眼压。否则，只有在存在"吻状"脉络膜、黄斑下有血液或 RD 伴随着出血的情况下，才需要紧急手术
二期手术（重建）	一般而言，越早越好；如果基础设施[f]到位，术者意识到暴发性脉络膜出血（ECH）的可能性和处理方法，则可以进行全面的一期重建。如果选择传统的分期（2步）治疗方法，则最好在 4d 内进行局部类固醇治疗并进行 PPV
患者的全身状况	高血压和躁动会使对开放性损伤患者[g]的手术更为迫切 对于焦虑的患者应尽早进行手术，但这不是绝对的要求（如果手术延迟，可能需要抗焦虑药物）。适当的沟通可能具有镇静效果
VH，挫伤	没有移除血液的紧迫性，但长时间将血液留在眼内是不合理的
VH，开放性眼球损伤	越早移除血液，结果越好。血液不仅阻碍对视网膜的观察，而且是 PVR 发展中的一个强烈的诱发因素
伤口，角膜	尽早关闭伤口，但如果伤口很小，并且没有适当的基础设施，或许可以接受将操作从半夜推迟至早班时间[h] 伤口越长，越迫切地需要早期闭合
伤口，巩膜	伤口越长，越迫切地需要早期闭合 伤口越靠近前部，越迫切地需要早期闭合

注 a，在适当的章节中提供了其他的细节。b，例如，芽孢杆菌。c，对大多数麻醉医师来说，这是典型的截止时间。d，如果晶状体也被移除了。e，这是一个很有争议的话题，其答案也在不断演变。f，器械、材料、手术室人员、手术专业知识。g，尤其是当这些情况无法通过药物手段控制的情况下。h，对于儿童或不配合的成年人而言，延迟关闭可能是危险的。

2 眼挫伤

这一闭合性眼球损伤中，最常见的急性并发症是 VH。传统上，在考虑进行玻璃体切割术之前，建议等待 3 个月。

在大约一半受到严重挫伤的眼中，在前两年内会发展出 RD。手术能够立即使患者的视力得到恢复，并允许术者治疗和（或）预防大多数的视网膜并发症。

问答

问：等待 3 个月再移除与挫伤相关的 VH，有没有科学依据？

答：没有。这一 3 个月的等待周期根本没有任何科学依据，并且血液代表的风险可能比将其移除的风险更大（参见第六十二章）。

另外，相当常见的并发症包括晶状体脱位（参见第四十四章 2.1）和黄斑裂孔（参见第五十章 2.4）。

小贴士

外伤性黄斑裂孔的手术常常会被延迟，因为曾有自行闭合的报道。这自然是正确的，但术者必须考虑两种截然相反的选择。一方面，自然闭合确实发生了，但无法预测在某一特定患者身上发生的可能性。另一方面，越快将裂孔闭合，得到良好恢复的机会就越大。很显然，手术并不是没有风险的。

3　伤口处理

一般情况下，在将所有进入（穿过）伤口边缘的碎片和组织都清理干净之前，不应将伤口缝合[2]。处理伤口中材料的技术，取决于该材料的性质（表 63-2）。

表 63-2　伤口处理

伤口中的物质	手术待办事项
血液、纤维蛋白、异物	用韦氏海绵进行机械性清洗，喷抗生素，偶尔会使用镊子
脉络膜	不要切除；如果发生膨胀[a]，温和的透热疗法将使其充分收缩
虹膜	通过一个穿刺口，将虹膜拉回前房中（参见第三十九章 2）。虹膜几乎总是可以被保留下来；对虹膜的切除仅限于在虹膜被严重浸泡或污染到无法被清洁的病例中使用
视网膜	尽量防止其发生脱出；如果其确实脱出了，在缝合时，让助手持钝器，并用该钝器尽量使其复位。尽快从内部解决嵌顿的问题

---

[2] 唯一的例外是在闭合伤口的过程中发生的 ECH。在这种情况下，即时闭合，必要时缝合脱出的虹膜，是挽救眼的唯一机会。推迟整理伤口。

伤口中的物质	手术待办事项
玻璃体	外脱出：不要使用韦氏海绵，因为它可能会对前玻璃体造成牵拉；探头是治疗脱出的理想工具。如果必须使用韦氏海绵，至少不要将其从眼表面提起；将其保持浸入在玻璃体中，并用剪刀首先将其向下推压至眼壁上，然后再切割玻璃体 内脱出：在前房中注射曲安奈德以识别玻璃体。如果是有晶状体眼，则使用穿刺术以使探头进入眼内；在无晶状体眼中，睫状体平坦部是较优的入路，因为通过它能更好地接近玻璃体。在人工晶状体眼中，必须作出个人的决定。如果是有晶状体眼，有可能无法完全切除玻璃体；至少要切断剩余的脱出的玻璃体和凝胶之间的连接

注 a，这是非常罕见的。

4 缝合角膜[3]

有一些应遵循的基本规则，以尽量减少对角膜造成额外的创伤，从而减少术后早期的水肿和后期的散光。做一个水密的伤口，是该手术的最低必要目标，但这也只是强制性的目标之一。缝线的放置必须是经过仔细计划的；随意地引入缝合线，是不可接受的（图63-1）。

缝合角膜的基本规则和目标见表63-3。

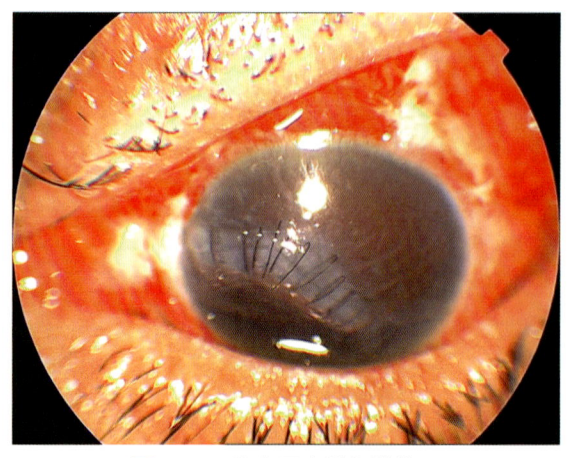

图 63-1　缝合不良的角膜伤口

注　缝线咬合口的长度大致相等，且间距是随意的。治疗效果不佳，且需要很长的时间。临时人工角膜－玻璃体切割术（TKP-PPV）［有可能是内窥镜下玻璃体切割术（EAV），尽管很可能无论如何都需要进行一个穿透视网膜移植术］是不可避免的，因为眼后段的手术不能被无限期地延迟。

---

3 超过半数有角膜伤口的眼需要接受后段手术。玻璃体视网膜手术医生是缝合伤口的最佳人选，原因有：他可以在同一疗程内完成玻璃体视网膜手术，而且他可以确定即使玻璃体切割术延期，也必须首先摘除晶状体，以及玻璃体联合晶状体切割术（PPL）是最理想的方法。最后，他是从所有次优选择中选出的（参见本章10），以防伤口闭合不当。

表 63-3　缝合角膜的基本规则和目标

变量	规则	评论
时间	尽可能早	延迟伤口闭合，是发展为眼内炎的重要危险因素。尽管如此，在某些情况下[a]，进行了适当的咨询后，推迟几小时关闭伤口[b]是可以被接受的
使伤口水密	绝对正确	有渗漏的伤口是难以愈合的，而且增加了眼内炎的风险
松散碎片切除术	从不	缝合线的放置必须能够保证碎片的保存；否则会出现间隙，或者需要将缝合线过度收紧以达到闭合开口的目的
缝合材料类型	10-0 尼龙	它足够小，不会干扰视力，也不会引起任何反应，而且是不可吸收的
粘弹剂的使用	尽可能避免	唯一真正的指征是前房过于平坦，没有进针的空间（参见图 39-4），这种情况极为罕见
镊子的使用	不	针头足够锋利，因此不需要反作用力来与针头的移动相抗衡（参见第十四章 6）。用镊子抓取角膜将会进一步损伤组织，延长组织再次变得清澈的时间。在罕见情况下，在进针点遇到困难，可以抓住位于针后的结膜（参见图 54-6）[c]；如果是在出针时遇到困难，可以将镊口放在角膜上，这样针头就可以从镊口之间穿出（参见第五十九章 2）
缝合深度	100%	缝合环应覆盖整个角膜的厚度（图 63-2）[d]。这会立即阻止基质的房水供应，其通常在几分钟内就会被清除，从而使后部结构具有良好的可视性。全层缝线的唯一风险是在拆线时发生的眼内炎 针头应以 90° 的角度穿透角膜，然后转动，使其能够平行于角膜前进。能够使术者确信针头在前房中时他能够自由地移动针尖
缝合线放置顺序	取决于伤口位置	如果伤口是穿过角膜缘的，则第一处缝合应在角膜缘处，然后是角膜，最后在巩膜部分闭合 有角度的伤口，需要将初始的缝合点放置在角上[e] 小的伤口可以按照"50% 规则"闭合：伤口会分成两等份，直到完全闭合 对于巨大的、贯穿角膜的伤口，应用 Rowsey-Hays 法则：从角膜缘的两个对侧端点开始，并从两侧逐渐向中心移动（图 63-3）

续表

变量	规则	评论
缝合类型	间断，除了在角膜缘	所有在穹窿状组织中进行的连续缝合，都会导致角膜弓扁平，在角膜中操作必须避免这一点发生，以保持前房的深度。相反，当应用于角膜缘时，连续缝合会导致顶点的抬高（即增加前房深度），这是有益的
咬合长度	缝合线离角膜缘越近，咬合就应越长（图 63-4）	用均匀放置的缝合线来闭合的伤口，可能更美观，但会引起穹窿状结构变得扁平。更长的咬入点涉及更大的压缩区[f]，因此更宽的间距就足够了（图 63-1 和图 63-3）
线结构造	3-2-1 或滑结	3-2-1：起始为一个三重结；双手必须旋转 180°，使线的结构光滑；将其与缝线平行地收紧。第二个为双重结，它是平行于伤口收紧的[g]。最后的是单结，它是平行于缝线收紧的 滑结：首先做一个线圈，然后在同一方向使用第二个单线圈。收紧后，必须提起短线，使结朝向组织滑动[h]。最后一个，第三个，也是一个单结，是反向抛出的；这样就锁定了线结[i]
埋结	每一次（图 63-5）	上述任一种方法所打的结都足够小，可以很容易地在任何一个方向上将缝线埋入角膜通道内。该过程可以使用平口的镊子将线结压住，以帮助完成该操作
拆线时机[j]	取决于伤口的长度和患者的年龄	伤口长度：伤口越短，就可以越早取出缝合线 患者的年龄：对于儿童，由于组织弹性增加，缝线变松，建议早期移除（约 3 个月）。对于成人，6 个月是正常的，但是如果需要，可以让缝合线在眼中保留更长时间
拆线准备	如同将要对眼进行手术一样准备	眼内炎的风险很高，因为在拆除缝线的过程中，可能会将在角膜表面（外部）的物质带入内部，可能会将有机物带入到前房中

注 a，小伤口，较的低眼内炎风险，配合的患者。b，在第二天早上进行手术，而不是晚上。c，防止眼向针头运动方向旋转。d，也就是说，缝合线在前房中。e，如果将其留到最后，该角的尖端会向底部收缩，迫使术者在最后一条缝合线上施加额外的张力（压缩），这会严重地扭曲角膜。f，沿着伤口周围的区域，缝线在该区域内有效地使伤口闭合。两个相邻的压缩区，必须能够完全使它们之间的间隙闭合；如此能够将伤口变成水密的。g，缝合线转动 90° 后，线结被锁紧：它将不再能够松开了。h，根据伤口的需要，这个线结仍然可以收紧或松开。i，"拉短头滑动，拉长头锁紧"。j，角膜是一种无血管的组织，需要很长时间才能愈合；瘢痕组织的强度永远无法与未受损组织的相比。

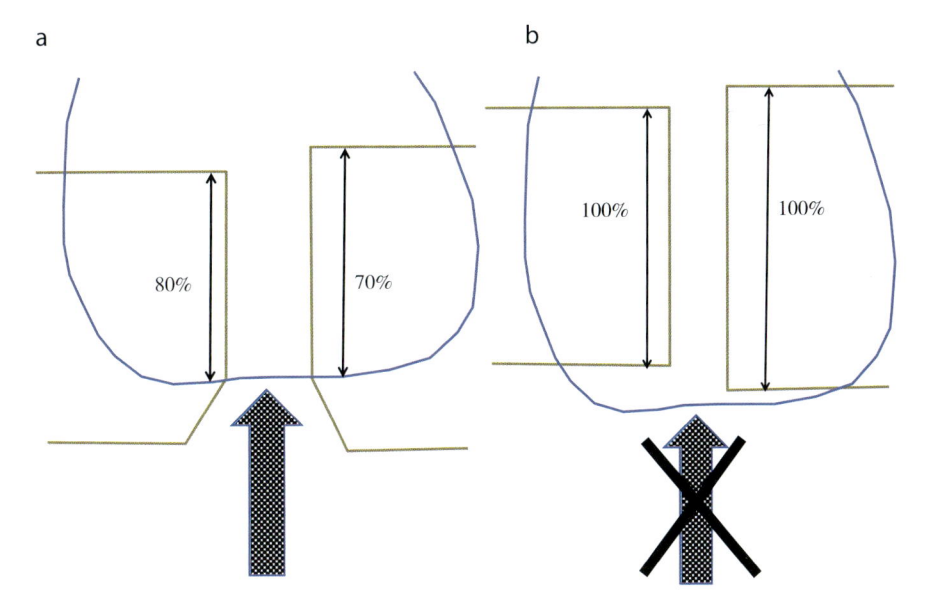

图 63-2　**全层角膜缝合的优点**

注　图 a，一般建议的缝合深度为"90%"（80%，2/3，等等）。这些建议中都存在一个问题，即伤口的背侧仍会在一段时间内保持开放，从而提供房水通往基质的通道（箭头）。此外，由于水肿的程度不同，已经发生水肿的伤口两侧边缘有着不同的厚度：在一侧达到 80% 的深度的缝合线，在另一侧可能只达到 70% 的深度。这会导致永久性的变形（在拆线后，该效果并不会消失）。图 b，用全层缝合，后侧的"门"将立即关闭，基质将迅速干燥。不管伤口两侧边缘的厚度是否相同，缝合的深度都是 100%。

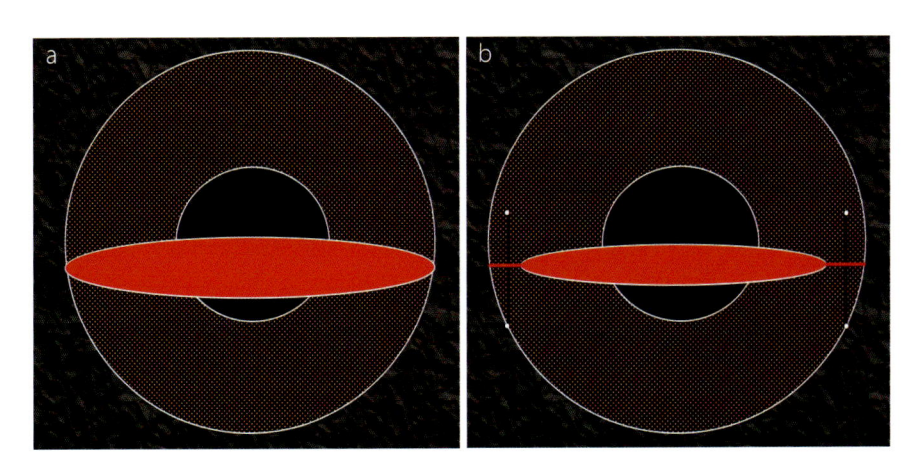

图 63-3

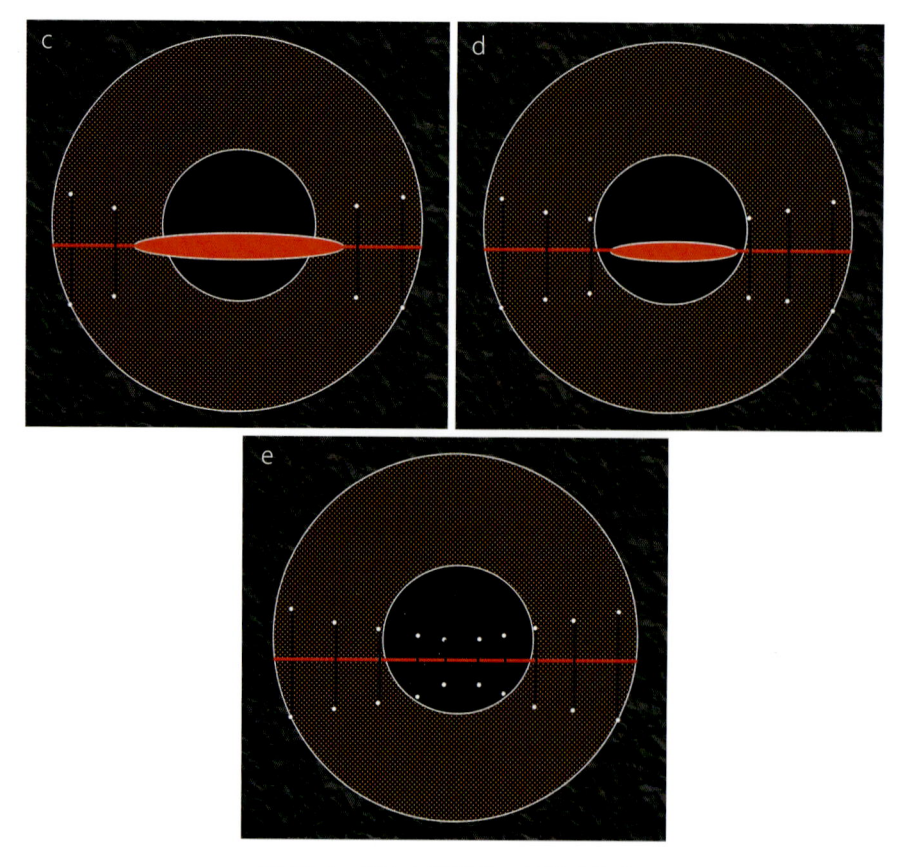

图 63-3　贯穿角膜的伤口的缝合顺序

注　图 a～图 d，伤口从角膜缘到对侧角膜缘。缝合从边缘的两个端点开始，并逐渐接近伤口中心，咬合长度越来越短。图 e，伤口的正中处没有缝合线，因为这样将会干扰视轴。

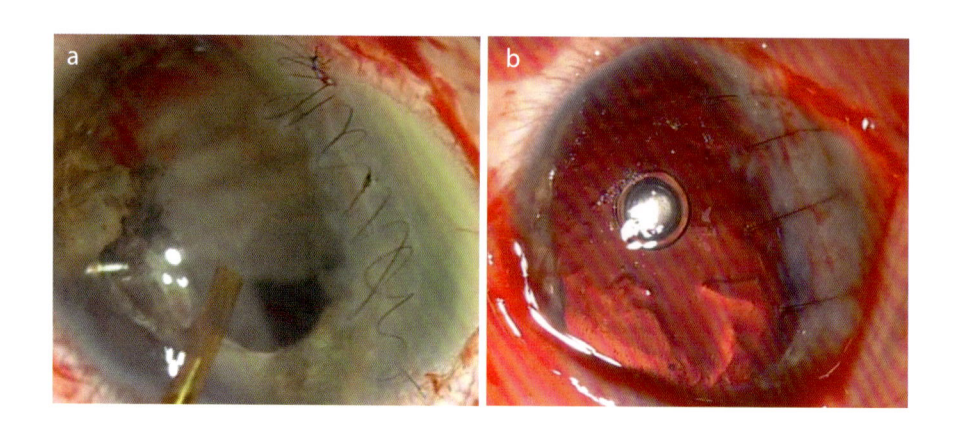

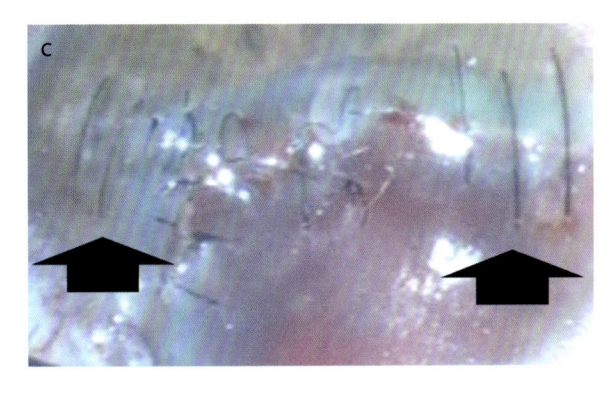

图 63-4 缝合和再次缝合角膜伤口

注 图 a，长伤口最初是用连续缝合来关闭的。其结果是前房的深度明显减小；此外，线结没有被掩埋，会导致眼发生炎症。图 b，需要进行再次缝合。注意只使用很少的（全厚度）缝线，都是长距离咬合，足以使伤口水密，而不会带来使前房变浅的风险。在最初的手术中，角膜过于水肿，导致无法安全地切除外伤性白内障（见图 a）。相反，一旦重新缝合了伤口，白内障的摘除和玻璃体的切除都可以进行了。图 c，一个缝合得非常差的伤口。因为最初的伤口关闭是在 10d 前完成的，而且眼需要紧急接受玻璃体切除术，所以进行了临时人工角膜（TKP）。然而，要对角膜进行环钻，那么必须用 5 条 10-0 尼龙缝线（粗箭头）对仍在渗漏的伤口进行部分再次缝合。

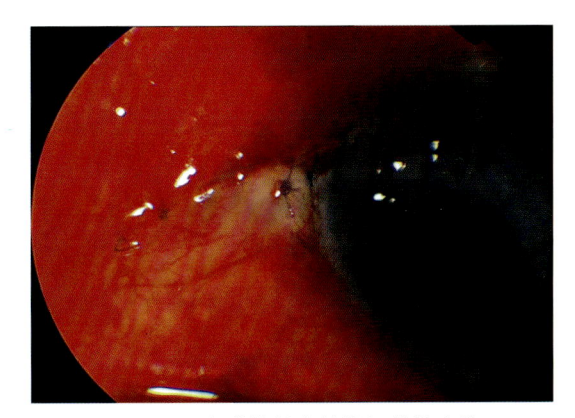

图 63-5 角膜缘处未被掩埋的缝合结

注 不对线结和被修剪过的缝线末端进行掩埋，会对患者造成严重的刺激，增加眼的炎症反应及角膜血管化的风险。

5 缝合巩膜

受伤后，自然的伤口闭合过程会立即开始，数小时内会形成意外结实的闭合，除非葡萄膜组织或玻璃体发生了嵌顿（图 63-6）。在这种情况下，伤口永远不会真正地愈合，巩膜可能会被渗出的房水浸湿。

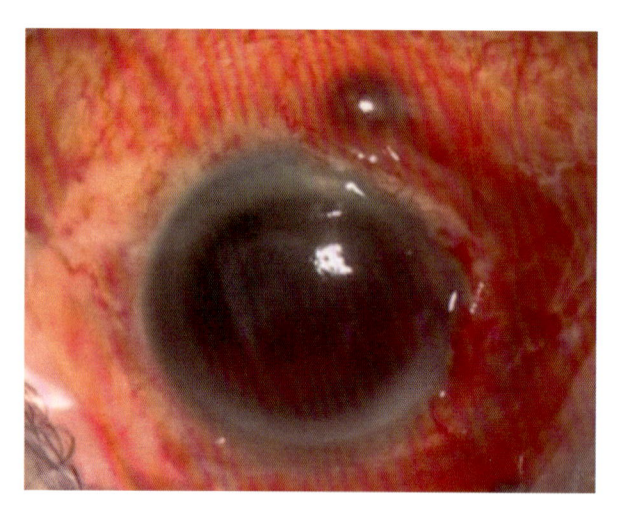

图 63-6 未缝合的巩膜伤

注 受伤时间长达 4 周的一个伤口。有明显的葡萄膜脱出，但患者原先的眼科医生没有探索眼，并且缝合了伤口。因为伤口没有打开，眼压是正常的，但也没有得到治愈。在闭合过程中，必须切除虹膜，因为上皮生长程度大于虹膜，且虹膜已被瘢痕组织固定在巩膜上。大咬切口与文丘里缝线一同使用，以防止对被浸泡过的组织产生线切作用。

巩膜是一种硬质组织，对术者用来进行缝合的针头有着明显的抵抗力。这提供了极好的触觉反馈，可以告知术者，当进行跨结膜缝合时，是否真的接触到了巩膜，还是仅仅接触到了结膜。然而，当眼是软的时候，这个反馈就完全消失了：术者应该先恢复正常眼压[4]，以便利用该反馈（参见第五十四章 4.2.3）。

通过适当的缝合，可以得到适当的愈合，并通过预防原发性嵌顿从而降低 PVR 的风险。表 63-4 概述了闭合巩膜伤口的最重要规则[5]。

表 63-4 巩膜伤口闭合情况

变量	评论
潜隐的伤口	即使巩膜上的结膜完好无损，巩膜也可能发生了破裂。通常存在结膜下大出血或巩膜阶跃征[a]，但眼压可能低于或高于正常值[b] 如果在做了体格检查和 CT 检查后，仍有哪怕是一点点的怀疑，也应该进行探查性手术
前部[c]伤口	应通过谨慎地解剖结膜，来检查整个伤口。根据"50% 规则"关闭（见表 63-3）

---

4 用 27G 的针头将平衡盐溶液（BSS）注入玻璃体腔。
5 尤其是当伤口位于肌肉止端的后部时，应该由玻璃体视网膜手术医生来闭合伤口；他最清楚伤口闭合不当和不及时进行玻璃体切割术的后果。

第六十三章 眼外伤 515

续表

变量	评论
后部伤口	伤口越靠近后部，就越难以接近；因此，无法将脱出的组织保持在手术视野[d]之外的风险也增加了 伤口不应完全被暴露；首先检查并关闭伤口的前部，在可见的、前部的巩膜伤口被缝合之前，不应在更靠近后部的部位打开结膜（随动闭合技术，见图 63-7） 助手可能需要在伤口边缘之间夹一个钝器[e]，以保持脱出的眼内组织复位 为了进一步降低原发性嵌顿的风险（图 63-8），可能需要在两个伤口的边缘上分别进行缝合 一旦伤口过于靠后而难以触及，就应该放弃手术，保持伤口开放（图 63-7）。眼内炎的风险并没有增加，因为结膜会保持关闭；伤口很快就会自动关闭（消除了出血的风险）；嵌顿和 PVR 的问题将从内部得到解决
缝合材料	7-0 或 8-0 文丘里线[f]
使用镊子	必须使用

注 a，在麻醉后的结膜上用一根手指仔细进行检查，如果巩膜伤口的一侧边缘与另一侧边缘不齐，术者将会感觉到微小的隆起。b，眼压较高，原因为脱出的组织填塞了伤口，眼内出血没有立即停止；眼压较低，原因为睫状体可能已经停止工作。c，关于"前"和"后"之间的界限并未被清晰地定义，但赤道是一个良好的近似参照。d，眼球外的眼眶脂肪，作为眼内组织的玻璃体、视网膜和脉络膜。e，如压板。f，是编织的缝线，有时可能导致缝线缠绕在一起。它是可吸收的，但与先前所担心的相反，这并不代表有伤口重新开放的风险：当缝合线开始降解时，伤口可能已经完全愈合了。

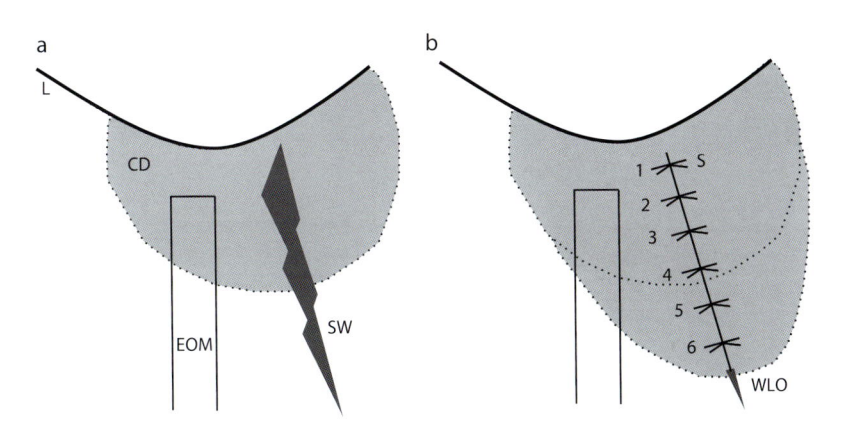

图 63-7 缝合后部巩膜伤口的随动闭合技术

注 图 a，结膜向前打开，以暴露巩膜伤口相当靠近前方且相对容易接近的部分。图 b，一旦放置了最初的 4 条缝线，结膜就进行了更大面积（更靠近后部）的剥离，并放置第 5 和第 6 缝线。巩膜伤口的其余部分过于靠近后部，无法安全地闭合，因此保持开放状态。L：角膜缘；CD：结膜剥离；SW：巩膜伤口；EOM：眼外肌；S：缝合；WLO：保持开放的伤口。数字代表缝合的顺序。

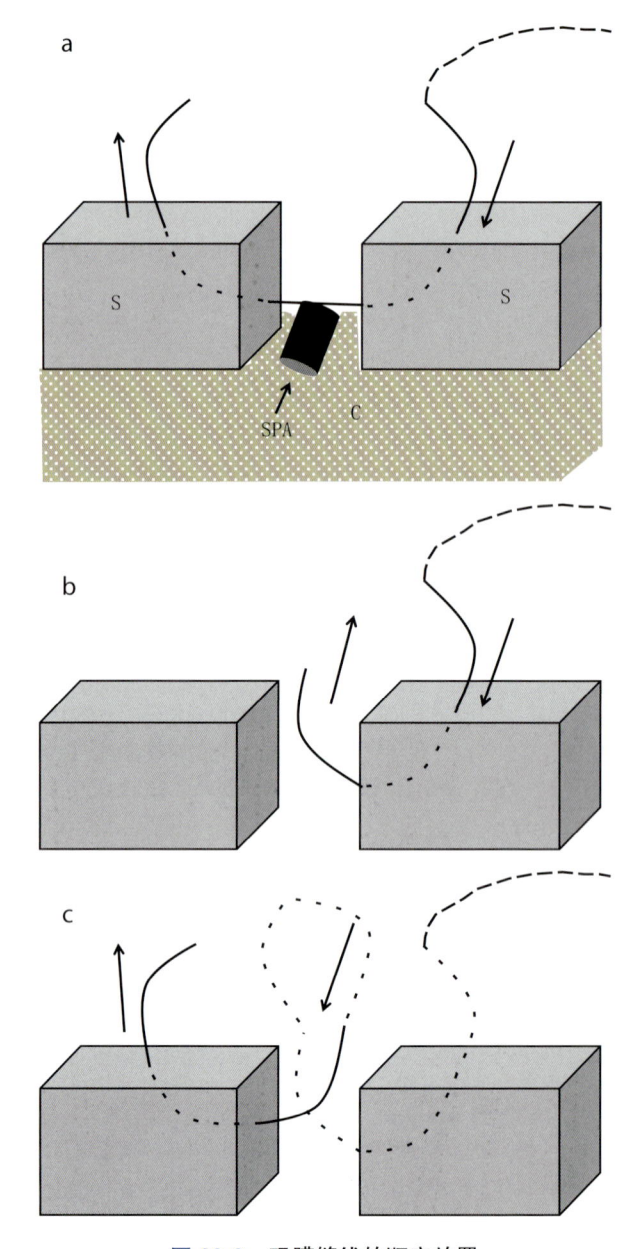

516　玻璃体视网膜手术：战略与战术

图 63-8　巩膜缝线的顺序放置

注　图 a，在大多数情况下，钝器械如抹刀等就足以使脱出的组织复位，接下来，如箭头所示，针头可以通过单次运动插入伤口的两侧边缘。图 b，如果虽然尝试了使组织复位，但仍然有脱位，则将针头首先插入一侧的伤口边缘，然后通过伤口出针。图 c，然后再将针头重新插入对侧的伤口边缘，从而避免对脱出组织的直接嵌顿（为了简单起见，此处和图 b 上未显示脱出的组织和仍需被使用的刮刀）。S：巩膜；SPA：刮刀；C：脉络膜。

6　晶状体半脱位

根据患者的说法，如果其晶状体仍然能够提供可以被接受的视力效果，则无须干预。如果存在明显的视觉干扰[6]，则表示需要进行移除。如何将晶状体移除，取决于诸多因素（参见第三十八章）[7]。然而，如果有玻璃体脱出进入前房（这需要使用曲安奈德[8]进行评估），则这是必须首先解决的。

- 使用前房保持器。
- 通过颞部穿刺口，用探头移除玻璃体。探头端口不应朝下，以免损伤虹膜。

—如果玻璃体与虹膜或内皮细胞直接有着很强的黏附力，不要强行将其完全移除；只要确保切断了剩余的玻璃体与晶状体/虹膜后方的凝胶之间的连接即可（参见第四十七章 2.2）。

7　眼内异物

7.1　前房

是否移除以及如何移除眼内异物（IOFB），取决于诸多因素。一般而言，都要进行移除，除非该异物是小的、惰性的、光滑的、无污染的，并且位于视轴之外（参见图 39-3）。

- 如果需要取出眼内异物，操作时，穿刺口应与该异物的所在位置之间保持一定的距离（通常至少在 90°）。
- 很少会需要使用前房保持器，偶尔可能需要使用粘弹剂来保持前房的深度，避免对晶状体造成医源性损伤（参见图 39-4）。然而，这些都不应该是默认的选项；只有在真正例外的情况下，才需要使用到其中的一种。
- 取决于眼内异物的含铁量，可能会需要使用小的 IOM 或镊子。

7.2　眼后段

由眼内异物引起的机械性损伤是即时发生的。从这个角度来看，该损伤与没

6　甚至可能出现单眼复视。

7　这里需要强调的是，不要使用囊袋张力环；即使在手术结束时一切都看起来很好，但其余可能也受到了损伤的小带，现在处于更大的张力下，随后可能会发生断裂（参见表 3-3）。

8　气泡也可以显示出存在于前房中的玻璃体（参见第三十一章 3）。

有异物留在眼内的损伤之间并没有区别。但是，眼内异物创伤差异之处在于以下几点。

- 患者和眼科医生都感到焦虑，导致了想要尽快移除异物的反射性冲动。
- 增加了眼内炎的风险。
— 该物体在进入眼前，曾接触过土壤。
— 该眼内异物是有机的。
— 该患者年龄超过 50 岁，且晶状体也受到了损伤。
- 如果眼内异物造成了深度冲击，则视网膜有发生嵌顿的风险（参见第三十三章 3 和图 63-9）[9]。

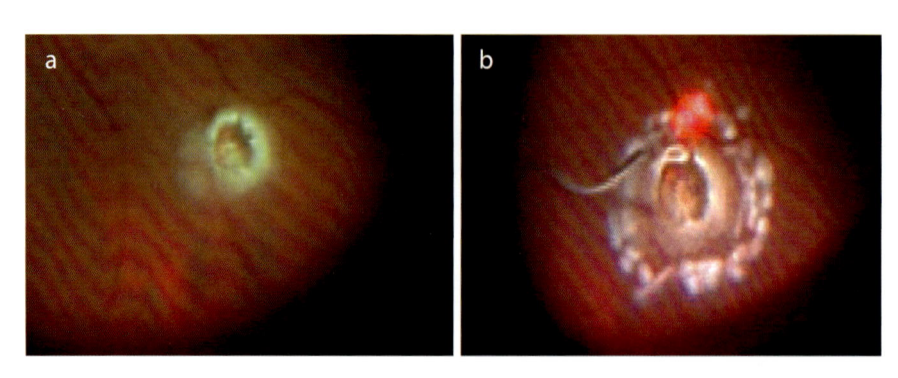

图 63-9 造成深度冲击的眼内异物损伤

注 图 a，由于撞击导致脉络膜和视网膜下出血，一旦完成对血液的冲洗，也要进行脉络膜视网膜切除术。图 b，该病灶位于赤道，因此建议使用两排激光将其包围。

管理取决于多种因素（表 63-5）。永久性眼内磁铁的使用，参见第十三章 2.3.4。

表 63-5 针对急性眼内异物损伤患者的处理

变量[a]	治疗思路
眼内炎的风险较高	需立即行 PPV 完成玻璃体切除，并且需要进行综合抗生素治疗[b]
眼内炎的风险一般	可以紧急进行 PPV，或者在密切监测患者并采用预防性抗生素治疗[c]的情况下延迟几天进行
眼内异物在晶状体内	有可能不会发展出白内障。但是，仍然有可能会引起铁质沉着：此处需要作出个人决定

---

9 不仅涉及视网膜，还涉及脉络膜，且有可能涉及巩膜。

续表

变量[a]	治疗思路
眼内异物在玻璃体内,但没有 VH 或视网膜损伤[d]	眼内异物可以在双目间接检眼镜（IBO）的控制下，用眼内磁铁（如果是含铁的）或镊子（如果是非磁性的）取出，而无须进行玻璃体切割术 如果进行 PPV，则至少应是次全的；除非患者是幼儿且在技术上是不可能的或非常危险的，否则必须做 PVD（参见表 41-2）
眼内异物含铁	有化学损伤（铁质沉着）的风险；除非有十分强有力的反对理由[e]，否则应将眼内异物移除；最好的工具是强力的眼内（永久性）磁铁
眼内异物是铜质的[f]	需要紧急移除，以防止铜质沉重；建议至少进行次全的 PPV
有严重的 VH	需要紧急移除。禁止在没有视觉控制[g]的情况下移除眼内异物。建议进行完全的 PPV
眼内异物位于视网膜上，但没有深度冲击	不需要在眼内异物周围使用激光
眼内异物造成了深度冲击	建议进行脉络膜视网膜切除术（参见第三十三章 3）
眼内异物位于视网膜下	如果视网膜脱离并存在裂口，应通过裂口取出眼内异物 如果没有裂口，应在眼内异物的正上方准备进行视网膜切开术；如果眼内异物卡在组织上，可能会发生脉络膜出血，在这种情况下，首先需要进行脉络膜视网膜切除术
眼内异物被纤维囊包围	首先，必须用锋利的工具打开纤维囊，使眼内异物在被取出前完全不受束缚
眼内异物很大	在大多数情况下，需要准备第 4 个巩膜切口，用于移除眼内异物。将该开口缝合后，手术就完成了。如果眼内异物很大，则应考虑摘除整个晶状体[h]，以便通过角膜缘伤口将该眼内异物取出

注 a，详见正文。b，玻璃体腔内、眼周、全身，同时也应使用类固醇药物（参见第四十五章）。c，全身和玻璃体内，同时也应（至少局部）使用类固醇药物。d，这是唯一可以在取出后部眼内异物后仍然保留玻璃体的情况。e，患者拒绝接受手术，或者其全身状况很差而无法进行手术。f，最常见的是一段电线。g，使用外部电磁铁进行盲取（参见附录 2）。h，偶尔有保留后囊的可能性，并通过后囊切口拉出眼内异物。

8　眼球穿通伤和眼球破裂

与深度冲击的眼内异物的病例一样，眼球穿通伤和破裂的主要风险是视网膜嵌顿（表 63-6）。这些眼内发生 PVR 的风险约为 60%。

表 63-6　严重外伤性视网膜嵌顿

嵌顿类型	评论
主要	嵌顿是直接的：术者在闭合巩膜伤口[a]时用针头接住脱出的视网膜。该嵌顿是按由内向外的机制发生的，最典型的临床病例是后部裂口，较不太常见的是撕裂伤
二级	由于巩膜伤口的瘢痕是由巩膜外层开始形成的，主要由纤维母细胞调节，这个过程并不会在巩膜内部的伤口边缘上停止，而是继续进入眼内部，沿着视网膜表面[b]。嵌顿是按由外向内的机制发生的，最典型的临床病例是后部裂破，较不太常见的是撕裂伤。视网膜嵌顿于穿孔伤的出口处，也可能与这种机制相关
三级	损伤的视网膜色素上皮（RPE）细胞反应为增殖和分泌胶原纤维。嵌顿是通过内嵌机制发生的，最典型的临床病例是伴有深度撞击的眼内异物损伤或穿通伤

注　a，因此，建议不要试图缝合非常靠近后部的伤口（参见本章 5）：在缝合过程中，施加在眼球上的压力会导致脱出或使脱出变得更显著。b，主要是在内表面，然后进入玻璃体（PVR 的典型外观），但也可在外表面上（视网膜下增生）。

最有效的治疗方法是预防，这需要在（后部）巩膜破裂区下方、出口伤或深度眼内异物冲击点的周围进行预防性脉络膜视网膜切除术（参见第三十三章 3）。如果延迟手术，术者将会遭遇一个封闭的漏斗[10]，需要使用一种特殊的技术来对其进行处理（参见第三十二章 3.1.5）。

9　无光感与交感性眼炎

交感性眼炎常被认为是不在视敏度为无光感的伤眼内进行玻璃体切除的原因。

- 虽然无光感确实是一个治疗结果不佳的指标，但它并不是绝对的，在一系列的患眼中，我们的团队[11]取得了 57%[12] 的改善率。

—如果可以将眼缝合在一起，即使是视网膜组织的损失，也不能作为将其放弃或摘除的理由。

10　我经常会见到除了对最初伤口进行闭合之外，没有进行任何手术操作的眼，尽管这些损伤明显具有极高的风险，会发展出视网膜嵌顿和 PVR。这总是让我惊讶与愤怒，最初进行治疗的眼科医生希望通过等待（"观察"）来达到什么目的？

11　包括医学博士罗伯特·莫里斯和医学博士 C. 道格拉斯·威瑟斯彭。

12　最终功能恢复的范围包括从光感到阅读视觉等。

—眼在外伤后出现无光感视力，是一个紧急指征（参见图 9-1）。成功的最佳（事实上，唯一的）机会，是在最初的几天内进行玻璃体切割术。如果透过角膜无法显示出更深层的结构，也不能选择延迟手术。要么可能必须使用内窥镜（内窥镜下玻璃体切割术，参见第十七章 3），要么表明需要 TKP。

• 被认为的交感性眼炎的风险，和对其发生的担忧，来论证原发性的或早期继发性[13]的摘除，是绝对不能接受的。

—必须正确地告知患者，不论多么罕见，交感性眼炎都有可能在严重创伤后发生[14]。在适当咨询的基础上，患者应作出决定，是进行摘除还是重建[15]。

—如果患者选择重建，那么必须向患者解释交感性眼炎的症状和体征，以便立即开始治疗。

10　临时人工角膜—玻璃体切割术

这是一个非常复杂的手术，只能由经验丰富的玻璃体视网膜手术医生进行。通常需要更换角膜的原因是伤口闭合不当，而不是伤口本身（如果视觉效果不佳，可选项参见表 45-2）。此处仅发表几点关于该手术的评论。

• 理想情况下是由玻璃体视网膜手术医生来完成整个手术，包括切除受损的角膜和在手术结束时缝合移植物。

• 无论选用哪种类型，用于切割角膜的环钻的管径都应当比 TKP 大 1/2mm。

—如果安装的位置不紧，那么在低眼压状态下将 TKP 植入眼内会更加容易。使用缝合线能够将其固定在适当的位置，且不发生渗漏[16]。

• 眼处于打开状态的时间应尽可能地短（参见图 62-1）。

• 有可能需要全套的玻璃体视网膜手术器械。

—晶状体要么已经在受伤的过程中丢失，要么需要进行手术切除。

13　在最初的几天或几周内。晚期摘除一只失明、疼痛或不美观的眼，当然是可以被接受的。摘除是一种截肢，对患者有严重的心理影响。

14　其风险每 2 000～3 000 例患者中不到 1 例，在常规的择期手术后也可能发生交感性眼炎。

15　关键词是恰当的。患者被他的眼科医生告诉他的信息（因为该医生不想花时间和精力去为受伤的眼做手术）吓坏了，他显然会选择摘除手术。如果患者得到了真实、准确的信息（包括摘除眼球和手术的风险收益对比，以及万一发生交感性眼炎并进行了适当治疗后的预后），他将会选择重建手术。

16　少量的渗漏也不是问题，在整个过程中眼压仍将保持不变。

—此时不应重建虹膜，因为将来可能会需要进一步的手术（参见第四十八章 1.2）。

> **小贴士**
> 在前段进行手术时，如果是开放式地进行，那么手术在技术上会更加容易，但是发生大出血（ECH）的风险会很大。如果发生这种出血，那么这只眼可能就无法挽回了（图 63-10）。

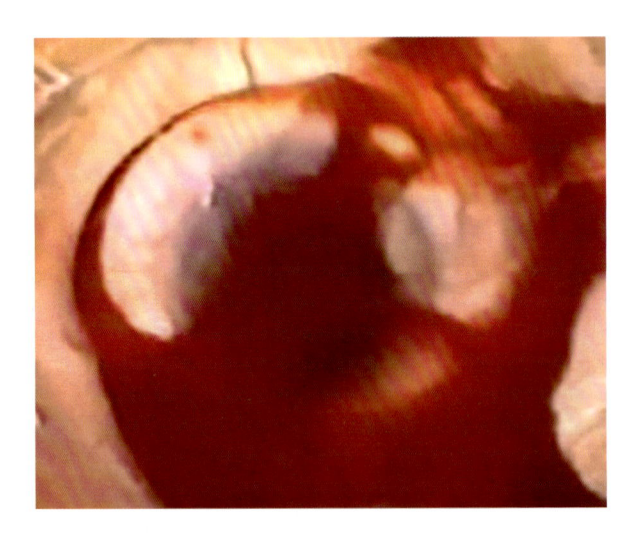

图 63-10 接受 PK 的眼中的 ECH

注 玻璃体发生脱出，脉络膜出血量大且不断增加；随即将发生的是视网膜被一并排出。这种出血发生在广泛的开放式手术中。此时，恢复视力，甚至仅仅是保留眼球的机会，都已经接近于零了。避免发生这种情况的唯一方法是，发生玻璃体脱出时，立即将眼关闭。

- 供体角膜应至少比环钻的管径大 1/2mm：使前房较深是相当重要的。
  —使用全层缝合（参见本章 4）有助于保持移植物清洁。
- 手术结束时，应填充硅油。
  —在适当的视觉控制下，全层缝合使 F-A-X 得以安全地进行。因为将会使用硅油，所以必须完全排空平衡盐溶液。
- 即使在受到严重创伤的眼内，移植物也有 90% 以上的存活率。

11　出血性视网膜脱离

其原理和手术技术与第三十六章描述的并无不同,但矛盾的是在伤眼中,由于视网膜损伤的存在,反而可能更容易触及血液(参见图 36-1)。

12　其他注意事项

这里只作一般性的评论。

> **问答**
>
> 问:是否可以在患有后段损伤的眼内开展一期人工晶状体植入?
>
> 答:是的——如果 PVR 的风险很低(并且可以安全地、可靠地完成生物测量)。相反,很少有必要如此紧急地进行植入。视觉效果取决于睫状体和后部视网膜,而不是人工晶状体的存在(或不存在)。

• 在外伤病例中,不仅需要真正地完成玻璃体切割术,而且也必须彻底清洁睫状体(参见第三十二章 5)。

—在对严重受伤的眼进行玻璃体视网膜手术中,最常见的错误之一就是试图保留后囊,以便在未来仍然能够选择进行"囊内人工晶状体植入术"[17]。

• 硅油填充,即使在玻璃体切割术时没有发现主要的玻璃体视网膜病理,也应该将其作为默认的选择[18]。

—在这些眼中,硅油存留的时间应比在大多数其他适应证中的更长(参见第三十五章 4.6.1)。

17　同样的观点也被眼科医生采用,论证反对在一只患有严重眼内炎的眼内进行摘除囊膜及植入人工晶状体的方案(参见附录 2)。

18　"默认"被定义为唯一的选择,除非有强有力的理由能够反对它。

> **医学，何去何从？**
> 可悲的是，许多有经验的玻璃体视网膜手术医生放弃了创伤学这一领域，把这些复杂的、困难的病例交给最缺乏经验的、往往是训练不足的手术医生来处理。这对患者而言，显然是毁灭性的，因为他们将面临更坏的预后。这对那名手术失败的医生而言也是可怕的，即使这并不是他的错。如在第一章和第二章所述，这样的失败有着双重的破坏性影响：这名医生将无法学会如何正确地处理受伤的眼，同时他的自信也会遭受到反复的打击。

- 能够对复杂的创伤病例进行成功的手术，是一个非常有收获的经验，弥补了那些难以成功的病例。
- 在一个有多名玻璃体视网膜手术医生一同进行工作的机构里，少数几名医生应专攻眼外伤，并且治疗其中大部分的病例。如果每名医生都治疗几个病例，那么其结果将是次优的。
- 在玻璃体视网膜手术的所有衍生领域中，创伤学是最能够让手术医生展现创新性的领域，因为在该领域内几乎不存在绝对的规则。
- 如果玻璃体视网膜手术医生（或者任何眼科医生）无法或不愿意为受伤的患者提供适当的治疗，唯一可接受的选择是立即将患者转介给一名愿意做、且有能力做必要的治疗项目的玻璃体视网膜手术医生（参见第三章10）。

　　—延迟转诊也是不可接受的：应该由进行治疗的玻璃体视网膜手术医生来决定转诊时间，而不是那名开具转诊的眼科医生。

第六十四章
术后护理

刚接受玻璃体视网膜手术的患者，在术后可能只需要很少的关注，或者可能需要接受长时间的密切监控。如果不是术者亲自随访患者，那么必须确保进行随访的眼科医生是称职的，并且当患者出现严重问题时，会将患者转诊回术者处。

• 如果术中没有发生严重的并发症，且术后也没有预期的并发症，那么治疗将主要是抗炎，在这种情况下，需要在术后不久进行一次随访，然后安排在数周后进行另一次随访，并在术后3～6个月时进行一次最终随访。

• 必须告知患者，最重要的并发症的可能性及其症状，以及如果出现了任何症状，除了正常的随访程序之外，还需要及时寻求帮助。

• 如果已经出现或预期将会出现并发症，应安排定期的随访。

> **问答**
>
> 问：是否可以安全地在门诊进行玻璃体切割术（PPV）？
>
> 答：原则上可以。然而，这需要患者已经被适当地告知了关于固定体位、药物及如果没有遵守指示后将面临的后果。这还需要患者至少在手术后的一天到术者处随访一次，以及一名经验丰富的眼科医生能够对该患者进行随访。

表64-1简要地总结了玻璃体切割术最常见的并发症及其治疗。

表 64-1 玻璃体切割术的术后并发症及治疗

并发症（症状或体征）	早（E）vs 晚（L）[a] 表现	评论	治疗
疼痛	E/L	E: 角膜糜烂[b] 眼睑窥镜，过度张开 眼外肌被广泛地牵拉[c] 眼压升高[d] 反复接受手术的患者，特别是如果这些手术安排过密，患者会经历更多的疼痛和刺激 L: 眼压升高	糜烂：前 10 天需要局部应用类固醇药物；此外，可使用人工泪液、角膜凝胶、治疗性角膜接触镜、羊膜。尤其是糜烂再次发生时，可能需要手术治疗[e] 眼压升高：根据病因加用抗青光眼滴眼液、乙酰唑胺片、手术
视力丧失[f]	E	严密的巩膜缝线，特别是在 20G 手术后，也会引起散光 存在空气或气体填充 眼内出血性白内障[g] 气体膨胀引起的高眼压 眶内出血[h]	无，或根据病因治疗
眼内炎	E	参见第四十五章	
炎症	E	可能反应是正常的，在某些情况下反应可能非常强烈	局部使用类固醇药物，偶尔全身使用
刺激	E	重复手术 在眼球表面进行缝合，可能导致新生血管和肉芽肿 结膜下硅油	如果软膏不足以处理刺激，则应拆线 当取出眼内硅油时，应当取出结膜下硅油[i]
角膜水肿	E	尤其是在刮掉上皮后，如果是糖尿病患者，其上皮可能会长时间不愈合	局部使用类固醇药物
带状浑浊（带状角膜病变）	L	与硅油接触是最常见的诱因，但也可能是许多其他的原因，包括全身性的或局部的	根据病因；EDTA 和擦伤
位置性角膜病变[j]	E	角膜内皮上的色素和其他碎片。不是真正的并发症，它只是证明患者遵守了固定体位的指令	不需要

续表

并发症 （症状或体征）	早（E）vs 晚（L）[a]表现	评论	治疗
眼压过低	E/L	E：伤口渗漏，脉络膜脱离 L：睫状体失效	E：关闭伤口，排液，粘弹剂或纯SF_6气体植入前房 L：修剪睫状体，填充硅油
眼前段缺血	L	如果扣带非常紧，则可能在放置扣带后发生[k]	剪断扣带
前房出血	E/L	E：更常见的并发症 L：病因可能是原发性疾病[l]或潮红	无，或者如果眼压高，进行冲洗或用探头清除血块（参见第四十七章）
永久性瞳孔扩张	E	在长睫状神经上广泛应用激光	匹罗卡品滴眼液，收缩瞳孔的手术
青光眼	E/L	有多种机制导致眼压升高：广泛灌注、出血[m]、晶状体相关[n]、上皮向内生长等	根据病因。在新生血管性青光眼中，在前房中注射抗血管内皮细胞生长因子有很大的益处
白内障[o]	E/L	除了罕见的医源性后囊破裂外，白内障通常是一种晚期的并发症——或者，实际上是一种不良反应。随着时间的推移，所有接受PPV的眼都会发展出白内障，很可能是由于玻璃体中氧气水平提高所致。白内障通常是核性的，最好用肉眼，而不是裂隙灯观察（参见表7-1）	取出
玻璃体积血	E/L	在早期更常见，检查时它掩盖了眼底，就是对其进行检查的最重要的时间	无，灌洗或再次PPV（参见第六十二章4）
黄斑前膜	L	可能原发[p]或复发；剥离内界膜可以防止上述两种情况	无或再次PPV

续表

并发症（症状或体征）	早（E）vs 晚（L）[a] 表现	评论	治疗
视网膜脱离	E/L	可能是由于不适当的手术[q]或二次破坏引起的；移除硅油后，在 1/5 的眼内会出现这种情况	再次 PPV（参见第五十四章 7）
增生性玻璃体视网膜病变	L	PPV 最可怕的晚期并发症	再次 PPV，并注入硅油（参见第五十三章）

注 a，两者之间的界限并不明显。"早"是指几天或几周；"晚"是指术后数周或数月（有时甚至数年）。b，通常在刮去上皮后。c，在巩膜扣带术期间。d，使用膨胀气体进行气体填充，硅油满溢，以及严重的眼内出血。e，这些最好由角膜专家处理。f，患者可能只是简单地说"我看不见"，但其范围可以从轻微恶化到无光感等。该抱怨应当能够提示医生立即询问患者有关其视觉症状的具体情况。g，如果是后囊膜破裂引起的。h，最后两个代表紧急情况，因为视力可能不可逆转地下降到无光感。i，一个简单的针刺孔和一些压迫通常就足够了。j，这些患者也可能诉说其下背部或颈部疼痛。k，巩膜扣带术后的其他并发症（复视、近视、感染、挤压等）不在此讨论。l，例如，糖尿病。m，仅此一项就有不同的机制，如溶血、含铁血黄素和血影细胞。n，因水肿或半脱位引起的瞳孔阻塞；晶状体溶解，晶状体过敏。o，"气体白内障"，是晶状体出现的一种暂时性羽化，当气体消失时，症状就会消失。p，尤其是在经过广泛的激光治疗后。q，导致医源性破裂。

延伸阅读

1. Sandeep Saxena, Carsten H. Meyer, Masahito Ohji, et al. Vitreoretinal surgery[M]. New Delhi: Jaypee Brothers Medical Publishers（P）Ltd., 2013.
2. Jose J. Martinez, Jairo E. Hoyos. Step-by-step vitrectomy[M]. New Delhi: Jaypee Brothers Medical Publishers（P）Ltd., 2013.
3. Ulrich Spandau, Heinrich Heimann. Practical handbook for small-gauge vitrectomy: a step-by-step introduction to surgical techniques[M]. Berlin: Springer, 2012.
4. Ulrich Spandau, Heinrich Heimann. Special techniques for Pars plana vitrectomy[M]. Berlin: Springer, 2011.
5. Steve Charles, Jorge Calzada, Byron Wood, et al. Vitreous microsurgery[M]. Philadelphia: Lippincott, Williams and Wilkins, 2010.
6. Thomas H. Williamson. Vitreoretinal surgery[M]. Berlin: Springer, 2008.
7. Ferenc Kuhn. Ocular traumatology[M]. Berlin: Springer, 2008.
8. Bernd Kirchhof, David Wong. Vitreoretinal surgery[M]. Berlin: Springer, 2007.
9. Ferenc Kuhn, Dante Pieramici. Ocular trauma: principles and practice[M]. New York: Thieme, 2002.
10. Gholam A. Peyman，Stephen A. Meffert，Mandi D. Conway，et al. Vitreoretinal surgical techniques[M]. London: Martin Dunitz Ltd., 2001.
11. Virgil D. Alfaro, Peter Liggett. Vitrectomy in the management of the injured globe[M]. Philadelphia: Lippincott Raven, 1998.
12. Ronald G. Michels, Charles P. Wilkonson, Thomas A. Rice. Retinal detachment[M]. St.Louis: The C.V. Mosby Company, 1990.
13. Georg Eisner. Eye surgery[M]. Berlin: Springer, 1990.

附录

1　对导师说的话[1]

在玻璃体视网膜手术中帮助一名主治医师是很容易的，但是，如果帮助的方式是让该主治医师学到最多东西的同时，患者的视力不会受损，则是一项非常困难的工作。

> **问答**
>
> 问：真正的导师在玻璃体视网膜手术中应该是怎样的？
>
> 答：基本上是充当"主治医师"的受训者的教练；一对与超速运转的大脑相连的外部眼球。当你仔细观察这个病例时，你会敏锐地意识到在手术过程中什么是正确的，什么是错误的；你的工作就是告诉你的主治医师，并使其以最有效的方式来完成。对于正确的、进展顺利的方面，要进行适当的积极强化；对于错误的部分，要制订一份行之有效的纠正措施清单。

你曾见过很多与现在这一个类似的病例。你：
- 是否确切地知道需要做什么，以及如何去做[2]。
- 在大脑中不断比较两件事：什么是需要做的和正在做的。
- 知道这名主治医师可能会犯什么错误，以及他正在犯的是什么错误。
- 知道他应该做什么来防止这些错误。
- 知道你可以将这台手术做得更好。
- 知道你可以更快地完成这台手术。

尽管如此，你必须：
- 无论这一病例变得多么无聊和重复，你都要全程保持密切的关注。

---

[1] 这些评论仅限于经验丰富的玻璃体视网膜手术医生的术中活动，因为他正在协助该主治医师。作为培训"下一个自己"的主要负责人，涉及的远不止本书中讨论的内容。

[2] 从A行驶到B（参见第三章1）。

- 保持非常耐心的状态[3]，不要立即说出你大脑中闪现出来的每一个暗示，即使这个暗示肯定会提高手术操作的效率，并缩短手术时间。
- 至少暂时性地控制住，不要叫该主治医师与你交换位置，让你来展示如何进行操作。
- 对做得好的部分进行鼓励，并根据需要提出纠正的措施，需要在这两者之间找到平衡点。

—过多的或不恰当的表扬，会不必要地增强这名主治医师的自尊心，导致其过度自信（参见第四章7）。

—不停地命令这名主治医师去做一些不同的事情，会扼杀他的主动性和思考能力。

- 每当你注意到这名主治医师困惑时，就需要作一个决定，无论你是否打算：

—让他自己找到答案（这是一个理想的选择，只要不会带来明显的并发症）。

—如果他似乎没有找到解决方案，那么就提示正确的解决方案（一个解决方案）。

—如果这个动作对于他的水平而言难度过高了，或者你自己无法决定下一步该怎么做，那就接手操作。

- 如果眼内存在发生严重并发症的危险，那就交换位置，这样你就可以展示在这种情况下需要进行什么样的操作。
- 准备好回答该主治医师的任何一个问题，以及所有的问题；事实上，你必须鼓励他不断地提问，无论这些问题看起来是多么微不足道。

小贴士

这是我在培训项目开始时，并在手术前反复告诉我的主治医师们的话：你可以在任何时间，问任何问题，不论是你，还是我，在操作这个病例时。这个世界上没有愚蠢的问题，只有一个明明有问题、但却不提问的蠢人。

一般来说，在手术或培训过程中，你可能会遇到一些需要广泛讨论的问题；其反馈可能是积极的，但更常见的是消极的。不要吝惜时间，私下里和该主治医

---

3 尽管几乎每一个动作，该主治医师都需要花费比你更长的时间来完成，但你必须贡献出足够的时间，让他真正地去操作。观察得到的知识是被动的，操作得到的则是主动的；我们从生活中的各行各业（只要想象当你去学习一门语言时）都能够领悟到，主动获取的知识要重要和有用得多。

师坐下来谈话——不要在别人面前羞辱他，无论是当着患者、护士、同事还是来访者的面。详细讨论这个问题的细节。与该主治医师一起寻找解决方案：不仅要提出建议，而且要一起达成该目标。

即使存在许多相似之处，但作为一名"手术教练"，其风险比做体育教练的风险要高得多。对于你的情况而言，如果你的表现不好，那么某人的视力可能会遭受破坏，或者导致另外一个人的职业目标破灭，如果你不愿意提供恰当的培训，那么就不要做这项工作（参见第三章 5）。

小贴士

千万不要忘记一个事实，即在一段时间以前，你自己也是一个初级外科医生。你也在为你今天如此（看似）毫不费力的表现而挣扎过，所以要一直以你自己希望的，你的导师当初应当如何对待你的方式，来对待你的主治医师。

2　重要的个人经验

当我们回顾自己的生活时，无论是个人的还是职业的，我们都会记住那些对我们产生深远影响并塑造了我们的事件，是这些事件将我们变成现在的样子。以下是对我的职业生活有着重大影响的事件。

患者是一个人，而不是一个诊断

作为一名医学生，曾有一次我醒来时，发觉右肩剧痛，并且我很快就意识到我无法将手臂举过水平面了。我父亲是同一所大学的放射科主任，他带我去了神经外科。

接下来的两周，我都是以患者身份在那里度过的。因为家人的社会关系，也因为我在毕业前就是一名医学生，而且为我治疗的医生是我的旧识，结果我成为一名"VIP"。然而，在这段时间里，从来没有人跟我介绍过诊断、潜在后果、我必须服用的药物和预后，甚至连我将面临的诊断程序都没有介绍（后者在 CT 和 MRI 时代，是一个不那么紧迫的问题，但在当时，气脑造影术只是患者不得不面对的噩梦之一）。并且因为我的医生都不和我说话，所以我自己也不敢提问。

附录　533

要点

那时我就有意识地作出了决定，如果我成为一名医生，我将成为一名好医生，一名不仅仅认为患者是一个病例、器官、组织、疾病，而是一个人的医生。随着时间的推移，我又向前迈了一步，并实践第五章中描述的：我建议，由患者作出决定。

欢迎词

我到大学医院上班的第一天，眼科主任带我去了一个病房，这里由一名中年女性眼科医生（S医生）负责。主任让她来指导我，并尽可能为我提供最好的训练。我以前从未见过S医生，她对我说的第一句话就是"去接X先生"的指示。我认为X先生必定是一例患者，于是我就去问护士在哪里能找到X先生，然后将该患者带到检查室去。

S医生让我用（直接）检眼镜检查并描述黄斑。我回答说，这是一项不可能完成的任务，我唯一一次将直接检眼镜拿在手上，还是在两年前作为一名医学生的时候，即使是在那时，也只有一分钟而已。我，作为一名受训医师，很高兴地看到了视盘的踪影，但没有希望看到黄斑。S医生让我移到桌子边，把她口述的内容写在表上。我尽力了，但她使用的是我听不懂的专业词汇。她说完后，用冰冷的声音在患者面前对我说："你看，我可以口述半页，而你甚至无法看见这些东西。"

要点

不要期望你所有的同事都和你一样，对你的事业提升抱有兴趣。

保护视力，还是移除眼内异物？

在我作为住院医师的几周内，一例年轻的男性患者来到这里，有一个小的眼内异物卡在他的后部视网膜上。令人惊讶的是，他有完好的视力，并且没有玻璃体积血（VH）。像往常一样，是科主任来操作的，使用一个巨大的外部电磁铁来取出；由于某种原因，该手术没有在全身麻醉下进行。在取出眼内异物时，科室的17名眼科医生都在场，当眼内异物最终"跳出眼睛"时，大家都明显地松了一口气；我的一些同事甚至拍手致意，似乎没有人为患者发出的尖叫声感到不安："我看不见了。"我请教一名经验丰富的"主治医生"可能发生了什么事，并被告知，患者可能发生了VH——此时玻璃体切割术尚未出现（最终，患者的眼失明，产生结核，被摘除了）。

那天下午晚些时候，我去了主任的办公室，告诉他我不能理解的事情：我们似乎很高兴，因为眼内异物被成功取出了，尽管患者刚刚失去视力。主任在办公桌后面站了起来，指着我，用一种非常具有威胁性的声音问道："你有什么资格来质疑我们已经进行了一个世纪的事情？"

要点

那一刻，我决定从此时起，我将质疑一切，无论是谁说的或做的（作为推论：数十年后，我听了一个关于4444例眼内异物手术的讲座，其成功率为99%。关于我的问题"成功的定义是什么？"的答案，证实了我的怀疑：成功的定义是眼内异物的移除。这项研究甚至没有观察患者术后的视觉效果）。

这不关我的事

在医院值班时，我接到了一例因车祸受伤的患者。当时他的面部骨折了，右手也打了石膏，尽管他的眼球受到的损伤只有眼角膜糜烂。我问患者发生了什么事，他告诉我，自己喜欢把手放在方向盘中间，因此当安全气囊展开时，他的手被甩向了他的脸。

几年后，我坐在一辆出租车上，注意到这名司机也把他的手放在方向盘的中间。犹豫了一会儿，我将这例患者的故事告诉了司机，我说，我知道他如何开车不关我的事，但如果我不告知他其中的危险，我的良心就不会得到平静。

司机立即把手从方向盘上方挪了下来，并向我表示感谢。

要点

告知就是你的工作；无论对方是否接受，并不是你需要担心的，但你至少尽力了。

责怪你自己，而不是责怪护士

我曾有一次不得不和一名经验缺乏的护士一起做手术。我手里拿着探头，对一只患有黄斑前膜的眼进行手术，没有玻璃体后脱离，分离非常困难。我在接触镜下工作，该接触镜一直从角膜上滑下来，我不得不多次要求护士调整接触镜。我很沮丧，最终决定亲自调整接触镜，此时我没有对护士下指令，也没有将探头从眼里拔出来（绝对不要这么做！）。令我恐慌的是，我不小心把探头撞到了后部视网膜上，导致了一处撕裂——距离中央凹只有1mm。幸运的是，这并没有带来长期的后果——但我永远不会忘记当我发现撕裂以及它到中央凹的距离时的那种沮丧感。

要点

如果你的注意力集中在其他地方，千万不要把器械留在玻璃体腔里。在这次经历之后，我曾多次面对同样的情况，但从来没有重蹈覆辙。

不是"谁"，而是"什么"

我曾经在另一个国家工作，那个国家当时是一个极权主义社会并且具有非常严格的医学等级制度。正是在另一个在学术和各方面都拥有着自由精神的国家，在我现在工作的大学里，我参加了一位哈佛教授（Hp）的讲座。主办方给他安排了45分钟来讨论一个与视觉相关的基础科学的主题，然后是15分钟的提问。这所大学内所有的知名人士都出席了会议，作为哈佛大学的教授理应得到这样的待遇。我在讲座中听到一句令我感到震惊的话，这位哈佛教授承认了一个他自己无法解决的问题——在那个极权主义国家里，甚至是一个地位要低得多的人，也永远不会承认存在一个他无法解决的问题。我也对这位哈佛教授按时完成了讲座而感到惊讶——在许多国家里，拥有这样的头衔意味着你可以超时。

当问答环节开始时，一名来自我所在的国家的、非常年轻的女医生举起了手，她也曾在同一所大学里工作。她没有问题，而是用蹩脚的英语向哈佛教授解释说，她可能有办法解决他的问题。当她说话的时候，我看到了这位哈佛教授的表情——从礼貌的表情变成了"豁然开朗"的表情。这位哈佛教授绕过了大学的知名人士，来到就在我前方的那名年轻医生的面前，说了下面一句话："我想你解决了我的问题。你能否再解释一遍你的解决方案？"

要点

重要的不是你肩上的星星的数目，也不是你身份证上的年龄。你的行为和你表达自己的方式都很重要。

人工晶状体 vs 眼球

在一个星期五的下午，我刚刚结束了一次长途旅行回到家，就直接赶去了医院。护士告诉我有一例年轻的女患者，在一周前接受了白内障手术，现在得了眼内炎。我给她做了检查，并立即提出进行玻璃体切割术的可能性，在经过适当的咨询后，她接受了。在手术过程中，发现她的眼内充满了脓，这时那名为她做了白内障手术的医生出现了，可能是护士通知了他。当我决定摘下人工晶状体和囊膜时（我认为无法恰当地清洁囊膜袋），他抗议道："但这样眼就不会有人工晶状体了！"而我只说了一句："否则就没有眼球了。"

最后患者的视力恢复了正常，并接受了第二次植入手术，而那名白内障手术医生则失去了我对他的尊重。

要点

永远不要忘记，是哪些组织决定了视力和眼球的完整性：后部视网膜和睫状体。囊膜是眼的附属物，而不是反过来。

在眼的解剖结构和功能正常时，是否进行手术？

我记得有几例患者，正在服用免疫抑制药加全身类固醇药物以治疗葡萄膜炎，但需要接受玻璃体切割术，因为他们的玻璃体已经几乎完全浑浊了。术前暂时增加了全身用药的剂量，以降低玻璃体切割术引起的炎症反应。当患者手术时，其玻璃体是清澈的，黄斑水肿消失了，视力恢复了正常。我当时犹豫是否要进行手术——因为这时已经无法再提高视力了，只会在出现并发症时导致视力进一步恶化。因此我建议这些患者放弃手术。

每一例患者，独立于其他所有患者，都告诉我，只要给他们一个机会——甚至不是承诺！——他们就愿意承担手术的风险，这样他们就不再需要或可以减少全身药物的使用。他们理解并接受手术的风险，但认为全身药物的不良反应太大，无法控制眼部炎症。他们还意识到，全身药物，无论如何都不能维持在这个高剂量，一旦用量逐渐减少，所患疾病的眼部并发症就会复发。

幸运的是，所有这些病例都得到了很好的恢复，但患者安慰我：即使出了问题，他们也不会责怪我。

要点

当医生在作出治疗决定时,没有理由只考虑单一组织的状况。除了和患者一起作决定之外,别无选择。

当你的患者死在手术台上时

我曾有一例患者由于黄斑病变,视力变得很差。在经过适当的咨询后,安排了手术,她要求进行全身麻醉。在手术中,我突然发现她的眼底是蓝色的,我立刻警告那个(男)麻醉师,而他正坐在手术室的另一个角落和新来的非常漂亮的女护士热切地交谈着。

结果发现,该麻醉师的注意力集中在了护士身上,而不是患者身上,让氧气罐放空气体了——当时既没有中心氧气管,也没有手指血氧传感器。抢救无效,患者死亡。

要点

很长一段时间,我无法从这一悲惨事件中恢复过来,并且感到内疚:为什么我同意了做手术?慢慢地,我克服了它,因为理性的思考克服了我的感性情绪,但这件事一直困扰着我,直到今天。术者必须时刻牢记墨菲定律中的威胁性真理:如果事情有变坏的可能,那么它总会发生。

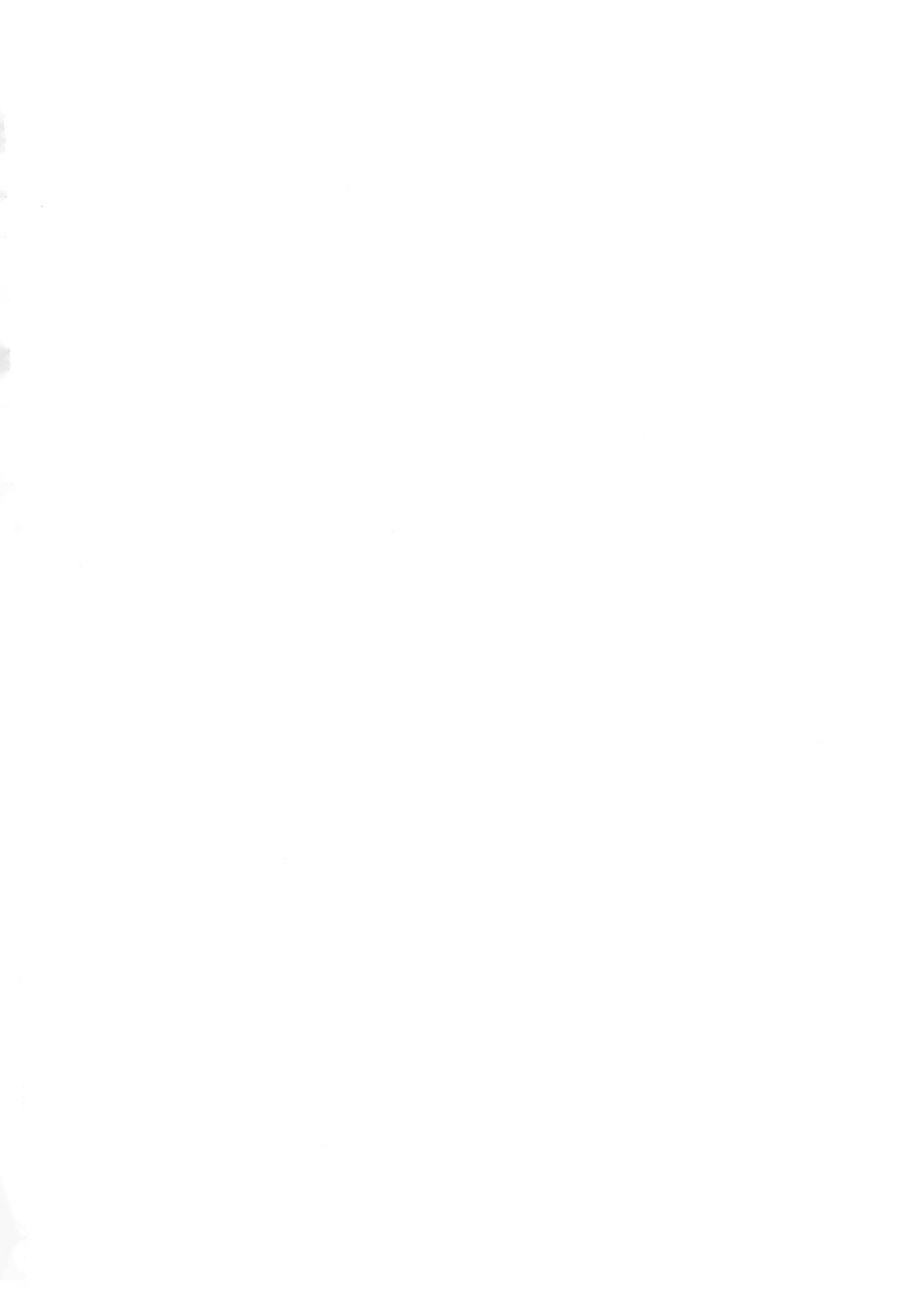